U0267262

中医四大经典

全|本|全|译|全|注

黄帝内经灵枢

全本全译全注

吴少祯◎译注

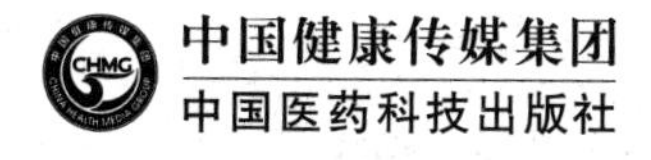

内容提要

《黄帝内经》是我国现存医学文献中最早的一部典籍，由《素问》《灵枢》两部分组成，总计162篇，较全面地论述了中医学的基本理论和学术思想，构建了中医学理论体系的框架，为中医学的发展奠定了基础。本书参考诸家注本，对《黄帝内经灵枢》进行译注。全书共八十一篇，主要包括原文、白话解、注音、注释等内容，其中白话解通俗易懂，在词义、句式、词序上与经文相互对应；对于文中出现的冷僻费解或具有特定含义的字词、术语等内容，进行了必要的注音和注释。此外，本书采用原文和白话解左右对应的排版形式，行格舒朗，层次分明，方便读者诵读学习。本书适合中医药院校学生、中医药临床工作者及广大中医药爱好者参考阅读。

图书在版编目（CIP）数据

黄帝内经灵枢全本全译全注/吴少祯译注.—北京：中国医药科技出版社，2022.1（2024.8重印）

（中医四大经典全本全译全注）

ISBN 978-7-5214-2782-0

Ⅰ.①黄… Ⅱ.①吴… Ⅲ.①《内经》–译文 ②《内经》–注释 Ⅳ.①R221

中国版本图书馆CIP数据核字(2021)第232276号

美术编辑 陈君杞
版式设计 友全图文

出版 **中国健康传媒集团** | 中国医药科技出版社
地址 北京市海淀区文慧园北路甲22号
邮编 100082
电话 发行：010-62227427 邮购：010-62236938
网址 www.cmstp.com
规格 787×1092mm 1/16
印张 19 1/2
字数 474千字
版次 2022年1月第1版
印次 2024年8月第3次印刷
印刷 大厂回族自治县彩虹印刷有限公司
经销 全国各地新华书店
书号 ISBN 978-7-5214-2782-0
定价 49.00元

出版者的话

中医学是中国优秀文化的重要组成部分，传承发展中医药事业是适应时代发展要求的历史使命。中医古籍经典是中医药学发展的根基，中医临床则是其长久发展的核心力量。传承中医，要从读经典入手，文以载道，“自古医家出经典”，中医传统思维尽在于医籍，因此经典要读。

《黄帝内经》《伤寒论》《温病条辨》《金匮要略》并称为中医学四大经典著作，几千年来在中医界有着崇高的地位，是后世所有医书所不能取代的，备受历代医家重视，也是现今中医学者必读的经典著作。

由于经典著作成书较早，文字古奥，语句艰深，为了让现代读者更好地古为今用、理解其核心要义，我社组织出版了“中医四大经典全本全译全注”丛书。本套丛书分为《黄帝内经素问全本全译全注》《黄帝内经灵枢全本全译全注》《伤寒论全本全译全注》《温病条辨全本全译全注》《金匮要略全本全译全注》5个分册。各分册主要包括原文、白话解、注音、注释等内容。其中原文选择公认的善本为蓝本；白话解通俗易懂，在词义、句式、词序上与经文相互对应；对于文中出现的冷僻费解或具有特定含义的字词、术语等内容，进行了必要的注音和注释。此外，为方便读者诵读学习，特将本套丛书设计为原文和白话解左右对应的排版形式，行格舒朗，层次分明。

本次整理，力求原文准确，遴选精善底本，若底本与校本有文字存疑之处，择善而从。整理原则如下。

（1）全书采用简体横排，加用标点符号。底本中的繁体字、异体字径改为规范简体字，古字以今字律齐。凡古籍中所见“右药”“右件”等字样中，“右”均改为“上”。

（2）凡底本、校本中有明显的错字、讹字，经校勘无误后予以径改，不再出注。

（3）古籍中出现的中医专用名词术语规范为现通用名。如“藏府”改为“脏腑”，“旋复花”改为“旋覆花”等。

（4）凡方药中涉及国家禁猎及保护动物（如虎骨、羚羊角等）之处，为保持古籍原貌，未予改动。但在临床应用时，应使用相关代用品。

希望本丛书的出版，能够为诵读医籍经典、切于临床实用提供强有力的支持，为培养中医临床人才贡献一份力量。在此过程中，由于编者的知识和水平有限，疏漏之处在所难免，敬请广大读者提出宝贵意见，以便今后修订改进。

中国医药科技出版社

2021年6月

前　言

《黄帝内经》是我国现存医学文献中最早的一部典籍，由《素问》《灵枢》两部分组成，总计162篇，它较全面论述了中医学的基本理论和学术思想，构建了中医学理论体系的框架，为中医学的发展奠定了基础。中医学发展史上出现的许多著名医家和众多医学流派，从其学术思想的继承性来说，基本上都是在《黄帝内经》理论体系的基础上发展起来的。因此，历代医家非常重视《黄帝内经》，尊之为“医家之宗”，是历代医家学习中医学的必读之书。

《灵枢》是《黄帝内经》不可分割的重要组成部分，有着丰富的内容。它以阴阳五行学说为指导，全面论述了人体生理病理、疾病诊断治疗以及调护摄生等问题，还详述了脏腑、精神、气血、津液的功能和病理变化，强调了人与自然的密切联系以及人体内部协调统一的整体观念。其最突出的特点是翔实地阐述了经络理论和针刺方法，全书81篇专论中，与经络、针法有关的内容约占五分之四。可以说，本书是总结汉代以前我国经络学说和针刺技术的最重要的著作，为针灸学的发展奠定了基础。

《灵枢》从成编至今，已经历两千年的漫长历史，它的文字古奥，又在流传中产生了很多讹错，为了更好地古为今用，本书对它进行了系统整理，全书按照原著81篇的顺序，对原文进行译注，力求简明扼要，以帮助读者理解其核心要义。全书主要包括原文、白话解、注音、注释等内容。其中原文选择公认的善本为蓝本；白话解通俗易懂，在词义、句式、词序上与经文相互对应；对于文中出现的冷僻费解或具有特定含义的字词、术语等内容，进行了必要的注音和注释。此外，为方便读者诵读学习，本书采用原文和白话解左右对应的排版形式，行格舒朗，层次分明。

由于水平有限，疏漏之处在所难免，欢迎广大读者提出宝贵意见，以便今后修订改进。

译注者

2021年6月

目　录

卷之四

卷之五

卷之六

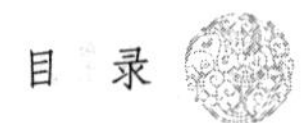

卷之七

卷之八

卷之九

卷之十

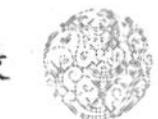

卷之十一

卷之十二

《黄帝内经灵枢经》叙

昔黄帝作《内经》十八卷，《灵枢》九卷，《素问》九卷，乃其数焉，世所奉行[1]惟《素问》耳。越人[2]得其一二而述《难经》，皇甫谧（mì）[3]次而为《甲乙》，诸家之说悉自此始。其间或有得失[4]，未可为后世法[5]。则谓如《南阳活人书》[6]称：咳逆者，哕也。谨按《灵枢经》曰：新谷气入于胃，与故寒气相争，故曰哕。举[7]而并之，则理可断矣。又如《难经》第六十五篇，是越人标[8]指《灵枢·本输》之大略，世或以为流注。谨按《灵枢经》曰：所言节者，神气之所游行出入也，非皮肉筋骨也。又曰：神气者，正气也。神气之所游行出入者，流注

过去，黄帝著成《内经》十八卷。其中有《灵枢》九卷、《素问》九卷，合起来就是这十八卷。但历代所流传的却只有《素问》这一部。秦越人选取《内经》中的一少部分内容，著述了《难经》一书。后来，皇甫谧又集合了其中的文字，编写成《甲乙经》。后世诸家的学说，都由此开始。但在这中间，尚有一些观点存在错误，不能作为后世医家效法的对象。比如《南阳活人书》中说："发病见咳逆的，就叫作哕。"但是按照《灵枢经》的说法："新的谷气入于胃中，与胃中原来的寒气互相交争，使胃气上逆，才称为哕。"将这两种说法一并列出来作一作对比，其中的正误就很容易判断了。再比如，《难经》第六十五篇的内容是秦越人阐明《灵枢·本输》篇的理论概要，一般都认为是关于流注方面的论述。但严格按照《灵枢经》的说法："这里所说的节，是指神气游行出入的地方，而不是指皮、肉、筋、骨。"又说："神气，就是指人体的正气；而神气游行出入的运动，就是流注。井、荥、输、经、合，都是人体的输穴。"把这两种说法一并列出，加以比较，就会知道认识的差异真有天壤之别了。然而令人遗憾的是，《灵枢经》已经失传很久了，后人的理论观点即使有了偏误，也不能对照《灵枢经》的原文进行查究了。

人们之所以能够成为医生，主要就在于通过阅读医书进行学习。有读了医书而仍不能成为医生的人，但绝没

[1] 世所奉行：近世所谨奉遵守。

[2] 越人：指秦越人。

[3] 皇甫谧：字士安，晋代医家。

[4] 得失：正确与错误。

[5] 法：学习、效法。

[6]《南阳活人书》：即朱肱撰《类证活人书》。

[7] 举：提出、例举。

[8] 标：指明。

也，井荥输经合者，本输也，举而并之，则知相去不啻（chì）[1]天壤[2]之异。但恨《灵枢》不传久矣，世莫能究。夫为医者，在读医书耳，读而不能为医者有矣，未有不读而能为医者也。不读医书，又非世业，杀人尤毒于梃（tǐng）刃[3]。是故古人有言曰：为人子而不读医书，犹为不孝也。仆本庸昧，自髫（tiáo）[4]迄壮，潜心[5]斯道，颇涉其理。辄（zhé）不自揣，参对诸书，再行校正家藏旧本《灵枢》九卷，共八十一篇，增修音释，附于卷末，勒为二十四卷。庶（shù）使好生[6]之人，开卷易明，了无差别。除已具状经所属申明外，准使府指挥依条申转运司[7]选官详定，具书送秘书省[8]国子监[9]。今崧（sōng）专访请名医，更乞参详，免误将来，利益无穷，功实有自。

时宋绍兴乙亥仲夏望日　锦官史崧题

有不读医书而能成为医生的人。不阅读医书，又不是祖传世医的人，如果从医，那么其毁伤人命比起操刀执杖的歹徒更为厉害。所以古人有这样的说法：做子女的，如果不读些医书，那也是不孝的行为。

我本来资质平庸愚昧，但是从幼时起，直到壮年，都一直潜心研究医学这门学问，因此涉猎了很多医理。但尽管如此，我仍不敢妄自猜测，总要在参考核对各种有关书籍之后，才敢对家藏旧本《灵枢经》九卷共八十一篇的文字进行校正，并对其中一些难读的字添加了注音和解释，附在每卷的末尾。同时把原来的九卷拆开，重新编为二十四卷。

我这样做，是期望能使那些有志于呵护生命的人，在读这部古书的时候，更容易明白其中的道理，而且不至于出现偏差错误。这项工作完成以后，我除了撰写成文状向主管部门做出说明之外，还打算恳请府指挥依据条例向转运司申请，选定官员，详细审定，再将书送到秘书省和国子监。现在，我专门访求名医，征集意见，希望进一步详细审阅，以免出现差错，贻误后世。我觉得这样做能给医学事业带来无穷的好处，而对我自己来说也算是有了些功绩。

宋绍兴乙亥年五月十五日
锦官史崧题记

---

[1] 不啻：不仅，不止。
[2] 天壤：天地，比喻相距极远。
[3] 梃刃：梃，棍棒；刃，兵器。
[4] 髫：指幼年。
[5] 潜心：专心致志。
[6] 好生：爱护生命。
[7] 转运司：亦称“转运史司”，古时官署名称。
[8] 秘书省：古时掌管图书的官署。
[9] 国子监：古时国家设立的学校。

卷之一

九针十二原第一

黄帝问于岐（qí）伯曰：余子万民[1]，养百姓[2]而收其租税。余哀[3]其不给，而属有疾病。余欲勿使被毒药[4]，无用砭（biān）石[5]，欲以微针[6]通其经脉，调其血气，营其逆顺出入之会。令可传于后世，必明为之法。令终而不灭，久而不绝，易用难忘，为之经纪[7]。异其章，别其表里，为之终始。令各有形，先立针经。愿闻其情。

黄帝问岐伯：我把百姓当做自己的子女，养育他们和百官，征收他们的钱粮赋税。我怜悯他们时常不能自给自足，还接连不断地生病。因此，我想在治疗疾病时，使他们免受药物、砭石的伤害，而仅用微小的针疏通经脉，调和气血，使气血在经脉中的逆顺运行、出入离合运行无阻，从而治愈疾病。同时，还想把这种疗法流传于后世，故而必须明确制定出使用法则，以使它永远不被湮没，历久而不失传，另外，这个法则还应该是容易运用而不容易忘记的，这样才能成为经典。要做到这一点，就必须清楚地划分章节，辨明表里关系，确定气血终而复始的循行规律。另外，所用针具也都要说明具体形状。为此，我想综合以上内容先写一部针经。在此，我想听听您对于这些内容的见解。

岐伯答曰：臣请推而次之，令有纲纪，始于一，终于九焉。

岐伯回答说：让我按次序陈述，使它条理清楚，就像万物起于一而终于九的规律一样明白。现在先让我来谈一谈关于用针治病的一般道理。运用小针治病的要领，说起

[1] 子万民：视万民如子。

[2] 百姓：百官。

[3] 哀：怜悯、衰怜。

[4] 毒药：古人将可以治疗疾病的药石通称为毒药。

[5] 砭石：用来点刺治疗疾病的尖石。

[6] 微针：细小的针，即现代所用的毫针。

[7] 经纪：准则。

请言其道。小针[1]之要，易陈而难入[2]。粗[3]守形，上[4]守神。神乎神，客在门[5]，未睹其疾，恶知其原？刺之微，在速迟，粗守关[6]，上守机[7]，机之动，不离其空[8]，空中之机，清静而微，其来不可逢[9]，其往不可追[10]。知机之道者，不可挂以发，不知机道，叩之不发，知其往来，要与之期，粗之暗乎，妙哉工独有之。往者为逆，来者为顺[11]，明知逆顺，正行无问。逆而夺之，恶得无虚，追而济之，恶得无实，迎之随之，以意和之，针道毕矣。

来容易，可是真正掌握它就不容易了。技术一般的医生，只是拘泥于观察患者的形体，单从外表上辨别病情；而技术高明的医生则更注重患者的精神活动以及气血盛衰的状况。高明的医生可以辨别神气的盛衰，还能了解客居在人体内的外邪往来出入的门户所在。要知道，没有看出疾病的性质，怎么能知道疾病的来源，进而给予适当的治疗呢？针刺的微妙作用，关键在于正确使用疾徐的不同手法。在这方面，一般的医生仅仅会依据症状，取用关节附近若干与症状相对应的穴位来进行治疗；而高明的医生则会根据患者经络中气机的变化，选取相应的穴位进行治疗。人体经络气机的变化是离不开穴位的。这些穴位所反映出的气血虚实盛衰变化，是至清至静而微妙的。当脉气欲来时，切不可迎其势而阻塞之；而当脉气已去时，则不能再去追寻之。知道气机运行之理的医生，谨守气的往来时机，及时运用补泻之法，不会差之毫发；不懂得气机运行之理的医生，到了应该补泻的时候而不能及时补泻，就好像箭扣在弦上当发而不发一样。用针的人必须知道气机往来运行的变化，并相应地严格按照气机运行来把握针刺的时间，才能取得良好的疗效。一般的医生对这一点不太明白；唯有高明的医生，才能体察到其中的妙用。所谓气的逆顺：气已去的，脉气虚小，为逆；气已来的，脉气平和，为顺。清楚地了解气的往来逆顺变化，就可以毫无疑问地及时运用针法。如果朝着脉气的来向进针，和它的走势相逆，脉气怎么会不由实而虚呢？相应的，如果随着脉气的去路进针，和它的去势相顺，脉气怎么会不由实转亢呢？迎而夺之的泻法，或是随而济之的补法，都应当在用心体察气机变化后，再灵活运用才能获得良效。针法的主要道理也都在这些关键之中。

---

[1] 小针：也叫微针，即现代所用的毫针。
[2] 易陈而难入：理论容易陈述，但实际操作却难以达到精妙深入。
[3] 粗：粗工，指技术一般的医生。
[4] 上：上工，指技术高超的医生。
[5] 神乎神，客在门：经气的流动，是不会离开孔穴的。
[6] 粗守关：指技术一般的医生只懂拘守四肢关节附近的穴位来进行治疗。
[7] 上守机：指技术高超的医生等待着经气来往的动静，以施补虚泻实的针法。
[8] 空：即孔穴，也就是穴位。
[9] 其来不可逢：当邪气盛时，不可迎而补之。
[10] 其往不可追：当邪气衰时，不可追而泻之。
[11] 往者为逆，来者为顺：正气之去叫做逆，正气之来叫做顺。

 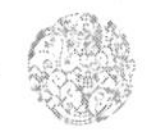

凡用针者，虚则实之，满则泄之，宛陈[1]则除之[2]，邪胜则虚之。《大要》曰：徐而疾则实[3]，疾而徐则虚[4]。言实与虚，若有若无[5]，察后与先[6]，若存若亡[7]，为虚与实，若得若失[8]。

运用针法的一般原则是：属于虚证的，当用补法，充实正气；属于实证的，当用泻法，疏泄病邪；属于气血郁积日久而发病的，应当采用泻法排除壅滞的病邪；属于病邪亢进、邪胜于正而发病的，也应当采用泻法，使邪气外泄，由实而虚。古经《大要》篇曾说：徐缓进针并疾速出针，能使脉气充实，不致外泄，这属于补法；疾速进针并徐缓出针，能使脉气随针外泄，由盛而虚，这属于泻法。所谓实与虚，是在针下得气之后所感觉到的，针下有气为实，针下无气为虚，不过得气的时候，气的来去迅速飙疾，必须细心体察才能感觉到。根据针刺后得气的快慢，也可以体察出正气的虚实、邪气的存亡。一般而言，补泻的运用，对于正气虚的，要补之令其实，使其若有所得一样；对于邪气盛的，要泻之令其虚，使其若有所失一样。

虚实之要，九针最妙，补泻之时，以针为之。泻曰：必持内[9]之，放而出之[10]，排阳得针[11]，邪气得泄。按而引针，是谓内温[12]，血不得散，气不得出也。补曰随之，随之意若妄之[13]，若行若按，如蚊虻（méng）

调和虚实的方法，以使用“九针”最为理想。补泻各有各自合适的时机，都可以利用针刺与之相配合。所谓泻的手法，必须很快地持针刺入，再于得气后徐徐出针，并摇大针孔，这样就可以在属阳的体表部位通过针刺打开一条出路，使邪气得以外泄。如果病证需用泻法，却使用了按住针孔后出针的手法，就会使血气郁在内，形成“内温”。“内温”就是郁血不得泄散，邪气不得外出的状况。所谓补的手法，要随着经气将去的方向进针，以补其气。在气去之后随之行针，医者的意念、手法都可轻松随意。而在行针导气和按穴下针时，则要非常轻

---

[1] 宛陈：宛，同“郁”。宛陈，意指气血郁积日久。

[2] 除之：排除之。

[3] 徐而疾则实：是指进针慢出针快，针出后急按针孔的刺法，属补法。

[4] 疾而徐则虚：是指进针快出针慢，出针后不闭针孔的刺法，属泻法。

[5] 言实与虚，若有若无：这种补和泻的作用，似有感觉又无感觉。

[6] 察后与先：细察气的后来与先至。

[7] 若存若亡：根据气之虚实决定留针与否。

[8] 若得若失：要使患者感到补之若有所得，泻之若有所失。

[9] 内：即“纳”。

[10] 放而出之：即摇大针孔，驱邪外出。

[11] 排阳得针：指摇大针孔，以利邪气泄出。阳，指皮肤的浅表部。

[12] 内温：指邪气蕴集于内。温，同“蕴”。

[13] 意若妄之：随意念而为之。

止，如留如还，去如弦绝，令左属右，其气故止，外门已闭，中气乃实，必无留血，急取诛之。

巧，如同蚊子用尖锐的嘴叮在皮肤上一样，似有似无。在留针与出针时，更要像蚊子叮完皮肤后，悄然飞去，但感觉上它仍旧停留在那里一样的轻妙。出针时，又要同箭离开了弓弦那样干脆与迅疾。当右手施行出针手法时，左手应当随即按闭针孔，以阻止脉气外出，如此就好像把在外面的门户关闭起来一样，自然就使中气充实了。这种补正祛邪的疗法，一定不能使恶血留滞。假使在络脉上留有恶血，则应当尽快采取刺络放血的方法将它除掉。

持针之道，坚者为宝[1]，正指直刺，无针左右，神在秋毫，属意病者[2]，审视血脉者，刺之无殆（dài）。方刺之时，必在悬阳[3]，及与两卫[4]，神属勿去[5]，知病存亡。血脉者，在腧横居，视之独澄[6]，切之独坚。

持针的法则，以坚定有力最为宝贵。进针时要用手指夹持针具，直针而下，切不可偏左或偏右。在操作过程中，必须聚精会神于针下的感觉，明察秋毫。同时还要注意病者神态的变化，细心观察患者血脉的虚实，唯有如此针刺，才不致发生不良的后果。针刺的时候，必先刺到表阳所主的卫分，然后再刺到脾阴所主的肌肉，在此过程中要体察病者的神气及其各脏腑的气是否散失，由此可知道病的存在或消失。血脉的病证，大多横结在经穴之间，尤其容易看得清楚，用手按切时，由于外邪的结聚，有病的部位必然显得特别坚实。

九针之名，各不同形：一曰镵（chán）针[7]，长一寸六分；二曰员针，长一寸六分；三曰鍉（dí）针[8]，长三寸半；四曰锋针，长一寸六分；五曰铍（pī）针[9]，长四寸，广二分

九种针具的名称和形状各不相同：第一种叫镵针，长一寸六分；第二种叫员针，长一寸六分；第三种叫鍉针，长三寸半；第四种叫锋针，长一寸六分；第五种叫铍针，长四寸，宽二分半；第六种叫员利针，长一寸六分；第七种叫毫针，长三寸六分；第八种叫长针，长七寸；第九种叫大针，长四寸。

[1] 坚者为宝：精神坚定至为重要。
[2] 属意病者：指注意力集中于患者。
[3] 悬阳：卫气居表而属阳，固护于外，如太阳之悬挂于天，故称悬阳。
[4] 两卫：脾所主之肌肉为脏腑的外卫，卫气循行皮肤之中为表之外卫，二者合称两卫。
[5] 神属勿去：神思集中，毫不疏忽。
[6] 视之独澄：看起来显得很清楚。
[7] 镵针：针尖非常尖锐的针。镵，锐也。
[8] 鍉针：谓针尖如箭头。
[9] 铍针：即剑形针具。

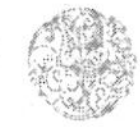

半；六曰员利针，长一寸六分；七曰毫针，长三寸六分；八曰长针，长七寸；九曰大针，长四寸。

镵针者，头大末锐，去泻阳气。员针者，针如卵形，揩摩分间，不得伤肌肉，以泻分气。鍉针者，锋如黍粟之锐，主按脉勿陷，以致其气。锋针者，刃三隅，以发痼疾。铍针者，末如剑锋，以取大脓。员利针者，大如氂（máo）[1]，且员且锐，中身微大，以取暴气。毫针者，尖如蚊虻喙，静以徐往，微以久留之而养，以取痛痹。长针者，锋利身薄，可以取远痹。大针者，尖如梃（tǐng）[2]，其锋微员，以泻机关之水也。九针毕矣。

镵针，针头大而针尖锐利，适用于浅刺，泻除皮肤肌表的邪热。员针，针尖椭圆如卵形，可作按摩之用，主治邪在分肉之间的疾患，使用时，不致损伤肌肉，而得以疏泄分肉之间的气血。鍉针，针尖像黍粟一样圆而微尖，主要用作按摩经脉、流通气血，但使用时不宜陷入肌肉，否则会损伤正气。锋针，针锋锐利，三面有锋棱，适用于热毒痈疡或经络久痹的顽固性疾患。铍针，针尖如剑锋，适用于痈疡等疾患，可作刺破排脓之用。员利针，针尖大如牦尾，圆且锐利，针身略粗，用于治疗急性病。毫针，针尖纤细如蚊虻之喙，可用来静候气的徐缓到来，其针身微细，适宜于持久留针，以扶养真气，同时还适宜于治疗痛痹。长针，针尖锋利而针身细薄，可以治疗日久不愈的痹证。大针，针体如杖，粗且巨，针尖略圆，可用来治疗关节浮肿，作为泻水之用。九种针具的名称、形状与主治作用，都尽在于此了。

夫气之在脉也，邪气在上[3]，浊气在中[4]，清气在下[5]。故针陷脉则邪气出[6]，针中脉则浊气出[7]，针太深则邪气反沉[8]，病

邪气侵犯经脉引起疾病时，贼风邪气常常由头部侵入，是谓邪气在上；由饮食不节所致的浊气，往往滞留在肠胃，是谓浊气在中；清冷寒湿之邪，大多从足部侵入，是谓清气在下。在针刺的时候，上部取筋骨凹陷处的穴位，就能使贼风邪气随针而出。针刺足阳明胃经（中土）

[1] 氂：指长毛，牦牛尾之毛。

[2] 梃：作“杖”解。

[3] 邪气在上：风热阳邪侵犯人体上部。

[4] 浊气在中：寒温不适，饮食不节，则导致浊气留于肠胃。

[5] 清气在下：马莳：“清湿之地气中人，必从足始，故曰清气在下。”

[6] 针陷脉则邪气出：针刺筋骨陷中之穴，可以排除阳邪之气。

[7] 针中脉则浊气出：针刺阳明之脉，可以排除肠胃浊气。

[8] 针太深则邪气反沉：应浅刺之病，针刺太深反会导致病邪深入。

益。故曰：皮肉筋脉各有所处，病各有所宜，各不同形，各以任其所宜。无实无虚。损不足而益有余，是谓甚病，病益甚。取五脉[1]者死，取三脉者恇（kuǎng）[2]；夺阴者死，夺阳者狂，针害毕矣。

的经脉，就可以排除滞留在肠胃中的浊气。凡是病在浅表的，都不宜深刺，如果刺得过深，邪气反而会随之深入，加重病情。所以说：皮、肉、筋、脉各有自己一定的部位，而每种病也各有与之相适应的治疗方法。九种针具的形状各不相同，各有其适应的病证，要根据病情进行选用。实证不可以用补法，虚证不可以用泻法。如果正气不足的使用了泻法，或是邪气有余的使用了补法，就会使病情更严重，这就是所谓的病上加病。病重的时候，如果误泻了五脏阴经的经气，就会造成死亡；如果误泻了六腑阳经的经气，就会使患者形体衰败。误泻阴经，使脏气耗竭，就会导致死亡；误泻阳经，使阳气损耗，就会使人发狂。这些都是误用补泻的害处。

刺之而气不至，无问其数。刺之而气至，乃去之，勿复针。针各有所宜，各不同形，各任其所为。刺之要，气至而有效，效之信，若风之吹云，明乎若见苍天，刺之道毕矣。

进针之后，如果没有得气的感觉，就说明还没有“气至”，应当继续施行手法，而不用拘泥于手法的次数，最终要以达到“气至”为度。如果进针之后，有了得气的感觉，就可以出针，不须再留针了。各种针具都有其自己的适应证，因而针具的形状也各不相同，要根据病情选用，才能适合所需。针刺的关键在于“气至”，有了“气至”的感觉就会有疗效。其疗效的确切，就好像风吹云散，立刻明朗地看到了青天一样。针刺的主要道理，都全包括在这里了。

黄帝曰：愿闻五脏六腑所出之处[3]。岐伯曰：五脏五腧，五五二十五腧[4]；六腑六腧，六六三十六腧[5]，经脉十二，络脉十五[6]，凡二十七气，以上下，所出为井[7]，所溜为

黄帝说：我想听听五脏六腑的经气是从何处发出的。岐伯说：五脏各自的经脉上都有井、荥、输、经、合五个腧穴，五条经脉各五个穴，共有二十五个腧穴。六腑各自的经脉上都有井、荥、输、原、经、合六个腧穴，六条经脉各有六个穴，共有三十六个腧穴。人体共有十二条经脉、十五条络脉，合起来是二十七条经络，从经络的脉气来讲，总计有二十七气。这二十七气在全身上下循行出入。脉气所发出的地方，如同泉水的源头，称作井；脉气所流过的地方，像刚涌出泉

[1] 五脉：指五脏腧穴。

[2] 三脉者恇：此言泻手足三阳脉，必致形气虚弱。恇，形体衰败之意。

[3] 五脏六腑所出之处：指五脏六腑各自联属的经脉脉气所出之处。

[4] 五五二十五输：马莳：“五脏者，心、肺、脾、肝、肾也。每脏有井、荥、输、经、合之五输，则五五二十五输也。”

[5] 六六三十六输：马莳：“六腑者，胆、胃、大肠、小肠、三焦、膀胱也。每腑有井、荥、输、原、经、合六输，则六六三十六输也。”

[6] 络脉十五：十二络脉加任、督及脾之大络，共十五络。

[7] 所出为井：杨上善：“井者，古者以泉源出水之处为井也……人之血气，出于四肢，故脉出处，以为井也。”

 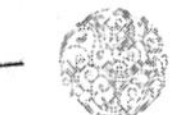

荥（xíng）[1]，所注为输[2]，所行为经[3]，所入为合[4]，二十七气所行，皆在五输也。

眼的微小水流，称作荥；脉气所灌注的地方，像水流渐渐汇聚输注于深处，称作输；脉气所行走的地方，像大的水流迅速流过，称作经；脉气所进入的地方，如同百川入海，称作合。十二经脉加上十五络脉的二十七气所出入流注运行的地方，就在井、荥、输、经、合这五输穴之中。

节之交，三百六十五会[5]，知其要者，一言而终，不知其要，流散无穷。所言节者，神气[6]之所游行出入也，非皮肉筋骨也。

周身关节空隙的交通之处，是三百六十五个腧穴所在的地方。如果懂得了其中的要领，那么一句话就可以将它说得明白；如果不懂得其中的要领，就会感到散漫而没有体系，对这么多腧穴也就无法完全了解。要说明的是，这里所说的关节空隙之处，指的是真气运行活动、出入内外的处所，而非指皮、肉、筋、骨的实体形态。

睹其色，察其目，知其散复；一其形，听其动静，知其邪正。右主推之[7]，左持而御之[8]，气至而去之[9]。

进行针刺前，医者必须先观察患者的气色，注意患者的眼神，以了解患者的精神、正气是处于涣散状态还是有所恢复。然后要整体审视患者形体上的病象，同时还要诊察脉象的动静，从而辨明邪正的盛衰情况。在进针时，医者的右手持针为刺手，主要任务是进针；左手以两指夹持住针身，防止其倾斜和弯曲。进针之后，等到针下有了得气的感觉，就可以出针了。

凡将用针，必先诊脉，视气之剧易，乃可以治也。五脏之气已绝于内，而用针者反实其外，是谓重竭，重竭必死，其死也静，治之者，辄（zhé）反其气，取腋与膺；五脏之气已绝于外，

凡是使用针刺进行治疗之前，医者必须首先诊察脉象。只有根据脉气所呈现出的病情轻重状况，才可以制定相应的治疗措施。如果患者在内的五脏之气已经虚绝，医生却用针补在外的阳经，其原本是阴虚证，补阳则愈虚其阴，形成这种虚上加虚的状况，称为“重竭”。脏气重竭的患者必死。因为是五脏之气虚竭而死，所以临死前的表现是安静的。治疗“重竭”，要补充在内的五脏之气，一般是通过针刺腋下和胸前的脏气所出之腧穴来实现。至于五脏

[1] 所溜为荥：张景岳：“脉出于井而流于荥，其气尚微也。”

[2] 所注为输：张景岳：“注，灌注也。输，输运也。脉注于此而输于彼，其气渐盛也。”

[3] 所行为经：张景岳：“脉气大行，经营于此，其气正盛也。”

[4] 所入为合：脉气汇入聚合之处。

[5] 节之交，三百六十五会：人体关节等部交接之处是经脉中气血渗灌各部的会合点，共三百六十五个。

[6] 神气：指真气。

[7] 右主推之：指右手持针、进针。

[8] 左持而御之：指用左手佐助而护针身。

[9] 气至而去之：针下得气之后即可起针。

而用针者反实其内，是谓逆厥，逆厥则必死，其死也躁，治之者，反取四末[1]。

之气已虚于外的患者，乃属阳虚，而医者却用针补在内的阴经，助阴则阳气愈竭，这就形成了阴阳气不相顺接的病变，称为“逆厥”。厥证的患者也必死，因为是五脏之气有余，所以患者在临死前的表现是烦躁的。治疗“逆厥”，要补充在外的五脏之气，一般是通过针刺四肢末梢的穴位来实现的。

刺之害中而不去，则精泄；害中而去，则致气。精泄则病益甚而恇，致气则生为痈疡（yáng）。

凡针刺使用泻法的，已刺中了病邪的要害，却仍然留针不出的，就会使精气耗损；刺中了要害，却未使用适当的针刺手法就立即出针的，就会使邪气留滞，进而郁壅。如果出针太迟，损耗了精气，病情就会加重，甚至使形体衰败。如果出针太快，使邪气留滞于气分，就会产生痈疡。

五脏有六腑，六腑有十二原，十二原出于四关[2]，四关主治五脏。五脏有疾，当取之十二原。十二原者，五脏之所以禀三百六十五节气味也。五脏有疾也，应出十二原。十二原各有所出，明知其原，睹其应，而知五脏之害矣。阳中之少阴，肺也，其原出于太渊，太渊二。阳中之太阳，心也，其原出于大陵，大陵二。阴中之少阳，肝也，其原出于太冲，太冲二。阴中之至阴，脾也，其原出于太白，太白二。阴中之太阴，肾也，其原出于太溪，太溪二。膏之原，出于鸠（jiū）尾，鸠尾一。肓之原，出于脖胦（bó yāng）[3]，

五脏与六腑相应，脉气表里相通。六腑与十二个原穴相应，脉气表里相通。十二个原穴的经气输注之源，多出自两肘、两膝以下的四肢关节部位。这些在四肢关节以下部位的腧穴，都可以用来主治五脏的疾病。凡是五脏发生的病变，都应当取用十二个原穴来治疗。这十二个原穴，是全身三百六十五节禀受五脏气化与营养的部位。五脏发生疾病时，其变化会反映在十二个原穴的部位上。十二个原穴各有其相应的脏腑，诊察各个原穴上所反映出的征象，就可以了解相应脏腑的受病情况。五脏中的心肺二脏，位于胸膈以上，上为阳，其中又有阴阳之别：阳中的少阴是肺，其原穴是太渊，左右共有两穴；阳中的太阳是心，其原穴是大陵穴，左右共有两穴。五脏中的肝、脾、肾三脏，都位于胸膈以下，下为阴，其中再分阴阳：阴中的少阳是肝，其原穴是太冲，左右共有两穴；阴中的至阴是脾，其原穴是太白，左右共有两穴；阴中的太阴是肾，其原穴是太溪，左右共有两穴。在胸腹部，还有膏和肓的原穴。膏的原穴是鸠尾，属任脉，只有一穴；肓的原穴是气海，属任脉，也只有一穴。以上五脏共十个原穴，加上膏和肓两个原穴，合计为十二个原穴。这十二个原穴都是脏腑经络之气输注于体表的部位，可以用它们来主治五脏六腑的各种疾患。

[1] 四末：指四肢的末梢部位。

[2] 四关：即两肘、两膝，共四个关节。

[3] 脖胦：是任脉气海穴的别名，在脐下一寸五分处。

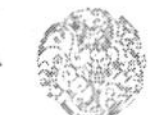

膀胱一。凡此十二原者，主治五脏六腑之有疾者也。

胀取三阳，飧（sūn）泄[1]取三阴。

凡患腹胀病的，应当用足三阳经（太阳膀胱经、足阳明胃经、足少阳胆经）的穴位进行治疗。凡患完谷不化泄泻证的，当取用足三阴经（足太阴脾经、足少阴肾经、足厥阴肝经）的穴位进行治疗。

今夫五脏之有疾也，譬（pì）犹刺也，犹污也，犹结也，犹闭也。刺虽久，犹可拔也；污虽久，犹可雪也；结虽久，犹可解也；闭虽久，犹可决也。或言久疾之不可取者，非其说也。夫善用针者，取其疾也，犹拔刺也，犹雪污也，犹解结也，犹决闭也。疾虽久，犹可毕也。言不可治者，未得其术也。

五脏有病，就好比皮肉中扎了刺，物体上有了污点，绳子上打了结扣，河道中发生了淤塞一样。扎的刺日子虽久，但仍然可以拔掉它；沾染的污点日子虽久，但仍然可以洗掉它；打上的结扣日子虽久，但仍然可以解开它；河道淤塞的日子虽久，但仍然可以疏通它。有些人认为久病无法治疗，这是不对的。善于用针的医生，治疗疾病就像拔除刺、洗污点、解绳结、疏通河道一样，无论患病日子多久，都可以治愈。说久病无法治疗的人，是因为没有掌握好针灸的治疗技术。

刺诸热者，如以手探汤[2]；刺寒清者，如人不欲行[3]。阴有阳疾[4]者，取之下陵三里[5]，正往无殆，气下乃止，不下复始也。疾高而内者，取之阴之陵泉；疾高而外者，取之阳之陵泉也。

针刺治疗各种热病，适宜用浅刺法，手法宜轻且捷，就像用手去试探沸腾的热水一样，一触即还。针刺治疗寒性和肢体清冷的病证，适宜用深刺留针法，静待气至，就像旅人留恋家乡不愿远行一样。阴分为阳邪侵袭的，应当取用足阳明胃经的足三里穴进行治疗。治疗时要使用正确的方法，不能松懈疏忽，直到气至而邪气下退，方可停针；如果邪气不退，则应持续治疗。如果疾病出现在上部，且属于在内的病变，可以取用足太阴脾经的阴陵泉穴进行治疗；如果疾病出现在上部，而属于在外的病变，则应该取用足少阳胆经的阳陵泉穴进行治疗。

[1] 飧泄：指泻下的大便清稀，完谷不化。飧，饭和水为飧。

[2] 如以手探汤：形容针刺各种热病时，针法最好轻而浅，像用手碰热汤一样，一触即起。张景岳："如以手探汤者，用在轻扬。热属阳，阳主于外，故治宜如此。"

[3] 如人不欲行：张景岳："如人不欲行者，有留恋之意也。阴寒凝滞，得气不易，故宜留针如此。"

[4] 阴有阳疾：指热在阴分的病证。

[5] 下陵三里：即足三里穴。

本输第二

黄帝问于岐伯曰：凡刺之道，必通十二经络之所终始，络脉之所别处[1]，五输之所留止[2]，六腑之所与合[3]，四时之所出入[4]，五脏之所溜处，阔数之度，浅深之状，高下所至[5]。愿闻其解。

黄帝问岐伯：凡是想了解针刺治病原理的人，都必须通晓十二经脉循行的起点和终点，十五络脉从正经所别出的部位，各经井、荥、输、经、合五输穴在四肢的部位，六腑与五脏表里相合的关系，四季时令气候影响人体气血盛衰的情况，五脏经络之气流注聚结于体表之所在，经脉、络脉、孙络的宽窄程度和在皮下分布的深浅情形，以及上至头面、下至肢末的相接关系。对于这些问题，我想听一听您的见解。

岐伯曰：请言其次也。肺出于少商，少商者，手大指端内侧也，为井[6]木；溜于鱼际，鱼际[7]者，手鱼[8]也，为荥[6]；注于太渊，太渊，鱼后一寸陷者中也，为输[6]；行于经渠（qú），经渠，寸口中也，动而不居[9]，为经[6]；入于尺泽，尺泽，肘中之动脉也，为合[6]。手太阴经也。

岐伯说：让我按顺序说说吧！肺脏的脉气，起始于少商穴，少商穴在手大指端的桡侧距指甲角一分处，为井穴，在五行归类中属木。脉气从井穴出发后，流于鱼际穴，鱼际穴在手掌大鱼际的中后方，为荥穴。脉气由此再灌注于太渊穴，太渊穴在手掌大鱼际后下一寸的凹陷中，为输穴。脉气由此再行于经渠穴，经渠穴在寸口后方的凹陷中，此即诊脉时中指所着之处，该处有桡动脉跳动不止，为经穴。脉气由此再进入于尺泽穴，尺泽穴在肘横纹中央的动脉应手处，为合穴。这就是手太阴肺经所属的五输穴。

---

[1] 络脉之所别处：《经脉》篇载有十五别络，从十四经别出。

[2] 五输之所留止：五输穴各有一定的位置。五输，此指井、荥、输、经、合五输穴。

[3] 六腑之所与合：六腑所属之阳经，同样有井、荥、输、经、合穴，与五脏所属的阴经五输，阴阳相配，表里相合。

[4] 四时之所出入：因四时气候的推移，人体血气的运行出入有生长收藏等不同的变化。

[5] 高下所至：血气循行，遍及全身上下。

[6] 井、荥、输、经、合：是位于肘膝关节以下的五输穴的特定名称。这五个穴位是将脉气的流行比作汇入江河中的水流由小而大，渐入深处，依次命名而成的。

[7] 鱼际：手阳明大肠经穴名。

[8] 手鱼：指手腕之前到大拇指近端指关节之间的部位，有肥肉隆起，如鱼的形状，故称为“鱼”。

[9] 居：停、止。

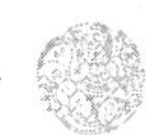

心[1]出于中冲，中冲，手中指之端也，为井木；溜于劳宫，劳宫，掌中中指本节[2]之内间也，为荥；注于大陵，大陵，掌后两骨之间方下[3]者也，为输；行于间使，间使之道，两筋之间，三寸之中也，有过则至，无过则止[4]，为经；入于曲泽，曲泽，肘内廉[5]下陷者之中也，屈而得之，为合。手少阴也。

心脏的脉气，起始于心包络经的中冲穴，中冲穴在手中指的尖端，为井穴，在五行归类中属木。脉气从井穴出发后，流于劳宫穴，劳宫穴在掌中央中指本节的后方中间，为荥穴。脉气由此再灌注于大陵穴，大陵穴在掌后腕关节第一横纹的中央部，桡骨、尺骨之间，为输穴。脉气由此再行于间使穴，间使穴在掌后三寸，两筋之间的凹陷中，当本经有病时，这一部位会出现一定的反应，无病时则没有异常表现，为经穴。脉气由此再进入曲泽穴，曲泽穴在肘横纹处肱二头肌腱内侧，当肘窝横纹中央的凹陷中，取穴时要前臂稍屈，为合穴。这就是手少阴心经所属的五输穴。

肝出于大敦，大敦者，足大指之端及三毛[6]之中也，为井木；溜于行间，行间，足大指间也，为荥；注于太冲，太冲，行间上二寸陷者之中也，为输；行于中封，中封，内踝之前一寸半，陷者之中，使逆则宛[7]，使和则通，摇足而得之，为经；入于曲泉，曲泉，辅骨之下，大

肝脏的脉气，起始于大敦穴，大敦穴在足大趾外侧距离趾甲根一分处，也可说是在大趾背侧的三毛中，为井穴，在五行归类中属木。脉气从井穴出发后，流于行间穴，行间穴在足大趾、次趾之间，为荥穴。脉气由此再灌注于太冲穴，太冲穴在行间上二寸，第二趾骨连接部位之前的凹陷中，为输穴。脉气由此再行于中封穴，中封穴在足内踝前一寸五分的凹陷中；在针刺该穴时，如果违逆经气运行的方向，就会使气血郁结，如果顺应经气运行的方向，就会使气血通畅；取穴时，应将足部上仰，出现的凹陷处即为穴位所在，为经穴。脉气由此再进入曲泉穴，曲泉穴在膝内辅骨突起的下方和大筋上方的凹陷中，屈膝才能取到该穴，为合穴。这就是足厥阴

[1] 心：本段所述各穴，都属于今之手厥阴心包络经。因心包络为心之外卫，其气相通，且心为脏腑之大主，不应受邪，所以古人认为心经之病，都在外经而不在内脏。心有病，由心包络代受其邪，并有少阴无腧之说（《灵枢·邪客》）。本段开始说心出于中冲，中冲乃手厥阴心包络经之脉气所发，而最后却说是手少阴心经，这就是因为少阴无腧，其腧出于心包络的缘故。《难经》认为五脏六腑各有其相应的阴阳表里关系，故将《内经》的五脏五腧加上心包络而成为六脏五腧，并将手少阴的五个腧穴改为心包络经的穴位；至于心经的井、荥、输、经、合五输，则以少冲、少府、神门、灵道、少海代替，后世多宗此说。

[2] 本节：凡指骨或趾骨的第一节，均称为本节。

[3] 方下：正当两骨之下。

[4] 有过则至，无过则止：马莳："有过者有病也，有病则其脉至，无病则其脉止。"

[5] 廉：边缘，侧边。

[6] 三毛：在足大趾第一节背面，趾甲根之后。

[7] 使逆则宛：逆其气则郁滞不通。

筋之上也，屈膝而得之，为合。足厥阴也。

肝经所属的五输穴。

脾出于隐白，隐白者，足大指之端内侧也，为井木；溜于大都，大都，本节之后，下陷者之中也，为荥；注于太白，太白，腕骨之下也，为输；行于商丘，商丘，内踝之下，陷者之中也，为经；入于阴之陵泉，阴之陵泉，辅骨之下，陷者之中也，伸而得之，为合。足太阴也。

脾脏的脉气，起始于隐白穴，隐白穴在足大趾的内侧前端，为井穴，在五行归类中属木。脉气从井穴出发后，流于大都穴，大都穴在足大趾本节后凹陷的中央，为荥穴。脉气由此再灌注于太白穴，太白穴在足内侧核骨下方的凹陷中，为输穴。脉气由此再行于商丘穴，商丘穴在足内踝前下方的凹陷中，为经穴。脉气由此再进入于阴陵泉穴，阴陵泉穴在膝下内侧辅骨突起的后下方凹陷中；取穴时，需把脚伸直，在胫骨头内侧后下方的凹陷中取穴，为合穴。这就是足太阴脾经所属的五输穴。

肾出于涌泉，涌泉者，足心也，为井木；溜于然谷，然谷，然骨[1]之下者也，为荥；注于太溪，太溪，内踝之后，跟骨之上，陷中者也，为输；行于复溜，复溜，上内踝二寸，动而不休[2]，为经；入于阴谷，阴谷，辅骨之后，大筋之下，小筋之上也，按之应手，屈膝而得之，为合。足少阴经也。

肾脏的脉气，起始于涌泉穴，涌泉穴在足心的凹陷中，为井穴，在五行归类中属木。脉气从井穴出发后，流于然谷穴，然谷穴在足内踝前方大骨下部的凹陷中，为荥穴。脉气由此再灌注于太溪穴，太溪穴在足内踝后方、跟骨上方的凹陷中，为输穴。脉气由此再行于复溜穴，复溜穴在足内踝上二寸、有脉搏跳动不休的地方，为经穴。脉气由此进再入于阴谷穴，阴谷穴在膝内侧辅骨的后方、大筋的下方、小筋的上方、按之有脉搏跳动应手的地方，取穴时，需屈膝，在腘横纹内侧端二筋之间的凹陷中取穴，为合穴。这就是足少阴肾经所属的五输穴。

膀胱出于至阴，至阴者，足小指之端也，为井金[3]；溜于通谷，通谷，本节之前外侧也，为荥；注于束骨，束骨，本节

膀胱经的脉气，起始于至阴穴，至阴穴在足小趾外侧前端，为井穴，在五行归类中属金。脉气从井穴出发后，流于通谷穴，通谷穴在足小趾外侧、本节前的凹陷中，为荥穴。脉气由此再灌注于束骨穴，束骨穴在足小趾外侧、本节后的凹陷中，为输穴。脉气由此再通过于京骨穴，京

[1] 然骨：内踝前之大骨。

[2] 动而不休：指复溜穴，在诸书记载以及实际用手切之，并无动脉。疑指太溪穴，错简于此。

[3] 井金：阳经的井穴五行属金。

之后，陷者中也，为输；过于京骨，京骨，足外侧大骨之下，为原；行于昆仑，昆仑，在外踝之后，跟骨之上，为经；入于委中，委中，腘（guó）中央，为合，委[1]而取之。足太阳也。

骨穴在足外侧大骨下方赤白肉际处的凹陷中，为原穴。脉气由此再行于昆仑穴，昆仑穴在足外踝后方、跟骨上方的凹陷中，为经穴。脉气由此再过入于委中穴，委中穴在膝部腘横纹中央处，为合穴，取穴时要屈膝才能到。这就是足太阳膀胱经所属的五输穴和原穴。

胆出于窍阴，窍阴[2]者，足小指次指之端也，为井金；溜于侠溪，侠溪，足小指次指之间也，为荥；注于临泣[3]，临泣，上行一寸半陷者中也，为输；过于丘墟，丘墟，外踝之前下，陷者中也，为原。行于阳辅，阳辅，外踝之上，辅骨之前，及绝骨[4]之端也，为经；入于阳之陵泉[5]，阳之陵泉，在膝外陷者中也，为合，伸而得之。足少阳也。

胆腑的脉气，起始于窍阴穴，窍阴穴在第四足趾末端的外侧，为井穴，在五行归类中属金。脉气从井穴出发后，流于侠溪穴，侠溪穴在足小趾次趾之间、本节前的凹陷中，为荥穴。脉气由此再灌注于临泣穴，临泣穴在侠溪穴上行一寸五分、足小趾次趾本节后的凹陷中，为输穴。脉气由此再通过丘墟穴，丘墟穴在足外踝前下的凹陷中，为原穴。脉气由此再行于阳辅穴，阳辅穴在足外踝上四寸、辅骨之前、绝骨末端的地方，为经穴。脉气由此再进入阳陵泉穴，阳陵泉穴在膝下一寸、腓骨头前下方的凹陷中，为合穴，取穴时要伸展下肢才能取到。这就是足少阳胆经所属的五输穴和原穴。

胃出于厉兑，厉兑者，足大指内次指之端也，为井金；溜于内庭，内庭，次指外间也，为荥；注于陷谷，陷谷者，上中指内间，上行二寸陷者中也，为输；过于冲阳，冲阳，足

胃腑的脉气，起始于厉兑穴，厉兑穴在足大趾内侧、第二足趾的前端，为井穴，在五行归类中属金。脉气从井穴出发之后，流于内庭穴，内庭穴在第二足趾外侧、本节前的凹陷中，为荥穴。脉气由此再灌注于陷谷穴，陷谷穴在足中趾次趾之间、内庭上二寸、本节后方的凹陷中，为输穴。脉气由此再通过冲阳穴，冲阳穴在足跗上五寸的凹陷中，为原穴，取穴时要摇动足部才能取到。脉气由此再行于解溪穴，解溪穴在冲阳后一寸五分、足

[1] 委：屈曲。

[2] 窍阴：这里指足窍阴穴。

[3] 临泣：这里指足临泣穴。

[4] 绝骨：在足外踝上三寸许之凹陷处。

[5] 阳之陵泉：通称阳陵泉。

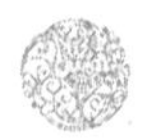

跗（fū）[1]上五寸陷者中也，为原，摇足而得之；行于解溪，解溪，上冲阳一寸半陷者中也，为经；入于下陵[2]，下陵，膝下三寸，胻（héng）骨[3]外三里也，为合；复下三里三寸为巨虚上廉，复下上廉三寸为巨虚下廉也，大肠属上，小肠属下，足阳明胃脉也，大肠小肠，皆属于胃[4]，是足阳明经也。

跗关节上的凹陷中，为经穴。脉气由此再入于下陵穴，下陵穴在膝眼下三寸、胫骨外缘处的足三里穴，为合穴。由此再向下，在足三里穴下三寸的地方，就是上巨虚穴；再向下，在上巨虚穴下三寸的地方，就是下巨虚穴。大肠的脉气寄属于上巨虚穴，小肠腑的脉气寄属于下巨虚穴，这两个穴位都是足阳明胃经的腧穴，所以大肠和小肠都与胃脉气相通。这就是足阳明胃经所属的五输穴和原穴。

三焦者，上合手少阳，出于关冲，关冲者，手小指次指之端也，为井金；溜于液门，液门，小指次指之间也，为荥；注于中渚，中渚，本节之后陷者中也，为输；过于阳池，阳池，在腕上陷者之中也，为原；行于支沟，支沟，上腕三寸，两骨之间陷者中也，为经；入于天井，天井，在肘外大骨之上陷者中也，为合，屈肘乃得之；三焦下腧[5]，在于足大指之前[6]，少阳之后，

三焦贯穿于胸腹腔上、中、下三部，在上部与手少阳三焦经相连。它的脉气，起始于关冲穴，关冲穴在无名指的前端，为井穴，在五行归类中属金。脉气从井穴出发后，溜于液门穴，液门穴在小指与无名指的缝隙之间，为荥穴。脉气由此再灌注于中渚穴，中渚穴在本节之后、两骨之间的凹陷中，为输穴。脉气由此再通过阳池穴，阳池穴在手腕背侧横纹的凹陷中，为原穴。脉气由此再行于支沟穴，支沟穴在腕后三寸、两骨之间的凹陷中，为经穴。脉气由此再进入天井穴，天井穴在肘外侧大骨上方的凹陷中，它是合穴，取穴时要屈肘才能取到。有一个和三焦经脉气相通并由其所主的、位于足部的下腧穴（即下合穴），位置在三焦经脉气走在足太阳膀胱经之前，上行足少阳胆经之后，别出于腘横纹正中外一寸凹陷处，称为委阳穴，它也是足太阳膀胱经的络穴，即足太阳膀胱经之络脉所别出的地方。这就是手少阳三焦经所属的五输穴、原穴和下合穴。由于三焦和肾、膀胱有密切的联系，而且三焦的下合穴是足太阳膀胱经的别络所出之处，它的脉气在足踝上方五寸处从

[1] 足跗：即足背。

[2] 下陵：三里穴之别名，位于膝下正中的高骨下，因而称为下陵。

[3] 胻骨：指小腿胫、腓骨。

[4] 大肠小肠，皆属于胃：大小肠受盛胃中的水谷，经过消化传导，吸收精华而生精液，因而都属于胃。

[5] 三焦下腧：三焦脉气下行聚集之处。

[6] 在于足大指之前："足大指"当系"足太阳"之误，应更正为"在足太阳之前"较为妥帖。

 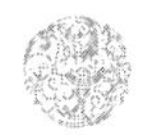

出于腘中外廉，名曰委阳，是太阳络也。手少阳经也。三焦者，足少阳太阴之所将[1]，太阳之别也，上踝五寸，别入贯[2]腨（shuàn）肠[3]，出于委阳，并太阳之正[4]，入络膀胱，约下焦，实则闭癃（lóng），虚则遗溺，遗溺则补之，闭癃则泻之。

本经分出，进入并贯穿小腿肚，再从委阳穴出于体表并由此并入足太阳膀胱经的本经，然后进入腹腔内与膀胱相连，以约束下焦，因此委阳穴主治的病证，包括因为三焦气化异常而导致的膀胱病证，如邪入三焦所致的小便不通之实证以及三焦虚弱所致的小便不禁之虚证。在治疗上，属虚的小便不禁之证，当用补法治之；属实的小便不通之证，则当用泻法治之。

小肠者，上合手太阳，出于少泽，少泽，小指之端也，为井金；溜于前谷，前谷，在手外廉本节前陷者中也，为荥；注于后溪，后溪者，在手外侧本节之后也，为输；过于腕骨，腕骨，在手外侧腕骨之前，为原；行于阳谷，阳谷，在锐骨[5]之下陷者中也，为经；入于小海，小海，在肘内大骨之外，去端半寸陷者中也，伸臂而得之，为合。手太阳经也。

小肠位居腹部，它的经气向上合于手太阳经。它的脉气，起始于少泽穴，少泽穴在手小指前端的外侧，为井穴，在五行归类中属金。脉气从井穴出发后，流于前谷穴，前谷穴在手小指外侧、本节前的凹陷中，为荥穴。脉气由此再灌注于后溪穴，后溪穴在手小指外侧、本节后的凹陷中，为输穴。脉气由此再通过腕骨穴，腕骨穴在手外侧腕骨前方的凹陷中，为原穴。脉气由此再行于阳谷穴，阳谷穴在掌后锐骨下方的凹陷中，为经穴。脉气由此再进入小海穴，小海穴在肘内侧距离大骨外缘五分的凹陷中，取穴时要伸展手臂才能取到，为合穴。这就是手太阳小肠经所属的五输穴和原穴。

大肠上合手阳明，出于商阳，商阳，大指次指之端也，为井金；溜于本节之前二间，为

大肠位居下焦，它的经气向上合于手阳明经。它的脉气，起始于商阳穴，商阳穴在食指（示指）的前端外侧部，为井穴，在五行归类中属金。脉气从井穴出发后，流于食指桡侧、本节前方凹陷中的二间穴，为荥穴。脉

[1] 足少阳太阴之所将：将，相偕同行之意，即相互间有着密切的联系。“少阳太阴”，张介宾认为乃是“三焦属肾与膀胱”之意而应作“少阴太阳”。

[2] 贯：进入。

[3] 腨肠：即小腿肚。

[4] 太阳之正：指足太阳膀胱经脉的主要部分。

[5] 锐骨：指手小指侧腕后的高骨。

荥；注于本节之后三间，为输；过于合谷，合谷，在大指歧（qí）骨[1]之间，为原；行于阳溪，阳溪，在两筋间陷者中也，为经；入于曲池，在肘外辅骨[2]陷者中，屈臂而得之，为合，手阳明也。

气由此再灌注于食指桡侧、本节后方凹陷中的三间穴，为输穴。脉气由此再通过合谷穴，合谷穴在手拇指和食指的掌骨之间，为原穴。脉气由此再行于阳溪穴，阳溪穴在腕关节桡侧、两筋之间的凹陷中，为经穴。脉气由此再进入曲池穴，曲池穴在肘外辅骨内的凹陷中，取穴时要屈肘才能取到，为合穴。这就是手阳明大肠经所属的五输穴和原穴。

是谓五脏六腑之腧，五五二十五腧，六六三十六腧也。六腑皆出足之三阳，上合于手者也。

以上所说的就是五脏六腑之脉气出入流注所经过的主要腧穴。五脏各有五穴，总计二十五个腧穴；六腑各有六穴，总计三十六个腧穴。六腑的经气都出于足太阳、足阳明、足少阳这三条阳经，三焦、大肠、小肠的经气又同时向上和手三阳经相合。

缺盆之中，任脉也，名曰天突。一次任脉侧之动脉，足阳明也，名曰人迎；二次脉手阳明也，名曰扶突；三次脉手太阳也，名曰天窗；四次脉足少阳也，名曰天容；五次脉手少阳也，名曰天牖（yǒu）；六次脉足太阳也，名曰天柱；七次脉颈中央之脉，督脉也，名曰风府。腋内动脉手太阴也，名曰天府。腋下三寸，手心主也，名曰天池。

左右缺盆穴之间的正中线（视为第一行），是任脉，在任脉上与缺盆穴相平行的穴位名叫天突穴。天突穴两旁的第二行经脉上的穴位，贴近于任脉之侧的动脉搏动处，属于足阳明胃经，名叫人迎穴。人迎穴向外的第三行经脉上的穴位，属于手阳明大肠经，名叫扶突穴。扶突穴向外的第四行经脉上的穴位，属于手太阳小肠经，名叫天窗穴。天窗穴向后的第五行经脉上的穴位（上出天窗之外，颈中已无穴），属于足少阳胆经（今属手太阳膀胱经），名叫天容穴。天容穴向后的第六行经脉上的穴位，属于手少阳三焦经，名叫天牖穴。天牖穴向后的第七行经脉上的穴位，属于足太阳膀胱经，名叫天柱穴。天柱穴向后居于颈之中央的第八行经脉上的穴位，属于督脉，名叫风府穴。在腋内动脉搏动处的穴位，属于手太阴肺经，名叫天府穴。位居腋下三寸的穴位，属于手厥阴心包络经，名叫天池穴。

刺上关者，呿（qū）[3]不能欠[4]；刺下关者，欠不能呿。

针刺上关穴时，要张口才能取到，所以应张口取穴，不能闭口。针刺下关穴时，要闭口才能取到，所以应闭口

[1] 歧骨：即第一、二掌骨之间。

[2] 肘外辅骨：指肱骨外上踝。

[3] 呿：指张口。

[4] 欠：指闭口。

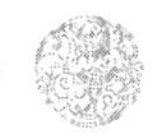

刺犊（dú）鼻者，屈不能伸；刺两关[1]者，伸不能屈。

取穴，不能张口。针刺犊鼻穴，要屈膝才能取到，所以应该屈膝取穴，不能伸展。针刺内关穴和外关穴，则应该伸展手臂取穴，不能弯曲。

足阳明挟喉之动脉也，其腧在膺（yīng）[2]中。手阳明次在其腧外，不至曲颊[3]一寸。手太阳当曲颊[4]。足少阳在耳下曲颊之后。手少阳出耳后，上加完骨之上[5]。足太阳挟项大筋之中发际。阴尺动脉[6]在五里，五输之禁[7]也。

足阳明胃经的人迎穴位于结喉两旁的动脉搏动处，该经腧穴还分布在胸壁上。再向外是手阳明大肠经的扶突穴，它在足阳明经人迎穴之外，但还不到下颌角，而是在下颌角下一寸的地方。由此再向外旁开是手太阳小肠经的天窗穴，它的位置正当下颌角下方动脉搏动处的凹陷中。由此再斜向外上是足少阳胆经的天容穴（今属手太阳小肠经），它的部位在耳下部、下颌角的后方。由此再向后旁开是手少阳三焦经的天牖穴，它的部位在耳后方，该处向上还有完骨穴。由此再向后旁开是足太阳膀胱经的天柱穴，它的部位在项部大筋外侧平发际的凹陷中。尺泽穴的动脉，在手阳明大肠经五里穴的部位上。误刺该穴，会使井、荥、输、经、合五输穴内行的脏气衰竭，所以是一个禁用针刺的穴位。

肺合大肠，大肠者，传道之腑。心合小肠，小肠者，受盛之腑。肝合胆，胆者，中精之腑[8]。脾合胃，胃者，五谷[9]之腑。肾合膀胱，膀胱者，津液[10]之腑也。少阳属肾，肾上连肺，故将（jiàng）两脏[11]。三焦者，中

肺和大肠相表里，大肠是输送糟粕、排泄粪便的腑。心和小肠相表里，小肠是接受腐熟水谷，并分别水液和糟粕的腑。肝和胆相表里，胆是贮藏和排泄胆汁的腑。脾和胃相表里，胃是受纳、消化食物的腑。肾和膀胱相表里，膀胱是蓄积和排泄水液的腑。手少阳三焦隶属于肾，而肾脏的经脉又上连于肺，肺能通调水道，所以肾脏能统率三焦与膀胱而主水液代谢。三焦有通调水道的作用，是全身水液流行的通道，它还下通膀胱，和膀胱有直接的联系。不过，肺、心、肝、脾、肾五脏都各有

---

[1] 两关：指前臂的内关和外关两穴。

[2] 膺：指胸前两旁的高处。

[3] 曲颊：指下颌角。

[4] 手太阳当曲颊：张景岳："此复言天窗穴也。"

[5] 上加完骨之上：指天牖穴的所在部位。

[6] 阴尺动脉：即尺泽穴的动脉，在此为"手五里穴"的代称。

[7] 五输之禁：指手五里穴是禁刺的穴位。

[8] 胆者，中精之腑：六腑中除了胆以外，都是贮藏或转输浊物的脏器，只有胆腑中贮藏胆汁清而不浊，故称胆为中精之腑。

[9] 五谷：泛指一切食物。

[10] 津液：此指小便。

[11] 故将两脏：将，统帅的意思。将两脏，就是指肾脏统帅三焦与膀胱二脏。

渎（dú）[1]之腑也，水道出焉，属膀胱，是孤之腑也。是六腑之所与合者。

一腑与之相表里，六腑之中只有三焦没有直接配属于五脏，所以称其为孤腑。以上就是六腑与五脏的表里配属情况。

春取络脉[2]诸荥大经[3]分肉[4]之间，甚[5]者深取之，间[6]者浅取之。夏取诸输孙络[7]肌肉皮肤之上。秋取诸合，余如春法。冬取诸井诸输之分，欲深而留之。此四时之序，气之所处，病之所舍，脏之所宜。转筋者，立而取之，可令遂已。痿厥者，张而刺之，可令立快也。

在春天进行针刺时，宜选用浅表部的络脉、十二经的荥穴以及肌肉之间的部位，病情严重的可以深刺，病情轻微的就应浅刺。夏天进行针刺时，宜选用十二经的输穴、孙络以及肌肉皮肤表面的浅表部位。秋天进行针刺时，宜选用十二经的合穴，其余同春天所用的刺法一样，也宜选取肌肉之间的部位，根据病情的轻重，或浅或深地进行针刺。冬天进行针刺时，宜选用十二经的井穴以及各经的输穴或输穴，同时还要深刺并留针。这些针刺方法都是为了顺应四时气候更替的顺序、经气应于四时而不同的流注部位、病邪在四时的不同居留部位以及五脏在四时的不同适宜情况而设置的。治疗转筋病，要让患者取站立位选穴针刺，才可以使痉挛症状迅速消除。治疗四肢偏废的痿厥病，要让患者仰卧并伸展四肢后再进行针刺，才可以使气血运行畅通而立即感到轻快。

小针解第三

所谓易陈者，易言也。难人者，难著于人也。粗守形者，守刺法也。上守神者，守人之血气有余不足，可补泻也。神客

所谓“易陈”，是指运用小针的关键说起来是很容易的。“难入”，是指它的精微之处是不容易使人明白的。“粗守形”，是说水平低劣的医生，仅是机械地应用固定的刺法进行针刺。“上守神”，是说高明的医生，能够辨别患者血气盛衰虚实的情况而分别施用补法和泻法。“神客”，是说

[1] 中渎：渎，水道。三焦是人体内主气化、通调水道的一个腑，它除了运化水谷精微之外，还能通调全身的水道，所以称为“中渎之腑”。

[2] 络脉：指十五络穴。

[3] 大经：指经脉。

[4] 分肉：即肌肉之间的间隙。

[5] 甚：指重病。

[6] 间：指疾病轻浅，与“甚”相对。

[7] 孙络：是最细小的支络，像网络一样联系于诸经之间。

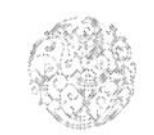

者，正邪共会[1]也。神者，正气也。客者，邪气也。在门者，邪循正气之所出入也。未睹其疾者，先知邪正何经之疾也。恶知其原者，先知何经之病，所取之处也。

邪气与正气共同留于血脉中，相互抗争，而产生各种疾病。“神”指正气而言，“客”指邪气而言。“在门”，是说邪气循着正气所出入的门户侵入人体，内外上下无所不至。“未睹其疾”，是说要进行针刺就必须首先明解邪正虚实和病变发生的经脉。“恶知其原”，是说必须首先了解是哪一经发生了病变，从而决定应该选用的经脉和穴位，进行正确治疗。

刺之微在数迟者，徐疾之意也。粗守关者，守四肢而不知血气正邪之往来也。上守机者，知守气也。机之动不离其空中者，知气之虚实，用针之徐疾也。空中之机清静以微者，针以得气，密意[2]守气勿失也。其来不可逢者，气盛不可补也。其往不可追者，气虚不可泻也。不可挂以发者，言气易失也。扣之不发者，言不知补泻之意也，血气已尽而气不下也。

“刺之微在数迟者”，是指针刺的微妙之处，主要在于掌握针刺手法进针、出针的快慢。“粗守关”，是说技术低劣的医生，针刺时仅依据症状取用关节附近与症状相对应的穴位进行治疗，根本不懂得辨别血气往来盛衰和邪正进退动静等情况。“上守机”，是说高明的医生，懂得观察和把握经气虚实的变化。“机之动不离其空中”，是指气机的活动情况会在腧穴上表现出来，从而可以诊查气机的虚实变化情况，正确运用徐疾补泻的手法。“空中之机，清静以微”，是指穴位中气血活动变化的情况是至清至静、至为微妙的，当针下已有得气的感觉时，就要仔细体察气的往来运行情况，只有这样才不至于错过运用手法的时机。“其来不可逢”，是说邪气正盛时，切不可迎其势采用补的手法。“其往不可追”，是说邪气已去而正气亦虚时，切不能妄用泻法，以免真气虚脱。“不可挂以发”，是说针下已有得气的感觉时，应该适时运用针刺手法而不能有毫发之差，因为在一霎那间这种得气的感觉是很容易消失的。“扣之不发”，是说不懂得随气机的虚实变化而抓住时机进行补泻的医生，往往会坐失良机，白白耗损患者的血气，终究达不到祛除邪气的目的。

知其往来者，知气之逆顺盛虚也。要与之期者，知气之可取之时也。粗之暗者，冥（míng）冥不知[3]气之微密也。妙哉！工独有之者，尽知针意也。往者为

“知其往来”，是指了解气机逆顺盛虚的变化情况。“要与之期”，是说知道了气机变化的重要性，就能把握最适当的针刺时机。“粗之暗”，是指水平低劣的医生，浑然无知，不能明查气机变化的微妙作用和奥秘所在。“妙哉！工独有之”，是指医术高明的医生，能够完全知晓运用针刺和气机变化的意义所在。“往者为逆”，是说经气已去时，其脉中之气虚而小，小的称为逆。“来者为

[1] 正邪共会：邪气与正气交争。

[2] 密意：谨慎、仔细注意。

[3] 冥冥不知：茫然无知。冥冥，幽昧不明。

逆者，言气之虚而小，小者逆也。来者为顺者，言形气之平，平者顺也。明知逆顺，正行无问者，言知所取之处也。迎而夺之者，泻也。追而济之者，补也。

顺”，是说经气渐来时，形气平和，平和的称为顺。“明知逆顺，正行无问”，是说倘若明白了气机的逆顺关系，就可以毫无疑问地选取适当的穴位。“迎而夺之”，是指根据经气运行的走向，迎其来势而进针，是泻法。“追而济之”，是指根据经气运行的走向，顺其去势而进针，是补法。

所谓虚则实之者，气口[1]虚而当补之也。满则泄之者，气口盛而当泻之也。宛陈则除之者，去血脉也。邪胜则虚之者，言诸经有盛者，皆泻其邪也。徐而疾则实者，言徐内而疾出也。疾而徐则虚者，言疾内而徐出也。言实与虚若有若无者，言实者有气，虚者无气也。察后与先若亡若存者，言气之虚实，补泻之先后也，察其气之已下与常存也。为虚与实若得若失者，言补者佖（bì）[2]然若有得也，泻则怳（huǎng）[3]然若有失也。

所谓“虚则实之”，是说当寸口部出现虚弱脉象时，应当用补的针法，以充实正气。“满则泄之”，是说当寸口部出现满盛脉象时，应当用泻的针法，以泻除邪气。“宛陈则除之”，是指用泻血法排除血脉中郁积的病邪。“邪胜则虚之”，是指各个经脉中病邪亢盛的，应该采用泻法，使邪气随针外泄。“徐而疾则实”，是指徐缓进针、疾速出针，属于补法，能够补益正气。“疾而徐则虚”，是指疾速进针、徐缓出针，属于泻法，能够泄除邪气。“言实与虚，若有若无”，是说所谓虚与实，指的是针下有无得气感，有得气感的属于正气实，没有得气感的属于正气虚。“察后与先，若亡若存”，是说必须根据脉气的虚实以及邪气去留的情况，决定针刺补泻的先后顺序，还要体察脉气是已流走了还是一直存在。“为虚与实，若得若失”，是指采用补法补充正气，就要使患者感觉正气充实，好似若有所得；采用泻法祛除邪气，也要使患者感觉浑身轻松，好似其病若失。

夫气之在脉也邪气在上者，言邪气之中人也高，故邪气在上也。浊气在中者，言水谷皆入于胃，其精气上注于肺，浊

所谓“夫气之在脉也邪气在上”，是说不同邪气侵入人体，侵犯部位也不同，风寒外邪侵袭人体，大多先使头部发病，所以说“邪气在上”。“浊气在中”，是说人食水谷，均先入于胃，胃消化水谷，再由脾将其中的精气上输于肺，而剩下的浊物废料流于肠胃，通过大、小肠排出体

[1] 气口：其位置相当于手太阴肺经的经渠穴和太渊穴之间的部位。肺主气，气之盛衰反映于此，故称“气口”。又因两穴之间相距一寸有余，所以又名“寸口”，是诊脉的部位。

[2] 佖：指满足的样子。

[3] 怳：指失意的样子。

 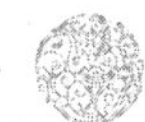

溜于肠胃，言寒温不适，饮食不节，而病生于肠胃，故命曰浊气在中也。清气在下者，言清湿地气之中人也，必从足始，故曰清气在下也。针陷脉则邪气出者，取之上。针中脉则浊气出者，取之阳明合也。针太深则邪气反沉者，言浅浮之病，不欲深刺也，深则邪气从之入，故曰反沉也。皮肉筋脉各有所处者，言经络各有所主也。取五脉[1]者死，言病在中，气不足，但用针尽大泻其诸阴之脉也。取三阳之脉者，唯言尽泻三阳之气，令病人恇（kuāng）[2]然不复也。夺阴者死，言取尺之五里五往者也。夺阳者狂，正言也。

外。如果人体不能适应寒温变化，饮食没有节制，就会影响食物的消化、吸收和排泄而导致肠胃发生疾病，所以说“浊气在中”。“清气在下”，是说清冷潮湿的地气侵袭人体，大多先从足部开始发病，所以说“清气在下”。“针陷脉则邪气出”，是说邪气侵袭人体上部时，应根据外邪所侵及的经脉在头部取穴，使邪气随针外泄。“针中脉则浊气出”，是说欲使滞留在肠胃中的浊气外出，应取用足阳明胃经的合穴足三里穴进行治疗。“针太深则邪气反沉”，是说邪气在浅表的疾病，不应当深刺，如误用深刺，则会使在表之邪气随针内陷、深入体内，所以说“反沉”。“皮肉筋脉各有所处”，是说皮、肉、筋、脉各有一定的部位，各个部位都属于一定的经络。“取五脉者死”，是说病在内脏而使五脏之气不足的，用针在各阴经采用泻法猛泻其气，反而会使五脏之气泄尽而造成死亡。“取三阳之脉”，是说不问虚实就在三阳经上尽泻其气，会使患者形体衰败而不易恢复。“夺阴者死”，是说如果取尺泽穴上三寸的动脉（即手阳明大肠经的五里穴），连泻五次，就会使五脏阴气泄尽而死亡。“夺阳者狂”，是说如果误泻了三阳经的正气，就会令阳气耗散而使人发狂。以上这些针刺禁忌都是对医者的郑重告诫，切不可漠视。

睹其色，察其目，知其散复，一其形，听其动静者，言上工知相五色于目，有知调尺寸[3]小大缓急滑涩，以言所病也。知其邪正者，知论虚邪与正邪[4]之风也。右主推之、左持而御之

“睹其色，察其目，知其散复，一其形，听其动静”，是说高明的医生能够通过观察患者眼睛的五色变化，诊察尺脉和寸口脉的小大、缓急、滑涩，从而确切诊断出是哪种病变。“知其邪正”，是说能够了解疾病是由四时八节的贼风（虚邪）还是因用力劳累后腠理开泄而侵入的风邪（正邪）所引起的。“右主推之，左持而御之”，是说进针和出针时左右两手的不同姿势、动作。“气至而去之”，是说针刺施用补泻手法时，下针后必须要使

---

[1] 五脉：指五脏的五输穴。

[2] 恇：指形体衰败的样子。

[3] 尺寸：指脉象。

[4] 虚邪与正邪：四时八节之时乘虚而侵入人体的贼风，叫做虚邪。因用力汗出，腠理开泄而侵入的风邪，叫做正邪。

者，言持针而出入也。气至而去之者，言补泻气调而去之也。调气在于终始一者，持心也。节之交三百六十五会者，络脉之渗灌诸节者也。

针下得气、气机平调之后，才可以出针。“调气在于终始一”，是说运针调气的关键在于始终专心一意。“节之交三百六十五会”，是说周身三百六十五穴都是络脉将经脉之气血渗濡灌注到全身各部的通会之处。

所谓五脏之气已绝于内者，脉口[1]气内绝不至，反取其外之病处与阳经之合，有留针以致阳气，阳气至则内重竭（jié），重竭则死矣，其死也无气以动，故静。

所谓“五脏之气已绝于内”，是说五脏在内的精气已经竭绝，脉口之脉按之欲无的，属于肾虚、髓竭、精伤等内绝的阴虚证，针刺治疗时应当补其阴精，若反而取用其外在病所之处的腧穴及阳经的合穴，并用留针的方法补益在外的阳气，就会愈益其阳而愈损其阴，从而使内竭之五脏精气愈竭，如此，已经耗竭的五脏精气再经损耗，就必然会导致死亡。重竭患者临死时，因其脏气已经耗竭虚脱，阴不生阳，无气以动，所以表现出的病象是安静的。

所谓五脏之气已绝于外者，脉口气外绝不至，反取其四末之输，有留针以致其阴气，阴气至则阳气反入，入则逆，逆则死矣。其死也阴气有余，故躁。

所谓“五脏之气已绝于外”，是说五脏在外的精气已经竭绝，脉口之脉轻取似无的，属于阳气衰绝的重证，针刺治疗时应当补其阳气，若反而取用了四肢末梢部位的输穴，并用留针的方法补益在内的阴气，就会使阴气更盛，阴气盛就会使已经虚衰的阳气内入而愈发衰竭，阳气内陷就会发生阴阳逆乱的厥逆病，发生厥逆就必然会导致死亡。逆厥患者在临死时，因阳并于阴，阴气有余，阴阳逆乱，所以有烦躁的表现。

所以察其目者，五脏使五色循明，循明[2]则声章，声章[3]者，则言声与平生异也。

之所以强调“察其目”，是因为只有五脏六腑的精气上注于目，才能使目光有神、目睛色泽明润。因此，诊察目睛的变化就能探知五脏六腑的情况。目睛色泽鲜明，则其所发出的声音洪亮。这里所谓的“声音洪亮”，是说发出的声音和平常不同。

邪气脏腑病形第四

黄帝问于岐伯曰：邪气之中

黄帝问岐伯：风、雨、寒、暑等外邪侵袭人体的情形

[1] 脉口：就是诊脉的部位，也叫气口、寸口。因肺朝百脉，脉之大者会聚于此，故称“脉口”。

[2] 循明：《素问·六节藏象论》作“修明”，即明润的意思。

[3] 声章：指声音高而清晰。

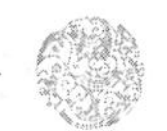

人也奈何？岐伯答曰：邪气之中人高也。

是如何的？岐伯回答说：这类外邪伤人，大多侵犯人体上部。

黄帝曰：高下有度乎？岐伯曰：身半以上者，邪中之也；身半以下者，湿中之也。故曰：邪之中人也，无有恒常，中于阴则溜于腑，中于阳则溜于经。

黄帝问：邪气侵袭部位在上还是在下，有什么法度吗？岐伯回答说：上半身发病者，是感受风寒等外邪；下半身发病者，是感受湿邪。但这只是一般的规律，事实上还可能有其他变化，因为邪气还会传变。因此外邪侵袭人体，发病的部位并不一定固定在它侵入的地方。外邪侵袭五脏的阴经，可能会流传到属阳的六腑；外邪侵袭阳经，可能会流传到这条经脉循行的通路上而发病。

黄帝曰：阴之与阳也，异名同类，上下相会，经络之相贯，如环无端。邪之中人，或中于阴，或中于阳，上下左右，无有恒常，其故何也？

黄帝问：阴经和阳经，虽然名称不同，但同属于经络系统，为运行气血的通道，它们在人体的上部和下部会合，使经络之间相互贯通，像圆环一样没有尽头。外邪侵袭人体时，有的侵袭阴经，有的侵袭阳经，而其病位又或上或下或左或右，没有固定的部位，这是为什么呢？

岐伯曰：诸阳之会，皆在于面。中人也方乘虚时，及新用力，若饮食汗出腠（còu）理开，而中于邪。中于面则下阳明，中于项则下太阳，中于颊则下少阳，其中于膺背两胁亦中其经。

岐伯说：手足阳经的会合之处，都在头面部。邪气侵袭人体，往往是在人体正气不足、有虚可乘的时候，如劳累用力或吃饭汗出后，腠理开泄时，容易被邪气侵袭。由于足三阳经的循行路径都是由头至足、自上而下的，所以邪气侵袭面部者，则由此下入于足阳明胃经；邪气侵袭颈部者，则由此下入于足太阳膀胱经；邪气侵袭颊部者，则由此下入于足少阳胆经。如果外邪并没有侵袭头面部而是直接侵袭在前的胸膺、在后的脊背以及在两侧的胁肋部，则也会分别入于上述三阳经。

黄帝曰：其中于阴奈何？岐伯答曰：中于阴者，常从臂胻（héng）始。夫臂与胻[1]，其阴皮薄，其肉淖（nào）泽[2]，故俱受于风，独伤其阴。

黄帝问：外邪侵袭阴经的情形是怎样的？岐伯回答说：外邪侵袭阴经，通常从手臂或小腿内侧开始。因为手臂和小腿内侧皮肤较薄，肌肉也较为柔润，所以身体各部位都同样感受风邪时，这些部位最容易受侵袭。

黄帝曰：此故伤其脏乎？岐伯答曰：身之中于风也，不必动

黄帝问：外邪侵袭阴经后，会伤及五脏吗？岐伯回答说：身体虽然被风邪侵袭，但不一定会影响五脏。外

[1] 胻：指人的小腿。

[2] 淖泽：即柔润。淖，湿的意思。

脏。故邪入于阴经，则其脏气实，邪气入而不能客，故还之于腑。故中阳则溜于经，中阴则溜于腑。

邪侵袭阴经后，若是五脏之气充实，则即使有邪气侵入，其也不能够停留，而只能从五脏退到六腑。因此，阳经受邪气侵袭，能直接在本经发病；而阴经受邪气侵袭，若脏气充实，邪气就会由里出表，传到与五脏相表里的六腑而发病。

黄帝曰：邪之中人脏奈何？岐伯曰：愁忧恐惧则伤心。形寒寒饮则伤肺，以其两寒相感，中外[1]皆伤，故气逆而上行。有所堕坠（duò zhuì），恶血留内，若有所大怒，气上而不下，积于胁下，则伤肝。有所击仆，若醉入房，汗出当风，则伤脾。有所用力举重，若入房过度，汗出浴水，则伤肾。

黄帝问：病邪侵袭五脏的情形是什么样的？岐伯回答说：愁忧恐惧等情绪变化过久过激，会损伤心脏。形体受寒，又饮冷水，两寒相迫，会损伤肺脏，此时因为表里两种寒邪内外相应，使在内之肺脏和在外之皮毛都受到伤害，故可导致肺气失于肃降而上逆，发生喘、咳等病变。从高处坠落跌伤，会使瘀血留滞在内，若此时又逢大怒，就会导致气上逆而不下，血亦随之上行，郁结于胸胁之下，损伤肝脏。被击打或跌倒于地，或醉后行房，或汗出受风着凉，会损伤脾脏。用力提举过重的物品，或房事过度，或出汗后用冷水沐浴，会损伤肾脏。

黄帝曰：五脏之中风，奈何？岐伯曰：阴阳[2]俱感，邪乃得往。黄帝曰：善哉。

黄帝问：五脏为风邪所侵袭的情形是怎样的？岐伯说：属阴的五脏内有所伤，属阳的六腑外有所感，以致内外俱虚，此时风邪才能内侵五脏。黄帝说：说得真好。

黄帝问于岐伯曰：首面与身形也，属骨连筋，同血合于气耳。天寒则裂地凌冰[3]，其卒寒或手足懈惰（xiè duò），然而其面不衣，何也？岐伯答曰：十二经脉，三百六十五络，其血气皆上于面而走空窍，其精阳气上走于目而为睛，其别气走于

黄帝问岐伯：人的头面和全身上下各部所属筋骨密切相连，气血相合。但是当天气寒冷时，大地冻裂，冰雪凌人，人们会感到很冷，甚至缩手缩脚、懒于动作，而面部却能露出在外面，不像身体那样要穿上衣服御寒，这是什么原因？岐伯回答说：周身十二经脉以及三百六十五穴的血气都是上达于头面部而入于各个孔窍之中的。其精微阳气上注于眼目，则能使眼看到东西；其旁行的经气从两侧上注于耳，则能使耳听到声音；其源于胸中的宗气上出于鼻，则能使鼻嗅出气味；其胃腑之谷气，从胃上达于唇舌，能使舌辨别五味。由于各种气化所产生的津液都上行熏蒸于面部，加之面部的皮肤较厚、肌肉坚实，所以即使天气

[1] 中外：肺脏及皮毛形体。

[2] 阴阳：阴指五脏，阳指六腑。

[3] 凌冰：即积冰。

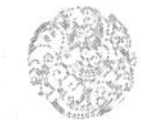

耳而为听，其宗气上出于鼻而为臭，其浊气出于胃，走唇舌而为味。其气之津液皆上熏于面，而皮又厚，其肉坚，故天气甚寒不能胜之也。

极冷也能抵抗寒气而不畏寒冷。

黄帝曰：邪之中人，其病形何如？岐伯曰：虚邪[1]之中身也，洒淅（xiǎn lì）动形。正邪[2]之中人也微，先见于色，不知于身，若有若无，若亡若存，有形无形，莫知其情。黄帝曰：善哉。

黄帝问：外邪侵袭人体，显露在外的表现是什么样的？岐伯说：虚邪侵袭人体，发病比较严重，患者恶寒战栗。正邪侵袭人体，发病比较轻微，开始只在面色上略有所见，而身体上是没有什么感觉的，既像有病又像没有病，既像感受的病邪早已消失又病邪仍存留在体内，同时表面上可能有一些病象形迹表现出来，但也有毫无形迹的，所以不容易知道其病情。黄帝说：说得好。

黄帝问于岐伯曰：余闻之，见其色，知其病，命曰明；按其脉，知其病，命曰神；问其病，知其处，命曰工。余愿闻见而知之，按而得之，问而极之，为之奈何？

黄帝问岐伯：我听说，通过观察患者面色就能了解病情的，叫做明；通过切按患者脉象而了解病情的，叫做神；通过询问患者病情而了解病痛所在的，叫做工。我希望听听为什么通过望诊就可以了解病情，通过切诊就可以知晓病况，通过问诊就可以彻底了解病痛的所在呢？

岐伯答曰：夫色脉与尺之相应也，如桴（fú）[3]鼓影响之相应也，不得相失也，此亦本末根叶之出候也，故根死则叶枯矣。色脉形肉不得相失也，故知一则为工，知二则为神，知三则神且明矣。

岐伯回答说：患者的面色、脉象和尺肤都与疾病有相应的关系，这就像看到木槌击鼓，随即就会听到响声一样，是不会有差错的；这也像树根与树枝、树叶之间的关系，若树根死了，则枝叶也必然枯萎。患者的面色、脉象以及形体肌肉的变化都是一致的，它们都是内在疾病在体表的反映。因此，对于察色、辨脉和观察尺肤这三个方面，能够掌握其中之一的就可以称为工，掌握其中两者的就可以称为神，能够完全掌握这三者并参合运用的就可以称为神而明的医者了。

[1] 虚邪：指四时不正之邪，即四时八节的虚邪贼风。伤于这种邪气，发病较剧。

[2] 正邪：指四季正常的风，其仅在人汗出而腠理开泄时侵袭人体。伤于这种邪气，发病较轻。

[3] 桴：指击鼓的槌子。

黄帝曰：愿卒闻之。岐伯答曰：色青者，其脉弦[1]也；赤者，其脉钩[2]也；黄者，其脉代[3]也；白者，其脉毛[4]；黑者，其脉石[5]。见其色而不得其脉，反得其相胜之脉[6]，则死矣；得其相生之脉[7]，则病已矣。

黄帝说：有关面色脉象的问题，我想听你详尽地解释一下。岐伯回答说：若患者的面色是青色，则与它相应的脉象应该是弦脉；若面色是红色，则与它相应的脉象应该是钩脉；若面色是黄色，则与它相应的脉象应该是代脉；若面色是白色，则与它相应的脉象应该是毛脉；若面色是黑色，则与它相应的脉象应该是石脉。以上就是面色和脉象的相应关系，如果诊察到了面色，却不能诊得与之相应的脉象，反而诊得了相克的脉象，则为死脉，预示着病危或死亡；如果能够诊得相生的脉象，则患者即使患病也会很快痊愈。

黄帝问于岐伯曰：五脏之所生，变化之病形何如？岐伯答曰：先定其五色五脉之应，其病乃可别也。黄帝曰：色脉已定，别之奈何？岐伯曰：调其脉之缓、急、小、大、滑、涩，而病变定矣。

黄帝问岐伯：五脏所发生的病变以及它的内在变化和反映在体表的病状是怎样的？岐伯回答说：首先要确定五脏与五色、五脉的对应关系，五脏的病情才可以辨别。黄帝问：确定了面色、脉象与五脏对应的关系之后，如何辨别病情呢？岐伯说：只要再诊查脉来的缓急、脉象的大小、脉势的滑涩等情况，就可以确定是什么病变了。

黄帝曰：调之奈何？岐伯答曰：脉急者，尺之皮肤亦急；脉缓者，尺之肤亦缓；脉小者，尺之皮肤亦减而少气；脉大者，尺之皮肤亦贲（bēn）[8]而起；脉

黄帝问：如何诊查这些脉象呢？岐伯回答说：脉来急促者，尺部的皮肤也显得紧绷；脉来徐缓者，尺部的皮肤也显得松弛；脉象小者，尺部的皮肤也显得瘦薄而少气；脉象大者，尺部的皮肤也显得像要隆起似的；脉象滑者，尺部的皮肤也显得滑润；脉象涩者，尺部的皮肤也显得枯涩。大凡这类相应变化，有显著的也有不甚显著的，所以善于观察尺肤的医生，有时可以不必依赖诊察寸口的脉象；

[1] 弦：端直以长，如按弓弦，为肝脉。

[2] 钩：来盛去衰，为心脉。

[3] 代：乍数乍疏，气不调匀，为脾之平脉。

[4] 毛：轻虚而浮，为肺脉。

[5] 石：沉濡而滑，为肾脉。

[6] 相胜之脉：相胜，就是相克的意思。如面色青却得毛脉，毛脉为肺脉，属金，此为金克木，则毛脉即为弦脉的相胜之脉。

[7] 相生之脉：相生，就是相生扶的意思。如色青而得石脉，石脉为肾脉，属水，此为水生木，则石脉即为弦脉的相生之脉。

[8] 贲：大的意思。

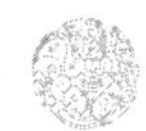

滑者，尺之皮肤亦滑；脉涩者，尺之皮肤亦涩。凡此六变者，有微有甚。故善调尺者，不待于寸；善调脉者，不待于色。能参合而行之者，可以为上工，上工十全九；行二者，为中工，中工十全七；行一者，为下工，下工十全六。

善于诊察脉象的医生，有时可以不必依赖于察望面色。能够将察色、辨脉以及观察尺肤这三者配合运用进行诊断的医生，就可以称为上工，上工治病，十个患者中可以治愈九个；能够运用其中两种的医生称为中工，中工治病，十个患者中可以治愈七个；仅能运用其中之一的医生称为下工，下工治病，十个患者中只能治愈六个。

黄帝曰：请问脉之缓、急、小、大、滑、涩之病形何如？岐伯曰：臣请言五脏之病变也。心脉急甚者为瘛疭（chì zòng）[1]；微急为心痛引背，食不下。缓甚为狂笑；微缓为伏梁[2]，在心下，上下行，时唾血。大甚为喉吤（jiè）[3]；微大为心痹引背，善泪出。小甚为善哕（yuě）[4]；微小为消瘅（dān）。滑甚为善渴；微滑为心疝引脐，小腹鸣。涩甚为喑（yīn）；微涩为血溢[5]，维厥[6]，耳鸣，颠疾。

黄帝说：请问缓、急、小、大、滑、涩这些脉象所对应的病状情形是怎样的？岐伯说：让我就这些脉象所对应的五脏病变分别来说吧。心脉急甚的，可见到手足抽搐；微急的，可见到心痛牵引后背，饮食不下。心脉缓甚的，可见到狂笑不休；微缓的，可见到气血凝滞成形，伏于心胸之下的伏梁病，其气血凝滞，或上或下，能升能降，有时可出现唾血。心脉大甚的，可感到喉中如有物阻；微大的，可见到血脉不通的心痹病，心痛牵引肩背，并常常流出眼泪。心脉小甚的，可见到呃逆频作；微小的，可见到多食善饥的消瘅病。心脉滑甚的，可见到血热而燥所致的时时口渴；微滑的，可见到心疝牵引脐周作痛，并伴有少腹部肠鸣。心脉涩甚的，可见到音哑不能说话；微涩的，可见到吐血、衄血、四肢逆厥、耳鸣和头部疾患。

肺脉急甚为癫疾；微急为肺寒热，怠惰，咳唾血，引腰背

肺脉急甚的，可见到头部疾患；微急的，可见到肺中有寒热并存的病证，出现倦怠乏力，咳而唾血，并牵

[1] 瘛疭：指手足相引，一伸一缩的抽搐现象。筋脉挛急叫瘛，筋脉弛长叫疭。

[2] 伏梁：病名，指心下的积聚，属五脏积病之一。

[3] 喉吤：指喉中如有物梗阻的感觉。吤，有芥蒂之意。

[4] 哕：指因气上逆而发出的声音，也就是有声无物的作呕，亦称呃逆。

[5] 血溢：指吐血、衄血。

[6] 维厥：指手足厥冷。维，就是四维，意即手足四肢。

胸，若鼻息肉不通。缓甚为多汗；微缓为痿瘘[1]，偏风，头以下汗出不可止。大甚为胫肿；微大为肺痹引胸背，起恶日光。小甚为泄；微小为消瘅。滑甚为息贲（bēn）[2]上气，微滑为上下出血。涩甚为呕血；微涩为鼠瘘，在颈支腋之间，下不胜其上，其应善酸矣。

引腰背胸部作痛，或鼻中有息肉而导致鼻塞不通、呼吸不畅等症状。肺脉缓甚的，可见到表虚多汗；微缓的，可见到手足软弱无力的痿证、瘘疮病、半身不遂以及头部以下汗出不止的病证。肺脉大甚的，可见到足胫部肿胀；微大的，可见到烦满喘息而呕吐的肺痹病，其发作时会牵引胸背作痛，且怕日光。肺脉小甚的，可见到阳气虚而腑气不固的泄泻病；微小的，可见到多食善饥的消瘅病。肺脉滑甚的，可见到喘息气急，肺气上逆；微滑的，可见到口鼻与二阴出血。肺脉涩甚的，可见到呕血；微涩的，可见到因气滞而形成的鼠瘘病，其病发于颈项及腋胁之间，同时还会伴有下肢轻而上肢重的感觉，此外还常常会感到下肢酸软无力。

肝脉急甚者为恶言；微急为肥气[3]，在胁下若覆杯。缓甚为善呕；微缓为水瘕（jiǎ）痹[4]也。大甚为内痈，善呕衄；微大为肝痹阴缩，咳引小腹。小甚为多饮；微小为消瘅。滑甚为㿗（tuí）疝[5]；微滑为遗溺。涩甚为溢饮；微涩为瘈挛筋痹。

肝脉急甚的，可见到出口骂人；微急的，可见到肝气积聚于胁下所致的肥气病，其状隆起如肉，像倒扣着的杯子一样。肝脉缓甚的，可见到时时呕吐；微缓的，可见到水积胸胁所致的水瘕痹病，同时还会伴见小便不利。肝脉大甚的，可见到肝气郁结而内发痈肿，患者会时常呕吐和出鼻血；微大的，可见到肝痹病，患者会阴器收缩，咳嗽时牵引少腹部作痛。肝脉小甚的，可见到血不足而口渴多饮；微小的，可见到多食善饥的消瘅病。肝脉滑甚的，可见到阴囊肿大的㿗疝病；微滑的，可见到遗尿病。肝脉涩甚的，可见到水湿溢于肢体的溢饮病；微涩的，可见到因血虚筋脉拘挛不舒的筋痹病。

脾脉急甚为瘛疭；微急为膈中[6]，食饮入而还出，后沃沫[7]。缓甚为痿厥；微缓为风痿，四肢不用，心慧然若无病。大甚

脾脉急甚的，可见到手足抽搐；微急的，可见到膈中病，表现为因脾气不能上通而食入即吐，大便下涎沫。脾脉缓甚的，可见到四肢痿软无力而厥冷；微缓的，可见到风痿，四肢偏废，但因其病在经络而不在内脏，所以神志清楚，像没有病一样。脾脉大甚的，可见到猝然昏仆，其

[1] 痿瘘：痿即肺痿等病，瘘为鼠瘘一类疾病。

[2] 息贲：五积病之一。因肺气郁结于胁下，以致喘息上贲气急，故名“息贲”。

[3] 肥气：肝积的病名，属五积之一。肥气，形容肝气聚于左胁之下，如倒扣的杯子，突出如肉，显得肥盛的样子。

[4] 水瘕痹：指水积于胸下而结聚成形，伴见小便不利的病证。瘕，指腹中聚散无常、时有时无的结块肿物。痹，闭的意思。

[5] 㿗疝：是疝气的一种。㿗，阴囊肿大。

[6] 膈中：指肝旺侮脾以致脾不能运的病证，主症为食入即吐。

[7] 后沃沫：大便多泡沫的病证。

 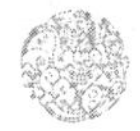

为击仆；微大为痞气，腹里大脓血，在肠胃之外。小甚为寒热，微小为消瘅。滑甚为㿉癃；微滑为虫毒蛕（huí）蝎[1]腹热。涩甚为肠㿉[2]；微涩为内㿉，多下脓血。

病状像突然被击打而倒地一样；微大的，可见到疝气，其病乃是因脾气壅滞而导致腹中有大脓血在肠胃之外的病证。脾脉小甚的，可见到寒热往来的病证；微小的，可见到多食善饥的消瘅病。脾脉滑甚的，可见到阴囊肿大兼见小便不通的㿉癃病；微滑的，可见到腹中湿热熏蒸于脾所生的各种虫病。脾脉涩甚的，可见到大肠脱出的肠㿉病；微涩的，可见到肠脐溃烂腐败的内㿉病，表现为大便中多有脓血。

肾脉急甚为骨癫疾[3]；微急为沉厥[4]奔豚[5]，足不收，不得前后。缓甚为折脊；微缓为洞，洞者，食不化，下嗌还出。大甚为阴痿；微大为石水[6]，起脐以下至小腹腄（chuí）腄然[7]，上至胃脘，死不治。小甚为洞泄；微小为消瘅。滑甚为癃㿉；微滑为骨痿，坐不能起，起则目无所见。涩甚为大痈，微涩为不月沉痔[8]。

肾脉急甚的，可见到病邪深入于骨的骨癫疾；微急的，可见到肾气沉滞以致失神昏厥的病证以及肾脏积气的奔豚证，还会见到两足难以屈伸、二便不通等症状。肾脉缓甚的，可见到脊背痛不可仰的病证；微缓的，可见到洞病，表现为食物下咽后，还未消化即吐出。肾脉大甚的，可见到火盛水衰的阴痿病；微大的，可见到气停水积的石水病，其病从脐下至少腹胀满下坠，若肿胀上至胃脘，则属于不易治疗的死证。肾脉小甚的，可见到泄泻无度的洞泄病；微小的，可见到多食善饥的消瘅病。肾脉滑甚的，可见到小便癃闭，或阴囊肿大的癃㿉病；微滑的，可见到热伤肾气的骨痿病，其病能坐不能起，起则双目昏黑，视物不清，若无所睹。肾脉涩甚的，可见到气血阻滞导致的外发大痈；微涩的，可见到妇女月经不调，或痔疾日久不愈。

黄帝曰：病之六变者，刺之奈何？岐伯答曰：诸急者多寒；缓者多热；大者多气少血；小者血气皆少；滑者阳气盛，微有

黄帝问：疾病过程中出现上述六种脉象时，该如何进行针刺治疗呢？岐伯回答说：各种出现急脉的病证，大多是寒性的；出现缓脉的病证，大多是热性的；出现大脉的病证，是气有余血不足；出现小脉的病证，是气血皆少；出现滑脉的病证，是阳气盛实而微有热；出现涩

[1] 虫毒蛕蝎：泛指肠中的各种寄生虫病。“蛕”和“蚘”均通“蛔”，音回。

[2] 肠㿉：《太素》卷十五脏脉诊注：“脉涩，气少血多而寒，故冷气冲下，广肠脱出，名曰肠㿉，亦妇人带下病也。”

[3] 骨癫疾：指病邪深入至骨，邪气壅闭胀满，伴有汗出、烦闷等表现的病证。属重证。

[4] 沉厥：指下肢沉重而厥冷。

[5] 奔豚：指肾脏积气，属五积病之一。其病发自少腹，上至心下，似豚奔突上下，故名“奔豚”。

[6] 石水：水肿病的一种。

[7] 腄腄然：形容腹大胀满，似要下坠的样子。腄，重而下坠之意。

[8] 不月沉痔：月，指月经。不月，意即月经不来，引申为月经不调。沉痔，指日久不愈的痔疮。

热；涩者多血少气[1]，微有寒。是故刺急者，深内[2]而久留之。刺缓者，浅内而疾发针，以去其热。刺大者，微泻其气，无出其血。刺滑者，疾发针而浅内之，以泻其阳气而去其热。刺涩者，必中其脉，随其逆顺而久留之，必先按而循[3]之，已发针，疾按其痏（wěi）[4]，无令其血出，以和其脉。诸小者，阴阳形气俱不足，勿取以针，而调以甘药[5]也。

脉的病证，是气滞，且阳气不足而微有寒。因此，在针刺治疗出现急脉的病证时，因其多寒，且寒从阴而难去，故要深刺，并长时间留针；在针刺治疗出现缓脉的病证时，因其多热，且热从阳而易散，故要浅刺，并迅速出针，使热邪得以随针外泄；在针刺治疗出现大脉的病证时，因其阳盛而多气，故可以微泻其气，但不能出血；在针刺治疗出现滑脉的病证时，因其阳气盛实而微有热，故应当在进针后迅速出针，且进针宜较浅，以疏泄体表的阳气、宣散热邪；在针刺治疗出现涩脉的病证时，因其气滞而不易得气，故针刺时必须刺中患者的经脉，并要随着经气运行的方向行针，还要长时间留针，此外在针刺前还必须先按摩经脉，以利经气运行，出针后更要迅速按揉针孔，不使其出血，从而使经脉中的气血调和。至于各种出现小脉的病证，因其阳虚阴弱，气血皆少，内外的形气都已不足，故不宜使用针法进行治疗，而应当使用甘药来进行调治。

黄帝曰：余闻五脏六腑之气，荥输所入为合，令何道从入，入安连过，愿闻其故。岐伯答曰：此阳脉之别入于内，属于腑者也。黄帝曰：荥输与合，各有名乎？岐伯答曰：荥输治外经，合治内腑。黄帝曰：治内腑奈何？岐伯曰：取之于合。

黄帝说：我听说五脏六腑的脉气都出于井穴，流注于荥、输等各穴，最后入于合穴，那么脉气是从什么路径进入于合穴的，在进入合穴时又和哪些脏腑经脉相连属呢？我想听你说说其中的道理。岐伯回答说：您所说的，是手足各阳经的别络入于体内，连属于六腑的情况。黄帝说：荥穴、输穴与合穴，都各有其特定的治疗作用吗？岐伯回答说：荥穴、输穴，适用于治疗体表和经脉上的病证；合穴适用于治疗内脏的病变。黄帝问：内脏的疾病该如何治疗呢？岐伯说：应当取用各腑之气与足三阳经相合部位的下合穴来进行治疗。

黄帝曰：合各有名乎？岐伯答曰：胃合于三里，大肠合入

黄帝说：六腑之气与足三阳经相合部位的下合穴都各有名称吗？岐伯回答说：胃腑之气合于本经的合穴足三里

[1] 涩者多血少气：从涩脉的性质而言，这里的“多血”似为“少血”之误。张介宾认为，涩脉说明有气滞，是血少；气血俱虚，则阳气不足，所以微微表现出寒象。从之。

[2] 内：同“纳”，即用针刺入皮肤的意思。

[3] 循：指按摩。

[4] 痏：指针刺后皮肤上的瘢痕，在此代指针孔。

[5] 甘药：是指性味甘温的药物。甘药可补益脾气，脾旺则五脏之气俱盛，所以对阴阳形气俱不足的患者，不用针刺而用甘药去调理。

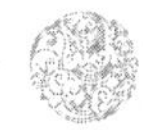

于巨虚上廉，小肠合入于巨虚下廉，三焦合入于委阳，膀胱合入于委中央，胆合入于阳陵泉。黄帝曰：取之奈何？岐伯答曰：取之三里者，低跗；取之巨虚者，举足；取之委阳者，屈伸而索之；委中者，屈而取之；阳陵泉者，正竖膝予之齐[1]下至委阳之阳取之；取诸外经者，揄（yú）伸而从之[2]。

穴；大肠腑之气合于足阳明胃经的上巨虚穴；小肠腑之气合于足阳明胃经的下巨虚穴；三焦腑之气合于足太阳膀胱经的委阳穴；膀胱腑之气合于本经的合穴委中穴；胆腑之气合于本经的合穴阳陵泉穴。黄帝说：这些下合穴怎么取穴呢？岐伯回答说：取足三里穴时，要使足背低平才能取到；取上、下巨虚穴时，要举足才能取到；取委阳穴时，要屈伸下肢以判断腘窝横纹的位置后才能取到；取委中穴时，要屈膝才能取到；取阳陵泉穴时，要正身蹲坐，竖直膝盖，然后沿膝盖外缘直下，至委阳穴的外侧才能取到。取用浅表经脉上的荥输各穴治疗外经疾患时，应在牵拉伸展四肢、使经脉舒展、气血畅通之后，再取穴。

黄帝曰：愿闻六腑之病。岐伯答曰：面热者足阳明病，鱼络血者手阳明病，两跗之上脉竖陷者足阳明病，此胃脉也。大肠病者，肠中切痛而鸣濯（zhuó）濯，冬日重感于寒即泄，当脐而痛，不能久立，与胃同候，取巨虚上廉。胃病者，腹䐜（chēn）胀，胃脘当心而痛，上肢两胁[3]，膈咽不通，食饮不下，取之三里也。小肠病者，小腹痛，腰脊控睾而痛，时窘（jiǒng）之后，当耳前热，若寒甚，若独肩上热甚，及手小指次指之间热，若脉陷者，此其候也。手太阳病也，

黄帝说：想听您讲讲六腑病变的情况。岐伯回答说：颜面发热者，是足阳明胃腑发生病变的反映；手鱼际部位的络脉出现瘀血者，是手阳明大肠腑发生病变的反映；两足跗上的动脉出现坚实而竖或虚软下陷者，是足阳明胃腑病变的反映，这一动脉还是测候胃气的要脉。大肠腑病变时，表现为肠中阵阵切痛，并伴有肠鸣；冬天如果再感受了寒邪，就会立即引起泄泻，脐周疼痛，其痛难忍、不能久立。因大肠与胃密切相关，所以治疗应取用大肠腑的下合穴，即足阳明胃经的上巨虚穴。胃腑病变时，表现为腹部胀满，胃脘部心窝处疼痛，且痛势由此而上，支撑两旁的胸胁一并作痛，胸膈与咽喉间阻塞不通，使饮食不能下咽，治疗当取用胃腑的下合穴，即本经的足三里穴。小肠腑病变时，表现为少腹部作痛，腰脊牵引睾丸疼痛，并可见小便窘急、里急后重等二便不利的症状，同时还会出现耳前发热或发冷，或唯独肩部发热，手小指与无名指之间发热，或络脉虚陷不起等。这些证候都属于小肠腑病变的症状表现，治疗当取用小肠腑在下肢的下合穴，即足阳明胃经的下巨虚穴。三焦腑病变时，表现为腹气胀满，少腹部尤为满硬坚实，小便不通而尿意窘急。小便不通则水道不利，若水液泛溢

[1] 正竖膝予之齐：正身蹲坐，两膝齐平。

[2] 揄申而从之：通过牵引或伸展四肢来寻找穴位。

[3] 上肢两胁：肢，应作“支”，支撑之意。

取之巨虚下廉。三焦病者，腹胀气满，小腹尤坚，不得小便，窘急，溢则水，留即为胀，候在足太阳之外大络，大络在太阳少阳之间，亦见于脉，取委阳。膀胱病者，小腹偏肿而痛，以手按之，即欲小便而不得，肩上热若脉陷，及足小指外廉及胫踝后皆热若脉陷，取委中央。胆病者，善太息[1]，口苦，呕宿汁，心下澹（dàn）澹[2]，恐人将捕之，嗌中吩吩然，数唾，在足少阳之本末，亦视其脉之陷下者灸之，其寒热者取阳陵泉。

肌肤就会形成水肿，若水液停留在腹部就会形成胀病。三焦腑的证候变化，会在足太阳膀胱经外侧的大络上反映出来，此大络在足太阳膀胱经与足少阳胆经之间。此外，三焦腑的证候变化，也会在本经的经脉上反映出来。三焦腑的病变，治疗当取用三焦腑在下肢的下合穴，即足太阳膀胱经的委阳穴。膀胱腑病变时，表现为少腹部偏肿且疼痛，若用手按揉痛处，就会立即产生尿意，但却尿不出，此外还会出现肩背部发热，或肩背部的经脉所在处陷下不起，足小趾的外侧、胫骨与足踝后发热，或这些部位的经脉循行处陷下不起。膀胱腑的病变，治疗当取用膀胱腑的下合穴，即本经的委中穴。胆腑病变时，表现为时时叹息而长出气，口中发苦，呕出苦水，心中跳动不安，像害怕有人要逮捕他一样，咽部如有物阻，多次想把它吐出来，却吐不出。对于这些病变，可以在足少阳胆经的起点处或终点处取穴进行治疗；也可以找到血气不足所致经脉陷下之处，施行灸法进行治疗；出现寒热往来症状者，当取用胆腑的下合穴，即本经的阳陵泉穴进行治疗。

黄帝曰：刺之有道乎？岐伯答曰：刺此者，必中气穴[3]，无中肉节[4]。中气穴，则针染于巷[5]；中肉节，即皮肤痛。补泻反则病益笃（dǔ）。中筋则筋缓，邪气不出，与其真相搏，乱而不去，反还内著[6]，用针不审，以顺为逆也。

黄帝问：针刺以上穴位有规定的法度吗？岐伯回答说：针刺这些穴位，一定要刺中气穴才行，切不可刺到皮肉之间、骨节相连的地方。刺中气穴时，医者手下会感到针尖像游行于空巷之中，针体进出自如；若误刺皮肉之间、骨节相连之处，则不但医者手下会感到针体进出涩滞，患者也会感到皮肤疼痛。若该用补法却用了泻法，该用泻法却用了补法，就会使病情更加严重。若误刺在筋上，就会使筋脉受损、弛缓不收，病邪不能被驱出体外；邪气和真气在体内相互斗争，就会使气机逆乱，而邪气依旧不能祛除，甚至反会深陷体内，使病情更加深重。这些都是针刺时不审慎，错识病性、乱用刺法而造成的恶果。

---

[1] 太息：长出气的意思。

[2] 心下澹澹：形容心中跳动不安的样子。澹，动的意思。

[3] 气穴：泛指全身的穴位。因穴位与脏腑经络之气相通，故称之为“气穴”。

[4] 肉节：指皮肉之间、骨节相连的部位。

[5] 针染于巷：应作“针游于巷”。此句言针中气穴时，医者手下的感觉就好像人游行在街巷之中，毫无滞涩之感。巷，就是街或道的意思。

[6] 内著：邪气内陷的意思。

卷之二

根结第五

岐伯曰：天地相感[1]，寒暖相移，阴阳之道，孰少孰多？阴道偶，阳道奇，发于春夏，阴气少，阳气多，阴阳不调，何补何泻？发于秋冬，阳气少，阴气多，阴气盛而阳气衰，故茎叶枯槁（gǎo），湿雨下归，阴阳相移，何泻何补？奇邪离经[2]，不可胜数，不知根结[3]，五脏六腑，折关败枢，开阖（hé）而走，阴阳大失，不可复取。九针之玄，要在终始，故能知终始，一言而毕，不知终始，针道咸绝。

岐伯说：天地自然阴阳消长，使自然界气候寒热相互交替推移。就阴阳的属性而言，春夏秋冬各个季节所含的是阴多还是阳多？阴阳的象数各不相同，阴的法则是偶数，阳的法则是奇数，由此构成了阴阳盛衰的各种现象。发生在春夏的疾病，因春夏属阳，夜短昼长，阴气少而阳气多，故其病性一般是阴气少而阳气多。对于这类病变，应该在哪一经用补法、在哪一经用泻法呢？发生在秋冬的疾病，因秋冬属阴，昼短夜长，阳气少而阴气多，故其病性一般是阳气少而阴气多。因为此时阴气旺盛而阳气偏衰，所以草木的茎叶就会因为得不到阳气的温煦而枯萎凋零，水湿和雨露会下渗并滋养它的根部而使之更加粗壮，由此就顺应了自然界的阴阳消长而完成了阴阳相移的转化。根据这种阴阳盛衰相移的情况，发生在秋冬的疾病，应该在哪一经用泻法、哪一经用补法呢？在感受了四季气候反常所生的异常邪气后，病邪离开经脉，流传无定，甚至深入脏腑，而造成的各种疾病数不胜数。如果不懂得经脉根结本末的含义，不了解五脏六腑之开、阖、枢的深浅出入的作用，就会导致机关折损，枢纽败坏，脏腑开阖失司，精气走泄不藏，体内阴阳之气受到极大损耗，而正气也不能再起而抗邪。至于运用九针调治根结本末的玄妙机制，其关键在于了

[1] 天地相感：指自然界气候的变化。

[2] 奇邪离经：奇邪，指不正的邪气。离经，指反常气候所生的病邪，由经络深入脏腑，流传不定。

[3] 根结：脉气所起的地方叫根，脉气所归的地方叫结。

解经脉本末根结开阖的情况。如果能够懂得经脉本末根结开阖的情况，那么一句话就可以把九针的奥妙说完；如果不懂得这个含义，那么针刺的理论也就要消亡了。

太阳根于至阴，结于命门，命门者目也。阳明根于厉兑，结于颡（sǎng）大[1]，颡大者钳（qián）耳也[2]。少阳根于窍阴，结于窗笼[3]，窗笼者耳中也。

足太阳膀胱经的脉气起于至阴穴，终结于睛明穴。睛明穴，位于目内眦。足阳明胃经的脉气起于厉兑穴，终结于头维穴。头维穴，位于耳之上方、额角部入发际处。足少阳胆经的脉气起于足窍阴穴，终结于听宫穴。听宫穴，位于耳孔前面、耳屏前的凹陷中。

太阳为开，阳明为阖，少阳为枢[4]。故开折则肉节渎而暴病起矣，故暴病者取之太阳，视有余不足，渎者皮肉宛膲（jiāo）[5]而弱也。阖折，则气无所止息而痿疾起矣，故痿疾者取之阳明，视有余不足，无所止息者，真气稽（jī）留，邪气居之也。枢折即骨繇（yáo）[6]而不安于地，故骨繇者取之少阳，视有余不足，骨繇者节缓而不收也，所谓骨繇者摇故也。当穷其本也。

太阳为三阳之表，主表而为开；阳明为三阳之里，主里而为阖；少阳介于表里之间，转输内外而为枢。太阳主表为开，敷布阳气以卫外，如果开的功能受损，就会使表阳不固、皮肤干枯，外邪侵袭人体而出现急暴发病。因此，对于这类暴发的病证，可以取用足太阳膀胱经的腧穴，根据病情的虚实，泻其有余，补其不足，进行治疗。所谓“肉节渎”的“渎”字，是皮肤肌肉干枯消瘦而萎弱的意思。阳明主里为阖，受纳阳气以供养内脏，如果阖的功能受损，真气就会留滞不行，病邪盘踞不去而引发四肢痿软无力的痿疾。因此，对于这类痿疾，可以取用足阳明胃经的腧穴，根据病情的虚实，泻其有余，补其不足，进行治疗。所谓“无所止息”，是说胃气不运，会导致真气留滞不行，病邪盘踞不去。少阳介乎表里之间，可出可入而为枢，如果枢的功能受损，就会发生骨繇病而站立不稳。因此，对于骨繇病，可以取用足少阳胆经的腧穴，根据病情的虚实，泻其有余，补其不足。骨繇病患者，骨节弛缓不收。之所以称其为“骨繇”，就是因为患者骨节缓纵，身体动摇不定。以上各种病证，都要根据三阳经开、阖、枢的不同作用和相应表现，找出致病的真正根源所在，才能给予正确的治疗。

太阴根于隐白，结于太仓[7]。

足太阴脾经的脉气起于隐白穴，终结于中脘穴。足少

[1] 颡大：穴名，即头维穴。

[2] 钳耳也：指左右夹于耳上。

[3] 窗笼：指手足少阳太阳之会穴听宫穴。

[4] 太阳为开，阳明为阖，少阳为枢：太阳的阳气发于体外，为三阳之表；阳明的阳气蓄积于体内，为三阳之里；少阳的阳气居于表里之间。

[5] 宛膲：宛，音与义通“郁”。膲，肌肉不丰满的意思。

[6] 骨繇：繇，通“摇”。骨繇，形容骨节弛缓而不能收缩以致身体动摇不定的样子。

[7] 太仓：即位于脐上四寸处的中脘穴，属于任脉。

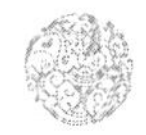

少阴根于涌泉，结于廉泉。厥阴根于大敦，结于玉英[1]，络于膻（dàn）中。

阴肾经的脉气起于涌泉穴，终结于廉泉穴。足厥阴肝经的脉气起于大敦穴，终结于玉堂穴，向下联络于膻中穴。

太阴为开，厥阴为阖，少阴为枢。故开折则仓廪（lǐn）[2]无所输膈洞[3]，膈洞者取之太阴，视有余不足，故开折者气不足而生病也。阖折即气绝而喜悲[4]，悲者取之厥阴，视有余不足。枢折则脉有所结[5]而不通，不通者取之少阴，视有余不足，有结者皆取之不足。

太阴为三阴之表，主表而为开；厥阴为三阴之里，主里而为阖；少阴介于表里之间，转输内外而为枢。由于足太阴主脾，在表为开，如果开的功能受损，就会导致脾失运化，不能转输水谷精气，在上出现膈塞不通，在下出现泄泻无度。治疗膈塞和洞泄，应取用足太阴脾经的腧穴，根据病情的虚实，泻其有余，补其不足。足太阴脾经开的功能受到损伤，就会因阴中之阳气不足而发生此类疾病。足厥阴主肝，在里为阖，如果阖的功能受损，就会导致肝气阻绝于内，精神抑郁而时常感到悲伤。治疗时常感到悲伤，应取用足厥阴肝经的腧穴，根据病情的虚实，泻其有余，补其不足。足少阴主肾，介于表里之间而为枢，如果枢的功能受损，就会导致肾经脉气郁结而见二便不利。治疗二便不通，应取用足少阴肾经的腧穴，根据病情的虚实，泻其有余、补其不足。凡是这种属于经气郁结不通的病证，都属于虚证，当用补不足的方法进行治疗。

足太阳根于至阴，溜于京骨，注于昆仑，入于天柱、飞扬也。足少阳根于窍阴，溜于丘墟，注于阳辅，入于天容、光明也[6]。足阳明根于厉兑，溜于冲阳，注于下陵[7]，入于人迎、丰隆也。手太阳根于少泽，溜于阳

足太阳膀胱经的脉气起于本经的井穴至阴穴，流于原穴京骨穴，注于经穴昆仑穴，上入于项部的天柱穴，下入于足部的络穴飞扬穴。足少阳胆经的脉气起于本经的井穴足窍阴穴，流于原穴丘墟穴，注于经穴阳辅穴，上入于颈部的天容穴，下入于足部的络穴光明穴。足阳明胃经的脉气起于本经的井穴厉兑穴，流于原穴冲阳穴，注于合穴足三里穴，上入于颈部的人迎穴，下入于足部的络穴丰隆穴。手太阳小肠经的脉气起于本经的井穴少泽穴，流于经穴阳谷穴，注于合穴小海穴，上入于颈部

---

[1] 玉英：即位于膻中穴上一寸六分处的玉堂穴，属于任脉。

[2] 仓廪：在此代指脾胃。贮藏谷的器具叫仓，贮藏米的器具叫廪。

[3] 膈洞：膈，指膈塞不通；洞，指泻下无度。

[4] 喜悲：指容易悲伤。喜，此作善解。

[5] 结：凝结。

[6] 入于天容、光明也：天容穴乃属手太阳小肠经，而天冲穴才属于足少阳胆经，二者同在头颈部，故疑“天容”为“天冲”之误。

[7] 下陵：有两解，一说指胃经合穴足三里穴，一说指胃经经穴解溪穴。二者皆有其理，本篇取前者。

谷，注于小海，入于天窗、支正也。手少阳根于关冲，溜于阳池，注于支沟，入于天牖、外关也。手阳明根于商阳，溜于合谷，注于阳溪，入于扶突、偏历也。此所谓十二经者，盛络皆当取之。

的天窗穴，下入于臂部的络穴支正穴。手少阳三焦经的脉气起于本经的井穴关冲穴，流于原穴阳池穴，注于经穴支沟穴，上入于头部的天牖穴，下入于臂部的络穴外关穴。手阳明大肠经的脉气起于本经的井穴商阳穴，流于原穴合谷穴，注于经穴阳溪穴，上入于颈部的扶突穴，下入于臂部的络穴偏历穴。以上就是十二条经脉之根、流、注、入的部位，凡是属于经络中血气满盛的病证，都可以取用这些穴位进行治疗。

一日一夜五十营[1]，以营五脏之精，不应数[2]者，名曰狂生[3]。所谓五十营者，五脏皆受气。持其脉口，数其至也，五十动而不一代[4]者，五脏皆受气；四十动一代者，一脏无气[5]；三十动一代者，二脏无气；二十动一代者，三脏无气；十动一代者，四脏无气；不满十动一代者，五脏无气。予之短期[6]，要在终始。所谓五十动而不一代者，以为常也，以知五脏之期。予知短期者，乍数（shuò）乍疏[7]也。

脉气在一日一夜中周行人体五十次，以充盈五脏的精气。如果其运行太过或不及，不能恰好达到周行五十次，就属于失常状态，称为狂生。运行五十周的主要作用，是使五脏能够得到精气的营养。通过切按寸口脉象，计算搏动次数可以了解周行正常与否。如果脉搏在五十次跳动中没有一次歇止，就说明五脏能够得到精气的充养；如果脉搏在四十次跳动中有一次歇止，则说明已有一脏未能得到精气的充养；如果脉搏在三十次跳动中有一次歇止，则说明已有两脏未能得到精气的充养；如果脉搏在二十次跳动中有一次歇止，则说明已有三脏未能得到精气的充养；如果脉搏在十次跳动中有一次歇止，则说明已有四脏未能得到精气的充养；如果脉搏在不满十次的跳动中有一次歇止，则说明五脏都已得不到精气的充养。由此，根据脉搏跳动歇止的情况，就可以预测患者的死期，其要领已在本经《终始》篇中有详细的阐述。应该说，脉搏在五十次跳动中没有一次歇止的，就是五脏健全、脏气充盛的正常脉象；如果出现脉搏跳动有歇止的脉象，就可以估计出五脏之气还能维持的时间。如果患者死期临近，则他的脉搏跳动会出现忽快忽慢而搏动不规则的现象。

[1] 营：张景岳："营，运也。人之经脉，运行于身者一日一夜，凡五十周，以营五脏之精气。"

[2] 不应数：不符合五十周之数的规律。

[3] 狂生：形容生理功能、精神不正常，生命已有危险的状态。

[4] 代：更代的意思，用以泛指脉无定候，更变无常且时有歇止的情况。

[5] 无气：脏气亏虚。

[6] 短期：死期临近。

[7] 乍数乍疏：忽快忽慢。

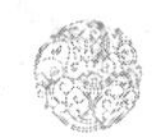

黄帝曰：逆顺五体[1]者，言人骨节之大小，肉之坚脆，皮之厚薄，血之清浊，气之滑涩，脉之长短，血之多少，经络之数，余已知之矣，此皆布衣匹夫[2]之士也。夫王公大人[3]，血食[4]之君，身体柔脆，肌肉软弱，血气慓悍（piāo hàn）[5]滑利，其刺之徐疾浅深多少，可得同之乎？岐伯答曰：膏粱菽（shū）藿[6]之味，何可同也。气滑即出疾，其气涩则出迟，气悍则针小而入浅，气涩则针大而入深，深则欲留，浅则欲疾。以此观之，刺布衣者深以留之，刺大人者微以徐之，此皆因气慓悍滑利也。

黄帝说：人之五种不同形体之间的差别以及正常形体和异常形体之间的差别，指的是人的骨节有大小、肌肉有坚脆、皮肤有厚薄、血液有清浊、气行有滑涩、经脉有长短、营血有多少以及经络的数目等，这些我都已经知道了，但这都是对平民百姓等体格强壮者而言的。那些地位显贵的人，他们饮食精美、养尊处优，身体柔脆，肌肉软弱，血气运行急疾滑利，和那些辛苦劳作的人在体质和生活情况上都迥然不同。那么，治疗他们时，针刺手法的快慢、进针的深浅、取穴的多少，也是相同的吗？岐伯回答说：饮食肥甘美味的人和饮食粗粮豆菜的人所患疾病的治法怎么会相同呢？一般的针刺原则是：气行滑利者，出针要早一些；气行涩滞者，出针要迟一些。气行滑利者，针感出现快，故应用小针浅刺；气行涩滞者，针感出现慢，故应用大针深刺。深刺的需要留针，浅刺的则要尽快出针。由此，针刺平民百姓等形体壮实的患者，要深刺并留针；针刺王公贵族等形体柔脆的患者，要徐缓轻刺并尽快出针，这都是因为他们的经气运行急疾滑利的缘故。

黄帝曰：形气之逆顺奈何？岐伯曰：形气不足，病气有余，是邪胜也，急泻之。形气有余，病气不足，急补之。形气不足，病气不足，此阴阳气俱不

黄帝问：形体的表现与受病脏腑有时一致，有时不一致，对于这种情况，该怎么办呢？岐伯说：如果外表形体显得虚弱，而受病脏腑功能亢进，外似虚而内为实，应该毫不犹豫地立即使用泻法祛除邪气；如果外表形体显得强壮，而受病脏腑功能低下，外似实而内为虚，应该毫不犹豫地立即使用补法补益正气。如果外表形体显得虚弱，而受病脏腑也功能低下，这属于阴阳表里血气

[1] 逆顺五体：逆，异于平常的、形气不相称的；顺，正常的、形气相称的。五体，指人的五种形体，代指五种不同类型的人。

[2] 布衣匹夫：平民百姓。

[3] 王公大人：指古代贵族统治者。

[4] 血食：以动物的血肉为食。

[5] 慓悍：形容血气运行急疾的样子。慓，迅疾的意思；悍，勇猛的意思。

[6] 膏粱菽藿：膏，指肥肉；粱，指好的粮食；膏粱，指肉食美味。菽，豆的统称，又统指粗粮；藿，统指蔬菜。

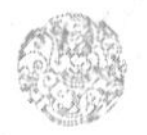

足也，不可刺之，刺之则重不足，重不足则阴阳俱竭，血气皆尽，五脏空虚，筋骨髓枯，老者绝灭，壮者不复矣。形气有余，病气有余，此谓阴阳俱有余也，急泻其邪，调其虚实。故曰：有余者泻之，不足者补之，此之谓也。故曰刺不知逆顺，真邪相搏。满而补之，则阴阳四溢，肠胃充郭[1]，肝肺内䐜，阴阳相错。虚而泻之，则经脉空虚，血气竭枯，肠胃僻（shè）辟[2]，皮肤薄著[3]，毛腠夭膲[4]，予之死期。

都已经虚弱的情况，此时不可以再用针刺进行治疗，如果误用了针刺，就会导致虚上加虚，进而内外阴阳衰竭，血气耗尽，五脏精气空虚，筋骨痿弱，骨髓枯涸。如果是精气已衰的老年人，就会因此由衰而绝、甚至死亡；即使是精气充足的壮年人，也会因此耗损严重而难以恢复。如果外表形体显得强壮，而受病脏腑也功能亢进，则阴阳表里血气都处于亢盛的状态，应该立即使用泻法祛除邪气，以达到排除病邪、调整正气的目的。所以说，病气有余的属于实证，应当用泻法治疗；病气不足的属于虚证，应当用补法治疗，就是这个道理。因此施用针法而不懂得形体病气顺逆的意义，就会导致正邪相搏。对邪气满盛的病证误用了补法，就会使阴阳各经的血气满溢于外，肠胃之气壅滞不通而腹部胀满，肝、肺之气不得宣通而气机壅塞于内，阴阳运行失常而发生错乱。反之，对正气虚衰的病证误用了泻法，就会使经脉因得不到营养而空虚，血气因过分耗损而衰竭枯涸，肠胃运化无力，皮肤瘦薄附骨，毛脱发折，腠理憔悴，若见到这些表现，则说明离死期不远了。

故曰用针之要，在于知调阴与阳，调阴与阳，精气乃光[5]，合形与气，使神内藏。故曰上工平气，中工乱脉，下工绝气危生。故曰下工不可不慎也。必审五脏变化之病，五脉之应，经络之实虚，皮之柔粗，而后取之也。

所以说，运用针刺治疗疾病的要领，在于懂得调和阴阳。调和了阴阳，就可以使精神气血充沛，形体与神气相合，神气内藏而不散。医术高明的医生，能够平复异常的气血运行；医术一般的医生，诊断不够确切，治疗也不够恰当，往往会扰乱经气；医术低劣的医生，不分虚实，滥施补泻，只会耗绝血气，危及患者生命。因此，医术低劣的医生，在诊治病患时是不能不特别谨慎的。在下针之前，必需先审察五脏传变化生的各种病变、五脏脉象与五脏病变的相应情况、经络的虚实、皮肤的柔嫩粗糙，然后才可以取用适当的穴位进行治疗。

---

[1] 充郭：充实扩张。

[2] 僻辟：形容肠胃正气不足，运化无力的状态。僻，同“慑”，畏怯、恐惧之意；辟，邪气、淫邪之意。

[3] 薄著：形容肌肉消瘦、皮肤萎缩而缺乏弹性。

[4] 夭膲：憔悴枯槁。

[5] 精气乃光：光，《甲乙经》作“充”字，可从。

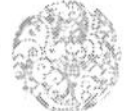

寿夭刚柔第六

黄帝问于少师[1]曰：余闻人之生也，有刚有柔，有弱有强，有短有长，有阴有阳，愿闻其方。

黄帝问少师：我听说人的禀赋各有不同，性情有刚有柔，身体有强有弱，形体有高有矮，体质有偏阴偏阳。我想听听这些差异以及相应的不同针刺方法。

少师答曰：阴中有阴，阳中有阳，审知阴阳，刺之有方，得病所始，刺之有理，谨度病端[2]，与时相应，内合于五脏六腑，外合于筋骨皮肤。是故内有阴阳，外亦有阴阳。在内者，五脏为阴，六腑为阳，在外者，筋骨为阴，皮肤为阳。故曰病在阴之阴[3]者，刺阴之荥输[4]；病在阳之阳[3]者，刺阳之合[5]；病在阳之阴[3]者，刺阴之经[6]；病在阴之阳[7]者，刺络脉[8]。故曰病在阳者命曰风[9]，病在阴者命曰痹[10]，阴阳俱病命曰风痹。

少师回答说：人体所含的阴阳，是相对而言的，阴之中还可以再分出阴，阳之中还可以再分出阳。只有明确掌握了阴阳的规律，才能找到恰当的针刺方法调和阴阳；只有知晓了发病开始的病性，治疗才能有理有据；此外，还要认真诊察致病原因，根据四季时令变化选定治疗方法，其功效在内要与五脏六腑的病候相合，在外要与筋骨皮肤的病候相合。不仅身体内部有阴阳之分，身体外部也有阴阳之分。在体内，五脏属阴，六腑属阳；在体表，筋骨属阴，皮肤属阳。故内为阴，体内的五脏亦属阴，如果五脏有病，即所谓病在阴中之阴，就应当针刺阴经的荥穴和输穴；外为阳，而体表的皮肤亦属阳，如果皮肤有病，即所谓病在阳中之阳，就应当针刺阳经的合穴；外为阳，而体表的筋骨属阴，如果筋骨有病，即所谓病在阳中之阴，就应当针刺阴经的经穴；内为阴，而体内的六腑属阳，如果六腑有病，即所谓病在阴中之阳，就应当针刺阳经的络穴。发病部位也可以用阴阳来分类。病患在体表阳分的，称为风；病患在体表阴分的，称为痹；体表阴分和阳分都有病的，称为风痹。病患在外表有形态变化而没有疼痛感的，是病在体表；病患在

---

[1] 少师：相传为黄帝之臣，亦有认为即是岐伯。

[2] 谨度病端：谨慎地推测疾病发生的原因。

[3] 阴之阴、阳之阳、阳之阴：分别指五脏、六腑、筋骨。

[4] 阴之荥输：指手、足三阴经的荥穴及输穴。

[5] 阳之合：指手三阳经和足三阳经的合穴。

[6] 阴之经：指手、足三阴经的经穴。

[7] 阴之阳：应作阳之阳，指病位在皮肤。

[8] 络脉：即十五络脉，在此代指手、足三阳经的络穴。

[9] 风：指外感类疾病。

[10] 痹：指气血阻滞不畅的疾病。

病有形而不痛者，阳之类也；无形而痛者，阴之类也。无形而痛者，其阳完而阴伤之也，急治其阴，无攻其阳；有形而不痛者，其阴完而阳伤之也，急治其阳，无攻其阴。阴阳俱动，乍有形，乍无形，加以烦心，命曰阴胜其阳，此谓不表不里，其形不久[1]。

外表没有形态变化却有疼痛感的，是病在体内。病患在外表没有病形表现却感到疼痛的，其属阳的皮肉筋骨完好如常，只是属阴的五脏六腑有病，应该立刻治疗其属阴的五脏六腑，而不要治疗其属阳的皮肉筋骨。病患在外表有病形表现而不感到疼痛的，其属阴的五脏六腑是没有病的，只是属阳的皮肉筋骨受到了损伤，应该立刻治疗其属阳的皮肉筋骨，而不要治疗其属阴的五脏六腑。表里经都发生病患的，有时会在体表出现病形表现，有时也会因病在脏腑而在体表不出现病形表现，若此时再感到心中烦躁不安，则称为阴病甚于阳病，属阴的五脏受病比较严重，这时的病情就是所谓的既不全在表，又不全在里，表里阴阳都已受病的情况，若病患发展到了这个阶段，则患者形体也就维持不了多久了。

黄帝问于伯高[2]曰：余闻形气病之先后，外内之应奈何？伯高答曰：风寒伤形，忧恐忿（fèn）怒伤气。气伤脏，乃病脏；寒伤形，乃应形；风伤筋脉，筋脉乃应。此形气外内之相应也。

黄帝问伯高：我想听听外表形体和体内气机的发病先后以及二者与病因相应的情况是怎样的？伯高回答说：风寒之邪侵袭人体，必先侵袭在外的形体；忧恐忿怒等情志刺激伤害人体，必先影响体内的气机。气机活动失于协调，就会损伤五脏，导致五脏发病；寒邪侵袭形体，就会损伤形体，使肌表出现相应的病证；风邪伤及筋脉，就会使筋脉出现相应的病证。这就是形体与气机发病，及其与病因相应的情况。

黄帝曰：刺之奈何？伯高答曰：病九日者，三刺而已。病一月者，十刺而已。多少远近，以此衰[3]之。久痹不去身[4]者，视其血络[5]，尽出其血。

黄帝问：如何根据病程的长短不同正确使用针刺治疗呢？伯高回答说：已经得病九天的，针刺三次就可以痊愈；已经得病一个月的，针刺十次可以痊愈。不论病程时日长短，都可以根据"一病三日就针刺一次"的原则，估计出祛除病邪最适当的治疗次数。久患痹病而不能治愈的，应当诊察他的血络，在有瘀血的地方用刺络放血的方法出尽恶血进行治疗。

黄帝曰：外内之病，难易之治奈何？伯高答曰：形先病而未

黄帝问：外因与内因所致的疾病，在针刺时的难易情况是怎样的？伯高回答说：外邪伤人，侵及形体而尚未传

[1] 其形不久：预后不佳。

[2] 伯高：相传为黄帝之臣。

[3] 衰：祛除的意思。

[4] 久痹不去身：病邪内闭，经久不愈。

[5] 血络：指浅部静脉。如肘部的曲池、腘部的委中、掌部的鱼际、跖部的然谷等。

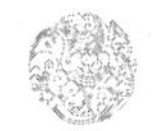

入脏者，刺之半其日；脏先病而形乃应者，刺之倍其日。此外内难易之应也。

入内脏的，属病在浅表，其针刺治疗次数可以在标准的基础上减一半，即原来需要针刺十次的，现在只要针刺五次就可以了；内因所伤，内脏已病，并已影响在外的形体出现病证的，属病在深处，这时针刺治疗次数要在标准的基础上加一倍，即原来需要针刺十次的，现在要针刺二十次才可以。这些都是以患病一个月时，外因与内因所致之病在治疗上的难易区别。

黄帝问于伯高曰：余闻形有缓急，气有盛衰，骨有大小，肉有坚脆，皮有厚薄，其以立寿夭奈何？伯高答曰：形与气相任则寿，不相任[1]则夭。皮与肉相果[2]则寿，不相果则夭。血气经络胜形则寿，不胜形则夭[3]。

黄帝问伯高：我听说人的形体有缓有急，真气有盛有衰，骨骼有大有小，肌肉有坚有脆，皮肤有厚有薄，如何从这些方面判断一个人是长寿还是短命？伯高回答说：形体与元气相称者，则会长寿；反之，不相称者，则会短命。皮厚肉坚，能够相称者，则会长寿；皮厚肉脆，互不相称者，则会短命。血气经络旺盛充实，胜过外表形体者，则会长寿；反之，血气经络衰退空虚，不及形体者，则会短命。

黄帝曰：何谓形之缓急？伯高答曰：形充而皮肤缓者则寿，形充而皮肤急者则夭。形充而脉坚大者顺也，形充而脉小以弱者气衰，衰则危矣。若形充而颧不起者骨小，骨小则夭矣。形充而大肉[4]，䐃（jùn）[5]坚而有分者[6]肉坚，肉坚则寿矣；形充而大肉无分理不坚者肉脆，肉脆则

黄帝问：什么是形体的缓急？伯高回答说：形体充实而皮肤松缓的人，则会长寿；形体充实而皮肤紧张的人，则会短命。形体充实而脉气坚大者，为表里如一，则称为顺；形体充实而脉气弱小者，为外实内虚，是气衰的征象，表明生命有危险。形体充实而面部颧骨低平不起者，为骨骼弱小，则会短命。形体充实而臀部肌肉丰满，且在其肩、髀等肌肉突起处肌肉坚实、肤纹清楚者，则称为肉坚，会长寿；形体充实而臀部肌肉瘦削，没有肤纹且肌肉不坚实者，则称为肉脆，会短命。这些都是由各人的先天禀赋不同所造成的，由此可以通过观察在外之形体和在内之元气的盛衰以及形体与气血之间是否平衡统一来衡量人的生命寿夭。作为医生必须懂得这个道

[1] 相任：相称、相互适应的意思。

[2] 相果："果"就是"裹"，因皮在外以裹肉而名。"相果"指皮厚肉坚；皮厚肉脆或皮薄肉坚的，叫做"不相果"。

[3] 血气经络胜形则寿，不胜形则夭：张景岳："血气经络者，内之根本也；形体者，外之枝叶也。根本胜者寿，枝叶胜者夭。"

[4] 大肉：指人体腿、臂、臀等肌肉较肥厚处的肌肉。

[5] 䐃：指肌肉结聚之处，在此指人体肩、髀等肌肉突起的部位。

[6] 有分者：即分肉明显的意思。

夭矣。此天之生命，所以立形定气而视寿夭者。必明乎此立形定气，而后以临病人，决死生。

理，知道如何观察形体强弱、元气盛衰、形与气之间平衡协调与否，才能在临床上诊察患者，决定治疗措施，判断生死预后。

黄帝曰：余闻寿夭，无以度之。伯高答曰：墙基[1]卑，高不及其地[2]者，不满三十而死；其有因加疾者，不及二十而死也。

黄帝说：我听说寿命长短可以通过观察人体某些部位而大致估计出来，但究竟怎么估计，我还是不知道。伯高回答说：就面部而言，如果耳边四周的骨骼塌陷，低平窄小，高度不及耳前肌肉者，则不满三十岁就会死亡；倘若再因外感、内伤等原因而患上其他疾病，则不到二十岁就会死亡。

黄帝曰：形气之相胜，以立寿夭奈何？伯高答曰：平人而气胜形者寿；病而形肉脱[3]，气胜形者死，形胜气者危矣。

黄帝问：如何通过形体与真气相较之有过与不及辨别一个人的长寿与短命呢？伯高回答说：平常之人，气足神全胜过形体的，就会长寿。患病之人，如果形体肌肉已消瘦不堪而脱陷，即使气能胜形，还是会死亡；如果形能胜气，其病情一样很危险，不会长寿。

黄帝曰：余闻刺有三变，何谓三变？伯高答曰：有刺营者，有刺卫者，有刺寒痹之留经者。

黄帝说：我听说刺法中有“三变”的说法，什么是“三变”？伯高回答说：所谓“三变”，就是根据不同病证设立的三种不同的针刺方法。其中有刺病在营分的，有刺病在卫分的，还有刺寒痹留滞在经络中的。

黄帝曰：刺三变者奈何？伯高答曰：刺营者出血，刺卫者出气，刺寒痹者内热[4]。

黄帝问：针刺这三种疾病的方法都是怎样的？伯高回答说：刺病在营分的，用点刺放血的方法，使营分的病邪随瘀血而外泄；刺病在卫分的，用摇大针孔的方法，疏泄卫气，使卫分的病邪得以消散；刺寒邪留滞经络而形成痹证的，用焠刺或针后药熨的方法，使热气入内温煦经脉，驱散寒邪。

黄帝曰：营卫寒痹之为病奈何？伯高答曰：营之生病也，寒热少气，血上下行。卫之生病也，气痛时来时去，怫忾（fú kài）[5]贲响[6]，风寒客

黄帝问：营分病、卫分病以及寒痹病的症状表现都是怎样的？伯高回答说：营分病的症状表现主要是寒热往来，气弱无力，邪在营血而上下妄行。卫分病的症状主要是因气机不畅而致气痛，痛而无形，时来时去，忽痛忽止，此外还有腹部胀满或腹中肠鸣作响等症状，这些都是由于风寒客于肠胃之中，气机不通所导致的。寒痹病是因寒邪停

[1] 墙基：指耳边。

[2] 地：指耳前之肉。

[3] 形肉脱：形容极度消瘦。

[4] 内热：内，通“纳”。内热，就是纳热，即“纳热于内，驱散寒邪”。

[5] 怫忾：气满郁塞的意思。怫，郁的意思；忾，气满的意思。

[6] 贲响：指腹鸣。

 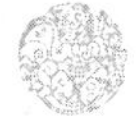

于肠胃之中。寒痹之为病也，留而不去，时痛而皮不仁[1]。

留于经络之间，血脉凝滞不行而产生的，故其症状表现主要是久病难去，肌肉时常疼痛并伴有皮肤麻木不仁。

黄帝曰：刺寒痹内热奈何？伯高答曰：刺布衣者，以火焠（cuì）[2]之。刺大人者，以药熨（yùn）[3]之。

黄帝问：刺寒痹病时，如何使热气内入？伯高回答说：根据患者体质的不同，方法也会有所不同。对于普通劳动者，则宜用火针或艾灸的方法治疗；对于王公贵族，则宜用针后药熨的方法治疗。

黄帝曰：药熨奈何？伯高答曰：用淳酒[4]二十升，蜀椒一升，干姜一斤，桂心一斤，凡四种，皆㕮咀（fǔ jǔ）[5]，渍酒中。用绵絮（xù）[6]一斤，细白布四丈，并内酒中。置酒马矢煴（yūn）中[7]，盖封涂，勿使泄。五日五夜，出布绵絮，曝干之，干复渍，以尽其汁。每渍必晬（zuì）其日[8]，乃出干。干，并用滓与绵絮，复布为复巾[9]，长六七尺，为六七巾。则用之生桑炭炙巾，以熨寒痹所刺之处，令热入至于病所，寒复炙巾以熨之，三十遍而止。汗出以

黄帝问：药熨如何制作，怎么应用？伯高回答说：药熨的制作，需用淳酒二十升、蜀椒一升、干姜一斤、桂心一斤，共四种药料。将后三种药用牙齿咬碎成大块，一起浸泡在酒中。再将丝绵一斤、细白布四丈，也一起浸泡在酒中。然后把盛有酒的酒器放到燃烧的干马粪上煨，不过酒器的盖子必需用泥土密封，不能漏气。这样煨五日五夜，将白布和丝绵取出晒干；晒干之后，再重复浸入酒中，不计次数，直到把酒吸尽为止。每次浸泡，都要泡够一天一夜再取出晒干。待酒汁吸尽之后，就把药渣也取出晒干，再将药渣与丝棉放在夹袋内。这种夹袋，是将双层的布对折后制成的，每个夹袋都要六七尺长，一共要做六七个夹袋。使用药熨时，要先将夹袋放在生桑炭火上烤热，再用它温熨局部施针的部位，使温热传入病所；如果夹袋凉了，就再放到生桑炭火上去烤热，烤热后再熨，一共要熨三十次才能停止。熨后会出汗，出汗时要用夹袋擦拭身体，也要擦三十次才能停止。擦干汗液后，宜在室内活动，切记不能受风。每次针刺都必须配合药熨，这样治疗才能使寒痹痊愈。这就是所谓的用药熨使热气内入的方法。

---

[1] 不仁：麻木，感觉迟钝。

[2] 焠：用火烧灼的意思，亦可作灸讲。

[3] 药熨：指用药物烘热敷患处的疗法。

[4] 淳酒：即醇酒，指味厚的美酒。

[5] 㕮咀：即嚼，古人把将药咬成粗块的过程叫做㕮咀。

[6] 绵絮：指用蚕茧制成的丝绵。

[7] 马矢煴中：指用燃烧的干马粪去煨，用其火微。

[8] 晬其日：指一日一夜。晬，即一周、一循环。

[9] 复布为复巾：复布，就是双层布。巾，重布为巾，指夹袋一类的东西。复巾，就是用双层布制成夹袋。

巾拭身，亦三十遍而止。起步内中[1]，无见风。每刺必熨，如此病已矣，此所谓内热也。

官针第七

凡刺之要，官针最妙。九针之宜，各有所为，长短大小，各有所施也，不得其用，病弗能移。疾浅针深，内伤良肉，皮肤为痈[2]；病深针浅，病气不泻，支为大脓[3]。病小针大，气泻太甚，疾必为害；病大针小，气不泄泻，亦复为败。失针之宜，大者泻，小者不移，已言其过，请言其所施。

针刺的要点，以选用符合规矩的针具为佳。九种针具之所以适用于临床，是因为它们各有独特的治疗作用，长的、短的、大的、小的，各有独特的施用对象；如果使用不得法，病证就不能治好。若病在浅表而用针深刺，则会损伤内部肌肉，导致皮肤发生脓肿；若病在深部而用针浅刺，则非但病气不能泻除，皮肤也会发生大的疮疡。若病证轻微而用大针治疗，刺激过重，则会使元气损伤太过，病情加重；若病证严重而用小针治疗，则邪气得不到疏泄，自然也难以获得疗效。因此，如果不能选用适宜的针具进行针刺，应该用小针时而误用大针，则使刺激太过，损伤正气；应该用大针时而误用小针，则使刺激不足，也不能祛除病邪。以上已说明了误用针具的危害，下面再谈一谈各种针具的合理施用方法。

病在皮肤无常处者，取以镵针于病所，肤白勿取[4]。病在分肉间，取以员针于病所。病在经络痼（gù）痹者，取以锋针，病在脉，气少当补之者，取以鍉针于井荥分输。病为大脓者，取以铍针。病痹气暴发者，取以员利针。病痹气痛而不去者，取以

病在皮肤浅表而游走不定的，应用箭头形的镵针针刺病处，以泄除风热。但如果患部肤色苍白，无红肿充血的迹象，则说明热邪已去，就不能再用镵针治疗了。病在皮下浅层肌肉或肌腱之间的，应用针尖呈卵圆形的员针推摩病处，以流通气血。病在经络，属于顽固性痹病的，应用三棱形的锋针刺络放血。病在经脉，属气虚不足之虚证的，应施用补法，用不刺入皮肤的鍉针分别按压各经的井穴、荥穴等腧穴上，使其血气流通。病属于脓疡之类的，应用剑形的铍针切开排脓。病属痹病急性发作的，应用圆而锐的员利针深刺，以治暴痛。病属痹病疼痛日久不愈的，应用形如毫毛的毫针治疗，可长时间留针，以祛痛痹。病已

[1] 起步内中：起身行走于房室里面。

[2] 痈：泛指外科疾病。

[3] 支为大脓：支，从马莳说作“皮”字。

[4] 肤白勿取：杨上善：“痛处肤当色赤，故白处痛移，不可取也。”

 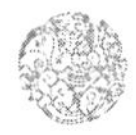

毫针。病在中者，取以长针，病水肿不能通关节者，取以大针。病在五脏固居者，取以锋针，泻于井荥分输，取以四时[1]。

在深部的，应用长针治疗，以祛在内之邪。水肿病见关节积水、关节不利的，应用针锋微圆的大针排出关节内所积聚的水液。病在五脏，顽固盘踞、难以祛除的，也应用锋针治疗，在各经的井穴、荥穴等腧穴上施用泻法，并根据四季时令的不同而取用相应的穴位。

凡刺有九，以应九变。一曰输刺，输刺者，刺诸经荥输脏俞[2]也。二曰远道刺，远道刺者，病在上，取之下，刺腑俞也。三曰经刺，经刺者，刺大经[3]之结络经分也。四曰络刺，络刺者，刺小络之血脉也。五曰分刺，分刺者，刺分肉之间也。六曰大泻刺，大泻刺者，刺大脓以铍针也。七曰毛刺，毛刺者，刺浮痹[4]皮肤也。八曰巨刺，巨刺者，左取右，右取左。九曰焠刺，焠刺者，刺燔（fán）针[5]则取痹也。

针刺有九种不同方法，适用于九种不同的病情。第一种为输刺。输刺，是针刺十二经的荥穴、输穴以及足太阳膀胱经上的脏俞穴的。第二种为远道刺。远道刺，是病在人体上部时，取用距离病所较远的下部腧穴，也就是足三阳经所属的腑俞穴的。第三种为经刺。经刺，是针刺患病经络上经与络间结聚不通处的。第四种为络刺。络刺，是针刺皮下浅部小络脉所属血脉的。第五种为分刺。分刺，是针刺肌和肉间隙的。第六种为大泻刺。大泻刺，是用铍针切开排脓的。第七种为毛刺。毛刺，是在皮肤上浅刺，入皮而不入肉，用以治疗皮肤表层痹病的。第八种为巨刺。巨刺，是身体左侧患病时选取身体右侧的腧穴进行针刺，身体右侧患病时选取身体左侧的腧穴进行针刺的。第九种为焠刺。焠刺，是用烧热的针治疗寒痹病的。

凡刺有十二节[6]，以应十二经。一曰偶刺[7]，偶刺者，以手

针刺还有十二种不同方法，适用于十二经的病证。第一种为偶刺。偶刺法，是用手直对胸前和背后，在痛处所在，一针刺在前胸，一针刺在后背的针刺法，用以治

[1] 井荥分输，取以四时：分输，就是各个经脉。井荥分输，就是各经在肘膝以下的井、荥、输、经、合等特殊腧穴。取以四时，是说取用这些腧穴时，要根据四季时令的不同而分别选用相应的腧穴，如“春取络脉诸荥”等。

[2] 脏俞：指脏腑在背部的腧穴。

[3] 大经：指五脏六腑的经脉。

[4] 浮痹：皮肤表层的痹证。

[5] 燔针：指用火烧过的针，即火针。

[6] 十二节：就是十二种刺法。

[7] 偶刺：马莳：“前后各用一针，有阴阳配合之义，故曰偶刺。”

直心若背[1]，直痛所，一刺前，一刺后，以治心痹，刺此者傍针之也。二曰报刺[2]，报刺者，刺痛无常处也，上下行者，直内无拔针，以左手随病所按之，乃出针复刺之也。三曰恢刺，恢刺者，直刺傍之，举之前后，恢筋急[3]，以治筋痹也。四曰齐刺，齐刺者，直入一，傍入二，以治寒气小深者。或曰三刺，三刺者，治痹气小深者也。五曰扬刺，扬刺者，正内一，傍内四，而浮之，以治寒气之博大者也。六曰直针刺，直针刺者，引皮乃刺之，以治寒气之浅者也。七曰输刺[4]，输刺者，直入直出，稀发针而深之，以治气盛而热者也。八曰短刺[5]，短刺者，刺骨痹，稍摇而深之，致针骨所，以上下摩骨也。九曰浮刺，浮刺者，傍入而浮之，以治肌急而寒者也。十曰阴刺，阴刺者，左右率刺之[6]，以治寒厥，中寒厥，

疗心胸疼痛的心痹病。使用偶刺法时，必须斜刺进针，以免伤及内脏。第二种为报刺。报刺法，是用于治疗疼痛没有固定部位，痛势上下游走不定病证的针刺法。针刺时，先用右手在痛处直刺进针且不出针，再用左手随着疼痛部位循按，等按到新的痛处后再将针拔出，并刺入新的痛处的针刺法。第三种为恢刺。恢刺法，是直刺筋的旁边，然后或前或后地提插捻转，扩大针孔，以舒缓筋脉拘急的针刺法，用于治疗筋脉拘挛的筋痹病。第四种为齐刺。齐刺法，是在病变部位正中直刺一针，再在其左右两旁各刺一针的针刺法，用以治疗寒气稽留范围较小且部位较深的痹病。这种针刺法，三针齐下，故又称为“三刺”。运用三刺，主要用以治疗寒痹之气范围小且部位深的一类疾病。第五种为扬刺。扬刺法，是在病变部位正中刺一针，再在四周散在地刺四针，且都用浅刺的针刺法，用以治疗寒气稽留面积较广且部位较浅的病证。第六种为直针刺。直针刺法，是在针刺时将针刺处的皮肤提起，然后将针沿皮刺入，但不刺入肌肉的针刺法，用以治疗寒气稽留部位较浅的病证。第七种为输刺。输刺法，是进针和出针时动作较快，直刺而入，直针而出，下针较少但刺入较深的针刺法，用以治疗气盛有热的病证。第八种为短刺。短刺法，是进针后，要稍稍摇动针体，再行深入，使针尖达到骨的附近，再上下提插、摩擦骨部的针刺法，用以治疗骨痹病。第九种为浮刺。浮刺法，是从病所旁边斜刺进针，浮浅地刺在皮下的针刺法，用以治疗肌肉挛急且属于寒性的病证。第十种为阴刺。阴刺法，是左右并刺的针刺法，用以治疗阴寒内盛的寒厥病。因为寒厥病和足少阴肾经有关，所以要治疗寒厥病，就必须取用足内踝后方肾经的原穴太溪穴进行治疗，且左右两边都要针刺。第十一种为傍针刺。傍针刺法，是在病所直刺一针，再在其旁边刺一针的针刺法，用以治疗久治不愈的留痹病。第十二种为赞刺。赞刺法，是进针和出针动作较快，在患处快而浅地直刺数针，使

---

[1] 直心若背：当胸与背。直，当。

[2] 报刺：张景岳：“重刺也。”

[3] 恢筋急：宽缓筋脉的拘急。

[4] 输刺：张景岳：“输，委输也。言能输泻其邪，非上文荥输之谓。”

[5] 短刺：张景岳：“短者，入之渐也。”

[6] 左右率刺之：率，都的意思。

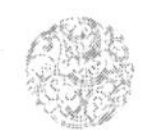

足踝后少阴也。十一曰傍针刺，傍针刺者，直刺傍刺各一，以治留痹久居者也。十二曰赞刺，赞刺者，直入直出，数发针而浅之出血，是谓治痈肿也。

其出血以泄散局部瘀血的针刺法，也是消散痈肿的一种方法。

脉之所居深不见者，刺之，微内针而久留之，以致其空脉气也。脉浅者勿刺，按绝其脉[1]乃刺之，无令精出，独出其邪气耳。

脉络分布在深部、不显现于外、不能用肉眼看见的部分，针刺时要轻微进针，并长时间留针，以使孔穴中的脉气到来而产生针感。脉络分布在浅部、显现于外的部分，不能直接针刺，必须先按压隔绝其脉，使血脉绝流，然后再进行针刺，只有这样才不会使精气外泄，而只将邪气祛除。

所谓三刺[2]则谷气[3]出者，先浅刺绝皮[4]，以出阳邪；再刺则阴邪出者，少益深，绝皮致肌肉，未入分肉间也；已入分肉之间，则谷气出。故刺法曰：始刺浅之，以逐邪气而来血气；后刺深之，以致阴气之邪；最后刺极深之，以下谷气。此之谓也。

所谓“三刺”就可以使谷气出而产生针感的针刺法，是先浅刺进入皮肤，以宣泄卫分的阳邪；然后再刺深一些，使营分的阴邪能够外出，而其刺入的深度，也只是稍深一些，透过皮肤，接近肌肉，但还不到达分肉之间；最后再将针尖深入到分肉之间，这时就会使谷气出而产生酸麻重胀的针感。因此古医书《刺法》中曾说：“开始时浅刺皮肤，用以驱逐浅表的邪气，并使血气流通；此后再刺深一些，用以宣散阴分的邪气；最后刺到最深处，就可以通导谷气而产生针感。”其所述内容正是这种“三刺”针法。

故用针者，不知年之所加[5]，气之盛衰，虚实之所起，不可以为工也。

所以运用针法治病的医者，如果不知道每年风、寒、暑、湿、燥、火六气加临的时期，每一节气中六气盛衰的情况，以及因气候变化而引起的病情虚实变化，就不能成为良医。

凡刺有五，以应五脏。一曰半刺[6]，半刺者，浅内而疾发

针刺还有五种不同方法，适用于五脏的相关病变。第一种为半刺。半刺法，是浅刺进入皮肤，然后急速出针，

---

[1] 按绝其脉：以手切按，避开脉管。

[2] 三刺：《终始》篇曰：“一刺则阳邪出，再刺则阴邪出，三刺则谷气至。”

[3] 谷气：即水谷之气，在此代指由谷气生成的经脉之气。

[4] 绝皮：刺透皮肤。绝，透过的意思。

[5] 年之所加：即五运六气的演变规律，在每一年中，各有风、寒、暑、湿、燥、火六气的加临时期。

[6] 半刺：指只浅刺入皮，但不入肌肉的针刺法。相当于现代皮肤针的叩打刺激法。半，形容浅的样子。

针，无针伤肉，如拔毛状，以取皮气，此肺之应也。二曰豹文刺[1]，豹文刺者，左右前后针之，中脉为故，以取经络之血者，此心之应也。三曰关刺[2]，关刺者，直刺左右，尽筋[3]上，以取筋痹[4]，慎无出血，此肝之应也，或曰渊刺，一曰岂刺。四曰合谷刺[5]，合谷刺者，左右鸡足，针于分肉之间[6]，以取肌痹[7]，此脾之应也。五曰输刺[8]，输刺者，直入直出，深内之至骨，以取骨痹，此肾之应也。

不损伤肌肉的针刺法，其动作像拔毛一样，主要目的在于疏泄皮肤浅表部的邪气。因为肺主皮毛，所以这是与肺脏相应的针刺法。第二种为豹文刺。豹文刺法，是在病变部位的左右前后针刺多次，使刺点像豹的斑纹一样的针刺法，其以刺中络脉、放出瘀血为标准，用来消散经络中的瘀血。因为心主血脉，所以这是与心脏相应的针刺法。第三种为关刺。关刺法，是直刺两侧四肢关节附近筋的尽端的针刺法，用以治疗筋痹病，针刺时要注意不能使其出血。因为肝主筋，所以这是与肝脏相应的针刺法，也称为渊刺或岂刺。第四种为合谷刺。合谷刺法，是从患处中间向左右两侧各斜刺一针，形成像鸡足一样的“个”字形，并将针刺入分肉之间的针刺法，用以治疗肌痹病。因为脾主肌肉，所以这是与脾脏相应的针刺法。第五种为输刺。输刺法，是进针和出针动作较快，直刺而入，直针而出，且要将针深刺至骨附近的针刺法，用以治疗骨痹病。因为肾主骨，所以这是与肾脏相应的针刺法。

本神第八

黄帝问于岐伯曰：凡刺之法，先必本于神[9]。血、脉、营、气、精神，此五脏之所藏

黄帝问岐伯：凡是使用针刺进行治疗，首先必须以患者的精神活动情况作为施用依据。血、脉、营、气、精和神气，都是由五脏所藏的维持生命活动的物质基础和动力。若是过度放纵七情而使神气从五脏离散，就会使五脏精气

[1] 豹文刺：豹文，形容针刺的部位较多，形如豹身上的斑纹。这是一种多针出血法。

[2] 关刺：本法以针刺关节附近的部位为主，故称关刺。关，就是关节。

[3] 尽筋：张景岳：“尽筋，即关节之处也。”

[4] 筋痹：一种以四肢拘挛、关节疼痛、不能活动为特征的病证。

[5] 合谷刺：合谷，在此并非指大肠经的合谷穴，而是指人体分肉之间的部位。

[6] 合谷刺者，左右鸡足，针于分肉之间：形容刺针直入以后，复提至皮部再左右斜刺，形如鸡足之分叉。

[7] 肌痹：是因感受寒湿之邪，皮肤肌肉发生疼痛的一种痹病。

[8] 输刺：此“输刺”与上文十二节中的“输刺”意义相同，都是指用深刺法来输泄骨节间病邪的针刺法。输，输送通达的意思。

[9] 神：在此指狭义的神，即人的思想意识和精神活动。

也，至其淫泆（yì）[1]离脏则精失，魂魄飞扬，志意恍乱[2]，智虑去身者，何因而然乎？天之罪与？人之过乎？何谓德、气、生、精、神、魂、魄、心、意、志、思、智、虑？请问其故。

散失，魂魄飞荡飘扬，意志恍惚迷乱，丧失智慧和思考能力，是什么原因导致发生这种情况呢？是上天的惩罚，还是人为的过失？德、气、生、精、神、魂、魄、心、意、志、思、智、虑的过程是怎样的？我想问问其中的缘故。

岐伯答曰：天之在我者德[3]也，地之在我者气[4]也，德流气薄[5]而生者也。故生之来谓之精，两精相搏[6]谓之神，随神往来者谓之魂，并精而出入者谓之魄，所以任[7]物者谓之心，心有所忆谓之意，意之所存谓之志，因志而存变谓之思，因思而远慕谓之虑，因虑而处物谓之智。故智者之养生[8]也，必顺四时而适寒暑，和喜怒而安居处，节阴阳而调刚柔，如是则僻邪[9]不至，长生久视[10]。

岐伯回答说：天赋予我们的是生化之机，地赋予我们的是长养之气，地之长养之气随天之生化之机而动，阴阳之气上下交感，方使万物化生成形。因此，基于阴阳两气相交而产生的生命原始物质，称为精；阴阳两精相互结合而形成的生命活力，称为神；伴随神气往来而存在的精神活动，称为魂；伴随精气出入流动而产生的意识功能，称为魄；能够使人主动认识客观事物的主观意识，称为心；心里有回忆并进一步形成欲念的过程，称为意；欲念已经存留并决心实施的过程，称为志；为了实现志向而反复考虑做些什么的过程，称为思；因思考而想象后果的过程，称为虑；因深谋远虑而巧妙处理事务的过程，称为智。明智之人的养生方法，必定要顺应四季时令以适应气候寒暑变化，不过喜过怒，并能良好地适应周围环境，节制阴阳的偏胜偏衰，调和刚柔，使之相济，这样就能使病邪无从侵袭，从而延长生命，不易衰老。

---

[1] 淫泆：指放纵过度。淫，过分的意思；泆，放纵的意思。

[2] 志意恍乱：思想混乱无主。

[3] 德：指天地万物的运动规律，如四季更替、万物盛衰等。

[4] 气：指天地之间的自然产物，如五谷果菜、江河湖泊等。

[5] 德流气薄：在天之气下流与在地之气结合。

[6] 两精相搏：即男女两精结合。

[7] 任：接受、担任，承担。

[8] 养生：摄护生命。

[9] 僻邪：指不正之气。

[10] 长生久视：寿命延长，不容易衰老。

是故怵惕（chù tì）[1]思虑者则伤神，神伤则恐惧流淫而不止[2]。因悲哀动中者，竭绝而失生[3]。喜乐者，神惮（dàn）散[4]而不藏。愁忧者，气闭塞而不行。盛怒者，迷惑而不治。恐惧者，神荡惮而不收。心怵惕思虑则伤神，神伤则恐惧自失，破䐃脱肉，毛悴色夭，死于冬[5]。脾愁忧而不解则伤意，意伤则悗（mán）乱[6]，四肢不举，毛悴色夭，死于春。肝悲哀动中则伤魂，魂伤则狂忘不精，不精则不正当人，阴缩而挛筋，两胁骨不举，毛悴色夭，死于秋。肺喜乐无极则伤魄，魄伤则狂，狂者意不存人，皮革焦，毛悴色夭，死于夏。肾盛怒而不止则伤志，志伤则喜忘其前言，腰脊不可以俯仰屈伸，毛悴色夭，死于季夏[7]。恐惧而不解

所以过度怵惧、惊惕、思考、焦虑，就会损伤神气。神气被伤，就会使人产生惊恐畏惧的情绪，并使五脏精气流散不止。因过度悲哀而伤及内脏者，神气会衰竭消亡，生命也会丧失。过度喜乐者，神气会消耗涣散而不能藏蓄。过度愁忧者，会使上焦气机闭塞而不得畅行。过度发怒者，会使神气迷乱而不能正常运行。过度恐惧者，会使神气耗散而不能收敛。心藏神，过度怵惧、惊惕、思考、焦虑，就会伤神。神被伤，就会使人感到恐慌畏惧而失去自主能力，出现膝髀等处的肌肉陷败，遍体肌肉消瘦，进一步发展到毛发憔悴、皮色枯槁的程度，就会在冬季受克而死亡。脾藏意，过度忧愁并长期不能解除，就会伤意。意被伤，就会使人感到苦闷烦乱，出现手足举动无力，进一步发展到毛发憔悴、皮色枯槁的程度，就会在春季受克而死亡。肝藏魂，过度悲哀影响内脏，就会伤魂。魂被伤，就会使人颠狂失神而不能清楚认识周围环境，意识不清就会表现出异于常人的言行，还会见到阴器萎缩、筋脉挛急、两胁肋处活动不利，进一步发展到毛发憔悴、皮色枯槁的程度，就会在秋季受克而死亡。肺藏魄，过度喜乐没有限制，就会伤魄。魄被伤，就会使人发狂，意识丧失，旁若无人，还会见到皮肤枯焦，进一步发展到毛发憔悴、皮色枯槁的程度，就会在夏季受克而死亡。肾藏志，过度发怒不能自止，就会伤志。志被伤，就会使人记忆力衰退，时常忘记说过的话，还会见到腰脊转动困难，不能随意俯仰屈伸，进一步发展到毛发憔悴、皮色枯槁的程度，就会在季夏受克而死亡。过度恐惧并长期不能解除，就会伤精。精被伤，就会见到骨节酸痛、痿软无力而厥冷，时常遗精滑泄。由此可见，五脏主要负责贮藏精气，而精气又是生命活动的物质基础，所以每一脏的功能都不能受到损伤。如果五脏功能受损，就会使五脏所藏的精气失于内守而形成阴虚；

[1] 怵惕：怵，恐惧的意思；惕，指惊恐不安的样子。

[2] 流淫而不止：张景岳："流淫谓流泄淫溢。如下文所云恐惧而不解则伤精，精时自下者是也。"

[3] 竭绝而失生：张景岳："悲则气消，悲哀太甚则胞络绝，故至失生。竭者绝之渐，绝则尽绝无余矣。"

[4] 惮散：形容神气耗散的样子。惮，劳累的意思。

[5] 死于冬：在五行归类中，心属火，冬属水，因为水能克火，所以到了冬季心的病证就会加重，甚至使人死亡，故说"死于冬"。以下之"死于春"等句，同理。

[6] 悗乱：悗，胸中满闷的意思；乱，烦乱的意思。

[7] 季夏：即农历六月，也就是一般所说的长夏，在五行归类中属土。

 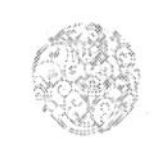

则伤精，精伤则骨酸痿厥，精时自下。是故五脏，主藏精者也，不可伤，伤则失守而阴虚，阴虚则无气，无气则死矣。是故用针者，察观病人之态，以知精神魂魄之存亡得失之意，五者以伤，针不可以治之也。

精失阴虚，缺少营养物质，就无法化生阳气；没有阳气，生命也就停止了。因此，使用针刺治疗的医者，必须观察患者的全身状况，以了解患者精、神、魂、魄的存亡得失情况；如果发现五脏所藏精气都已受损，则不可以再用针刺进行治疗。

肝藏血，血舍魂[1]，肝气虚则恐，实则怒。脾藏营，营舍意，脾气虚则四肢不用，五脏不安，实则腹胀经溲（sōu）不利[2]。心藏脉，脉舍神，心气虚则悲，实则笑不休。肺藏气，气舍魄，肺气虚则鼻塞不利少气，实则喘喝（hè）胸盈仰息[3]。肾藏精[4]，精舍志，肾气虚则厥，实则胀，五脏不安。必审五脏之病形，以知其气之虚实，谨而调之也。

肝贮藏血，魂寄附在肝血之中。肝气虚，就会使人感到恐惧；肝气盛，就会使人容易发怒。脾贮藏营气，意寄附在营气之中。脾气虚弱，就不能输布水谷精微所化生的营气，手足不能运动，五脏也不能安和；脾气壅滞，就会出现腹部胀满、小便不利。心主宰人体周身的血脉，神寄附在血脉之中。心气虚弱，就会使人感到悲忧；心气盛，就会使人大笑不止。肺贮藏人体的真气，魄寄附在真气之中。肺气虚弱，就会使人感到鼻塞、呼吸不利而气短；肺气壅逆，就会出现气粗喘喝、胸部胀满、仰头呼吸。肾贮藏五脏六腑之阴精，志寄附在肾精之中。肾气虚弱，就会出现手足厥冷；肾气壅滞，就会出现下腹胀满，五脏不能正常运行。因此在进行治疗时，必须首先审察五脏的相关症状表现，以了解各脏脏气的虚实，然后慎重加以调理，才能获得良好疗效。

终始第九

凡刺之道，毕于终始，明知终始，五脏为纪，阴阳定矣。阴

凡是针刺的有关理论和方法，都归结于人体的运行规律。明确掌握人体的运行规律，再以五脏为纲领，就

[1] 血舍魂：神居于血脉之中。

[2] 经溲不利：经溲，即小便。据《素问·调经论》中“形有余则腹胀，泾溲不利”，此句“经”字当作“泾”字。

[3] 喘喝胸盈仰息：胸满喘喝，仰面呼吸。

[4] 肾藏精：精，在此包括两个方面：一是来源于五脏六腑的水谷精微；二是人类生育繁殖的物质基础。

者主脏，阳者主腑，阳受气于四末，阴受气于五脏[1]。故泻者迎之，补者随之，知迎知随，气可令和。和气之方，必通阴阳，五脏为阴，六腑为阳，传之后世，以血为盟（méng）[2]，敬之者昌，慢之者亡，无道行私，必得夭殃（yāng）[3]。

可以确定阴阳各经的治法。手足三阴经为五脏所主，手足三阳经为六腑所主，阳经禀受的脉气来自于四肢末梢，阴经禀受的脉气来自于五脏。泻法是迎着脉气的来向进针的，以夺其势；补法是随着脉气的去向进针的，以充其势。懂得迎随补泻方法，就可以使脉气调和。然而，要想掌握调和脉气的方法，就必须通晓阴阳的含义和规律，如五脏属阴、六腑属阳等。要将这些理论流传于后世，学习者必须歃血盟誓，郑重对待，痛下决心钻研，才能使发扬光大。若认真严肃地学习、使用它，则可以使这些理论发扬光大；若不重视它，则会使这些理论消亡灭绝。如果不遵循这些理论的原则，自以为是，一意孤行，势必会危害患者的生命，造成严重后果。

谨奉天道，请言终始。终始者，经脉为纪，持其脉口人迎[4]，以知阴阳有余不足，平与不平，天道毕矣。所谓平人者不病。不病者，脉口人迎应四时也，上下相应而俱往来也，六经之脉不结动也，本末之寒温之相守司也，形肉血气必相称也，是谓平人。

世间万物的变化都遵循着自然界的演变法则。让我根据自然界的演变法则，谈一谈终始的意义。所谓终始，是以人体十二经脉为纲纪，通过诊按寸口和人迎的脉象，了解五脏六腑阴阳有余或不足的内在变化以及人体阴阳平衡或失衡的状况。这样，自然界反映于人体的运行规律也就基本上说完了。所谓平人，就是没有得病的正常人。没有得病的正常人，其脉口和人迎的脉象都是与四季的阴阳盛衰相应的；其脉气也是上下呼应而一起往来的；其手足六经的脉象，既不会结涩不足，也不会动疾有余；其属于本的内在脏气与属于末的外在四肢，都能在寒温之性上保持协调；其外表的形体肌肉与体内的血气都能均衡相称。这样的人就被称为“平人”。

少气者，脉口人迎俱少而不称尺寸也。如是者，则阴阳俱不足，补阳则阴竭，泻阴则阳脱。如是者，可将以甘药，不可饮以

元气虚少的患者，寸口和人迎之脉都会虚弱无力，且脉搏长度也达不到应有的尺寸。如果出现这种情况，就说明患者的阴阳都已不足。这时如果补其阳气，就会使阴气衰竭；如果泻其阴气，就会使阳气虚脱。对于这种情况，只能用甘温药调和，而不能用药力猛烈的汤剂治疗，也不

[1] 阳受气于四末，阴受气于五脏：马莳：“阳在外，受气于四肢；阴在内，受气于五脏。”

[2] 以血为盟：即歃血为盟。歃血，就是把血涂于口唇旁边，是古代最郑重的一种定立法则的仪式，用以表示绝不背信弃约。

[3] 无道行私，必得夭殃：张景岳：“不明至道，而强不知以为知，即无道行私也。”

[4] 脉口人迎：脉口和人迎都是诊脉的部位。脉口，在手腕内侧桡动脉的搏动处，属手太阴肺经，可测五脏之阴气的盛衰；人迎，在颈部两侧颈动脉的搏动处，属足阳明胃经，可测六腑之阳气的盛衰。

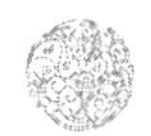

至剂[1]。如此者弗久，不已者因而泻之，则五脏气坏矣。

能使用灸法，误用灸法就会耗竭真阴。如果因为病患日久不愈而改用泻法，则会使五脏精气败坏。

人迎一盛[2]，病在足少阳，一盛而躁，病在手少阳。人迎二盛，病在足太阳，二盛而躁，病在手太阳。人迎三盛，病在足阳明，三盛而躁，病在手阳明。人迎四盛，且大且数，名曰溢阳[3]，溢阳为外格[4]。

人迎脉大于寸口脉一倍的，病在足少阳胆经；大一倍且兼有躁动的，病在手少阳三焦经。人迎脉大于寸口脉两倍的，病在足太阳膀胱经；大两倍且兼有躁动的，病在手太阳小肠经。人迎脉大于寸口脉三倍的，病在足阳明胃经；大三倍且兼有躁动的，病在手阳明大肠经。人迎脉大于寸口脉四倍，且脉象大而快的，是六阳经的脉气偏盛到极点盈溢于外的表现，这种情况称为“溢阳”。出现溢阳时，阳气偏盛至极，格拒阴气而使之不能外达，就会出现阳气不能与阴气相交的“外格”。

脉口一盛，病在足厥阴，一盛而躁，在手心主。脉口二盛，病在足少阴，二盛而躁，在手少阴。脉口三盛，病在足太阴，三盛而躁，在手太阴。脉口四盛，且大且数者，名曰溢阴[5]，溢阴为内关[6]，内关不通死不治。人迎与太阴脉口俱盛四倍以上，命曰关格[7]，关格者与之短期。

寸口脉大于人迎脉一倍的，病在足厥阴肝经；大一倍且兼有躁动的，病在手厥阴心包经。寸口脉大于人迎脉两倍的，病在足少阴肾经；大两倍且兼有躁动的，病在手少阴心经。寸口脉大于人迎脉三倍的，病在足太阴脾经；大三倍且兼有躁动的，病在手太阴肺经。寸口脉大于人迎脉四倍，且脉象大而快的，是六阴经脉气偏盛到极点盈溢于内的表现，这种情况就称为“溢阴”。出现溢阴时，阴气偏盛至极，使阳气不能内入，就会出现阴气不能与阳气相交的“内关”，说明阴阳表里已隔绝不通，为难以治疗的死证。人迎脉与手太阴经所属的寸口脉都大于平常脉象四倍以上的，是阴阳两气都偏盛到极点以致阴阳相互隔绝的表现，这种情况称为“关格”。若出现关格的脉象，就可以断定患者将在短期内死亡。

人迎一盛，泻足少阳而补足厥阴，二泻一补，日一取之，必切而验之，疏（shū）取之上，气

人迎脉大于寸口脉一倍的，病在足少阳胆经，治之当泻足少阳胆经；胆与肝相表里，胆实则肝虚，故当同时补足厥阴肝经。治疗时，取两个穴位用泻法、一个穴位用补法，每天针刺一次，同时还必须按切人迎脉与寸口

[1] 至剂：指药力猛烈且药量偏大的药剂。

[2] 盛：盛，旺盛而大的意思。一盛、二盛、三盛、四盛，就是大一倍、二倍、三倍、四倍。

[3] 溢阳：指阳经的脉气偏盛而盈溢于外。溢，满而外流的意思。

[4] 外格：指阳气偏盛，格拒阴气，以致阴阳不能相交。格，就是格拒。

[5] 溢阴：张景岳：“脉口四盛，且大且数者，乃六阴偏盛，盈溢于藏，表里隔绝，是为内关，主死不治。”

[6] 内关：指阴气偏盛，拒阳气于外，以致表里隔绝。关，关闭的意思。

[7] 关格：就是阴气与阳气俱盛，相互格拒，不能相交运动，甚则阴阳离决。

和乃止[1]。人迎二盛，泻足太阳，补足少阴，二泻一补，二日一取之，必切而验之，疏取之上，气和乃止。人迎三盛，泻足阳明而补足太阴，二泻一补，日二取之，必切而验之，疏取之上，气和乃止。

脉以测验病势的进退、疗效的有无。如果诊到了躁动不安的脉象，就要针刺胆经和肝经脉气所出部位的穴位，待脉气调和后，才能停止针刺。人迎脉大于寸口脉两倍的，病在足太阳膀胱经，治之当泻足太阳膀胱经；膀胱与肾相表里，膀胱实则肾虚，故当同时补足少阴肾经。治疗时，取两个穴位用泻法、一个穴位用补法，每两天针刺一次，同时还必须按切人迎脉与寸口脉以测验病势的进退、疗效的有无。如果诊到了躁动不安的脉象，就要针刺膀胱经和肾经脉气所出部位的穴位，待脉气调和后，才能停止针刺。人迎脉大于寸口脉三倍的，病在足阳明胃经，治之当泻足阳明胃经；胃与脾相表里，胃实则脾虚，故当同时补足太阴脾经。治疗时，取两个穴位用泻法、一个穴位用补法，每天针刺两次，同时还必须按切人迎脉与寸口脉以测验病势的进退、疗效的有无。如果诊到了躁动不安的脉象，就要针刺胃经和脾经脉气所出部位的穴位，待脉气调和后，才能停止针刺。

脉口一盛，泻足厥阴而补足少阳，二补一泻，日一取之，必切而验之，疏而取之上，气和乃止。脉口二盛，泻足少阴而补足太阳，二补一泻，二日一取之，必切而验之，疏取之上，气和乃止。脉口三盛，泻足太阴而补足阳明，二补一泻，日二取之，必切而验之，疏而取之上，气和乃止。所以日二取之者，太、阳主胃[2]，大富于谷气，故可日二取之也。

寸口脉大于人迎脉一倍的，病在足厥阴肝经，治之当泻足厥阴肝经；肝与胆相表里，肝实则胆虚，故当同时补足少阳胆经。治疗时，取两个穴位用补法、一个穴位用泻法，每天针刺一次，同时还必须按切人迎脉与寸口脉以测验病势的进退、疗效的有无。如果诊到了躁动不安的脉象，就要针刺肝经和胆经脉气所出部位的穴位，待脉气调和后，才能停止针刺。寸口脉大于人迎脉两倍的，病在足少阴肾经，治之当泻足少阴肾经；肾与膀胱相表里，肾实则膀胱虚，故当同时补足太阳膀胱经。治疗时，取两个穴位用补法、一个穴位用泻法，每两天针刺一次，同时还必须按切人迎脉与寸口脉以测验病势的进退、疗效的有无。如果诊到了躁动不安的脉象，就要针刺肾经和膀胱经脉气所出部位的穴位，待脉气调和后，才能停止针刺。寸口脉大于人迎脉三倍的，病在足太阴脾经，治之当泻足太阴脾经；脾与胃相表里，脾实则胃虚，故当同时补足阳明胃经。治疗时，取两个穴位用补法、一个穴位用泻法，每天针刺两次，同时还必须按切人迎脉与寸口脉以测验病势的进退、疗效的有无。如果诊到了躁动不安的脉象，就要针刺脾经和胃经脉气所出部位的穴位，待脉气调和后，才能停止针刺。

[1] 疏取之上，气和乃止：历代注家见解不一。此处从《太素》"躁取之上，气和乃止"：将"疏"字改作"躁"字，解释为脉象躁动不安；"上"字解释为经脉之气所出之处，意即脉气之上源；躁取之上，意为"倘若此时切按到了躁动不安的脉象，就要取用经脉之气所出部位的穴位来进行针刺"。

[2] 太、阳主胃：指足太阴脾经和足阳明胃经的脉气来源于中焦胃腑。

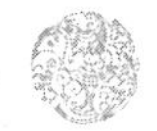

病在足太阴脾经的，由于足太阴脾经和足阳明胃经的脉气都来源于中焦胃腑，其受纳的水谷精微之气最为丰富，脉气也最为充盛，所以在脾胃二经上每天可以针刺两次。

人迎与脉口俱盛三倍以上，命曰阴阳俱溢，如是者不开，则血脉闭塞，气无所行，流淫于中，五脏内伤。如此者，因而灸之，则变易而为他病矣。

人迎与寸口脉象都比平常脉象大三倍以上的，是阴阳两气都偏盛至极点盈溢于脏腑的表现，称为“阴阳俱溢”。若出现这样的情况，则内外不能相通，就会使血脉闭塞，气机不通，真气无处可行而流溢于内，损伤五脏。像这样的情况，如果妄用灸法开通内外，就会使病情变化而导致其他疾患。

凡刺之道，气调而止，补阴泻阳，音气益彰，耳目聪明，反此者血气不行。

大凡针刺的原则，都是以阴阳之气调和为最终目的的。通过治疗已使阴阳之气调和的，则要停止针刺，过则生变。内为阴，外为阳，若补其内在的正气、泻其外来的邪气，则能使五脏精气充实，而见声音洪亮、中气充足、耳聪目明；如果泻其在内的正气、补其在外的邪气，则会使血气不能正常运行。

所谓气至而有效者，泻则益虚，虚者脉大如其故而不坚也，坚如其故者，适虽言故，病未去也。补则益实，实者脉大如其故而益坚也，夫如其故而不坚者，适[1]虽言快，病未去也。故补则实，泻则虚，痛虽不随针，病必衰去。必先通十二经脉之所生病，而后可得传于终始矣。故阴阳不相移，虚实不相倾，取之其经。

治疗实证时，当针下产生了感应即说明针刺已经有疗效的时候，如果再用泻法泻其病气，就会使患者的正气更加削弱，此时的脉象可以和未病时的脉象一样大，但没有未病时的脉象那样坚实；即使脉象显得坚实，与未病时的脉象一样，患者感觉已经恢复到了未病时的状态，病患其实也还未完全祛除。治疗虚证时，当针下产生了感应即说明针刺已经有疗效的时候，如果再用补法补其正气，就会使患者的病气更加充实，此时的脉象可以和未病时的脉象一样大，但比未病时的脉象更加坚实；即使脉象不显坚实，与未病时的脉象一样，患者感到轻快舒适，病患其实也还未完全祛除。因此，如果能适当施用补法，就必定能使正气充实；如果能适当施用泻法，就必定能使病邪衰退。即使病痛在当时并没有随着针刺治疗的进行而立即消除，但其病情还是必定会减轻的。要取得这样满意的效果，就必须首先通晓十二经脉的相关理论及其发病情形，然后才能得到人体运行规律的精义。阴经和阳经都各有其所联属的脏腑，这种对应的关系是不会改变的。虚实不同的脏腑病变各有其相应的证候，这种对应的关系也是不会错乱的。由此，治疗各种疾病，都要根据其证候确定患病的脏腑，再取患病脏腑所属经脉上的腧穴进行治疗，才能取得良效。

---

[1] 适：当时的意思。

凡刺之属，三刺[1]至谷气，邪僻[2]妄合，阴阳易居，逆顺相反，沉浮异处[3]，四时不得[4]，稽留淫泆，须针而去。故一刺则阳邪出，再刺则阴邪出，三刺则谷气至，谷气至而止。所谓谷气至者，已补而实，已泻而虚，故以知谷气至也。邪气独去者，阴与阳未能调，而病知愈也。故曰补则实，泻则虚，痛虽不随针，病必衰去矣。

大凡针刺治疗，都要采用“三刺法”，即由浅至深分三个深度进行针刺，从而引导谷气来复、产生针感，取得良好的疗效。如果出现邪僻之气与体内气血相合而为患，或应该居于内的阴僭越于外，应该居于外的阳沉陷于内，以致内外阴阳错乱，或应该逆行的气血反而顺行，应该顺行的气血反而逆行，以致气血运行失常，或经络之气运行部位的深浅发生改变，以致内外经气各失其位，相杂而行，或脉气不能与四时相应而出现盛衰变化，或外邪稽留于人体，使邪气满溢于脏腑经脉等病变，都应该用针刺使之痊愈。“三刺法”的操作方法是：初刺，将针刺入皮肤浅表部位，使阳分的病邪外出；再刺，将针刺入较深的部位，使阴分的病邪外出；三刺，将针刺入更深的部位，使谷气出而产生针感，待有了得气的感觉后就可以出针了。所谓“谷气至”的情形，是指用了补法已使正气充实，用了泻法已使病邪衰退，医者通过这些表现就可以知道谷气已经到来了。如果通过针刺已使病邪得以排除，则即便此时人体的阴阳血气还没能得到调和，也能知道病患将要痊愈了。所以说，如果能适当施用补法，就必定能使正气充实；如果能适当施用泻法，就必定能使病邪衰退。即使病痛在当时并没有随着针刺治疗的进行而立即消除，但其病情还是必定会减轻的。

阴盛而阳虚，先补其阳，后泻其阴而和之。阴虚而阳盛，先补其阴，后泻其阳而和之。三脉[5]动于足大指之间，必审其实虚。虚而泻之，是谓重虚，重虚病益甚。凡刺此者，以指按之，脉动而实且疾者疾泻之，虚而徐者则补之，反此者病益甚。

对于阴经邪气盛而阳经正气虚的情况，治疗时应先补充阳经的正气，然后再泻其阴经的邪气，从而使阴阳调和；对于阴经正气虚而阳经邪气盛的情况，治疗时应先补充阴经的正气，然后再泻其阳经的邪气，从而使阴阳调和。足阳明胃经、足厥阴肝经和足少阴肾经各自所属的动脉搏动都在足大趾附近，其可以反映这三条经脉的病变。针刺时，必须要审察清楚其病证的实虚。如果属于虚证却误用了泻法，以致患者虚上加虚的，则称为“重虚”，会使病情更加严重。因此，凡是针刺这三条经脉的病证时，都应该用手指按切其所属的动脉，由其脉象决定治疗方法。如果动脉搏动坚实迅疾，就应立即用泻法泻其实邪；如果动脉搏

［1］三刺：指刺皮肤、刺肌肉、刺分肉三种深浅不同的刺法。

［2］邪僻：指邪气。

［3］沉浮异处：指脉气之浮而在表，沉而在里。

［4］四时不得：张志聪：“四时不得者，不得其升降浮沉也。”

［5］三脉：指足阳明、足厥阴、足少阴三条经脉。

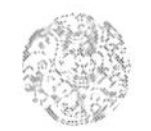

其动也，阳明在上，厥阴在中，少阴在下。

动虚弱徐缓，就应用补法补其不足。如果误用了相反的针法，实证用补法，虚证用泻法，就会使病情更加严重。这三条经脉各自所属的动脉搏动部位不同，足阳明胃经的动脉搏动部位在足跗之上，足厥阴肝经的动脉搏动部位在足跗之内，足少阴肾经的动脉搏动部位在足跗之下。

膺腧[1]中膺，背腧[2]中背。肩膊虚者，取之上。重舌[3]，刺舌柱[4]以铍针也。手屈而不伸者，其病在筋；伸而不屈者，其病在骨。在骨守骨，在筋守筋。

阴经的循行经过胸之两侧，膺腧是分布在胸之两侧的腧穴，可以治疗胸之两侧属于阴经的病变。阳经的循行经过背部，背腧是分布在背部的腧穴，可以治疗背部属于阳经的病变。当肩膊部出现酸胀麻木等虚证症状时，可以取循行经过肩膊部的上肢经脉所属的腧穴治疗。治疗重舌病，应当用剑形的铍针，针刺舌下的大筋，排出恶血。手指弯屈而不能伸直者，其病位在筋；手指伸直而不能弯屈者，其病位在骨。病位在骨的，应当治骨，而不可误治于筋；病位在筋的，应当治筋，而不可误治于骨。

补[5]须一方实，深取之，稀按其痏（wěi）[6]，以极出其邪气；一方虚，浅刺之，以养其脉，疾按其痏，无使邪气得入。邪气来也紧而疾，谷气来也徐而和。脉实者，深刺之，以泄其气；脉虚者，浅刺之，使精气无得出，以养其脉，独出其邪气。刺诸痛者，其脉皆实。

针刺时该用补法还是泻法，必须根据脉象虚实确定。脉象坚实有力的，治疗时应深刺，出针后不要立即按闭针孔，以使邪气尽量外泄。脉象虚弱无力的，治疗时应浅刺，以调养脉气，使之不过于损耗，出针后应迅速按闭针孔，以防邪气再行侵入。邪气来势正盛时，脉象坚紧而疾速；谷气到来，正气渐盛时，脉象徐缓而平和。因此，脉象坚实者，是邪气正盛，应深刺，以疏泄邪气；脉象虚弱者，是正气虚弱，应浅刺，使精气不得外泄，脉气得以滋养，而仅将邪气排出。针刺治疗各种痛证，都应采用泻法，因为它们的脉象都是坚实的。

故曰：从腰以上者，手太阴阳明皆主之；从腰以下者，足太阴阳明皆主之。病在上者下取之，病在下者高取之，病在头者

所以说：腰部以上的病证，都可以由手太阴肺经和手阳明大肠经主治；腰部以下的病证，都可以由足太阴脾经和足阳明胃经主治。另外，病患在身体上半部者，可以用身体下半部的腧穴治疗；病患在身体下半部者，可以用身体上半部的腧穴治疗；病患在头部者，可以用足

[1] 膺腧：指分布在胸骨两旁的穴位。

[2] 背腧：指分布在背脊两旁的穴位。

[3] 重舌：舌下的血脉胀起形如小舌，口中似为两舌相重。

[4] 舌柱：舌下的根柱部分。

[5] 补：指补泻的方法。

[6] 稀按其痏：指出针后，不要立即按闭针孔。稀，慢的意思；痏，指针孔。

取之足，病在腰者取之腘。病生于头者头重，生于手者臂重，生于足者足重，治病者先刺其病所从生者也。

部的腧穴治疗；病患在腰部者，可以用腘窝部的腧穴治疗。病患起于头部者，其头会感到沉重；病患起于手部，其臂会感到沉重；病患起于足部者，其足会感到沉重。在治疗这类疾病时，都要首先针刺其病患起始的部位。

春气在毫毛，夏气在皮肤，秋气在分肉，冬气在筋骨，刺此病者各以其时为齐[1]。故刺肥人者，以秋冬之齐；刺瘦人者，以春夏之齐。

邪气侵袭人体，会因季节不同而有深浅的差别。春天，病邪伤人多在表浅的皮毛；夏天，病邪伤人多在浅层的皮下；秋天，病邪伤人多在肌肉之间；冬天，病邪伤人多在深部的筋骨。在不同季节治疗时，应该根据季节变化和发病部位的深浅决定针刺的深浅。另外，针刺的深浅也要因人而异，即使在同一季节，如果患者的体质不同，则针刺的深浅也不同。例如，对于体肥肉厚的患者，不论在哪个季节，都应采用秋冬时使用的深刺法；而对于体瘦肉薄的患者，不论在哪个季节，都应采用春夏时使用的浅刺法。

病痛者阴也，痛而以手按之不得者阴也，深刺之[2]。病在上者阳也，病在下者阴也。痒者阳也，浅刺之。

痛证患者，多因寒邪凝滞不散所致，其病性属阴；在疼痛部位用手按压没有痛感者，是病邪隐藏在深处，其病性仍属阴。对于这类痛证，治疗时都应该深刺。病患在身体上半部者，病性属阳；病患在身体下半部者，病性属阴。发痒患者，其病邪居于皮肤浅表，病性属阳，治疗时应当浅刺。

病先起阴者，先治其阴而后治其阳；病先起阳者，先治其阳而后治其阴。

疾病起始于阴经而后传于阳经者，治疗应先治阴经后治阳经；疾病起始于阳经而后传于阴经者，治疗应先治阳经后治阴经。

刺热厥者，留针反为寒；刺寒厥者，留针反为热。刺热厥者，二阴一阳；刺寒厥者，二阳一阴。所谓二阴者，二刺阴也；一阳者，一刺阳也。

针刺治疗热厥病者，如果留针过久，就会使病性由热转寒；针刺治疗寒厥病者，如果留针过久，就会使病性由寒转热。针刺治疗热厥病时，为了能使阴气盛而阳邪退，应用补法针刺阴经两次，同时用泻法针刺阳经一次；针刺治疗寒厥病时，为了能使阳气盛而阴邪退，应用补法针刺阳经两次，同时用泻法针刺阴经一次。所谓“二阴”的意思，就是在阴经上针刺两次；“一阳”的意思，就是在阳经上针刺一次。

---

[1] 各以其时为齐：齐，通“剂”，在此指针刺的数目与深浅程度，相当于用药剂量的大小。

[2] 病痛者……深刺之：张景岳：“凡病痛者，多由寒邪滞逆于经及深居筋骨之间，凝聚不散，故病痛者为阴也。按之不得者，隐藏深处也，是为阴邪，故刺亦宜深。然则痛在浮浅者，由属阳邪可知也，但诸痛属阴者多耳。”

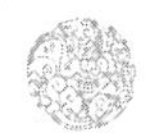

久病者邪气入深，刺此病者，深内而久留之，间日而复刺之，必先调其左右，去其血脉，刺道毕矣。

患病日久者，病邪已深入于内，针刺治疗时必须深刺，且长时间留针，每隔一日刺一次，直到病愈才能停止。此外，由于经脉之气是左右贯通的，所以还要审察病邪在人体左右偏盛的情况，并在治疗时首先使其调和，对于存在瘀血的，还要在治疗时使用泻血法祛除血脉中的瘀滞。熟悉了以上这些方法，针刺的道理也就大体上说完了。

凡刺之法，必察其形气，形肉未脱，少气而脉又躁，躁厥[1]者，必为缪（miù）刺[2]之，散气可收，聚气可布。深居静处，占神往来，闭户塞牖，魂魄不散，专意一神，精气之分，毋闻人声，以收其精，必一其神，令志在针。浅而留之，微而浮之，以移其神，气至乃休。男内女外[3]，坚拒勿出，谨守勿内，是谓得气。

大凡针刺的法则，医者都必须诊察患者形体的强弱与元气的盛衰。如果患者形体肌肉并未脱陷，只是元气衰少而脉象躁动，那么对于这种气虚脉躁而厥逆的病证，就要用左病刺右、右病刺左的缪刺法，使耗散的精气收敛，聚积的邪气散去。在诊察患者时，医者需要像深居于幽静的处所一样定神静气，才能够体察到患者神气的活动情况。同时，医者还要像把门窗都关上而使内外隔绝一样精神内守，才能精神集中而不分散，以体察患者精气的分合变化。在施用针刺时，医者不应留意旁人的声音，以便收敛意念，集中精神，将注意力集中在针刺的操作上，从而开始进行针刺。对于初次接受针刺治疗或畏惧针刺的患者，要用浅刺留针的方法治疗。如果患者感觉不适，则捻针要更加轻微，将针尖提至皮下，并转移患者的注意力，缓解其紧张情绪。此后，医者要耐心行针，直到针下有得气的感觉才能停止针刺。在针刺前后，患者要谨守禁忌，男子不要入内室以避房事，女子要拒绝行房而不出内室，以此来固守精气。如果能谨守禁忌，就能使真气易于康复，这就是所谓的“得气”。

凡刺之禁：新内勿刺，新刺勿内。已醉勿刺，已刺勿醉。新怒勿刺，已刺勿怒。新劳勿刺，已刺勿劳。已饱勿刺，已刺勿饱。已饥勿刺，已刺勿饥。已渴勿刺，已刺勿渴。大惊大恐，必定其气，乃刺之。乘车来者，卧

使用针刺治疗的禁忌：行房后不久者，不能针刺；针刺后不久者，不能行房。已经醉酒者，不能针刺；已经针刺完者，不能醉酒。刚发完怒者，不能针刺；已经针刺完者，不能发怒。刚劳累过者，不能针刺；已经针刺完者，不能劳累。已经吃饱者，不能针刺；已经针刺完者，不能吃得过饱。已经感到饥饿者，不能针刺；已经针刺完者，不能受饥挨饿。已经感到口渴者，不能针刺；已经针刺完者，不能挨受口渴。过度惊慌恐惧者，必须要在精神气血安定之后开始针刺。坐车来就诊者，要卧

[1] 躁厥：躁扰而厥逆的证候。

[2] 缪刺：指病在左而刺右，病在右而刺左的刺法。

[3] 男内女外：张志聪：“男为阳，女为阴。阳在外，故使之内；阴在内，故引之外。谓和调外内阴阳之气也。”

而休之，如食顷，乃刺之。出行来者，坐而休之，如行十里顷乃刺之。凡此十二禁者，其脉乱气散，逆其营卫，经气不次[1]，因而刺之，则阳病入于阴，阴病出为阳，则邪气复生，粗工勿察，是谓伐身，形体淫泆，乃消脑髓，津液不化，脱其五味[2]，是谓失气也。

床休息约一顿饭的时间，才能开始针刺；从远处步行来就诊者，要坐着休息约走十里路的时间，才能开始针刺。凡属于上述十二种针刺禁忌范围的患者，都会脉气紊乱，正气外散，营卫运行失常，经脉气血也不能依次循经正常周流全身。此时，如果不加以诊察就妄行针刺，就会使本属肌表的病证深入内脏，或使本属内脏的病证外出肌表，导致邪气复盛。技术粗糙的医生，若没有诊察这些禁忌就妄行针刺，则是在摧残患者的身体，这种情况称为“伐身”，其结果是使患者的肉形身体过度耗伤，脑髓消损，津液不生，甚至不能运化饮食五味之精微以生精气，终使真气消亡，这就是所谓的“失气”。

太阳之脉，其终[3]也，戴眼[4]，反折[5]，瘛疭（chì zòng）[6]，其色白，绝皮乃绝汗[7]，绝汗则终矣。少阳终者，耳聋，百节尽纵，目系[8]绝[9]，目系绝一日半则死矣，其死也，色青白乃死。阳明终者，口目动作，喜惊妄言，色黄，其上下之经盛而不行则终矣。少阴终者，面黑齿长而垢[10]，腹胀闭塞，上下不通而终矣。厥阴终者，中热嗌干，

手足太阳经之脉气将绝之时，会见到两目上视不能转动、角弓反张、手足抽搐、面色苍白、皮肤不显血色、出绝汗，绝汗一出，则说明患者就要死亡了。手足少阳经之脉气将绝之时，会见到耳聋、周身骨节松弛无力、眼球联系于脑的脉络断绝、眼球不能转动。眼珠不能转动的患者，通常一天半后就会死亡。如果患者面色由青转白，则说明就要死亡了。手足阳明经之脉气将绝之时，会见到口眼抽动歪斜、时作惊惕、胡言乱语、面色发黄。手阳明经所属之动脉在上，足阳明经所属之动脉在下，这两处动脉出现躁动而盛的脉象时，就表明胃气已绝而脉气不行，此时患者要死亡了。手足少阴经之脉气将绝之时，会见到面色发黑、牙龈短缩而使牙齿露出部分变长并积满垢污、腹部胀满、气机闭塞、上下不能相通，然后患者就会死亡。手足厥阴经之脉气将绝之时，会见到胸中发热、咽喉干燥、小便频数、心中烦躁，严重的会见到舌卷、睾丸上缩，然

---

[1] 经气不次：次，黄校本作“足”字。

[2] 脱其五味：身体极度衰弱，以致运化水谷精微困难，不能化生精气。

[3] 终：将绝、终止。

[4] 戴眼：目睛上视，不能转动。

[5] 反折：角弓反张。

[6] 瘛疭：手足牵引拘急，抽搐不已。

[7] 绝汗：指汗出如珠，着身即干的出汗方式。这是患者将死时出的汗，故称绝汗。

[8] 目系：眼球联系于脑的脉络。

[9] 绝：断绝。

[10] 齿长而垢：牙龈缩短，好似牙齿变长积满垢污。

 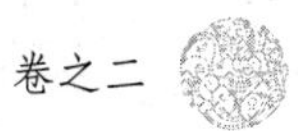

喜溺心烦，甚则舌卷卵上缩[1]而终矣。太阴终者，腹胀闭不得息，气噫善呕，呕则逆，逆则面赤，不逆则上下不通，上下不通则面黑皮毛燋（qiáo）[2]而终矣。

后患者就会死亡。手足太阴经之脉气将绝之时，会见到腹部胀满闭塞以致呼吸不利，时常嗳气、呕吐。呕吐会使气上逆，出现面色红赤；如果气不上逆，就说明上下已不能交通，出现面色发黑、皮毛枯憔，然后患者就会死亡。

[1] 卵上缩：指阴囊上缩。

[2] 燋：指皮毛枯憔。

卷之三

经脉第十

雷公问于黄帝曰：禁脉[1]之言，凡刺之理，经脉为始，营其所行，制其度量，内次五脏，外别六腑，愿尽闻其道。黄帝曰：人始生，先成精，精成而脑髓生，骨为干，脉为营，筋为刚，肉为墙，皮肤坚而毛发长，谷入于胃，脉道以通，血气乃行。雷公曰：愿卒闻经脉之始生。黄帝曰：经脉者，所以能决死生，处百病，调虚实，不可不通。

雷公问黄帝：您在《禁服》篇中曾说过，要掌握针刺治病的原理，就首先要熟悉经脉系统，了解经脉起止和循行部位，知道经脉长、短、大、小的标准，明了经脉在内依次与五脏相属、在外分别与六腑相联的关系。对于这些道理，我想详细、全面地听您讲解一下。黄帝说：人体的形成，首先是源自父母阴阳之气会合形成精，精形成后再生成脑髓，此后人体以骨骼为支柱，以脉道为营藏气血的处所，以筋强固骨骼，以肌肉作为保护内在脏腑和筋骨血脉的墙壁，待皮肤坚韧后，毛发就会生长出来，于是人的形体就长成了。人出生后，五谷入胃，化生精微，进而全身脉道贯通，血气在脉道中运行不息，濡养全身，使生命维持不息。雷公说：我想全面了解经脉的起始和周身循行分布情况。黄帝说：经脉不但能够运行气血、濡养周身，而且可以决定死生、诊断百病、调和虚实、治疗疾病，因此不能不通晓它的相关知识。

肺手太阴之脉，起[2]于中焦[3]，下络[2]大肠，还[2]循[2]胃口[4]，上[2]膈[5]属[2]肺，从

肺的经脉手太阴经，起始于中焦，下行联络于与本经相表里的大肠腑，然后自大肠返回，循行环绕胃上口，向上穿过横隔膜，联属于本经所属的肺脏，然后从气管横

[1] 禁脉：为“禁服”之误，意指《灵枢》的《禁服》篇，“凡刺之理”等六句皆载于此篇。

[2] 起、络、还、循、上、属：经脉始出叫“起”；连于相表里之脏腑叫“络”；去而复回叫“还”；由此及彼，沿着某物行走叫“循”；从下向上行叫“上”；与所属之脏腑相连叫“属”。下同。

[3] 中焦：指膈与脐之间的部位，其中心大约在中脘穴。

[4] 胃口：胃的上口贲门。

[5] 膈：横膈膜。

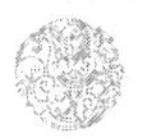

肺系[1]横[2]出[2]腋下，下[2]循臑（nào）[3]内，行[2]少阴心主之前，下肘中，循臂内上骨下廉[4]，入[2]寸口，上鱼[5]，循鱼际[6]，出大指之端；其支者，从腕后直出次指内廉，出其端。

走腋窝部，再出于体表，沿上臂内侧下行于手少阴心经与手厥阴心包经的前面，至肘部内侧，再沿前臂内侧、桡骨下缘入于动脉搏动处的寸口部位，上至手大指本节后手掌肌肉隆起处的鱼部，再沿鱼部的边缘（鱼际）到达手大拇指的前端。其支脉，在手腕后方分出，沿食指拇侧直行至食指的桡侧前端，与手阳明大肠经相衔接。

是动则病[7]肺胀满膨膨而喘咳，缺盆中痛，甚则交两手而瞀（mào）[8]，此为臂厥[9]。是主肺所生病者[10]，咳，上气喘渴，烦心胸满，臑臂内前廉痛厥，掌中热。气盛有余，则肩背痛风寒，汗出中风[11]，小便数而欠[12]。气虚则肩背痛寒，少气不足以息，溺（niào）色变。为此诸病，盛则泻之，虚则补之，热则疾之，寒则留之，陷下则灸

手太阴肺经经气发生异常变动，就会出现肺部胀满，气喘，咳嗽，缺盆部疼痛；咳嗽剧烈时，患者常常会交叉双臂按住胸前，并自觉眼花目眩、视物不清，这就是臂厥病。手太阴肺经所属腧穴主治肺脏所发生的疾病，其表现为咳嗽气逆，喘促，口渴，心中烦乱，胸部满闷，上臂内侧前缘疼痛、厥冷，手掌心发热。本经经气有余时，则会出现肩背部遇风寒痛，自汗出而易感风邪，小便次数增多而尿量减少。本经经气不足时，则会出现肩背部遇寒而痛，呼吸气少不能接续，小便颜色改变。治疗上述病证时，经气亢盛者要用泻法，经气不足者要用补法；热性者要用速针法，寒性者要用留针法；阳气内衰而致脉道虚陷不起者要用灸法；既非经气亢盛也非经气虚弱，只是经气运行失调者，要用本经所属腧穴调治。本经经气亢盛者，其寸口脉象要比人迎脉象大三倍；本经经气虚弱者，其寸口脉象反而会比人迎脉

---

［1］系：气管。

［2］横、出、下、行、入：经脉横向行走叫“横”；由深入浅叫“出”；从上向下行叫“下”；并列走在其他经脉旁边叫“行”；由外入里叫“入”。下同。

［3］臑：指上臂内侧隆起的白肉。

［4］廉：边。

［5］鱼：手拇指掌指关节后方，掌侧隆起的肌肉叫鱼。

［6］鱼际：鱼的边缘叫鱼际。

［7］是动则病：指因本经经气发生异常变动而产生的疾病。

［8］瞀：指目眩眼花、视物不清。心中闷乱也叫瞀。

［9］臂厥：臂部经气厥逆，两手交叉于胸部而视物不清的病证。

［10］是主肺所生病者：“是主……所生病者”，意指此条经脉的腧穴可以用来治疗发生在这一方面的疾病。如“是主肺所生病者”，就是说肺经的腧穴可以主治肺脏所发生的疾病。

［11］中风：意指为风寒等邪气所侵袭。

［12］小便数而欠：指小便频数但量少。

之，不盛不虚，以经取之。盛者寸口大三倍于人迎，虚者则寸口反小于人迎也。

象小。

大肠手阳明之脉，起于大指次指之端，循指上廉，出合谷两骨之间[1]，上入两筋[2]之中，循臂上廉，入肘外廉，上臑外前廉，上肩，出髃（yú）骨[3]之前廉，上出于柱骨之会上[4]，下入缺盆[5]络肺，下膈属大肠；其支者，从缺盆上颈贯[6]颊，入下齿中，还出挟[6]口，交[6]人中，左之右，右之左，上挟鼻孔。

大肠的经脉手阳明经，起始于食指指端，沿食指拇侧上缘，通过拇指、食指掌骨之间的合谷穴，向上行至拇指后方、腕部外侧前缘两筋之中，再沿前臂外侧上缘进入肘外侧，沿上臂外侧前缘上行至肩，出于肩峰前缘，再向后上行至脊柱骨之上而与诸阳经会合于大椎穴，然后再折向前下方，进入缺盆，下行联络于与本经相表里的肺脏，再向下贯穿隔膜，联属于本经所属的大肠腑。其支脉，从缺盆处向上至颈部，贯通颊部，再进入下齿龈中，其后再从口内返出，挟行于口唇旁，左右两脉在人中穴处交汇，然后左脉行至右边，右脉行至左边，再上行挟于鼻孔两侧，在鼻翼旁与足阳明胃经相衔接。

是动则病齿痛颈肿。是主津液[7]所生病者，目黄口干，鼽衄（qiú nǜ）[8]，喉痹[9]，肩前臑痛，大指次指痛不用。气有余则当脉所过者热肿，虚则寒

手阳明大肠经经气发生异常变动，就会出现牙齿疼痛，颈部肿大。手阳明大肠经所属腧穴主治津液不足的疾病，其表现为眼睛发黄，口中干燥，鼻塞或出鼻血，喉头肿痛以致气闭，肩前与上臂疼痛，食指疼痛不能活动。本经经气有余时，则会出现经脉所过之处发热肿大。本经经气不足时，则会出现发冷颤抖，不易恢复温暖。治疗上述病证时，经气亢盛者要用泻法，经气不足者要用补法；热性者

---

[1] 出合谷两骨之间：合谷，穴位名，位置在手的大拇指、食指的歧骨之间。两骨，指第一掌骨与第二掌骨。

[2] 两筋：指拇短伸肌肌腱与拇长伸肌肌腱。

[3] 髃骨：指肩胛骨上部与锁骨、肱骨相连接所形成的肩峰，也是肩髃穴所在。

[4] 柱骨之会上：肩背之上，颈项之根，叫天柱骨，为大椎穴所在。此处也是六阳经会合的地方，故称为"会"。

[5] 缺盆：指锁骨上窝。

[6] 贯、挟、交：在某物中间穿过叫"贯"；并行于某物两旁叫"挟"；彼此相交叫"交"。下同。

[7] 津液：因大肠与肺相表里，肺主气，气化生津液，所以大肠经所属穴位主治津液所生的疾病。

[8] 鼽衄：鼽，即鼻塞；衄，即鼻出血。

[9] 喉痹：喉中肿痛闭塞，呼吸、言语困难的一种病证。

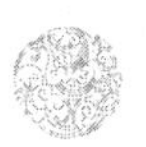

栗（lì）不复[1]。为此诸病，盛则泻之，虚则补之，热则疾之，寒则留之，陷下则灸之，不盛不虚，以经取之。盛者人迎大三倍于寸口，虚者人迎反小于寸口也。

要用速针法，寒性者要用留针法；阳气内衰而致脉道虚陷不起者要用灸法；既非经气亢盛也非经气虚弱，只是经气运行失调者，要用本经所属腧穴调治。本经经气亢盛者，其人迎脉象要比寸口脉象大三倍；本经经气虚弱者，其人迎脉象反而会比寸口脉象小。

胃足阳明之脉，起于鼻之交頞（è）中[2]，旁纳太阳之脉[3]，下循鼻外，入上齿中，还出挟口环[4]唇，下交承浆，却[4]循颐[5]后下廉，出大迎，循颊车，上耳前，过[4]客主人，循发际，至额颅[6]；其支者，从大迎前下人迎，循喉咙，入缺盆，下膈属胃络脾；其直[4]者，从缺盆下乳内廉，下挟脐，入气街[7]中；其支者，起于胃口，下循腹里，下至气街中而合[4]，以下髀（bì）关[8]，抵[4]伏兔[9]，下

胃的经脉足阳明经，起于鼻孔两旁，上行于左右交于鼻根部，并缠束旁侧的足太阳经，再沿鼻外侧下行，入于上齿龈内，继而返出挟行于口旁，并环绕口唇，再向下交会于口唇下方的承浆穴，此后沿腮部后方的下缘后行而出于大迎穴，再沿下颌角的颊车穴上行至耳前方，通过足少阳胆经所属客主人穴（上关穴），沿发际上行至额颅部。它在这部分的支脉，从大迎穴前方向下行至颈部人迎穴，再沿喉咙进入缺盆，向下贯穿横隔膜，联属于本经所属的胃腑，并联络于与本经相表里的脾脏。其直行的经脉，从缺盆处下行至乳房内侧，再向下挟行于脐两侧，最后进入阴毛毛际两旁的气街部位。它在这部分的支脉，起始于胃的下口处（幽门），沿腹部内侧下行，到达气街的部位，与前面所说的那条直行的经脉相会合，再由此下行，沿大腿外侧前缘到达髀关穴，而后直达伏兔穴，再下行至膝部，并沿小腿胫部外侧前缘下行至足背部，最后进入足次趾的外侧间隙。一条支脉，在膝下三寸的地方分出，下行至足中趾的外侧间隙；另

[1] 寒栗不复：寒栗，即打寒战；不复，即难以恢复温暖。

[2] 頞中：指鼻梁上端（鼻根）的凹陷处。

[3] 旁纳太阳之脉：意指足阳明胃经的经脉缠束旁侧之足太阳膀胱经的经脉。纳，《甲乙经》等注本均作“约”，从之，约，缠束的意思。

[4] 环、却、过、直、合、抵：环绕于四周叫“环”；不进反退叫“却”；通过他经穴位所在部位叫“过”；一直向前走而不转向叫“直”；两脉相并叫“合”；到达某处叫“抵”。下同。

[5] 颐：指口角后方、腮部之下的部位。

[6] 额颅：指前额处、发下眉上之间的部位。

[7] 气街：穴位名，位于少腹下方之毛际的两旁，也称气冲。

[8] 髀关：穴位名，位于大腿前方上端的皮肤交纹处。

[9] 伏兔：穴位名，位于大腿前方的肌肉隆起处。

膝膑[1]中，下循胫外廉，下足跗[2]，入中指内间；其支者，下廉三寸而别，下入中指外间；其支者，别[3]跗上，入大指间，出其端。

一条支脉，从足背面别行而出，向外斜行至足厥阴肝经的外侧，进入足大趾，直行到大趾末端，与足太阴脾经相衔接。

是动则病洒洒振寒[4]，善呻数欠颜黑，病至则恶人与火，闻木声则惕然而惊，心欲动，独闭户塞牖[5]而处，甚则欲上高而歌，弃衣而走，贲响腹胀，是为骭（gàn）厥[6]。是主血所生病者[7]，狂疟，温淫汗出，鼽衄，口㖞（wāi）唇胗（zhēn）[8]，颈肿喉痹，大腹水肿，膝膑肿痛，循膺、乳、气街、股、伏兔、骭外廉、足跗上皆痛，中指不用。气盛则身以前皆热，其有余于胃，则消谷善饥，溺色黄。气不足则身以前皆寒栗，胃中寒则胀满。为此诸

足阳明胃经经气发生异常变动，则会出现全身阵阵寒战，像被冷水淋过一样，频频呻吟，时作呵欠，额部暗黑。发病时怕见人和火光，听到木器撞击发出的声音就会神慌惊恐，心中跳动不安，喜欢关闭门窗、独处室内。病情严重时，患者想爬到高处唱歌、脱衣服乱跑，并伴有腹胀肠鸣，这样的病证称为骭厥病。足阳明胃经所属腧穴主治血所发生的疾病，如高热神昏的疟疾，温热之邪淫胜导致的大汗出，鼻塞或鼻出血，口角歪斜，口唇生疮，颈部肿大，喉部闭塞，腹部因水停而肿胀，膝膑部肿痛，足阳明胃经循行经过的胸膺、乳部、气街、大腿前缘、伏兔、胫部外缘、足背等部位疼痛，足中趾不能活动。本经经气有余时，则会出现胸腹部发热；若气盛于胃腑，就会出现谷食易消化而时常饥饿，小便色黄。本经经气不足时，则会出现胸腹部发冷战栗；若胃中阳虚有寒，就会出现胀满。治疗上述病证时，经气亢盛者要用泻法，经气不足者要用补法；热性者要用速针法，寒性者要用留针法；阳气内衰而致脉道虚陷不起者要用灸法；既非经气亢盛也非经气虚弱，只是经气运行失调者，要用本经所属腧穴调治。本经经气亢盛者，其人迎脉象要比寸口脉象大三倍；本经经气虚弱者，其人迎脉象反而会比寸口脉象小。

---

[1] 膑：膝盖骨。

[2] 跗：足背部。

[3] 别：经脉另行发出分支叫“别”。下同。

[4] 洒洒振寒：患者有阵阵发冷的感觉，就好像凉水洒在身上一样。

[5] 牖：窗户。

[6] 骭厥：指足阳明之气自胫部上逆的病证。古人认为贲响、腹胀都是足胫部之气上逆所致，故称“骭厥”。骭，胫骨的古称。

[7] 是主血所生病者：胃腑受纳水谷化生营血，为营血之根，如果胃腑有病，则营血不生。足阳明经受纳胃腑之气，为多气多血之经，可调节营血之变，所以足阳明胃经所属腧穴可以主治血的各种病证。

[8] 口㖞唇胗：㖞，歪的意思；口㖞，就是口角歪斜。唇胗，就是口唇生出疮疡。

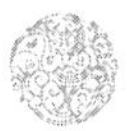

病，盛则泻之，虚则补之，热则疾之，寒则留之，陷下则灸之，不盛不虚，以经取之。盛者人迎大三倍于寸口，虚者人迎反小于寸口也。

脾足太阴之脉，起于大指之端，循指内侧白肉际[1]，过核骨[2]后，上内踝前廉，上踹[3]内，循胫骨后，交出厥阴之前，上膝股内前廉，入腹属脾络胃，上膈，挟咽，连舌本，散舌下；其支者，复从胃，别上膈，注心中。

脾的经脉足太阴经，起始于足大趾末端，沿足大趾内侧的赤白肉处，通过足大趾本节后方的核骨，上行到达内踝前缘，再上行至小腿内侧，沿胫骨后缘上行，与足厥阴肝经交会并穿行至其前方，然后上行经过膝部、大腿内侧前缘，进入腹内，联属于本经所属的脾脏，并联络于与本经相表里的胃腑，然后再向上穿过横隔膜，挟行于咽喉两侧，连于舌根，散布于舌下。它的支脉，在胃腑处分出，上行穿过隔膜，注入心中，与手少阴心经相衔接。

是动则病舌本强，食则呕，胃脘痛，腹胀善噫，得后与气[4]则快然如衰，身体皆重。是主脾所生病者，舌本痛，体不能动摇，食不下，烦心，心下急痛，溏瘕泄[5]，水闭，黄疸，不能卧，强立股膝内肿厥，足大指不用。为此诸病，盛则泻之，虚则补之，热则疾之，寒则留之，陷下则灸之，不盛不虚，以经取

足太阴脾经经气发生异常变动，则会出现舌根强直，食则呕吐，胃脘疼痛，腹部胀满，时时嗳气，但在排出大便或矢气后感到脘腹轻快，像病已祛除了一样。此外，还会出现全身上下发沉。足太阴脾经所属腧穴主治脾脏所发生的疾病，其表现为舌根疼痛，身体不能活动，食物不能下咽，心中烦躁，心下牵引作痛，大便溏薄，痢疾，小便不通，面目皮肤发黄，不能安静睡卧。勉强站立时，则会见到股膝内侧经脉所过之处肿胀厥冷。此外，还会见到足大趾不能活动。治疗上述病证时，经气亢盛者要用泻法，经气不足者要用补法；热性者要用速针法，寒性者要用留针法；阳气内衰而致脉道虚陷不起者要用灸法；既非经气亢盛也非经气虚弱，只是经气运行失调者，要用本经所属腧穴调治。本经经气亢盛者，其寸口

[1] 白肉际：即赤白肉际。手之掌指与足之跖趾都有赤白肉际，手足的阴面为白肉，阳面（生有毫毛的那一面）为赤肉，二者相交界的地方即为赤白肉际。

[2] 核骨：即第一趾跖关节在足内侧所形成的圆形隆起，其状如圆骨。

[3] 踹：为“腨”之误。腨，小腿的腓肠肌部，俗称小腿肚。

[4] 得后与气：指排出了大便或矢气。后，指大便；气，指矢气。

[5] 溏瘕泄：溏，指大便稀薄；瘕泄，指痢疾。

之。盛者寸口大三倍于人迎，虚者寸口反小于人迎也。

脉象要比人迎脉象大三倍；本经经气虚弱者，其寸口脉象反而会比人迎脉象小。

心手少阴之脉，起于心中，出属心系[1]，下膈络小肠；其支者，从心系上挟咽，系目系；其直者，复从心系却上肺，下出腋下，下循臑内后廉，行太阴心主之后，下肘内，循臂内后廉，抵掌后锐骨[2]之端，入掌内后廉，循小指之内出其端。

心的经脉手少阴经，起始于心中，刚出来就联属于心的脉络，然后向下贯穿横隔膜，联络于与本经相表里的小肠腑。它的支脉，从心的脉络向上走行，挟行于咽喉两旁，然后再向上与眼球连络于脑的脉络相联系。它直行的经脉，从心的脉络上行至肺部，然后向下走行而横出于腋窝下，再向下沿上臂内侧后缘走行，且循行在手太阴肺经和手厥阴心包络经的后方，一直下行至肘内，再沿前臂内侧后缘循行，一直到达掌后小指侧高骨的尖端，进入手掌内侧后缘，沿小指内侧到达小指前端，与手太阳小肠经相衔接。

是动则病嗌（yì）干[3]心痛，渴而欲饮，是为臂厥[4]。是主心所生病者，目黄胁痛，臑臂内后廉痛厥，掌中热痛。为此诸病，盛则泻之，虚则补之，热则疾之，寒则留之，陷下则灸之，不盛不虚，以经取之。盛者寸口大再倍于人迎，虚者寸口反小于人迎也。

手少阴心经经气发生异常变动，则会出现咽喉干燥，头痛，口渴想喝水，这样的病证称为臂厥证。手少阴心经所属腧穴主治心脏所发生的疾病，其表现为眼睛发黄，胁肋疼痛，手臂内侧后缘处疼痛、厥冷，掌心处发热、灼痛。治疗上述病证时，经气亢盛者要用泻法，经气不足者要用补法；热性者要用速针法，寒性者要用留针法；阳气内衰而致脉道虚陷不起者要用灸法；既非经气亢盛也非经气虚弱，只是经气运行失调者，要用本经所属腧穴调治。本经经气亢盛者，其寸口脉象要比人迎脉象大两倍；本经经气虚弱者，其寸口脉象反而会比人迎脉象小。

小肠手太阳之脉，起于小指之端，循手外侧上腕，出踝[5]中，直上循臂骨下廉，出肘内侧两筋之间，上循臑外后廉，出

小肠的经脉手太阳经，起始于手小指外侧末端，沿着手外侧后缘循行向上到达腕部，出于腕后小指侧的高骨，由此再沿前臂尺骨下缘直行向上，出于肘后内侧两筋中间，再向上沿上臂外侧后缘，出于肩后骨缝处，绕行肩胛部，再前行交于肩上，继而进入缺盆，联络于与本经相表

[1] 心系：心脏与其他脏腑相联系的脉络。

[2] 锐骨：掌后尺侧部隆起的骨头。

[3] 嗌干：指食道上口咽喉部感到干燥。嗌，指食道上口。

[4] 臂厥：指因手臂经脉之气厥逆上行而导致的病证。

[5] 踝：手腕后方尺侧部隆起的骨头。

 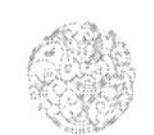

肩解[1]，绕肩胛（jiǎ），交肩上，入缺盆络心，循咽下膈，抵胃属小肠；其支者，从缺盆循颈上颊，至目锐眦（zì）[2]，却入耳中；其支者，别颊上䪼（zhuō）[3]抵鼻，至目内眦，斜络于颧。

里的心脏，此后再沿着食道下行并贯穿横隔，到达胃部，最后向下联属于本经所属的小肠腑。它的一条支脉，从缺盆部分出，沿颈部向上走行到达颊部，再从颊部行至外眼角，最后从外眼角斜下进入耳内。它的另一条支脉，从颊部别行而出，从眼眶下方到达鼻部，然后抵达内眼角，最后从内眼角向外斜行络于颧骨，与足太阳膀胱经相衔接。

是动则病嗌痛颔（hàn）肿，不可以顾，肩似拔，臑似折。是主液所生病者[4]，耳聋目黄颊肿，颈、颔、肩、臑、肘、臂外后廉痛。为此诸病，盛则泻之，虚则补之，热则疾之，寒则留之，陷下则灸之，不盛不虚，以经取之。盛者人迎大再倍于寸口，虚者人迎反小于寸口也。

手太阳小肠经经气发生异常变动，则会出现咽喉疼痛，颔部发肿，颈项难以转动、不能回头，肩部像被人拉伸一样紧张疼痛，上臂部像被折断一样剧痛难忍。手太阳小肠经所属腧穴主治液所发生的疾病，其表现为耳聋，眼睛发黄，面颊肿胀，颈部、颔部、肩部、上臂、肘部、前臂外侧后缘处疼痛。治疗上述病证时，经气亢盛者要用泻法，经气不足者要用补法；热性者要用速针法，寒性者要用留针法；阳气内衰而致脉道虚陷不起者要用灸法；既非经气亢盛也非经气虚弱，只是经气运行失调者，要用本经所属腧穴调治。本经经气亢盛者，其人迎脉象要比寸口脉象大两倍；本经经气虚弱者，其人迎脉象反而会比寸口脉象小。

膀胱足太阳之脉，起于目内眦，上额交巅[5]；其支者，从巅至耳上角[6]；其直者，从巅入络脑，还出别下项，循肩髆（bó）[7]内，挟脊抵腰中，入循膂（lǚ）[8]，络肾属膀胱；其支

膀胱的经脉足太阳经，起始于内眼角，向上经过额部交会于头部最高处。它在此部分的支脉，从颠顶走行至耳上角。它直行的经脉，从颠顶走向体内络于脑髓，然后返还出来，再下行到达颈项后部，此后沿肩胛内侧，挟行于脊柱两旁，抵达腰部，再沿脊柱旁的肌肉深入腹内，联络于与本经相表里的肾脏，并联属于本经所属的膀胱腑。它在此部分的一条支脉，从腰部分出，挟脊柱两侧下行并贯穿臀部，直入于膝部的腘窝中；另一条支

[1] 肩解：肩关节后面的骨缝，在肩胛棘端与肱骨交会的地方。

[2] 目锐眦：外眼角。

[3] 䪼：指眼眶下的部位，其中还包括颧骨所连及的上牙床部分。

[4] 是主液所生病者：小肠为受盛之官，承接胃所腐熟的水谷，泌别清浊。小肠有病，则水谷不分，清浊难别。是以小肠可以调节水液的代谢，其所络属的小肠经也就可以调治水液方面所发生的病证。

[5] 巅：指头顶正中的最高处，百会穴所在的位置。

[6] 耳上角：指耳尖上方所对的头皮部位。

[7] 肩髆：指肩胛骨。

[8] 膂：指挟行于脊柱两旁的浅层肌肉。

者，从腰中下挟脊贯臀，入腘中；其支者，从髆内左右，别下贯胛，挟脊内，过髀（bì）枢[1]，循髀外从后廉下合腘中，以下贯踹内，出外踝之后，循京骨[2]，至小指外侧。

脉，从左右肩胛骨处分出，向下贯穿肩胛骨，挟脊柱两侧，在体内下行，通过髀枢部，沿大腿外侧后缘向下走行，与先前进入腘窝的那条支脉在腘窝中会合，然后再向下走行，通过小腿肌肉内部，出于外踝骨后方，沿足小趾本节后的圆骨，到达足小趾外侧末端，与足少阴肾经相衔接。

是动则病冲头痛，目似脱，项如拔，脊痛腰似折，髀不可以曲，腘如结，踹如裂，是为踝厥[3]。是主筋所生病者[4]，痔疟狂癫疾，头囟（xìn）[5]项痛，目黄泪出鼽衄，项、背、腰、尻（kāo）[6]、腘、踹、脚皆痛，小指不用。为此诸病，盛则泻之，虚则补之，热则疾之，寒则留之，陷下则灸之，不盛不虚，以经取之。盛者人迎大再倍于寸口，虚者人迎反小于寸口也。

足太阳膀胱经经气发生异常变动，则会出现邪气上冲所致的头痛，眼睛疼痛得像要从眼眶中脱出似的，颈项像被牵拔一样紧张疼痛，脊柱和腰部像被折断一样疼痛难忍，髋关节不能屈曲，膝腘部像被捆绑住一样紧涩结滞、不能运动自如，小腿肌肉疼痛得像要裂开一样，这样的病证称为踝厥病。足太阳膀胱经所属腧穴主治筋所发生的疾病，如痔疮，疟疾，狂病，癫病，头、囟与颈部疼痛，眼睛发黄，流泪，鼻塞或鼻出血，项、背、腰、尻、腘、小腿、脚疼痛，足小趾不能活动。治疗上述病证时，经气亢盛者要用泻法，经气不足者要用补法；热性者要用速针法，寒性者要用留针法；阳气内衰而致脉道虚陷不起者要用灸法；既非经气亢盛也非经气虚弱，只是经气运行失调者，要用本经所属腧穴调治。本经经气亢盛者，其人迎脉象要比寸口脉象大两倍；本经经气虚弱者，其人迎脉象反而会比寸口脉象小。

肾足少阴之脉，起于小指之下，邪走足心[7]，出于然谷之下，循内踝之后，别入跟中，

肾的经脉足少阴经，起始于足小趾下方，斜行走向足心，然后出于内踝前下方的然谷穴，再沿内踝后方别行向后下，入于足跟，再由足跟上行至小腿肌肉内侧，出于腘窝内侧，此后再沿大腿内侧后缘贯穿脊柱，联属于本经所

[1] 髀枢：指髋关节，又称大转子。髀，指大腿。

[2] 京骨：指足小趾本节后向外侧突出的半圆骨。

[3] 踝厥：指腘如结等症状，因其都是本经经气自外踝部向上逆行而导致的，故名“踝厥”。

[4] 是主筋所生病者：阳气可以濡养经筋，太阳经为阳气最充足的经脉，所以足太阳膀胱经可以主治筋所发生的病证。

[5] 囟：指顶门。

[6] 尻：指骶骨末端。

[7] 邪走足心：指肾经的经脉从膀胱经经脉的终点出发后，斜行走向足心部的涌泉穴。邪，同“斜”。

以上踹内，出腘内廉，上股内后廉，贯脊属肾络膀胱；其直者，从肾上贯肝膈，入肺中，循喉咙，挟舌本；其支者，从肺出络心，注胸中。

属的肾脏，并联络于与本经相表里的膀胱腑。它直行的经脉，从肾脏向上贯穿肝脏和横膈膜进入肺脏，再沿喉咙上行并最终挟傍于舌根部。它的支脉，从肺脏发出，联络于心脏，贯注于胸内，与手厥阴心包络经相衔接。

是动则病饥不欲食，面如漆柴[1]，咳唾则有血，喝（hè）喝[2]而喘，坐而欲起，目𥆧（huāng）𥆧[3]如无所见，心如悬若饥状，气不足则善恐，心惕惕如人将捕之，是为骨厥。是主肾所生病者，口热舌干，咽肿上气，嗌干及痛，烦心心痛，黄疸肠澼（pì）[4]，脊股内后廉痛，痿厥嗜卧，足下热而痛。为此诸病，盛则泻之，虚则补之，热则疾之，寒则留之，陷下则灸之，不盛不虚，以经取之。灸则强食生肉，缓带披发[5]，大杖重履（lǚ）[6]而步。盛者寸口大再倍于人迎，虚者寸口反小于人迎也。

足少阴肾经经气发生异常变动，则会出现虽觉饥饿却不想进食，面色像漆柴一样暗黑无泽，咳唾带血，喘息喝喝有声，坐下就想站起来，视物模糊不清就像看不见东西一样，心如悬在空中似的，空荡不宁，好似饥饿时的感觉。另外，气虚不足者，常常会感到恐惧，心中怦怦跳动，就像有人要来逮捕他一样，这样的病证称为骨厥病。足少阴肾经所属腧穴主治肾脏所发生的疾病，其表现为自觉口中发热，舌头干，咽部肿胀，气息上逆，喉咙干燥而疼痛，心中烦乱，心痛，黄疸，痢疾，脊柱及大腿内侧后缘疼痛，足部痿软而厥冷，嗜睡，足底发热并疼痛。治疗上述病证时，经气亢盛者要用泻法，经气不足者要用补法；热性者要用速针法，寒性者要用留针法；阳气内衰而致脉道虚陷不起者要用灸法；既非经气亢盛也非经气虚弱，只是经气运行失调者，要用本经所属腧穴调治。施用灸法的患者，要增强饮食以促进肌肉生长；放松身上束着的带子，披散扎住的头发，使全身气血得以舒畅；即使病患尚未痊愈，也要经常起床，手扶粗杖，足穿重履，缓步行走，使全身筋骨得以舒展。本经经气亢盛者，其寸口脉象要比人迎脉象大两倍；本经经气虚弱者，其寸口脉象反而会比人迎脉象小。

---

[1] 漆柴：形容患者面色暗黑无泽，就好像烧焦了的黑色木炭一样。漆，指黑色。

[2] 喝喝：形容喘息之声嘶哑的样子。

[3] 𥆧𥆧：形容视物不清的样子。

[4] 肠澼：指病邪澼积于肠中，即痢疾。

[5] 缓带披发：缓带，就是放松衣带；披发，就是披散头发。

[6] 大杖重履：形容动作徐缓的样子。大杖，就是粗而结实的拐杖；重履，就是在睡鞋外面再套上一双鞋子。古人睡觉时多需另换睡鞋，起床后再将睡鞋换下，但体弱的人起床后不脱换睡鞋，而是在睡鞋外面再套上一双鞋子，故称重履。

心主手厥阴心包络之脉，起于胸中，出属心包络，下膈，历络三焦[1]；其支者，循胸出胁，下腋三寸，上抵腋，下循臑内，行太阴少阴之间，入肘中，下臂行两筋之间，入掌中，循中指出其端；其支者，别掌中，循小指次指[2]出其端。

心主的经脉手厥阴心包络经，起始于胸中，向外走行联属于本经所属的心包络，然后下行贯穿横隔膜，经过并联络于与本经相表里的三焦。它在此部分的支脉，从胸中横出至胁部，再行至腋下三寸处，向上抵达腋窝，然后沿上臂内侧，在手太阴肺经与手少阴心经中间向下循行，进入肘中，再沿前臂内侧两筋中间下行，入于掌中，沿中指直达其末端。它在此部分的支脉，从掌心别行而出，沿无名指到达其末端，与手少阳三焦经相衔接。

是动则病手心热，臂肘挛急，腋肿，甚则胸胁支满，心中憺憺大动，面赤目黄，喜笑不休。是主脉所生病者[3]，烦心心痛，掌中热。为此诸病，盛则泻之，虚则补之，热则疾之，寒则留之，陷下则灸之，不盛不虚，以经取之。盛者寸口大一倍于人迎，虚者寸口反小于人迎也。

手厥阴心包络经经气发生异常变动，则会出现掌心发热，臂肘关节拘挛，腋下肿胀；严重的还会出现胸部、胁肋部支撑满闷，心中惊恐不安而心跳剧烈，面色发赤，眼睛发黄，喜笑不止。手厥阴心包络经所属腧穴主治脉所发生的疾病，其表现为心中烦躁，心痛，掌心发热。治疗上述病证时，经气亢盛者要用泻法，经气不足者要用补法；热性者要用速针法，寒性者要用留针法；阳气内衰而致脉道虚陷不起者要用灸法；既非经气亢盛也非经气虚弱，只是经气运行失调者，要用本经所属腧穴调治。本经经气亢盛者，其寸口脉象要比人迎脉象大一倍；本经经气虚弱者，其寸口脉象反而会比人迎脉象小。

三焦手少阳之脉，起于小指次指之端，上出两指之间，循手表腕[4]，出臂外两骨之间[5]，上贯肘，循臑外上肩，而交出足少阳之后，入缺盆，布膻中，散

三焦的经脉手少阳经，起始于无名指末端，向上出于小指与无名指的中间，再沿手背到达腕部，出于前臂外侧两骨中间，再向上穿过肘部，沿上臂外侧上行至肩部，在此与足少阳胆经交叉，并出行于该经的后方，此后再进入缺盆，分布于膻中处，散布联络于与本经相表里的心包络，然后再向下穿过横隔膜，依次联属于本经所属的上、中、

[1] 历络三焦：指心包络经自胸至腹，顺次经过并联络上、中、下三焦。历，经过的意思。

[2] 小指次指：即小指旁侧的第二个手指，也就是无名指。

[3] 是主脉所生病者：心包络为心的外卫，代心受邪、代心行令，心主血脉，所以心包络经可以主治脉所发生的疾病。

[4] 手表腕：即手腕外侧。在此指手背上从小指与无名指的分叉处到腕部阳池穴处的部分。

[5] 两骨之间：指桡骨与尺骨的中间。

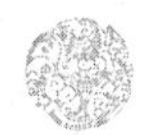

落心包[1]，下膈，循属三焦；其支者，从膻中上出缺盆，上项，系耳后直上，出耳上角，以屈下颊至䪼；其支者，从耳后入耳中，出走耳前，过客主人前，交颊，至目锐眦。

下三焦。它的一条支脉，从胸部膻中处上行，出于缺盆，向上走行至颈项，连系于耳后，再直上出于耳上角，再由此屈折下行，绕颊部，到达眼眶下方；另一条支脉，从耳后进入耳中，再出行至耳前，经过足少阳胆经所属客主人穴（上关穴）的前方，与前面那条支脉交会于颊部，由此再上行至外眼角，与足少阳胆经相衔接。

是动则病耳聋浑浑焞（chún）焞[2]，嗌肿喉痹。是主气所生病者[3]，汗出，目锐眦痛，颊痛，耳后、肩、臑、肘、臂外皆痛，小指次指不用。为此诸病，盛则泻之，虚则补之，热则疾之，寒则留之，陷下则灸之，不盛不虚，以经取之。盛者人迎大一倍于寸口，虚者人迎反小于寸口也。

手少阳三焦经经气发生异常变动，则会出现耳聋，听声模糊，咽喉肿痛，喉咙闭塞。手少阳三焦经所属腧穴主治气所发生的疾病，其表现为自汗出，外眼角疼痛，面颊疼痛，耳后、肩部、上臂、肘部、前臂外缘疼痛，无名指不能活动。治疗上述病证时，经气亢盛者要用泻法，经气不足者要用补法；热性者要用速针法，寒性者要用留针法；阳气内衰而致脉道虚陷不起者要用灸法；既非经气亢盛也非经气虚弱，只是经气运行失调者，要用本经所属腧穴调治。本经经气亢盛者，其人迎脉象要比寸口脉象大一倍；本经经气虚弱者，其人迎脉象反而会比寸口脉象小。

胆足少阳之脉，起于目锐眦，上抵头角[4]，下耳后，循颈行手少阳之前，至肩上，却交出手少阳之后，入缺盆；其支者，从耳后入耳中，出走耳前，至目锐眦后；其支者，别锐眦，下大迎，合于手少阳，抵于䪼，下加颊车，下颈合缺盆以下胸中，贯

胆的经脉足少阳经，起始于外眼角，向上行至额角，再折而下行，绕至耳后，然后沿颈部在手少阳三焦经前方向下走行，到达肩上，再与手少阳三焦经相交并出行至其后方，进入缺盆。它在此部分的一条支脉，从耳后进入耳中，再出行至耳前，最后到达外眼角的后方；另一条支脉，从外眼角处别出，下行至大迎穴，再与手少阳三焦经相合，到达眼眶下方，此后再向后下到达颊车部位，向下循行至颈部，并与本经的主干会合于缺盆部，然后再下行至胸中，穿过横隔膜，联络于与本经相表里的肝脏，并联属于本经所属的胆腑，此后再沿胁的内部向下走行，出于少腹两侧的气街部，绕过阴毛边缘，横

[1] 散落心包：当为“散络心包”之误。

[2] 浑浑焞焞：形容听不清楚声音的样子。

[3] 是主气所生病者：因为三焦腑具有气化功能，可以通调水液，故其所属经脉三焦经就可以调治气所发生的病证。

[4] 头角：即额角，在前额之上缘的两端处。

膈络肝属胆，循胁里，出气街，绕毛际[1]，横入髀厌[2]中；其直者，从缺盆下腋，循胸过季胁[3]，下合髀厌中，以下循髀阳[4]，出膝外廉，下外辅骨[5]之前，直下抵绝骨[6]之端，下出外踝之前，循足跗上，入小指次指之间；其支者，别跗上，入大指之间，循大指歧骨[7]内出其端，还贯爪甲，出三毛[8]。

行进入环跳穴。它直行的经脉，从缺盆部下行至腋部，再沿胸部通过季胁，与前一支脉相合于环跳穴，再由此向下沿大腿外侧到达膝部外缘，再下行到腓骨前方，然后一直下行，抵达外踝上方腓骨末端的凹陷处，再向下出于外踝前方，并由此沿足背进入足第五趾与第四趾的中间。它在此部分的支脉，从足背别行而出，进入足大趾与次趾的中间，沿足大趾外侧行至其末端，然后再回转过来，穿过足大趾的爪甲，出于趾甲后方的三毛部位，与足厥阴肝经向衔接。

是动则病口苦，善太息，心胁痛不能转侧，甚则面微有尘[9]，体无膏泽[10]，足外反热，是为阳厥[11]。是主骨所生病者[12]，头痛颔痛，目锐眦痛，缺盆中肿痛，腋下肿，马刀侠瘿[13]，

足少阳胆经经气发生异常变动，则会出现口苦，时常叹气，胸胁作痛以致身体不能转动；病情严重时还会出现面部黯无光泽，如有灰尘蒙罩着一样，全身皮肤干燥而失去润泽之色，足外侧反觉发热，这样的病证称为阳厥病。足少阳胆经所属腧穴主治骨所发生的疾病，其表现为头痛，颔部疼痛，外眼角痛，缺盆肿痛，腋下肿胀，腋下或颈部病发瘰疬，汗出寒战，疟疾，胸胁、肋部、大腿、膝部外侧，直至小腿、绝骨、外踝前以及胆经经脉循行所过

[1] 毛际：指耻骨部阴毛的边缘。

[2] 髀厌：就是髀枢，即髋关节。

[3] 季胁：指两侧胸胁下方的软肋部。

[4] 髀阳：大腿外侧。髀，就是股，俗名大腿。

[5] 外辅骨：指腓骨。胫骨为内辅骨。

[6] 绝骨：外踝上方腓骨末端的凹陷部位，腓骨在此处似乎有所中断，故名。

[7] 歧骨：足之大趾与次趾本节后方的骨缝处。

[8] 三毛：指足大趾背面，第一趾关节处，有毛的部位。

[9] 面微有尘：形容面色灰暗，如有尘土。

[10] 膏泽：形容油润有光泽的样子。膏，指膏脂；泽，润泽的意思。

[11] 阳厥：指由少阳之气上逆所导致的病证。古人认为凡是足少阳胆经经气发生异常变动而出现的病证，都是因胆木生火、火气冲逆所致，故其病证都称为阳厥病。

[12] 是主骨所生病者：苦为胆之味，苦味入骨，胆腑有病，可伤及于骨。所以胆腑所属经脉胆经就可以调治骨所发生的病证。

[13] 马刀侠瘿：指瘰疬，相当于淋巴结结核，俗称“疬串”。其生于腋下，状似马刀形者，叫马刀；生于颈部者，叫侠瘿。

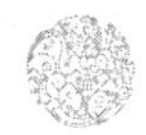

汗出振寒，疟，胸、胁、肋、髀、膝外至胫、绝骨、外踝前及诸节皆痛，小指次指不用。为此诸病，盛则泻之，虚则补之，热则疾之，寒则留之，陷下则灸之，不盛不虚，以经取之。盛者人迎大一倍于寸口，虚者人迎反小于寸口也。

的各个关节疼痛，足小趾旁侧之足趾不能活动。治疗上述病证时，经气亢盛者要用泻法，经气不足者要用补法；热性者要用速针法，寒性者要用留针法；阳气内衰而致脉道虚陷不起者要用灸法；既非经气亢盛也非经气虚弱，只是经气运行失调者，要用本经所属腧穴调治。本经经气亢盛者，其人迎脉象要比寸口脉象大一倍；本经经气虚弱者，其人迎脉象反而会比寸口脉象小。

肝足厥阴之脉，起于大指丛毛[1]之际，上循足跗上廉，去内踝一寸，上踝八寸，交出太阴之后，上腘内廉，循股阴[2]入毛中，过阴器，抵小腹，挟胃属肝络胆，上贯膈，布胁肋，循喉咙之后，上入颃颡（háng sǎng）[3]，连目系，上出额，与督脉会于巅；其支者，从目系下颊里，环唇内；其支者，复从肝别贯膈，上注肺。

肝的经脉足厥阴经，起始于足大趾趾甲后方丛毛边缘，沿足背上缘向上到达内踝前一寸的地方，再向上循行至内踝上方八寸的部位，在此与足太阴脾经相交并出行到其后方，此后再上行至膝部腘窝内缘，并沿大腿内侧进入阴毛之中，然后通过阴器抵达少腹部，由此再挟行于胃的两旁，联属于本经所属的肝脏，联络于与本经相表里的胆腑，此后再向上贯穿横隔膜，散布于胁肋，然后再沿喉咙后方，向上进入鼻后孔的部位，由此再向上走行，与眼球连络于脑的脉络相联系，再向上行，出于额部，与督脉会合于头顶的最高处。它的一条支脉，从眼球连络于脑的脉络处别行而出，向下行至颊部内，再环绕口唇内侧；另一条支脉，从肝脏别行而出，贯穿横隔膜，再向上注于肺脏，与手太阴肺经相衔接。

是动则病腰痛不可以俯仰，丈夫㿗疝，妇人少腹肿，甚则嗌干，面尘脱色。是主肝所生病者，胸满，呕逆，飧泄[4]，狐疝[5]，

足厥阴肝经经气发生异常变动，则会出现腰部作痛以致不能前后俯仰，男子病发㿗疝，女子少腹肿胀；病情严重时还会出现喉咙干燥，面部像蒙着灰尘一样黯无光泽。足厥阴肝经所属腧穴主治肝脏所发生的疾病，其表现为胸中满闷，呕吐气逆，完谷不化的泄泻，睾丸时上时下

[1] 丛毛：指足大趾背面第一趾关节处多毛的部位，亦即前文所提到的“三毛”。

[2] 股阴：大腿内侧。

[3] 颃颡：即鼻后孔所在的部位。

[4] 飧泄：大便稀薄，完谷不化。

[5] 狐疝：疝气的一种，表现为睾丸时大时小，时上时下，如狐之出入无常。

遗溺，闭癃。为此诸病，盛则泻之，虚则补之，热则疾之，寒则留之，陷下则灸之，不盛不虚，以经取之。盛者寸口大一倍于人迎，虚者寸口反小于人迎也。

的狐疝，遗尿，小便不通。治疗上述病证时，经气亢盛者要用泻法，经气不足者要用补法；热性者要用速针法，寒性者要用留针法；阳气内衰而致脉道虚陷不起者要用灸法；既非经气亢盛也非经气虚弱，只是经气运行失调者，要用本经所属腧穴调治。本经经气亢盛者，其寸口脉象要比人迎脉象大一倍；本经经气虚弱者，其寸口脉象反而会比人迎脉象小。

手太阴气绝则皮毛焦，太阴者行气温于皮毛者也，故气不荣则皮毛焦，皮毛焦则津液去皮节[1]，津液去皮节者则爪枯毛折，毛折者则毛先死，丙笃丁死，火胜金也。

手太阴肺经经气竭绝，就会出现皮毛焦枯。手太阴肺经能够运行气血、温润肌表的皮毛，如果肺经经气不足，不能运行气血、荣养皮毛，就会使皮毛焦枯。皮毛焦枯表明皮毛已经丧失津液；皮毛丧失津液的润泽，进而就会出现爪甲枯槁、毫毛断折。如果见到毫毛折断脱落，则表明毫毛已经先行枯亡了。这类病证逢丙日会加重，逢丁日会死亡，因为丙、丁属火，肺属金，火能克金。

手少阴气绝则脉不通，脉不通则血不流，血不流则髦（máo）[2]色不泽，故其面黑如漆柴者，血先死，壬笃癸死，水胜火也。

手少阴心经经气竭绝，就会出现血脉不通；血脉不通，血液就不能流行；血液不能流行，头发和面色就会没有光泽。所以如果患者面色暗黑如烧焦的木炭，则说明其营血已经先行衰败了。这类病证逢壬日会加重，逢癸日会死亡，因为壬、癸属水，心属火，水能克火。

足太阴气绝者则脉不荣肌肉，唇舌者肌肉之本也，脉不荣则肌肉软，肌肉软则舌萎人中满，人中满则唇反，唇反者肉先死，甲笃乙死，木胜土也。

足太阴脾经经气竭绝，就会使经脉无水谷精微输布以荣养肌肉。脾之华在唇，由唇舌能观察肌肉的状态，故唇舌为肌肉的根本。经脉没有水谷精微输布以荣养肌肉，肌肉就会松软；肌肉松软，就会导致舌体萎缩，人中部肿满；人中部肿满，就会使口唇外翻。如果见到口唇外翻，则说明肌肉已经先行衰萎了。这类病证逢甲日会加重，逢乙日会死亡，因为甲、乙属木，脾属土，木能克土。

足少阴气绝则骨枯，少阴者冬脉也，伏行而濡骨髓者也，故骨不濡则肉不能著也，骨肉不相亲则肉软却[3]，肉软却故齿长而垢发无泽，发无泽者骨先死，

足少阴肾经经气竭绝，就会出现骨骼枯槁。足少阴肾经是应于冬季的经脉，它走行于人体深部而濡养骨髓，如果足少阴肾经经气竭绝，则骨髓得不到濡养，就会导致骨骼枯槁。如果骨骼枯槁，肌肉就不能附着在骨骼了；骨与肉分离而不能相互结合，肌肉就会松软短缩；肌肉松软短缩，就会使牙齿显得变长了一些，并积满污垢，同时，还

[1] 津液去皮节：指津液丧失以致皮肤中缺少液体。

[2] 髦：头发。

[3] 却：短缩的意思。

 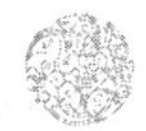

戊笃己死，土胜水也。

会使头发失去光泽。如果见到头发枯槁无泽，则说明骨骼已经先行衰败了。这类病证逢戊日会加重，逢己日会死亡，因为戊、己属土，肾属水，土能克水。

足厥阴气绝则筋绝，厥阴者肝脉也，肝者筋之合也，筋者聚于阴器[1]，而脉络于舌本也，故脉弗荣则筋急，筋急则引舌与卵，故唇青舌卷卵缩则筋先死，庚笃辛死，金胜木也。

厥阴肝经经气竭绝，就会出现筋脉挛缩拘急、不能活动。因为足厥阴肝经是属于肝脏的经脉，且肝脏外合于筋，所以足厥阴肝经与筋的活动有着密切的联系；再者，人体之经筋都汇聚于生殖器部，其脉又都联络于舌根，因此如果足厥阴肝经经气不足，导致筋脉得不到荣养，就会出现筋脉拘急挛缩。筋脉拘急挛缩，就会导致舌体卷屈，睾丸上缩。如果见到唇色发青、舌体卷屈以及睾丸上缩，则说明筋脉已经先行败绝了。这类病证逢庚日会加重，逢辛日会死亡，因为庚、辛属金，肝属木，金能克木。

五阴气俱绝则目系转，转则目运[2]，目运者为志先死，志先死则远一日半死矣。六阳气绝，则阴与阳相离，离则腠理[3]发泄，绝汗乃出，故旦占夕死，夕占旦死。

五脏所属五条阴经之经气都已竭绝，就会使眼球内连于脑的脉络扭转，进而使目睛上翻。如果见到目睛上翻，则说明患者的神志已经先行败绝了。如果患者的神志已经败绝，那么他距离死亡也只剩下一天半的时间了。六腑所属六条阳经之经气都已竭绝，阴气和阳气就会相互分离；阴阳分离，就会使皮表不固，精气外泄，而流出大如串珠、凝滞不流的绝汗。绝汗是人体精气败绝的表现，所以如果患者在早晨出现这种病象，则当天晚上就会死亡；如果患者在晚上出现这种病象，则第二天早晨就会死亡。

经脉十二者，伏行分肉[4]之间，深而不见；其常见者，足太阴过于外踝之上[5]，无所隐故也。诸脉之浮而常见者，皆络脉也。六经络手阳明少阳之大络，起于五指间，上合肘中。饮酒者，卫气先行皮肤，先充

手足阴阳十二经脉，大都隐伏在里而循行于分肉之间，其位置较深而不能在体表看到；通常在体表可以看见的，只有手太阴肺经经过手外髁骨之上的那一部分，因于该处皮肤细薄，经脉无所隐匿。大多数浮现在浅表、可常看见的经脉都是络脉。手之阴阳六经的络脉，手阳明大肠经和手少阳三焦经的大络，都起于手部五指之间，再向上会合在肘窝中。饮酒后，由于酒气剽疾滑利，所以它会先随卫气行于皮肤，充溢于浅表的络脉，使络脉首先满盛起来。此后，如果在外的卫气已经充溢有余，

[1] 聚于阴气：阴气，《难经》及各家注释中均作“阴器”，指生殖器，从之。

[2] 目运：指黑睛上翻，仅露出白睛。

[3] 腠理：腠，汗孔；理，皮肉的纹理。

[4] 分肉：张景岳：“分肉，言肉中之分理也。”

[5] 足太阴过于外踝之上：张介宾认为“足太阴”当为“手太阴”，“踝”通“髁”，从之。

络脉，络脉先盛，故卫气已平[1]，营气乃满，而经脉大盛。脉之卒然动者，皆邪气居之，留于本末；不动则热，不坚则陷且空，不与众同，是以知其何脉之动也。

就会使在内的营气也随之满盛，进而使经脉中的血气也充盛起来。如果没有饮酒，经脉就突然发生异常变动，则说明有邪气侵袭于内，停留在经脉自本至末的循行通路上。如果外邪侵袭人体留在浮浅的络脉，就会郁而发热，并使脉形变得坚实；如果络脉的脉形不显坚实，则说明邪气已经深陷于经脉，并使络脉之气空虚衰竭了。凡是被邪气侵袭的经脉，都会出现与其他正常经脉不同的表现，由此就可以测知是哪一条经脉感受到了邪气。

雷公曰：何以知经脉之与络脉异也？黄帝曰：经脉者常不可见也，其虚实也以气口知之，脉之见者皆络脉也。雷公曰：细子[2]无以明其然也。黄帝曰：诸络脉皆不能经大节[3]之间，必行绝道[4]而出，入复合于皮中，其会皆见于外。故诸刺络脉者，必刺其结上[5]，甚血者虽无结，急取之以泻其邪而出其血，留之发为痹也。凡诊络脉，脉色青则寒且痛，赤则有热。胃中寒，手鱼之络多青矣；胃中有热，鱼际络赤；其暴黑者，留久痹也；其有赤有黑有青者，寒热气也；其青短者，少气也。凡刺寒热者皆多血络，必间日而一

雷公问：如何才能知道是经脉还是络脉发生了病变呢？黄帝说：经脉隐伏在内，因此即使发生了病变，通常在体表也是看不到的，其虚实变化只能从气口部位的脉象变化来测知。在体表可以看到的那些经脉的病变，其实都是络脉的病变。雷公说：我还是不明白为什么会这样。黄帝说：所有的络脉都不能越过大关节部位，因此络脉走行到大关节部位时，都要经过经脉所不到的地方，出于皮表，越过大关节后，再入里与经脉相合于皮中。另外，它们相合的部位都会在皮表显现出来。因此，凡是针刺络脉的病变，都必须刺中有瘀血结聚的地方，才能取得疗效。对于血气郁积的病证，虽然还没有出现瘀血结聚的现象，但也应该尽快采用刺络方法治疗，以泻除病邪而放出恶血；如果恶血留在体内，就会导致血络闭塞不通的痹病。在诊察络脉病变时，如果络脉所在部位呈青色，则说明是寒邪凝滞于内，气血不通而痛；如果络脉所在部位呈红色，则就说明体内有热。例如，胃中有寒的患者，手鱼际部的络脉大多呈现青色；而胃中有热的患者，手鱼际部的络脉多呈现红色。络脉所在部位突然呈黑色者，则说明是留滞已久的痹病。络脉所在部位的颜色时而发红、时而发黑、时而发青者，则说明是寒热相兼的病证。络脉所在部位颜色发青且脉络短小者，则说明是元气衰少。在针刺寒热并作的病证时，因为病邪尚未深入于经，所以应该多刺浅表的血络，同时还必须隔日一刺，直到把恶血完全泻尽才能停止，

[1] 平：此处作“满盛”解。

[2] 细子：犹言“小子”，古代自我谦称。

[3] 大节：大的骨节。

[4] 绝道：即别道，也就是与经脉循行路径不同的循行道路。

[5] 结上：络脉有血液瘀积之处。

取之，血尽而止，乃调其虚实；其小而短者少气，甚者泻之则闷，闷甚则仆不得言，闷则急坐之也。

而后就可以根据病证的虚实进行调治。络脉脉形短小者，则说明是元气衰少。如果对元气衰少很重的患者使用泻法，就会使他感到心胸烦闷，烦闷至极就会出现昏厥倒地、不能言语。对于这种患者，在他已感烦闷而尚未昏仆时，就应该将他扶成半坐半卧位，施以急救。

手太阴之别，名曰列缺[1]。起于腕上分间[2]，并太阴之经直入掌中，散入于鱼际。其病实则手锐[3]掌热；虚则欠𠯗（qù）[4]，小便遗数，取之去腕半寸[5]，别走阳明也。

从手太阴肺经别出的络脉，名为列缺。它起始于手腕上部的分肉之间，然后与手太阴肺经正经并行，直入于手掌内侧，散布于鱼际部。如果它发生病变，属于实证者，会出现腕后锐骨部与手掌部发热；属于虚证者，会出现张口呵欠，小便失禁或频数。对于这些病证，都可以取腕后一寸半处的列缺穴治疗。这条络脉就是手太阴肺经联络于手阳明大肠经的主要分支。

手少阴之别，名曰通里，去腕一寸半[6]，别而上行，循经入于心中，系舌本，属目系。其实则支膈[7]，虚则不能言。取之掌后一寸，别走太阳也。

从手少阴心经别出的络脉，名为通里。它在手掌后方距离腕关节一寸处别行分出，然后沿手少阴心经的正经向上走行，进入心中，然后再向上循行联系舌根，连属于眼球内连于脑的脉络。如果它发生病变，属于实证者，会出现胸膈间支撑不适；属于虚证者，会出现不能言语。对于这些病证，都可以取手掌后方一寸处的通里穴治疗。这条络脉就是手少阴心经联络于手太阳小肠经的主要分支。

手心主之别，名曰内关，去腕二寸，出于两筋之间，循经以上系于心，包络心系。实则心痛，虚则为头强。取之两筋间也。

从手厥阴心包络经别出的络脉，名为内关。它在手掌后方距离腕关节两寸处，从两筋中间别行分出，然后沿手厥阴心包络经的正经向上走行，联系于心，并包绕联络于心脏与其他脏腑相联系的脉络。如果它发生病变，属于实证者，会出现心痛；属于虚证者，会出现头颈部僵硬强直。对于这些病证，都可以取手掌后方、两筋之间的内关穴治疗。

手太阳之别，名曰支正，上腕五寸，内注少阴；其别者，上

从手太阳小肠经别出的络脉，名为支正。它在腕关节上方五寸的地方别行分出，然后向内走行注于手少阴心

[1] 手太阴之别，名曰列缺：每经的络脉都用络脉从正经分出之处腧穴的名字来命名。

[2] 分间：指分肉之间。

[3] 手锐：即手的锐骨部，手掌后方之小指侧的高骨。

[4] 欠𠯗：形容呵欠时张口伸腰的样子。欠，呵欠；𠯗，张口的样子。

[5] 去腕半寸：当为“去腕寸半”之误，指列缺穴所在。列缺穴在手掌后方距离腕关节一寸五分处。

[6] 去腕一寸半：当为“去腕一寸”之误，指通里穴所在。通里穴在手掌后方距离腕关节一寸处。

[7] 支膈：胸膈间支撑满胀以致感觉不舒畅的病证。

走肘，络肩髃。实则节弛肘废，虚则生肬（yóu）[1]，小者如指痂疥（jiā jiè）[2]，取之所别也。

经之中；它的一条别行支脉，在支正穴处别行而出，然后向上走行，到达肘部，然后再向上联络于肩髃穴。如果它发生病变，属于实证者，会出现骨节弛缓，肘关节痿废而不能活动；属于虚证者，会出现皮肤上生出赘疣，其中小的像指头中间干结作痒的痂疥一样大。对于这些病证，都可以取手太阳小肠经的络脉从其本经别出之处的支正穴治疗。

手阳明之别，名曰偏历，去腕三寸，别入太阴；其别者，上循臂，乘肩髃，上曲颊[3]偏[4]齿；其别者，入耳合于宗脉[5]。实则龋（qǔ）聋，虚则齿寒痹隔[6]，取之所别也。

从手阳明大肠经别出的络脉，名为偏历。它在手掌后方距离腕关节三寸的部位从本经分出，然后别行进入手太阴肺经的经脉。它的一条别行支脉，在偏历穴处别行而出，然后沿手臂上行，经过肩髃穴，向上走行，联络到牙根部；另一条别行支脉，走入耳中，与耳部宗脉相会合。如果它发生病变，属于实证者，会出现龋齿、耳聋；属于虚证者，会出现牙齿发冷，胸膈间闭塞不畅。对于这些病证，都可以取手阳明大肠经的络脉从其本经所别出之处的偏历穴治疗。

手少阳之别，名曰外关，去腕二寸，外绕臂，注胸中，合心主。病实则肘挛，虚则不收，取之所别也。

从手少阳三焦经别出的络脉，名为外关。它在手掌后方距离腕关节两寸的部位从本经分出，然后向外绕行于臂部，再向上走行，注于胸中，与手厥阴心包经相会合。如果它发生病变，属于实证者，会出现肘关节拘挛；属于虚证者，会出现肘关节弛缓不收。对于这些病证，都可以取手少阳三焦经的络脉从其本经所别出之处的外关穴治疗。

足太阳之别，名曰飞扬，去踝七寸，别走少阴。实则鼽窒[7]、头背痛，虚则鼽衄，取之所别也。

从足太阳膀胱经别出的络脉，名为飞扬。它在小腿、距离外踝七寸的部位从本经分出，然后别行走向足少阴肾经的经脉。如果它发生病变，属于实证者，会出现鼻塞不通，头背部疼痛；属于虚证者，会出现鼻塞或鼻出血。对于这些病证，都可以取足太阳膀胱经的络脉从其本经所别出之处的飞扬穴治疗。

足少阳之别，名曰光明，去踝五寸，别走厥阴，下络足跗。实则厥，虚则痿躄（bì）[8]，坐

从足少阳胆经别出的络脉，名为光明。它在小腿、距离外踝五寸的部位从本经分出，然后别行走向足厥阴肝经的经脉，此后再向下走行，联络于足背部。如果它发生病变，属于实证者，会出现下肢厥冷；属于虚证者，会出现

[1] 肬：通“疣”字，指赘肉。

[2] 痂疥：一种皮肤病。

[3] 曲颊：指下巴后方之下颌骨的弯曲处，在耳垂的下方。

[4] 偏：同“遍”。

[5] 宗脉：指聚结于耳中的经脉。

[6] 痹隔：胸膈间闭塞不通。痹，闭塞不通。

[7] 鼽窒：鼻塞不通感。

[8] 痿躄：指一种下肢痿软无力，不能行走的病证。痿，指痿软无力；躄，指足不能行。

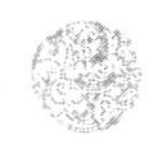

不能起，取之所别也。

下肢痿软无力以致难以步行，坐下后不能再站立。对于这些病证，都可以取足少阳胆经的络脉从其本经所别出之处的光明穴治疗。

足阳明之别，名曰丰隆，去踝八寸，别走太阴；其别者，循胫骨外廉，上络头项，合诸经之气，下络喉嗌。其病气逆则喉痹瘁（cuì）喑[1]。实则狂巅[2]，虚则足不收胫枯，取之所别也。

从足阳明胃经别出的络脉，名为丰隆。它在小腿、距离外踝八寸的部位从本经分出，然后别行走向足太阴脾经的经脉。它的一条别行支脉，在丰隆穴处别行而出，然后沿胫骨外缘向上一直走行，直到头项部并与之相联络，此后和头项部其他各经的经气相会合，再向下联络于咽喉部。如果它的脉气向上逆行，就会出现咽喉肿闭，突然失音而不能言语。如果它的经脉发生病变，属于实证者，会出现神志失常的癫狂证；属于虚证者，会出现两足弛缓不收，小腿部肌肉枯痿。对于这些病证，都可以取足阳明胃经的络脉从其本经所别出之处的丰隆穴治疗。

足太阴之别，名曰公孙，去本节之后一寸，别走阳明；其别者，入络肠胃。厥气上逆则霍乱[3]，实则肠中切痛，虚则鼓胀[4]，取之所别也。

从足太阴脾经别出的络脉，名为公孙。它在足大趾本节后方一寸远的地方从本经分出，然后别行走向足阳明胃经的经脉。它的一条别行支脉，向上走行，进入腹部，联络于肠胃。如果它的脉气厥逆上行，就会出现吐泻交作的霍乱证。如果它的经脉发生病变，属于实证者，会出现腹部痛如刀绞；属于虚证者，会出现腹胀如鼓。对于这些病证，都可以取足太阴脾经的络脉从其本经所别出之处的公孙穴治疗。

足少阴之别，名曰大钟，当踝后绕跟，别走太阳；其别者，并经上走于心包，下外贯腰脊。其病气逆则烦闷，实则闭癃[5]，虚则腰痛，取之所别者也。

从足少阴肾经别出的络脉，名为大钟。它在足内踝后方别行分出，然后环绕足跟至足外侧，再走向足太阳膀胱经的经脉。它的一条别行支脉，与足少阴肾经的正经并行向上，抵达心包络，然后向外下方贯穿腰脊。如果它的脉气上逆，就会出现心烦胸闷。如果它的经脉发生病变，属于实证者，会出现二便不通；属于虚证者，会出现腰痛。对于这些病证，都可以取足少阴肾经的络脉从其本经所别出之处的大钟穴治疗。

足厥阴之别，名曰蠡（lí）沟，去内踝五寸，别走少阳；其别者，循胫上睾，结于茎。其病

从足厥阴肝经别出的络脉，名为蠡沟。它在小腿、距离内踝五寸的部位从本经分出，然后别行走向足少阳胆经的经脉。它的一条别行支脉，经过胫部上行至睾丸，聚结于阴茎。如果它的脉气上逆，就会出现睾丸肿大，

---

[1] 瘁喑：按马莳注，“瘁”应作“猝”解，突然的意思。瘁喑，就是突然失音，不能言语。

[2] 巅：同“癫”。

[3] 霍乱：病名。因发作时上吐下泻，挥霍撩乱，故名霍乱。

[4] 鼓胀：即腹胀如鼓。

[5] 闭癃：闭，指大便闭结；癃，指小便不通。

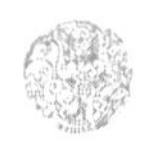

气逆则睾肿卒疝，实则挺长，虚则暴痒，取之所别也。

突发疝气。如果它的经脉发生病变，属于实证者，会出现阴茎勃起不回；属于虚证者，会出现阴部奇痒难忍。对于这些病证，都可以取足厥阴肝经的络脉从其本经所别出之处的蠡沟穴治疗。

任脉之别，名曰尾翳（yì）[1]，下鸠尾，散于腹。实则腹皮痛，虚则痒搔，取之所别也。

从任脉别出的络脉，名为尾翳。它在胸骨下方的鸠尾处从本经分出，然后向下散于腹部。如果它发生病变，属于实证者，会出现腹部皮肤疼痛；属于虚证者，会出现腹部皮肤瘙痒。对于这些病证，都可以取任脉的络脉从其本经所别出之处的尾翳穴治疗。

督脉之别，名曰长强，挟膂上项，散头上，下当肩胛左右，别走太阳，入贯膂。实则脊强，虚则头重，高摇之，挟脊之有过者[2]，取之所别也。

从督脉别出的络脉，名为长强。它在尾骨尖下方的长强穴处从本经分出，然后夹脊柱两旁的肌肉向上走行到项部，散于头上，再向下走行至肩胛部附近，别行走向足太阳膀胱经，然后深入体内，贯穿脊柱两旁的肌肉。如果它发生病变，属于实证者，会出现脊柱强直以致不能俯仰；属于虚证者，会出现头部沉重、振摇不定。以上这些病证，都是由本经络脉挟行于脊柱两侧的部分发生病变而引起的，都可以取督脉的络脉从其本经所别出之处的长强穴治疗。

脾之大络，名曰大包，出渊腋[3]下三寸，布胸胁。实则身尽痛，虚则百节尽皆纵，此脉若罗络之血者[4]，皆取之脾之大络脉也。

脾脏的大络，名为大包。它在渊腋穴下方三寸处从本经分出，然后散布于胸胁。如果它发生病变，属于实证者，会出现全身各处疼痛；属于虚证者，会出现周身骨节弛纵无力；此外，还会在大包穴附近出现网络状的血色斑纹。对于这些病证，都可以取脾之大络从其本经所别出之处的大包穴治疗。

凡此十五络者，实则必见，虚则必下，视之不见，求之上下，人经不同，络脉异所别也。

以上十五条络脉，当它们发病时，凡属于脉气壅盛者，其脉络都必然会变得明显而容易看到；属于脉气虚弱者，其脉络都必然会变得下陷而不易察知。如果在络脉所在部位的体表处看不到任何异常，则应当到其所在部位的上方或下方仔细观察。人的形体有高、矮、胖、瘦的不同，其经脉也会有长、短的不同，其络脉所别出的部位也会因之而有差别，因此医者在诊察病情时，应灵活变通，不能拘泥。

---

[1] 尾翳：鸠尾穴的别名。

[2] 挟脊之有过者：指挟行于脊柱两侧部位的络脉发生病变。过，发生病变的意思。

[3] 渊腋：穴位名，在腋下三寸处，属足少阳胆经。

[4] 罗络之血者：张景岳：“言此大络，包罗诸络之血。”

 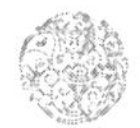

经别第十一

黄帝问于岐伯曰：余闻人之合于天道也，内有五脏，以应五音[1]、五色[2]、五时[3]、五味[4]、五位[5]也；外有六腑，以应六律[6]，六律建阴阳诸经而合之十二月、十二辰[7]、十二节[8]、十二经水[9]、十二时[10]、十二经脉者，此五脏六腑之所以应天道。夫十二经脉者，人之所以生，病之所以成，人之所以治，病之所以起，学之所始，工之所止也，粗之所易，上之所难也。请问其离合出入奈何？岐伯稽（qǐ）首再拜曰：明乎哉

黄帝问岐伯：我听说人体与天地相对应。其内，有属阴的五脏与自然界的五音、五色、五时、五味以及五位相对应；其外，有属阳的六腑与自然界的六律相对应。六律有阴阳之分，故人体相应地有手足阴阳各经，且人体十二条经脉与自然界十二月、十二辰、十二节、十二条河流以及十二时相对应。以上就是人体五脏六腑与自然界相对应的情况。十二经脉对生命的产生、疾病的形成、疾病的治疗以及疾病的发生都有重要的作用。十二经脉的相关理论，不仅是初学者开始学医时就应了解的基本理论，更是医生要毕生研习的理论。医术一般的医生认为它轻易就能学懂，只有医术高明的医生才知道要体会其中的奥妙是多么困难。现在，我想问您：十二经脉出入离合的情况是怎样的？岐伯很恭谨地再三执拜说：您问得真是英明啊！这是医技粗糙的人最容易忽略的问题，只有医技高明的人才会悉心研究它。下面，就让我来详细说明一下吧。

---

[1] 五音：角、徵、宫、商、羽。

[2] 五色：青、赤、黄、白、黑。

[3] 五时：春、夏、长夏、秋、冬。

[4] 五味：酸、苦、甘、辛、咸。

[5] 五位：东、南、中、西、北。

[6] 六律：是古代校正音调的器具。古人规定其声音有阳的和阴的各六种，其中阳的叫律，有黄钟、太簇、姑洗、蕤宾、夷则、无射，合称六律；阴的叫吕，有大吕、夹钟、中吕、林钟、南吕、应钟，合称六吕。六律和六吕又合称十二律。

[7] 十二辰：古代天文学名词。指一年中，日月在不同月份交会时所处的十二个不同方位。其名称为：子、丑、寅、卯、辰、巳、午、未、申、酉、戌、亥。

[8] 十二节：一年中有二十四个节气，每月都有一节一气。十二节，指的是立春、惊蛰、清明、立夏、芒种、小暑、立秋、白露、寒露、立冬、大雪、小寒这十二节。

[9] 十二经水：指古代版图上的清、渭、海、湖、汝、渑、淮、漯、江、河、济、漳这十二条大的河流。此处用它们来比喻人体十二经脉，故称十二经水。

[10] 十二时：即一天中的十二个时段，分别是：夜半、鸡鸣、平旦、日出、食时、隅中、日中、日昳、晡时、日入、黄昏、人定。

问也！此粗之所过[1]，上之所息[2]也，请卒言之。

足太阳之正[3]，别入于腘中，其一道下尻五寸，别入于肛，属于膀胱，散之肾，循膂当心入散；直者，从膂上出于项，复属于太阳，此为一经也。足少阴之正，至腘中，别走太阳而合，上至肾，当十四椎，出属带脉；直者，系舌本，复出于项，合于太阳，此为一合。成以诸阴之别，皆为正也。

足太阳膀胱经别行的正经，别行进入腘窝中；其一条分支上行到尻下五寸处，再向上别行进入肛门，向内行于腹中，联属于本经所属的膀胱腑，然后散行至肾脏，再沿脊柱两旁肌肉内部向上到达心脏所在的部位，然后入于心、分散于心的内部；其直行的部分，从脊柱两旁肌肉处向上出于项部，此后再属联足太阳膀胱经本经经脉。这就是足太阳膀胱经在本经之外别行的一条正经。足少阴肾经别行的正经，走行至膝部腘窝中，再别行走向足太阳膀胱经并与之相合，继而向上走到肾脏，并在十四椎处向外走行而联属于带脉；其直行的部分，上系舌根，然后再向外走行至项部，与足太阳膀胱经的经脉相合。这就是足太阳膀胱经与足少阴肾经这两条互为表里的经脉所形成的六合中的第一合。这种表里两经相合的关系，都是由各条阴经之经别与其相表里之阳经的正经而形成的；其他表里经的相配关系也是如此。所谓经别，其实也是正经，只不过是别道而行的正经罢了。

足少阳之正，绕髀入毛际，合于厥阴；别者入季胁之间，循胸里属胆，散之肝上贯心，以上挟咽，出颐颔中，散于面，系目系，合少阳于外眦也。足厥阴之正，别跗上，上至毛际，合于少阳，与别俱行，此为二合也。

足少阳胆经别行的正经，绕过髀部，入于阴毛边缘中，与足厥阴肝经相合；其别行的分支，进入季胁之间，沿胸壁内侧，入内联属于本经所属的胆腑，由此再散行至肝脏，并向上贯穿心脏，此后再向上挟行于咽喉两侧，出于腮部与颔部之中，散于面部，联系眼球内连于脑的脉络，最后与足少阴胆经的本经相合于外眼角处。足厥阴肝经别行的正经，从足背部别行分出，上行至阴毛边缘，与足少阳胆经的经脉相会合，此后与足少阳胆经之别行的正经一同向上走行。这就是足少阳胆经和足厥阴肝经这两条互为表里的经脉所形成的六合中的第二合。

足阳明之正，上至髀，入于腹里，属胃，散之脾，上通于心，上循咽出于口，上頞顱，还

足阳明胃经别行的正经，上行至髀部，再进入腹中，联属于本经所属的胃腑，由此再散行至脾脏，上行连通于心，此后再沿咽喉部向上走行，从口出来，上行至鼻梁和眼眶部，环绕联系于眼球内连于脑的脉络，然后再与足阳

[1] 过：忽略而不加详察的意思。

[2] 息：留心的意思。

[3] 足太阳之正：正，指正经，其意思是说这条经脉并非支络，而是十二经脉在其主要循行通路之外的别道而行的部分。下同。

 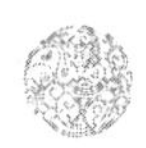

系目系，合于阳明也。足太阴之正，上至髀，合于阳明，与别俱行，上结于咽，贯舌中，此为三合也。

明胃经的本经相合。足太阴脾经别行的正经，也上行至髀部，与足阳明胃经的经脉相合，此后与足阳明胃经别行的正经一同上行，最终结络于咽喉部，贯穿舌中。这就是足阳明胃经和足太阴脾经这两条互为表里的经脉所形成的六合中的第三合。

手太阳之正，指地[1]，别于肩解，入腋走心，系小肠也。手少阴之正，别入于渊腋两筋之间，属于心，上走喉咙，出于面，合目内眦，此为四合也。

手太阳小肠经别行的正经，是自上向下走行的，它从肩后骨缝处别行分出，进入腋下，走入心脏，联系于本经所属的小肠腑。手少阴心经别行的正经，别行走入腋下三寸渊腋穴处的两筋之间，联属于本经所属的心脏，由此再上行至喉咙，出于面部，与手太阳小肠经的支脉会合于内眼角处。这就是手太阳小肠经和手少阴心经这两条互为表里的经脉所形成的六合中的第四合。

手少阳之正，指天[2]，别于巅，入缺盆，下走三焦，散于胸中也。手心主之正，别下渊腋三寸，入胸中，别属三焦，出循喉咙，出耳后，合少阳完骨[3]之下，此为五合也。

手少阳三焦经别行的正经，起始于人体最高处，它从颠顶别行分出，进入缺盆部，向下走入本经所属的三焦腑，最后散布于胸中。手厥阴心包络经别行的正经，从本经别行分出之后，下行至腋下三寸处，由此入于胸中，联属于三焦腑，此后再沿喉咙上行，出于耳后，与手少阳三焦经的经脉会合于完骨下方。这就是手少阳三焦经和手厥阴心包络经这两条互为表里的经脉所形成的六合中的第五合。

手阳明之正，从手循膺乳，别于肩髃，入柱骨，下走大肠，属于肺，上循喉咙，出缺盆，合于阳明也。手太阴之正，别入渊腋少阴之前，入走肺，散之太阳[4]，上出缺盆，循喉咙，复合阳明，此六合也。

手阳明大肠经别行的正经，从手部别行分出，上行到达胸部后，沿侧胸与乳房，别行出于肩髃穴所在处，由此再向上进入柱骨，其后向下走行至本经所属的大肠腑，继而折返向上，联属于肺脏，并沿喉咙向上出于缺盆部，最终与手阳明大肠经的本经相会合。手太阴肺经别行的正经，别行走至渊腋穴处手少阴心经的前方，由此进入体内并走行至本经所属的肺脏，继而向下散行至大肠腑，此后折返上行，出于缺盆，并沿喉咙走行，与手阳明大肠经的经脉相会合。这就是手阳明小肠经与手太阴肺经这两条互为表里的经脉所形成的六合中的第六合。

---

[1] 指地：意指手太阳小肠经之别行正经的走行方向是自上而下的。

[2] 指天：意指手少阳三焦经之别行的正经是从人体的头顶部别行分出的。

[3] 完骨：指耳后高骨，也就是乳突部。

[4] 散之太阳：《太素》等注本作“散之大肠”。从之。

经水第十二

黄帝问于岐伯曰：经脉十二者，外合于十二经水[1]，而内属于五脏六腑。夫十二经水者，其有大小、深浅、广狭、远近各不同，五脏六腑之高下、小大、受谷之多少亦不等，相应奈何？夫经水者，受水而行之；五脏者，合神气魂魄而藏之；六腑者，受谷而行之，受气而扬之；经脉者，受血而营之。合而以治奈何？刺之深浅，灸之壮数，可得闻乎？

黄帝问岐伯：人体十二经脉，在外与相应于自然界的十二条河流，在内连属于五脏六腑。但是，十二条河流的面积大小、水位深浅、河床广狭、源头远近都各不相同，五脏六腑的位置高低、形态大小、受纳水谷精微之气的多少也各不相等，人体十二条经脉是如何与这两者对应上的？此外，江河受纳小流而通行各处；五脏集合精神气血魂魄加以闭藏；六腑受纳饮食水谷加以传化，吸收精微之气布扬全身；经脉受纳血液营灌全身。如果想结合以上这些因素选择治疗方法，该如何做呢？治疗时如何把握针刺的深度和施灸的壮数呢？关于以上这些问题，您可以解释给我听吗？

岐伯答曰：善哉问也！天至高，不可度，地至广，不可量，此之谓也。且夫人生于天地之间，六合之内[2]，此天之高、地之广也，非人力之所能度量而至也。若夫八尺之士[3]，皮肉在此，外可度量切循而得之，其死可解剖而视之，其脏之坚脆，腑之大小，谷之多少，脉之长短，血之清浊，气之多少，十二

岐伯回答说：这些问题问得好！天很高，高到难以计算，地很广，广到难以测量，这些问题看似就像天有多高、地有多广一样不易解答。人体产生于天地之间，生活在四方上下之内，在这种情况下想要计算天的高度、测量地的广度，以人力来说是根本不可能的。但是，人的情况就不同了，对于人的躯体而言，它有皮有肉，在体表可以通过一定的尺度测量，或通过用手指切按摸索了解；人死了，还可以解剖其尸体详细观察内部脏腑的情况，了解五脏的坚脆程度、六腑的形态大小、每一脏腑受纳谷气的多少、每条经脉的长短、血液清浊的程度、每一脏腑含有精气的多少，以及十二条经脉是多血少气还是少血多气，是血气皆多还是血气皆少等。这些都是能大概知道的。此外，还可以知道在运用针刺艾灸治疗疾病、调理人体经气时，其

[1] 十二经水：指古代十二条较大的河流。《管子·水地》认为：水，是大地的血气；其对于大地的意义，就像经脉中流通的气血对于人体的意义一样。十二经水，在此是以其川流不息的样子，来比喻经脉受血而周流人体的状态。

[2] 六合之内：指在天地之间。

[3] 八尺之士：即指人体。八尺，在此泛指人体的长度。

 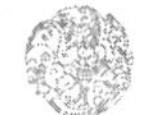

经之多血少气[1]，与其少血多气，与其皆多血气，与其皆少血气，皆有大数。其治以针艾，各调其经气，固其常有合乎？

标准都是什么。

黄帝曰：余闻之，快于耳，不解于心[2]，愿卒闻之。岐伯答曰：此人之所以参天地而应阴阳也，不可不察。足太阳外合清水，内属于膀胱，而通水道焉。足少阳外合于渭水，内属于胆。足阳明外合于海水，内属于胃。足太阴外合于湖水，内属于脾。足少阴外合于汝（rǔ）水，内属于肾。足厥阴外合于渑（shéng）水，内属于肝。手太阳外合淮水，内属于小肠，而水道出焉。手少阳外合于漯（tà）水，内属于三焦。手阳明外合于江水，内属于大肠。手太阴外合于河水，内属于肺。手少阴外合于济水，内属于心。手心主外合于漳水，内属于心包。

黄帝说：方才您讲的这些道理，听起来让我觉得很爽快，但心里仍不是很清楚，我希望能听您更详尽地说一说。岐伯回答说：这是人体似于天地而与阴阳相应的一个问题，不能不深入研究。足太阳膀胱经，在外应于清水，在内连属膀胱腑，与全身水液运行的道路相通。足少阳胆经，在外应于渭水，在内连属胆腑。足阳明胃经，在外应于海水，在内连属胃腑。足太阴脾经，在外应于湖水，在内连属脾脏。足少阴肾经，在外应于汝水，在内连属肾脏。足厥阴肝经，在外应于渑水，在内连属肝脏。手太阳小肠经，在外应于淮水，在内连属小肠腑；小肠泌别清浊，将糟粕中的水液归于膀胱。手少阳三焦经，在外应于漯水，在内连属三焦腑。手阳明大肠经，在外应于江水，在内连属大肠腑。手太阴肺经，在外应于河水，在内连属肺脏。手少阴心经，在外应于济水，在内连属心脏。手厥阴心包络经，在外应于漳水，在内连属心包络。

凡此五脏六腑十二经水者，外有源泉而内有所禀，此皆内

上述五脏六腑所属的十二经脉，在外有接受自然界之气，再向内输于五脏六腑，这个过程是内外相互贯通、

[1] 十二经之多血少气：《素问·血气形志》云："太阳常多血少气，少阳常少血多气，阳明常多气多血，少阳常少血多气，厥阴常多血少气，太阴常多气少血。"其所指出的十二经之气血多少的差别，虽不是实质之气和血的分量，但却可以作为针刺补泻以及治疗宜忌的标准。

[2] 快于耳，不解于心：杨上善："快于耳，浅知也。解于心，深识也。"

外相贯，如环无端，人经亦然。故天为阳，地为阴，腰以上为天，腰以下为地。故海以北者为阴[1]，湖以北者为阴中之阴[2]，漳以南者为阳[3]，河以北至漳者为阳中之阴[4]，漯以南至江者为阳中之太阳[5]，此一隅（yú）之阴阳也，所以人与天地相参也。

如环一样没有尽头的。人体其实也和经脉一样，是内外贯通、循环不息的。天属阳，地属阴，相应地，人体腰以上部位应于天而属阳，人体腰以下部位应于地而属阴。根据古法天南地北的阴阳位置，海水以北的称为阴，湖水以北的称为阴中之阴，漳水以南的称为阳，河水以北到漳水所在处称为阳中之阴，漯水以南至江水所在处称为阳中之太阳。人体十二经脉也与之相对应。以上所述只论及了自然界部分河流与人体经脉的对应关系，但已足以说明人体和自然界是相似的。

黄帝曰：夫经水之应经脉也，其远近浅深，水血之多少各不同，合而以刺之奈何？岐伯答曰：足阳明，五脏六腑之海也，其脉大血多，气盛热壮，刺此者不深弗散，不留不泻也。足阳明刺深六分，留十呼[6]。足

黄帝说：每条河流的远近深浅以及水量的多少都各不相同，与之相应的经脉也有远近深浅以及气血多少的区别，如何才能把两者相结合起来应用于针刺治疗呢？岐伯回答说：足阳明胃经，为五脏六腑之海，是十二经中最大的经脉，其所受盛的营血最多，如果其经气亢盛则热势炽盛，故在针刺治疗足阳明胃经的经气亢盛时，不深刺就不能疏散邪气，不留针就不能泻尽病邪。一般而言，针刺足阳明胃经时，针刺深度应为六分，留针时间应为十呼；针刺足太阳膀胱经时，针刺深度应为五分，留针时间应为七

---

[1] 海以北者为阴：古人将河流所在的区域，由位置不同而分出阴阳，然后再将人体经脉与之相对应，继而推出人体经脉所在部位的阴阳属性。“海以北者为阴”等句就因此而来。海水相应于胃经，根据古代伏羲八卦的方位（左东右西，上南下北），海以北者，即指仰卧时，位于腿部胃经循行路径下方的胆经和膀胱经。再根据腰以下为阴的原则，海以北者为阴，即指胃经及位于其下方的胆经和膀胱经，都是自头部下行至足部，分布于属阴的下肢的。

[2] 湖以北者为阴中之阴：湖水相应于脾经。湖以北者，即指仰卧时，位于腿部脾经循行路径下方的肝经和肾经。下肢内侧为阴中之阴。湖以北者为阴中之阴，即指脾经及位于其下方的肝肾二经，都分布在属于阴中之阴的下肢内侧。

[3] 漳以南者为阳：漳水相应于心包络经。漳以南者，即指仰卧时，位于上肢部心包络经循行路径上方的肺经。腰以上者为阳，即指上肢。漳以南者为阳，即指心包络经及位于其上方的肺经，都分布在腰以上位于属阳的上肢。

[4] 河以北至漳者为阳中之阴：河水相应于肺经。河以北至漳者，即指仰卧时，上肢部之肺经以下，到与漳水相应的心包络经以上的部位。上肢内侧为阳中之阴。河以北至漳者为阳中之阴，即指肺经及位于其下方的心包络经，都分布在属于阳中之阴的上肢的内侧。

[5] 漯以南至江者为阳中之太阳：漯水相应于三焦经。漯以南至江者，即指仰卧时，上肢部之三焦经以上，到与江水相应的大肠经以下的部位。上肢的外侧为阳中之太阳。漯以南至江者为阳中之太阳，即指在三焦经及位于其上方的大肠经，都分布在属于阳中之太阳的上肢的外侧。

[6] 十呼：指呼吸十次的时间。下同。呼，指呼吸。

 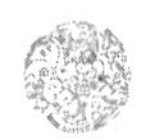

太阳深五分，留七呼。足少阳深四分，留五呼。足太阴深三分，留四呼。足少阴深二分，留三呼。足厥阴深一分，留二呼。手之阴阳，其受气之道近，其气之来疾，其刺深者皆无过二分，其留皆无过一呼。其少长大小肥瘦，以心撩之[1]，命曰法天之常[2]。灸之亦然。灸而过此者得恶火，则骨枯脉涩，刺而过此者，则脱气。

黄帝曰：夫经脉之小大，血之多少，肤之厚薄，肉之坚脆，及䐃[3]之大小，可为量度乎？岐伯答曰：其可为度量者，取其中度[4]也，不甚脱肉而血气不衰也。若失度之人，痟瘦而形肉脱者，恶可以度量刺乎。审切循扪按，视其寒温盛衰而调之，是谓因适而为之真也。

呼；针刺足少阳胆经时，针刺深度应为四分，留针时间应为五呼；针刺足太阴脾经时，针刺深度应为三分，留针时间应为四呼；针刺足少阴肾经时，针刺深度应为两分，留针时间应为三呼；针刺足厥阴肝经时，针刺深度应为一分，留针时间应为两呼。手三阴经和手三阳经，因为它们与传输血气的心肺两脏距离较近，其脉气运行较快，所以针刺它们时，针刺深度都不会超过二分，留针时间也都不会超过一呼。另外，人有年龄少长、身材大小、体格肥瘦等方面的不同，医者必须心中要有数，并根据各种不同的情况选择不同的治疗方法，这也是顺应了自然之理。灸法的运用也是如此，应该因人而异，灵活运用。如果不顾患者的具体情况而过用灸法，就会使患者受到“恶火”的侵袭，出现骨节枯萎、血脉涩滞。如果针刺深度和留针时间超过了一定的限度，就会使元气虚脱。

黄帝问：人体经脉的大小、营血的多少、皮肤的厚薄、肌肉的坚脆以及䐃窝部位的大小，都有大致的标准吗？岐伯回答说：都有大致的标准，是以身材适中、肌肉不过于消瘦、血气没有衰败的健康人作为标准测量得到的。对于那些身材、体质都与中等水平不相近的人，如形体消瘦、肌肉脱陷者，就不能用这种标准量度分寸、进行针刺了。医者临证时应仔细按切脉象、循按肌肉、触摸皮肤、按压筋骨，以辨别患者的体质类型，并要诊察病性温寒、血气盛衰，之后才能进行合适的调治。只有做到了这一点，才称得上是因人制宜，医生才能已经真正掌握治病的真谛。

---

[1] 以心撩之：是说医者必须做到对患者的情况心中有数，才能选择出适合的处理方法。撩，通“料”，料度的意思。

[2] 法天之常：是说医者应该顺应自然的变化，顺应人的不同体质，灵活掌握针刺的深浅和留针的久暂。法，效法、顺应的意思。

[3] 䐃：《甲乙经》作“䐃”。

[4] 中度：杨上善：“中度者，非唯取七尺五寸以为中度，亦取肥瘦寒温盛衰，处其适者，以为中度。”

卷之四

经筋第十三

足太阳之筋，起于足小指，上结于踝，邪[1]上结于膝，其下循足外踝，结于踵（zhǒng），上循跟，结于腘；其别者，结于踹[2]外，上腘中内廉，与腘中并上结于臀，上挟脊上项；其支者，别入结于舌本；其直者，结于枕骨，上头，下颜，结于鼻；其支者，为目上网[3]，下结于烦（qiú）[4]；其支者，从腋后外廉结于肩髃；其支者，入腋下，上出缺盆，上结于完骨；其支者，出缺盆，邪上出于烦。其病小指支[5]跟肿痛，腘挛，脊反折，项筋急，肩

足太阳经的经筋，起始于足小指，向上结聚于足外踝，再斜向上结聚于膝关节；它有一条分支向下沿足外踝结聚到足跟部，然后沿足跟上行，结聚在腘窝；它的别支，结聚在小腿肌肉外侧，向上至腘窝中部内侧，与从足跟上行到达腘窝中部的那一支并行向上，结聚于臀部，再沿脊柱两侧上行至颈项部；它在这里分出的一条支脉，别出结聚于舌根；其直行的部分结聚于枕骨，向上到达头顶，再沿颜面下行，结聚于鼻；它在这里分出的一条支脉，像网络一样行于眼上睑，再向下结聚于颧骨；另一条支脉从腋窝后侧外廉，上行结聚于肩髃部；另一条支脉到达腋下，再向上行至缺盆处，向上结聚于耳后的完骨处；另一条支脉从缺盆分出，斜向上出于颧骨。足太阳经的经筋发病，会出现足小趾支撑作痛，足跟肿痛，腘窝拘挛，脊柱反张，颈部筋脉拘挛疼痛，肩不能抬举，腋窝支撑作痛，缺盆中扭转作痛，不能左右摇摆。治疗时要用火针，疾进疾出，直至取得疗效为止，以疼痛部位作为针刺穴位。这种病就称为仲春痹。

[1] 邪：斜的意思。

[2] 踹：指小腿肚。

[3] 网：《太素》卷十三经筋作“纲”。

[4] 烦：指眼眶下的高骨，即颧骨。

[5] 支：牵扯、牵引。

 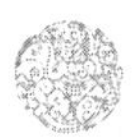

不举，腋支缺盆中纽痛[1]，不可左右摇。治在燔针[2]劫刺[3]，以知[4]为数，以痛为输[5]，名曰仲春痹也。

足少阳之筋，起于小指次指，上结外踝，上循胫外廉，结于膝外廉；其支者，别起外辅骨，上走髀[6]，前者结于伏兔之上，后者，结于尻；其直者，上乘眇（miǎo）[7]季胁，上走腋前廉，系于膺乳，结于缺盆；直者，上出腋，贯缺盆，出太阳之前，循耳后，上额角，交巅上，下走颔，上结于頄；支者，结于目眦为外维[8]。其病小指次指支转筋，引膝外转筋，膝不可屈伸，腘筋急，前引髀，后引尻（kāo）[9]，即上乘眇季胁痛，上引缺盆、膺乳、颈维筋急[10]。从左之右，右目不开，上过右角，并跷脉而行，左络于右，故伤左角，右

足少阳经的经筋，起始于足第四趾趾端，沿足背上行结聚于外踝，再沿胫骨外侧向上走行，结聚在膝部外缘；它在这里分出的一条支脉，从外辅骨处分出，向上行至大腿，在此又分为两支，行于前的一支结聚在伏兔上方，行于后的一支结聚在尾骶部；其直行的部分，向上行至胁下空软处和季肋部位，再向上行于腋部前缘，连结胸侧和乳部，结聚于缺盆；它的另一支直行部分，向上出于腋部，穿过缺盆，然后行于足太阳经筋的前面，沿耳后绕至额角，过巅顶，再向下走至颔部，又转而向上结聚于颧部；它在这里分出的一条支脉，结聚于外眼角，成为眼的外维。足少阳经的经筋发病，会出现第四足趾支撑转筋，牵扯膝部外侧转筋，膝部不能屈伸；腘窝部筋脉拘急，向前牵引髀部疼痛，向后牵引尻部疼痛，向上牵引胁下空软疼痛；软肋部作痛，向上牵引缺盆、胸侧乳部、颈部所系的筋拘急。若从左侧向右侧牵引维筋拘急，则右眼不能张开。因为经筋上过右额角与跷脉并行，阴阳跷脉在这里互相交叉，左右经筋也随之互相交叉，左侧的筋维络到右侧，所以左额角筋伤就会引起右足不能活动，这称为“维筋相交”。治疗时要用火针，疾进疾出，直至取得疗效为止，以疼痛部位作为针刺穴位。这种病就称为孟春痹。

[1] 纽痛：牵引性疼痛。

[2] 燔针：火针。

[3] 劫刺：一种针刺手法，快速地进针和出针。

[4] 知：通”至”，指取得治疗效果。

[5] 以痛为输：以痛处为腧穴，即阿是穴。

[6] 髀：大腿外侧。

[7] 眇：胁下空软处。

[8] 外维：指维系目外眦之筋。

[9] 尻：尾骶部。

[10] 颈维筋急：马莳：“颈维之筋皆急。”

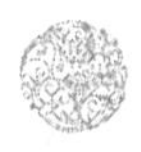

足不用，命曰维筋相交[1]。治在燔针劫刺，以知为数，以痛为输，名曰孟春痹也。

足阳明之筋，起于中三指，结于跗上，邪外上加于辅骨，上结于膝外廉，直上结于髀枢，上循胁属脊；其直者，上循骭[2]，结于膝；其支者，结于外辅骨，合少阳；其直者，上循伏兔，上结于髀，聚于阴器，上腹而布，至缺盆而结，上颈，上挟口，合于頄，下结于鼻，上合于太阳。太阳为目上网，阳明为目下网；其支者，从颊结于耳前。其病足中指支胫转筋，脚跳坚[3]，伏兔转筋，髀前肿，㿉疝，腹筋急，引缺盆及颊，卒口僻[4]；急者，目不合，热则筋纵，目不开，颊筋有寒，则急，引颊移口，有热则筋弛纵，缓不胜收，故僻。治之以马膏[5]，膏其急者；以白酒和桂[6]，以涂其缓者，以桑钩

足阳明经的经筋，起始于足中趾，结聚于足背上；它在这里分出的一条支脉，斜行向外上至辅骨，结聚于膝外侧，再直行向上结聚于髀枢，又向上沿胁部络属于脊柱；它的直行部分，向上沿小腿骨结聚在膝部；它在这里分出的一条支脉，结聚于外辅骨，与足少阳的经筋相合；它的直行部分，沿大腿前部肌肉隆起处上行，结聚在大腿外侧，再结聚于阴器，然后上行散布在腹部，再上行至缺盆部并结聚于此，然后向上通过颈部，挟行于口两侧，汇合于颧部，再向下结于鼻，而后从鼻旁上行与足太阳的经筋相合。足太阳经的经筋网维于上眼皮，足阳明经的经筋网维于下眼皮。足阳明经经筋在这里还有一条分支，从颧部发出，结聚在耳前。足阳明经的经筋发病，会出现足中趾支撑作痛，胫部转筋，足部有跳动感并强直，伏兔部转筋，大腿外侧前部肿，疝气，腹部筋脉拘急，向上牵引缺盆及颊部疼痛，突然发生口角歪斜；发病急者，会出现一侧眼睑不能闭合；如果病性为热，则筋脉弛纵，眼不能睁开。如果面颊部经筋有寒，就会急性病发牵引颊部作痛，口角歪斜；如果有热，就会出现经筋弛缓、收缩无力，口部歪向一侧。治疗口角歪斜，要用马脂油涂在经筋拘急的一侧，再以白酒调和桂末，涂在经筋弛缓的一侧，然后用桑钩钩住患者口角，使其复位。此外，还要用桑木炭火放入地坑，坑的高度以患者坐位时能烤到颊部为宜，同时用马脂油温熨经筋拘急的一侧，令患者饮一些酒，吃一些烤肉之类的美味，不能饮酒的患者也要勉强喝一些，并反复用手抚摩患处。治疗其他病证时要用火针，疾进疾

[1] 维筋相交：指筋之维络相交。

[2] 骭：小腿骨。

[3] 脚跳坚：张景岳："跳者，跳动。坚者，坚强也。"足部有跳动及强硬的不适感。

[4] 卒口僻：突然口歪。卒，突然；口僻，口角歪斜。

[5] 马膏：即马油膏，性味甘平柔润，能养筋治痹，故可以"膏其急者"。

[6] 桂：即肉桂粉末，其性味辛温，能通经络、活血脉，故可以"涂其缓者"。

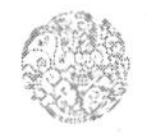

钩之，即以生桑炭置之坎[1]中，高下以坐等。以膏熨急颊，且饮美酒，啖（dàn）[2]美炙肉，不饮酒者，自强也，为之三拊（fǔ）[3]而已。治在燔针劫刺，以知为数，以痛为输，名曰季春痹也。

出，直至取得疗效为止，以疼痛部位作为针刺穴位。这种病就称为季春痹。

足太阴之筋，起于大指之端内侧，上结于内踝；其直者，络于膝内辅骨[4]，上循阴股，结于髀，聚于阴器，上腹结于脐，循腹里，结于肋，散于胸中；其内者，著于脊。其病足大指支内踝痛，转筋痛，膝内辅骨痛，阴股引髀而痛，阴器纽痛，上引脐两胁痛，引膺中脊内痛。治在燔针劫刺，以知为数，以痛为输，命曰孟秋痹也。

足太阴经的经筋，起始于足大趾前端内侧，上行结聚于内踝；它的直行部分，向上结聚于膝内腓骨，再沿大腿内侧上行，结聚于大腿外侧，继而结聚在前阴，再上行至腹部，结聚于脐，然后沿腹内上行，结于两胁，散布胸中；它在这里分出的一条支脉，向内行走，附着于脊柱两旁。足太阴经的经筋发病，会出现足大趾支撑牵引内踝作痛，转筋疼痛，膝内辅骨痛，大腿内侧牵引外侧作痛，阴器扭转样拘紧疼痛，向上牵引脐及两胁作痛，并牵引胸及脊柱内侧作痛。治疗时要用火针，疾进疾出，直至取得疗效为止，以疼痛部位作为针刺穴位。这种病就称为孟秋痹。

足少阴之筋，起于小指之下，并足太阴之筋，邪走内踝之下，结于踵，与太阳之筋合，而上结于内辅之下，并太阴之筋，而上循阴股，结于阴器，循脊内挟膂上至项，结于枕骨，与足太阳之筋合。其病足下转筋，及所过而结者皆痛及转筋。病在此者，主痫瘛及痉，在外者不

足少阴经的经筋，起始于足小趾下方，然后与足太阴经的经筋并行，斜行向上走至内踝之下，结聚于足跟，再与足太阳经筋相合，向上结聚于内辅骨下方，然后与足太阴经筋并行，向上沿大腿内侧走行，结聚于阴器，再沿脊柱旁的肌肉上行至项部，结聚于枕骨，并与足太阳经的经筋相合。足少阴经的经筋发病，会出现足底转筋，经筋所过和所结聚的部位都疼痛转筋。足少阴经筋发生的病证有痫证、抽搐和项背反张。病变在背侧的会导致不能前俯，病变在胸腹侧的会导致不能后仰，这是因为背为阳，腹为阴，阳病项背筋急，腰部向后反折，身体就不能前俯，阴病腹部筋急，身

[1] 坎：酒槽名，形如壶。
[2] 啖：吃。
[3] 三拊：再三抚摸患处。
[4] 辅骨：指腓骨。

能俯，在内者不能仰。故阳病者，腰反折不能俯，阴病者，不能仰。治在燔针劫刺，以知为数，以痛为输。在内者熨引饮药，此筋折纽，纽发数甚者死不治，名曰仲秋痹也。

体向前曲，就不能后仰。治疗时要用火针，疾进疾出，直至取得疗效为止，以疼痛部位作为针刺穴位。病在体内不能针刺者，可以用熨贴患处、按摩导引以及饮用汤药的方法进行治疗。若患者经筋反折纠结，且发作次数频繁，则说明病情很重，是要死的不治之证。这种病就称为仲秋痹。

足厥阴之筋，起于大指之上，上结于内踝之前，上循胫，上结内辅之下，上循阴股，结于阴器，络诸筋。其病足大指支内踝之前痛，内辅痛，阴股痛转筋，阴器不用，伤于内[1]则不起，伤于寒则阴缩入，伤于热则纵挺不收，治在行水清阴气[2]；其病转筋者，治在燔针劫刺，以知为数，以痛为输，命曰季秋痹也。

足厥阴经的经筋，起始于足大趾上方，向上结聚在内踝之前，再向上沿胫骨结聚于小腿内侧的辅骨之下，再沿大腿根部内侧上行结聚于前阴，在此联络足三阴及足阳明各经的经筋。足厥阴经的经筋发病，会出现足大趾支撑作痛，内踝前部疼痛，小腿内侧辅骨处疼痛，大腿内侧疼痛转筋，前阴不适；如果房劳过度耗伤阴精就会阳痿不举，如果伤于寒邪就会阴器内缩，如果伤于热邪就会阴器挺长不收。治疗阴器病变，应采用利小便、通利足厥阴经经气的方法。至于疼痛转筋病证，治疗时要用火针，疾进疾出，直至取得疗效为止，以疼痛部位作为针刺穴位。这种病就称为季秋痹。

手太阳之筋，起于小指之上，结于腕，上循臂内廉，结于肘内锐骨[3]之后，弹之应小指之上，入结于腋下；其支者，后走腋后廉，上绕肩胛，循颈出走太阳之前，结于耳后完骨；其支者，入耳中；直者，出耳上，下结于颔，上属目外眦。其病小指支，肘内

手太阳经的经筋，起始于手小指上部，结聚于手腕，然后沿前臂内侧上行，结聚于肘内高骨的后方，如果用手指弹拨此处，小指就会有酸麻的感觉，再上行进入并结聚于腋下；它在这里分出的一条支脉，向后行至腋窝后缘，上绕肩胛，沿颈部行至足太阳经经筋前面，结聚在耳后完骨处；此处又分出一条支脉，进入耳中；它直行的部分，出行到耳上，再向下结聚于腮部，再反折上行联属外眼角。手太阳经的经筋发病，会出现手小指支撑作痛，肘内高骨后缘疼痛，手臂侧至腋下及腋下后侧疼痛，环绕肩胛牵引颈部疼痛，耳中鸣响疼痛，牵引颔

[1] 伤于内：此指房劳过度，耗伤阴经。

[2] 行水清阴气：意为调理肾脏，而使足厥阴经之经气得到治理，这是“水为肝母”的道理。

[3] 锐骨：指肘内的高骨。

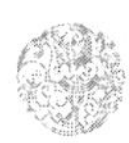

锐骨后廉痛，循臂阴，入腋下，腋下痛，腋后廉痛，绕肩胛引颈而痛，应耳中鸣痛引颔，目瞑良久乃得视，颈筋急，则为筋瘘[1]颈肿，寒热在颈者。治在燔针劫刺之，以知为数，以痛为输。其为肿者，复而锐之[2]。本支者，上曲牙[3]，循耳前属目外眦，上颔结于角，其痛当所过者支转筋。治在燔针劫刺，以知为数，以痛为输，名曰仲夏痹也。

部疼痛，疾病发作时要闭眼很久再睁开才能看清物体，颈筋拘急，还可出现瘰疬、颈肿，颈部寒热交作。这些病证在治疗时要用火针，疾进疾出，直至取得疗效为止，以疼痛部位作为针刺穴位。针刺后颈肿不能消退者，要改用锐利的针再行治疗。此外，手太阳经的经筋本经的支脉，向上到达颊车穴处，然后沿耳前到达并络属外眼角，再上额部结聚于发角。其发病，会出现经筋所过部位转筋疼痛。这些病证在治疗时要用火针，疾进疾出，直至取得疗效为止，以疼痛部位作为针刺穴位。这种病就称为仲夏痹。

手少阳之筋，起于小指次指之端，结于腕中，循臂，结于肘，上绕臑外廉，上肩走颈，合手太阳；其支者，当曲颊入系舌本；其支者，上曲牙，循耳前，属目外眦，上乘颔，结于角。其病当所过者，即支转筋，舌卷。治在燔针劫刺，以知为数，以痛为输，名曰季夏痹也。

手少阳经的经筋，起始于无名指前端，结聚于腕部，再沿手臂上行结聚于肘部，向上绕上臂外侧，经过肩部，行至颈部，与手太阳经的经筋相合。它在这里分出的一条支脉，在下颌角处深入于里，联系舌根；另一条支脉，行至颊车穴处，然后沿耳前行走，联属外眼角，再向上经过额部，结聚在发角。手少阳经的经筋发病，会见到经筋循行部位出现转筋，舌体卷曲。治疗时要用火针，疾进疾出，直至取得疗效为止，以疼痛部位作为针刺穴位。这种病就称为季夏痹。

手阳明之筋，起于大指次指之端，结于腕，上循臂，上结于肘外，上臑，结于髃；其支者，绕肩胛，挟脊；直者，从肩髃上颈；其支者，上颊，结于頄；直者，上出手太阳之前，上左角，络头，下右颔。其病当所过者，支痛及转筋，肩不举，

手阳明经的经筋，起始于食指前端，结聚于腕部，再沿手臂上行结聚在肘外侧，然后沿上臂上行，结聚于肩髃部；它在这里分出的一条支脉，绕过肩胛，挟行于脊柱两侧；它直行的部分，从肩髃上行至颈部；它在这里又分出一条支脉，上行至颊部，结聚在颧部；它直行的部分，向上出于手太阳经经筋的前方，再上行至左发角，网络头部，最后下行进入右腮部。手阳明经的经筋发病，会出现经筋循行和结聚部位支撑作痛及转筋，肩不能抬举，颈部不能左右转动。治疗时

[1] 筋瘘：瘰疬。

[2] 复而锐之：再用锐利的针点刺治疗。

[3] 曲牙：颊车穴的别名。

颈不可左右视。治在燔针劫刺，以知为数，以痛为输，名曰孟夏痹也。

要用火针，疾进疾出，直至取得疗效为止，以疼痛部位做为针刺穴位。这种病就称为孟夏痹。

手太阴之筋，起于大指之上，循指上行，结于鱼后，行寸口外侧，上循臂，结肘中，上臑内廉，入腋下，出缺盆，结肩前髃，上结缺盆，下结胸里，散贯贲[1]，合贲下抵季胁。其病当所过者，支转筋，痛甚成息贲，胁急吐血。治在燔针劫刺，以知为数，以痛为输。名曰仲冬痹也。

手太阴经的经筋，起始于手拇指末端，沿拇指上行，结聚在手鱼际之后，然后行至寸口部外侧，再沿前臂上行，结聚在肘中，然后上行至上臂内侧，进入腋下，出于缺盆，结聚在肩髃前部，再返回，向上结于缺盆，向下结于胸中，散布于横膈，与手厥阴经的经筋合于膈部，继而下行抵达季胁部。手太阴经的经筋发病，会出现经筋循行和结聚的部位支撑作痛、转筋，严重者会发展为息贲病（呼吸急促、气逆喘息），或胁下拘急，吐血。治疗时要用火针，疾进疾出，直至取得疗效为止，以疼痛部位作为针刺穴位。这种病就称为仲冬痹。

手心主之筋，起于中指，与太阴之筋并行，结于肘内廉，上臂阴，结腋下，下散前后挟胁；其支者，入腋，散胸中，结于臂[2]。其病当所过者，支转筋前及胸痛息贲。治在燔针劫刺，以知为数，以痛为输，名曰孟冬痹也。

手厥阴心包经的经筋，起始于手中指，与手太阳经的经筋并行，向上结聚于肘内侧，再向上沿上臂内侧结聚于腋下，然后向下前后布散，挟胁两侧；它在这里分出的一条支脉，入于腋下，散布胸中，结聚于膈部。手厥阴心包经的经筋发病，会出现经筋循行和结聚部位支撑作痛、转筋，胸痛，息贲病。治疗时要用火针，疾进疾出，直至取得疗效为止，以疼痛部位作为针刺穴位。这种病就称为孟冬痹。

手少阴之筋，起于小指之内侧，结于锐骨，上结肘内廉，上入腋，交太阴，挟乳里，结于胸中，循臂下系于脐。其病内急心承[3]伏梁，下为肘网。其病当所

手少阴心经的经筋，起始于手小指内侧，上行结聚于掌后小指侧高骨，再向上结聚于肘内侧，继而上行入腋内，与手太阴经的经筋相交，然后挟行于乳内，结聚在胸中，最后沿膈下行联系脐部。手少阴经的经筋发病，会出现经筋循行和结聚部位支撑作痛、转筋。治疗时要用火针，疾进疾出，直至取得疗效为止，以疼痛部位作为针刺穴位。如果患者已发展成伏梁病而出现吐脓

[1] 散贯贲：（自腋下行的筋）散布于膈。

[2] 臂：《甲乙经》《太素》作“贲”，从之。

[3] 心承：在内的筋拘急，承于心下。

 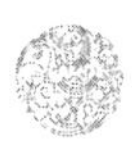

过者，支转筋，筋痛。治在燔针劫刺，以知为数，以痛为输。其成伏梁唾血脓者，死不治。经筋之病，寒则反折筋急，热则筋弛纵不收，阴痿不用。阳急则反折，阴急则俯不伸[1]。焠刺者，刺寒急也，热则筋纵不收，无用燔针，名曰季冬痹也。

血，就会无法治疗而死亡。大凡经筋的病证，属寒性者会出现筋脉拘急，属热者会出现筋脉松弛，甚至阳痿不举。背部经筋挛急者，会出现脊背向后反张；腹部经筋挛急者，会出现身体向前弯曲、不能伸直。焠刺之法，用于治疗寒性的急证，热性、筋脉弛缓的病证不能采用火针。这种病就称为季冬痹。

足之阳明，手之太阳，筋急则口目为噼，眦急不能卒视，治皆如右方也。

足阳明经和手太阳经的经筋拘急，会出现口眼歪斜，眼角拘急不能正常视物。治疗这类病证，都应采用上述刺法。

骨度第十四

黄帝问于伯高曰：脉度言经脉之长短，何以立之？伯高曰：先度其骨节之大小、广狭、长短，而脉度定矣。

黄帝问伯高：《脉度》篇中讲述了人体经脉的长短，它是依照什么标准确定的呢？伯高回答说：先度量出人体骨节的大小、宽窄、长短，然后用这个标准确定经脉的长度。

黄帝曰：愿闻众人[2]之度。人长七尺五寸者，其骨节之大小长短各几何？伯高曰：头之大骨围[3]二尺六寸，胸围四尺五寸，腰围四尺二寸。

黄帝说：我想了解普通人的骨度情况。如果一个人的身高为七尺五寸，那么其全身骨节的大小、长短是多少？伯高说：头围最长处是二尺六寸，胸围是四尺五寸，腰围是四尺二寸。

发所覆者颅至项[4]，尺二寸。

头发覆盖的部分，从前发际到后发际，整个头颅

[1] 阳急则反折，阴急则俯不伸：马莳："寒急有阴阳之分，背为阳，阳急则反折；腹为阴，阴急则俯不仰。"

[2] 众人：指一般人或多数人。

[3] 头之大骨围：指头骨的周长，以前与眉平、后与枕骨平为标准。

[4] 颅至项：由前发际到颈项后。

发以下至颐，长一尺，君子终折[1]。结喉以下至缺盆中，长四寸。缺盆以下至髑骬（hé yú）[2]，长九寸，过则肺大，不满则肺小。髑骬以下至天枢，长八寸，过则胃大，不及则胃小。天枢[3]以下至横骨，长六寸半，过则回肠广长，不满则狭短。横骨，长六寸半。横骨[4]上廉以下至内辅之上廉，长一尺八寸。内辅之上廉以下至下廉，长三寸半。内辅[5]下廉，下至内踝，长一尺三寸。内踝以下至地，长三寸。膝腘以下至跗属[6]，长一尺六寸。跗属以下至地，长三寸。故骨围大则太过，小则不及。

是一尺二寸。从前发际至腮下部是一尺。五官端正的人，面部上、中、下三部分的长度大致相等。从结喉至缺盆中长四寸。从缺盆到胸骨剑突长九寸，若超过九寸就表明肺脏大，若不足九寸就表明肺脏小。从剑骨至天枢穴长八寸，若超过八寸就表明胃大，若不足八寸就表明胃小。从天枢穴至横骨长六寸半，若超过六寸半就表明大肠粗而长，如果不足六寸半就表明大肠细而短。横骨的长度是六寸半。从横骨上缘到股骨内侧上缘长一尺八寸。从股骨内侧上缘至股骨内侧下缘长三寸半。从股骨内侧上缘到足内踝长一尺三寸。从内踝至地（足底）长三寸。从膝部腘窝至足背长一尺六寸。从足背至地长三寸。因此，骨围大的骨也粗大，骨围小的骨也细小。

角[7]以下至柱骨[8]，长一尺。行腋中不见者，长四寸。腋以下至季胁，长一尺二寸。季胁以下至髀枢，长六寸，髀枢以下至膝中，长一尺九寸。膝以下至外踝，

从额角至锁骨长一尺。从颈根下至腋窝长四寸。从腋至季胁长一尺二寸。从季胁至股骨大转子长六寸。从股骨大转子至膝中长一尺九。从膝至外踝长一尺六寸。从外踝至京骨突起长三寸。从京骨突起至地长一寸。

---

[1] 君子终折：面部上、中、下三停长度相等才能称之为五官匀称、端正。君子，指五官端正，体格匀称的人。

[2] 髑骬：指胸骨剑突。

[3] 天枢：足阳明经穴，与脐平，旁开二寸。此指平脐中心的横线。

[4] 横骨：此指耻骨联合部。

[5] 内辅：此指膝骨内侧部。

[6] 跗属：跟骨结节的连属组织。

[7] 角：指额角。

[8] 柱骨：肩胛上颈骨隆起处。

 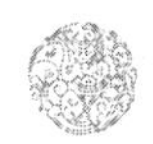

长一尺六寸。外踝以下至京骨，长三寸。京骨以下至地，长一寸。

耳后当完骨者，广九寸。耳前当耳门[1]者，广一尺三寸。两颧之间，相去七寸。两乳之间，广九寸半。两髀之间，广六寸半。

耳后两高骨之间的距离为九寸。两耳前听门之间的距离为一尺三寸。两颧之间的距离为七寸。两乳之间的距离为九寸半。两大腿外侧之间的距离为六寸半。

足长一尺二寸，广四寸半。肩至肘，长一尺七寸；肘至腕，长一尺二寸半。腕至中指本节，长四寸。本节至其末，长四寸半。

足长一尺二寸，宽四寸半。从肩至肘长一尺七寸。从肘至手腕长一尺二寸半。从手腕至中指掌指关节长四寸。从中指掌指关节至指尖长四寸半。

项发以下至膂骨，长二寸半[2]，膂骨[3]以下至尾骶，二十一节，长三尺，上节长一寸四分分之一，奇分在下，故上七节至于膂骨，九寸八分分之七。

从项后发际至大椎长三寸半。从大椎到骶尾骨共二十一椎，总长度是三尺。上七椎每节长一寸四分一厘，其余不足数者均按平均计算，由此，上七椎共长九寸八分七厘。

此众人骨之度也，所以立经脉之长短也。是故视其经脉之在于身也，其见浮而坚，其见明而大者，多血，细而沉者，多气也。

这就是普通人的骨度情况，可以用这个标准度量经脉的长度。在观察人体经脉时，如果见到经脉于体表浮浅坚实或明显粗大，则属于多血的经脉；如果见到经脉于体表细而深伏，则属于多气的经脉。

五十营第十五

黄帝曰：余愿闻五十营奈何？岐伯答曰：天周[4]二十八

黄帝说：我想了解经脉之气在体内运行五十周的情况是什么样的？岐伯回答说：周天有二十八星宿，

[1] 耳门：听宫穴的部位。

[2] 长二寸半：《太素》等注本作“长三寸半”，从之。

[3] 膂骨：脊椎骨。

[4] 天周：《甲乙经》作“周天”。

宿[1]，宿三十六分；人气行一周[2]，千八分[3]，日行二十八宿。人经脉上下、左右、前后二十八脉[4]，周身十六丈二尺[5]，以应二十八宿，漏水下百刻[6]，以分昼夜。故人一呼脉再动，气行三寸，一吸脉亦再动，气行三寸，呼吸定息[7]，气行六寸；十息，气行六尺，日行二分。二百七十息，气行十六丈二尺，气行交通于中，一周于身，下水二刻，日行二十五分。五百四十息，气行再周于身，下水四刻，日行四十分。二千七百息，气行十周于身，下水二十刻，日行五宿二十分。一万三千五百息，气行五十营于身，水下百刻，日行二十八宿，漏水皆尽脉终[8]矣。所谓交通者，并行一数[9]也。故

每个星宿之间的距离是三十六分。人体经脉之气一昼夜运行五十周，合一千零八分，与太阳运行周历二十八星宿相对应。分布在人体上下、左右、前后的经脉有二十八条，周身经脉的长度是十六丈二尺，与二十八星宿相对应。可以用铜壶漏水下一刻为标准衡量昼夜，并计算经气在经脉中运行所需的时间。人一呼气，脉跳动两次，经气运行三寸；一吸气，脉又跳动两次，经气又运行三寸；一次呼吸结束，经气运行六寸；十次呼吸结束，经气运行六尺，太阳运行二分；二百七十次呼吸结束，经气运行十六丈二尺，其间气行上下、贯通八脉，环身运行一周，此时水下二刻，太阳运行二十五分；五百四十次呼吸结束，脉气再一次运行全身一周，此时水下四刻，太阳运行四十分；二千七百次呼吸结束，经气环绕周身运行十次，此时水下二十刻，太阳运行五个星宿零二十分；一万三千五百次呼吸结束，经气环绕周身五十次，此时水下一百刻，太阳运行完二十八星宿，铜壶中水都滴漏完了，经气也正好结束了一天的运行。所谓“交通”，是指经气在二十八脉运行一周。如果人的经气保持一昼夜运行五十周，就能享尽天年。经气在人体运行五十周所经过的总长度是八百一十丈。

[1] 二十八宿：指我国古代天文学上二十八个星座，分为四组，每组七宿；东方苍龙七宿：角、亢、氐、房、心、尾、箕；北方玄武七宿：斗、牛、女、虚、危、室、壁；西方白虎七宿：奎、娄、胃、昴、毕、觜、参；南方朱雀七宿：井、鬼、柳、星、结、翼、轸。

[2] 一周：这里指经脉中的气血一昼夜运行周身五十次。

[3] 千八分：日行二十八宿，每宿三十六分，相乘为一千零八分。

[4] 二十八脉：正经十二条，左右两侧计二十四条，加任、督脉及阴跷、阳跷，共计二十八脉。

[5] 周身十六丈二尺：肺气在周身运行一圈总长度为十六丈二尺。

[6] 漏水下百刻：这是古代的计时方法。以铜壶刻纹漏水计时，名曰“铜壶滴漏”，一昼夜即一百刻。

[7] 定息：一次呼吸已尽，下一次呼吸尚未开始之际。

[8] 脉终：脉气恰好运行五十周。

[9] 并行一数：张景岳：“谓并二十八脉通行一周之数也。”

 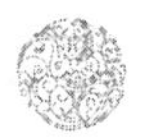

五十营备[1]，得尽天地之寿矣，凡行八百一十丈也。

营气第十六

黄帝曰：营气之道，内谷为宝[2]。谷入于胃，乃传之肺，流溢于中，布散于外，精专者，行于经隧（suì）[3]，常营无已，终而复始，是谓天地之纪[4]。

黄帝说：营气之所以能发挥重要作用，摄入食物是关键。食物入胃，经过脾胃运化，其中的水谷精微之气传到肺，通过肺的输布作用流动、充溢于体内，并布散于四肢百骸及皮肤肌表；而水谷精微中的精华物质则运行于人体经脉通路之中，流动不息。人体摄入的水谷滋养周身，终而复始地循环，这就是天地的法则。

故气从太阴出注[5]手阳明，上行注足阳明，下行至跗上，注大指间，与太阴合[6]；上行抵髀，从脾注心中；循手少阴，出腋下臂，注小指，合手太阳；上行乘腋，出䪼内，注目内眦，上巅，下项，合足太阳；循脊，下尻，下行注小指之端，循足心，注足少阴；上行注肾，从肾注心，外散于胸中；循心主脉，出腋，下臂，出两筋之间，入掌中，出中指之端，还注小指次指之端，合手少阳；上行注膻中，散于三焦，从三焦注胆，出胁，注足少阳；下

营气从手太阴经流注至手阳明经，然后上行进入足阳明经，再下行至足背，行至足大趾之间，与足太阴经相合；然后向上到达大腿外侧，再到脾脏，注入心中；然后沿手少阴心经从腋下循小臂注入手小指，合于手太阳经；然后上行越过腋窝，出于䪼骨内侧，注入内眼角，再上行至头顶，之后向下行至颈项部，与足太阳经相合；然后沿脊柱向下经过尻部，一直到达并注入足小趾趾尖，再沿足心注入足少阴经；然后上行到达肾，并从肾注入心包络，再向外散布于胸中；然后沿心包络经从腋下出，循臂下行，从小臂内侧的两条大筋之间注入掌中，再出于中指指端，然后返回注于无名指指端，并合于手少阳经；此后上行注入两乳之间的膻中穴，散布于三焦，再从三焦注入胆，出胁部，注入足少阳经；然后向下行至足背，从足背再次注入足大趾之间，合于足厥阴经；然后上行至肝，从肝上行注入肺，之后向上沿喉咙进入鼻内窍，终止于鼻的外孔道。其循行的支别，向上到达额

[1] 备：完备，完整。

[2] 内谷为宝：张景岳："营气之行，由于谷气之化，谷不入则营气衰，故云'内谷为宝'。"

[3] 精专者，行于经隧：饮食物中化生的精髓部分行于经脉之中。

[4] 天地之纪：与自然界运转规律相同。

[5] 注：传注、流注、转输。

[6] 合：阴阳表里手足上下之经的交接处。

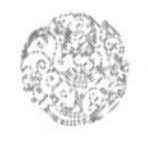

行至跗上，复从跗注大指间，合足厥阴，上行至肝，从肝上注肺，上循喉咙，入颃颡（háng sǎng）[1]之窍，究于畜门[2]。其支别者，上额，循巅，下项中，循脊入骶，是督脉也；络阴器，上过毛中，入脐中，上循腹里，入缺盆，下注肺中，复出太阴。此营气之所行也，逆顺之常也。

部，经过颠顶，再向下走到颈项部，沿脊柱两侧继续下行，进入骶骨，这也正是督脉的循行路线；继而环绕阴器，再向上经过阴部毛际之中，入脐中，再向上进入腹中，入缺盆，之后向下注入肺中，再次进入手太阴经。这就是营气的循行路线和运行常规。

脉度第十七

黄帝曰：愿闻脉度。岐伯答曰：手之六阳，从手至头，长五尺，五六三丈。手之六阴，从手至胸中，三尺五寸，三六一丈八尺，五六三尺，合二丈一尺。足之六阳，从足上至头，八尺，六八四丈八尺。足之六阴，从足至胸中，六尺五寸，六六三丈六尺，五六三尺合三丈九尺。跷脉从足至目，七尺五寸，二七一丈四尺，二五一尺，合一丈五尺。督脉、任脉各四尺五寸，二四八尺，二五一尺，合九尺。凡都合一十六丈二尺，此气之大经隧也。

黄帝说：我想知道人体经脉的长度。岐伯回答说：手的六条阳经，从手到头，每条经脉长五尺，六条经脉一共长三丈。手的六条阴经，从手到胸中，每条经脉长三尺五寸，六条经脉一共长二丈一尺。足的六条阳经，从足向上到头是八尺，六条经脉一共长四丈八尺。足的六条阴经，从足至胸中，每条经脉长六尺五寸，六条经脉一共长三丈九尺。跷脉，从足至目，每条经脉长七尺五寸，左右共两条，两条经脉一共长一丈五尺。督脉、任脉，各长四尺五寸，两条经脉一共长九尺。所有这些经脉合起来一共长十六丈二尺，这就是人体营气通行的主要通路。

[1] 颃颡：咽喉。

[2] 畜门：指鼻的外孔道。畜，同“嗅”。

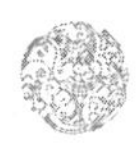

经脉为里，支而横者为络，络之别者为孙，盛而血者疾诛之[1]，盛者泻之，虚者饮药以补之。

经脉循行在里，其分支出来并在经脉之间横行联络的部分称为络脉，别出络脉的细小部分称为孙络。对于经络的病证，气盛且血多者应立即用放血的方法快速除去邪气，气盛者应用泻气的方法治疗，气虚者应服用药物调补。

五脏常内阅[2]于上七窍也。故肺气通于鼻，肺和[3]则鼻能知臭香矣；心气通于舌，心和则舌能知五味矣；肝气通于目，肝和则目能辨五色矣；脾气通于口，脾和则口能知五谷[4]矣；肾气通于耳，肾和则耳能闻五音矣。

五脏精气的盛衰常常可以从头面七窍反映出来。肺气通于鼻，肺的功能正常，鼻才能闻到各种气味；心气通于舌，心的功能正常，舌才能尝出各种味道；肝气通于眼，肝的功能正常，眼才能辨别各种颜色；脾气通于口，脾的功能正常，口才能辨别食物的性状；肾气通于耳，肾的功能正常，耳才能听见各种声音。

五脏不和，则七窍不通；六腑不和则留为痈。故邪在腑则阳脉不和，阳脉不和则气留之，气留之则阳气盛矣。阳气太盛则阴不利，阴脉不利则血留之，血留之则阴气盛矣。阴气太盛则阳气不能荣[5]也，故曰关[6]。阳气太盛，则阴气弗能荣也，故曰格[7]。阴阳俱盛，不得相荣，故曰关格[8]。关格者，不得尽期而死也。

若五脏的功能失调，与其相通的七窍就不能正常发挥功能；若六腑的功能失调，邪气就会滞留结聚而形成痈。因此，如果邪气留在六腑，属阳的经脉就不能调和通利；阳脉不调和，阳气就会留滞；阳气留滞，就会相对偏盛；阳气偏盛，就会导致阴脉不通利；阴脉不通利，就会血流停滞；血流停滞，就会阴气过盛。如果阴气过盛，就会导致阳气不能荣养人体，这称为关。如果阳气过盛，就会导致阴气也不能荣养人体，这称为格。阴阳二气皆过盛，就会导致阴阳不能调和，不能荣养人体，这称为关格。出现关格预示着患者不能尽其天年了。

---

[1] 疾诛之：指用放血的方法快速祛除邪气。疾，迅速；诛，消灭。

[2] 阅：反映、察觉到。

[3] 和：通和之意，在此指脏器功能正常。

[4] 五谷：麦、黍、稷、稻、豆为五谷，这里泛指各种食物。

[5] 不能荣：荣，荣养。张景岳：“本经荣、营通用。不能荣，谓阴阳乖乱，不能营行，彼此格柜不相通也。”

[6] 关：阴气盛极，以至阳气不能入内与之相交。

[7] 格：阳气亢极，以至阴气不能外达与之相交。

[8] 关格：阴气、阳气均亢盛至极，以至互不相交。

黄帝曰：跷脉安起安止，何气荣水？岐伯答曰：跷脉者，少阴之别[1]，起于然骨之后。上内踝之上，直上循阴股，入阴，上循胸里，入缺盆，上出人迎之前，入頄，属目内眦，合于太阳，阳跷而上行，气并相还则为濡目[2]，气不荣则目不合。

黄帝说：跷脉起于何处，止于何处？是哪条经脉的经气在濡养它呢？岐伯回答说：跷脉是足少阴经的别支，起于然骨后方，向上经过足内踝上方，直行向上沿大腿内侧进入前阴，再向上沿胸部进入缺盆，继而上行出至人迎前面，再进入颧骨，连属内眼角，然后与足太阳经、阳跷脉相合，再上行。阴阳跷脉之经气相合，可以滋润目睛；如果脉气不足，不能荣养目睛，就会出现目张不合。

黄帝曰：气独行五脏，不荣六腑，何也？岐伯答曰：气之不得无行也，如水之流，如日月之行不休，故阴脉荣其脏，阳脉荣其腑，如环之无端，莫知其纪，终而复始，其流溢之气，内溉脏腑，外濡腠理。

黄帝说：阴跷脉之脉气只行于五脏之间，而不荣养六腑，这是为什么？岐伯回答说：气的运行是不能停息的，就像水的流动、日月的运行永无休止。因此，阴脉荣养其相应的脏，阳脉荣养其相应的腑，就这样如环无端地运行，没有起点，永不停歇。跷脉经气不停流动，行在内则营养脏腑，行在外则濡养皮肤。

黄帝曰：跷脉有阴阳，何脉当其数[3]？岐伯答曰：男子数其阳，女子数其阴，当数者为经，其不当数者为络也。

黄帝说：跷脉有阴阳之分，在计算人体经脉总长度时，该计算哪一条呢？岐伯回答说：男子只计算其阳跷脉的长度，而将阴跷脉作为络脉；女子只计算其阴跷脉的长度，而将阳跷脉作为络脉。一般在计算经脉长度时，将计算长度的跷脉视为经脉，而将不计算长度的跷脉视为络脉。

营卫生会第十八

黄帝问于岐伯曰：人焉[4]受

黄帝问岐伯：人是从哪里得到的精气？阴阳是在哪

[1] 跷脉者，少阴之别：此指阴跷脉从足少阴经别出。

[2] 濡目：濡养、滋润眼睛。

[3] 当其数：指在人体经脉总长度的计算中，阴、阳跷脉中只计算其中一条经脉的长度。数，计算的意思。

[4] 焉：如何。

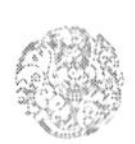

气？阴阳焉会？何气为营？何气为卫？营安从生？卫于焉会？老壮[1]不同气，阴阳异位，愿闻其会。岐伯答曰：人受气于谷，谷入于胃，以传与肺，五脏六腑，皆以受气，其清者为营，浊者为卫[2]，营在脉中，卫在脉外，营周不休，五十而复大会，阴阳相贯，如环无端，卫气行于阴二十五度，行于阳二十五度，分为昼夜，故气至阳而起，至阴而止。故曰：日中而阳陇（lǒng）[3]为重阳，夜半而阴陇为重阴，故太阴主内，太阳主外，各行二十五度，分为昼夜。夜半为阴陇，夜半后而为阴衰，平旦[4]阴尽而阳受气矣。日中而阳陇，日西而阳衰，日入阳尽而阴受气矣。夜半而大会，万民皆卧，命曰合阴，平旦阴尽而阳受气，如是无已，与天地同纪。

里交会的？什么气是营气？什么气是卫气？营气是从哪里生成的？卫气是如何与营气交会的？老年人和壮年人的营卫之气的盛衰、运行部位不同，我想知道营卫之气是如何会合的？岐伯回答说：人体由水谷中获得营卫之气。水谷进入胃中化生为精气，精气传至肺并由肺输布到全身，五脏六腑皆因此而接受精气的滋养。精气中清轻的为营气，重浊的为卫气。营气循行在经脉中，卫气循行在经脉外，二者无休止地循环运转，一昼夜运行人体五十周，然后会合一次。由此，在阴经和阳经中交替循环运转，没有终止。卫气夜间行于内二十五周，白天行于外二十五周，由此按昼夜运行。卫气行于外时，人们便醒来开始活动；卫气行于内时，人们就停止日常活动。由此，中午的时候，因为卫气都从内运转到了外，在外之气最盛，故称为重阳；夜半的时候，因为卫气都从外转运到了内，在内之气最盛，故称为重阴。营气起于手太阴经又终于手太阴经，故太阴主持营气的运行；卫气始于足太阳经又止于足太阳经，故太阳主持卫气的运行。营气周流十二经，昼夜各二十五周，卫气昼行于阳，夜行于阴，亦各二十五周，由此按昼夜运行。夜半阴气最盛为阴陇，夜半过后阴气渐衰，黎明时阴气已衰尽，而阳气渐盛。中午阳气最盛为阳陇，夕阳西下时阳气渐衰，黄昏时阳气已衰尽，而阴气渐盛。夜半时，营气和卫气皆在阴分运行，相互会合，人们在这时都已入睡，故称为合阴。黎明时卫气在内已衰尽而开始在外运行，从而无休止地运行，并同天地有一样的规律。

黄帝曰：老人之不夜瞑（míng）者，何气使然？少壮之人，不昼瞑者，何气使然？岐伯答曰：壮者之

黄帝说：老年人夜里睡不着是为什么？年轻力壮者白天精力充沛不想睡觉，又是为什么？岐伯回答说：年轻力壮者气血盛满，肌肉滑利，气道通畅，营气和卫气运行正常，因此白天精力充沛，夜晚入睡。而老

[1] 老壮：张景岳："五十已上为老，二十已上为壮。"

[2] 清者为营，浊者为卫：张景岳："谷气出于胃，而气有清浊之分。清者，水谷之精气也；浊者，水谷之悍气也。诸家以上下焦言清浊者皆非。清者属阴，其性精专，故化生血脉，而周行于经隧之中，是为营气；浊者属阳，其性慓疾滑利，故不循经络，而直达肌表，充实于皮毛分肉之间，是为卫气。"

[3] 陇：隆盛。

[4] 平旦：黎明时刻。

气血盛，其肌肉滑，气道通，荣卫之行不失其常，故昼精[1]而夜瞑。老者之气血衰，其肌肉枯，气道涩，五脏之气相搏[2]，其营气衰少而卫气内伐[3]，故昼不精，夜不瞑。

年人气血衰弱，肌肉枯槁，气道艰涩不通，五脏之气不协调，营气衰少，卫气内扰，营卫不能正常运行，因此白天精力不充沛，夜里难以入睡。

黄帝曰：愿闻营卫之所行，皆何道从来？岐伯答曰：营出于中焦，卫出于下焦[4]。黄帝曰：愿闻三焦之所出。岐伯答曰：上焦出于胃上口，并咽以上，贯膈，而布胸中，走腋，循太阴之分而行，还至阳明，上至舌，下足阳明，常与营俱行于阳二十五度，行于阴亦二十五度一周也。故五十度而复大会于手太阴[5]矣。

黄帝说：我想知道营气和卫气都是从何而出的？岐伯回答说：营气出于中焦，卫气出于上焦。黄帝说：我想听听三焦是从何而出的？岐伯回答说：上焦起于胃上口，与咽部一起上行，布散于胸中，经过腋下，沿手太阴经的支脉走向循行，然后返回交会于手阳明经，再向上到达舌，又向下交于足阳明经。上焦之气常与营气并行于阳二十五周，并行于阴二十五周，一个昼夜共五十周，而后又会合于手太阴经。

黄帝曰：人有热饮食下胃，其气未定，汗则出，或出于面，或出于背，或出于身半，其不循卫气之道而出，何也？岐伯曰：此外伤于风，内开腠理，毛蒸理泄，卫气走之，固不得循其道，此气

黄帝说：人进食很热的食物，刚刚吃下还没有转化为水谷精微就已经出汗了，有的是面部出汗，有的是背部出汗，有的是半身出汗，这些都不是按照卫气的循行路线而出现的，为什么？岐伯说：这是由于在外受到了风邪的侵袭，在内又因食热之气导致腠理开泄、毛孔张大而汗液蒸腾，所以卫气通过时不能按照原来的路线循行了。卫气性质剽悍滑利，行走迅速，遇到开放的孔道就会流泄而出，因此就不会沿着本来循行的路线运行

[1] 精：精力充沛，精神饱满。

[2] 相搏：不协调。搏，《甲乙经》作“薄”，耗损的意思。

[3] 伐：击刺。

[4] 卫出于下焦：张志聪认为当是“卫出上焦”之误，从之。

[5] 大会于手太阴：张景岳：“上焦之气，常与营气俱行于阳二十五度，阴亦二十五度。阳阴者，言昼夜也。昼夜周行五十度，至次日寅时，复会于手太阴肺经，是为一周。然则营气虽出于中焦，而施化则由于上焦也。”

 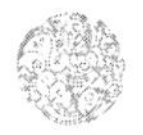

慓悍滑疾，见开而出，故不得从其道，故命曰漏泄[1]。

了。这种病证称为漏泄。

黄帝曰：愿闻中焦之所出。岐伯答曰：中焦亦并胃中，出上焦之后，此所受气者，泌糟粕，蒸津液，化其精微，上注于肺脉乃化而为血，以奉生身，莫贵于此，故独得行于经隧，命曰营气。

黄帝说：我想知道中焦之气是从何而出的？岐伯回答说：中焦也是自胃中所出，且出于上焦之气的后面。中焦所受的水谷之气，是经过排泌糟粕、蒸发津液，将化生出的精微物质上注于肺脉而化成的血液。它能濡养全身，是人体最珍贵的物质。中焦之气能独自通行于十二经脉之中，也称为营气。

黄帝曰：夫血之与气，异名同类。何谓也？岐伯答曰：营卫者精气也，血者神气也，故血之与气，异名同类焉。故夺血者无汗，夺汗者无血，故人生有两死而无两生[2]。

黄帝说：血和气，虽然名字不同，但却是同一类物质，这是什么意思？岐伯回答说：营气和卫气，都是水谷精气。血，是神气的物质基础，也是由水谷精气所化生的。因此，血与营卫之气，只是名字不同，但是同一类物质。因此，血液耗伤过度的人不能用发汗疗法，脱汗气伤的人不能用放血疗法。如果既脱汗又亡血，人就会死；如果仅有脱汗或仅有失血，则人还有生机。

黄帝曰：愿闻下焦之所出。岐伯答曰：下焦者，别回肠[3]，注于膀胱，而渗入焉；故水谷者，常并居于胃中，成糟粕而俱下于大肠，而成下焦，渗而俱下。济泌别汁[4]，循下焦而渗入膀胱焉。

黄帝说：我想知道下焦之气是从何而出的？岐伯回答说：下焦之气是沿回肠曲折下行，进入膀胱，将水液渗入膀胱的。饮食水谷是一起在胃中消化的，经脾胃运化之后，其糟粕全部下行至大肠，从而形成下焦之气。糟粕全部下行，同时过滤水液，清者为水液，随下焦之气渗入膀胱，浊者为糟粕，归入大肠。

黄帝曰：人饮酒，酒亦入胃，谷未熟，而小便独先下，何也？岐伯答曰：酒者，熟谷之液也。其气

黄帝说：人饮酒时，酒也是与水谷一起入胃的，但是为什么水谷尚未运化完，就已经有小便了呢？岐伯回答说：酒是粮食腐熟酿造出来的液体，其气强劲而滑利，所以即使是在水谷之后食入的，也会在食物

---

[1] 漏泄：皮腠为风邪所伤，卫气不能固表而大汗出。因其大汗如漏，故名漏泄。

[2] 人生有两死而无两生：夺血、夺汗均会导致死亡，故云“有两死”。血与汗两者缺一则不能生，故云“无两生”。

[3] 别回肠：别行于回肠之中。

[4] 济泌别汁：指将水液经过过滤，分出清浊，清者渗入膀胱，浊者归入大肠。济，过滤的意思。

悍以清[1]，故后谷而入，先谷而液出焉。黄帝曰：善。余闻上焦如雾，中焦如沤，下焦如渎，此之谓也。

消化完之前成为水液而排出。黄帝说：明白了。我听说上焦之气像雾露一样，轻清弥漫；中焦之气像腐熟的食物一样；下焦之气像排出的水液一样。这就是三焦之气的功能和特点。

四时气第十九

黄帝问于岐伯曰：夫四时之气，各不同形，百病之起，皆有所生，灸刺之道，何者为定？岐伯答曰：四时之气，各有所在，灸刺之道，得气穴为定。故春取经、血脉、分肉[2]之间，甚者深刺之，间者浅刺之；夏取盛经[3]孙络，取分间绝皮肤；秋取经输。邪在腑，取之合；冬取井荥，必深以留之。

黄帝问岐伯：四季气候各不相同，各种疾病的发生都与四时气候有关，那么怎么确定各种疾病的针灸治疗方法呢？岐伯回答说：每个季节都有自己的气候特点，针灸方法要以各季节的气血特点为依据确定。春天针刺，应取经脉、血脉和分肉之间，病重的用深刺法，病轻的用浅刺法。夏季针刺，应取偏盛经脉的孙络，并用刺透皮肤到达分肉之间的浅刺法。秋季针刺，应取经脉的输穴，病邪在六腑的取六阳经的合穴。冬季针刺，应取经脉的经穴和荥穴，且一定要深刺并长时间留针。

温疟汗不出，为五十九痏（wěi）[4]。

温疟病，没有汗出患者，可用治疗热病的五十九个腧穴治疗。

风痳（shuì）[5]肤胀，为五十七痏。取皮肤之血者，尽取之。

风水病，肌肤肿胀患者，可以用治疗水病的五十七个腧穴治疗。如果使用针刺放血方法治疗，则应该将恶血排放干净。

飧泄补三阴之上，补阴陵泉，皆久留之，热行乃止。

治疗脾胃虚寒的飧泄证，应取三阴交和阴陵泉，使用补法且要长时间留针，直至针下有热感时才能停止。

---

[1] 清：《太素》等注本作“滑”，从之。

[2] 分肉：红白肉相交之处。

[3] 盛经：指手三阳经、足三阳经。

[4] 痏：在此指腧穴。

[5] 风痳：痳，《太素》等本均作“水”。风水是一种外感风邪引起的水气病。

 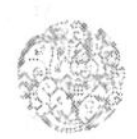

转筋于阳，治其阳；转筋于阴，治其阴。皆卒刺[1]之。

治疗转筋病，其部位在外侧的取阳经穴位治疗，在内侧的取阴经穴位治疗。无论内外，都使用火针针刺。

徒瘀[2]，先取环谷[3]下三寸，以铍针针之，已刺而筒（tǒng）[4]之，而内之，入而复之，以尽其瘀，必坚束之。束缓则烦悗，束急则安静，间日一刺之，瘀尽乃止。饮闭药[5]，方刺之时徒饮之，方饮无食，方食无饮，无食他食，百三十五日。

水肿病没有风邪者，先取环谷穴下方三寸的穴位，用铍针刺，然后用中空如筒的针刺入，将水抽出后放掉，反复几次，抽空其中的水，然后用布带将腰腹部捆紧。如果捆得过松，就会使患者感到烦闷；如果绑紧，就会使患者感到舒适、安静。每隔一天治疗一次，直到水肿消尽为止。在针刺治疗的同时，还要服用利小便的药物，防止再次水肿。在接受针刺时只能服药，不能喝其他的东西。刚喝完药物者不能进食，刚吃过饭者也不能喝药。同时，还要保持饮食清淡。这样的治疗和饮食，要坚持一百三十五天。

着痹不去，久寒不已，卒取其三里。骨为干[6]。肠中不便，取三里，盛泻之，虚补之。

着痹长久不愈，是寒气久留体内所致，治疗应使用疾进疾出的方法针刺足三里穴。肠胃不调者，治疗时也要取足三里穴，邪气盛者要泻实，正气虚者要补虚。

疠风[7]者，素刺其肿上。已刺，以锐针针其处，按出其恶气，肿尽乃止。常食方食，无食他食。

治疗疠风病，一般用普通针针刺其肿胀部位。针刺后，再用锋利的针继续针刺这一部位，并用手挤按该处以压出邪气，直到消肿为止。要经常食用普通食物，而不要吃刺激和油腻的食物。

腹中常鸣，气上冲胸，喘不能久立。邪在大肠，刺肓（huāng）之原[8]、巨虚上廉、三里。

患者腹中常有鸣响，并有气向上冲击胸部，喘息不能久立，是邪气侵袭大肠所致，治疗时应针刺气海、上巨虚和足三里穴。

小腹控睾，引腰脊，上冲心。邪在小肠者，连睾系，属于脊，贯

患者小腹牵引睾丸疼痛，并牵扯腰背和脊骨，向上冲至心，是邪气侵袭小肠所致。小肠连于睾系，向后附属于脊，其经脉贯通肝肺，络于心系。小肠邪气

[1] 卒刺：指用火针治疗。

[2] 徒瘀：水肿病的一种。与风水相比较，只有水气，没有风邪。

[3] 环谷：穴位名，其位置现已无从考证。

[4] 筒：指中空如筒的针。

[5] 闭药：用于治疗闭证的药物，在此指利小便的药。

[6] 骨为干：《甲乙经》中无此三字，且文意与上下文不和，疑衍。

[7] 疠风：麻风病。

[8] 肓之原：气海穴的别名。

肝肺，络心系。气盛则厥逆，上冲肠胃，熏肝，散于肓，结于脐，故取之肓原以散之，刺太阴以予之，取厥阴以下之，取巨虚下廉以去之，按其所过之经以调之。

盛就会出现气机上逆，上冲肠胃，熏蒸肝脏，布散于肓膜，结聚于脐。因此治疗时应取气海穴以散肓之邪气，针刺手太阴经以补肺虚，针刺厥阴经以泻肝实，取下巨虚以祛邪气，同时还要按压小肠经所过之处以调和气血。

善呕，呕有苦，长太息，心中憺憺，恐人将捕之；邪在胆，逆在胃，胆液泄，则口苦，胃气逆，则呕苦，故曰呕胆。取三里以下胃气逆，则刺少阳血络以闭胆逆，却调其虚实，以去其邪。

患者时常呕吐，且呕吐苦水，长出气，心中恐惧不安，害怕被人逮捕，是邪气侵袭胆腑、阳气上逆于胃所致。胆中汁液外泄，就会口苦；胃气上逆，就会呕吐苦水。因此这种病证称为呕胆。治疗时，应取足三里穴和降胃气，针刺足少阳胆经的血络以消除胆气上逆，根据病性的虚实状况治疗以祛其邪气。

饮食不下，膈塞不通，邪在胃脘。在上脘[1]，则刺抑而下之，在下脘，则散而去之。

患者饮食不能下咽，感觉胸膈阻塞不通，是邪气侵袭胃脘所致。治疗时，邪在上脘者，用针刺的方法抑制邪气上逆，使气下行；邪在下脘者，用散法祛除积滞。

小腹痛肿，不得小便，邪在三焦[2]，约取之太阳大络[3]，视其络脉与厥阴小络结而血者，肿上及胃脘，取三里。

患者小腹疼痛、肿胀，小便不利，是邪气侵袭膀胱所致。治疗时，应针刺足太阳经的大络，并观察足太阳经之络脉与厥阴经的小络，如有瘀血结聚，则用针刺祛其瘀血；如肿痛向上连及胃脘，则取足三里穴。

睹其色，察其目，知其散复者，视其目色，以知病之存亡也。一[4]其形，听其动静者，持气口人迎以视其脉，坚且盛且滑者，病日进，脉软者，病将下，诸经实者，病三日已。气口候阴，人迎候阳也。

诊疗时，观察患者的面色、眼神，可以知道其正气散失或恢复的情况；观察患者眼睛的颜色，可以知道病邪是否存在。还要综合审查患者的形态，听患者的言语动静，再诊察患者气口、人迎的脉象。脉象坚实、洪大且滑利者，表明病证将日渐加重；脉象软弱和缓者，表明病邪将要衰退。各经脉诊候部位实而有力者，表明疾病三天左右就能痊愈。气口脉属手太阴肺经，可诊候人体阴气的状况；人迎脉属足阳明胃经，可诊候人体阳气的状况。

---

[1] 上脘：指胃上口贲门。

[2] 邪在三焦：根据《灵枢·本输》，应该是邪在膀胱的病变。

[3] 太阳大络：指足太阳经的委阳穴。

[4] 一：一心一意。

卷之五

五邪第二十

邪在肺，则病皮肤痛，寒热，上气喘，汗出，咳动肩背。取之膺中外腧[1]，背三节五脏之傍，以手疾按之，快然[2]，乃刺之。取之缺盆中以越之[3]。

患者病邪在肺，会出现皮肤疼痛，恶寒发热，气逆而喘，出汗，咳嗽引动肩背作痛。治疗时，应取胸中部、外侧的腧穴以及背部第三胸椎旁的腧穴，进针前先用手快速按压进针处，待患者感到舒适后再进针。也可取缺盆正中的天突穴，散解肺中邪气。

邪在肝，则两胁中痛，寒中，恶血在内，行善掣（chè）节[4]，时脚肿。取之行间，以引胁下，补三里以温胃中，取血脉以散恶血；取耳间青脉[5]，以去其掣。

患者病邪在肝，会出现两胁疼痛，中焦寒冷，瘀血留滞体内，小腿筋脉抽掣，关节有时肿胀。治疗时，应取足厥阴肝经的行间穴引气下行，缓解胁痛；补足三里以温中焦脾胃；针刺本经络脉以除瘀血；刺耳间的青络，以缓解掣痛。

邪在脾胃，则病肌肉痛。阳气有余，阴气不足，则热中善饥；阳气不足，阴气有余，则寒中肠鸣、腹痛；阴阳俱有余，若俱不足，则

患者邪气在脾胃，会出现肌肉痛。如果阳气有余，阴气不足，就会出现胃中灼热、消食善饥；如果阳气不足，阴气有余，就会出现肠鸣腹痛；如果阴气和阳气都有余，或阴气和阳气都不足，就会出现病发寒热，不论是寒是热，都可以通过针刺足三里穴调治。

---

[1] 膺中外腧：指锁骨下窝外侧的云门、中府等穴。

[2] 以手疾按之，快然：用手快速按压，有舒畅的感觉。

[3] 取之缺盆中以越之：取缺盆穴可以越散肺中邪气。

[4] 掣节：指小腿抽筋。

[5] 耳间青脉：足少阳胆经近耳根处的青络。

有寒有热，皆调于三里。

邪在肾，则病骨痛阴痹。阴痹者，按之而不得，腹胀，腰痛，大便难，肩背颈项痛，时眩。取之涌泉、昆仑，视有血者，尽取之。

患者邪气在肾，会出现骨痛病和阴痹病。阴痹病表现为用手按压患处也没有痛感，腹胀满，腰痛，大便难，肩、背、颈、项疼痛，时有眩晕。治疗时应取涌泉穴和昆仑穴，有瘀血者应用针刺放出所有恶血。

邪在心，则病心痛，喜悲时眩仆。视有余不足而调之其腧也。

患者邪气在心，会出现心痛，时喜时悲，时有眩晕甚至昏仆。治疗时，应根据其病性的有余和不足，取本经的相应腧穴进行调治。

寒热病第二十一

皮寒热者，不可附席[1]，毛发焦，鼻槁腊[2]，不得汗，取三阳之络[3]，以补手太阴。

皮寒热病患者，表现为皮肤不适甚至不能接近席子，毛发焦黄，鼻中干燥，不出汗。治疗时，应取足太阳之络穴飞扬穴祛除表热，兼补手太阴经。

肌寒热者，肌痛，毛发焦而唇槁（gǎo）腊，不得汗，取三阳于下，以去其血者，补足太阴，以出其汗。

肌寒热病患者，表现为肌肉痛，毛发焦黄，口唇干裂，不出汗。治疗时，应取足太阳经在小腿部位的穴位，祛除瘀血，再补足太阴经，使其出汗。

骨寒热者，病无所安，汗注不休。齿未槁，取其少阴于阴股之络[4]；齿已槁，死不治。骨厥亦然。

骨寒热病患者，表现为焦躁不安，大汗不止。牙齿尚未枯槁者，治疗时可取足少阴经在阴股部位的络脉；牙齿已经枯槁者，则为死证，无可救治。骨厥病的治疗也是同样的。

骨痹，举节[5]不用而痛，汗注、烦心。取三阴之经，补之。

骨痹病患者，表现为全身关节不能活动自如且疼痛，汗出如注，心烦意乱。治疗时应补三阴经。

---

[1] 不可附席：疼痛不能着席。

[2] 槁腊：为同意复词，指干燥。

[3] 三阳之络：指足太阳膀胱经的络穴飞扬穴。

[4] 少阴于阴股之络：指大钟穴，足少阴肾经的络穴。

[5] 举节：所有的关节。

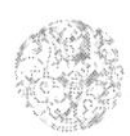

身有所伤，血出多，及中风寒，若有所堕坠，四肢懈惰不收，名曰体惰。取其小腹脐下三结交[1]。三结交者，阳明太阴也，脐下三寸关元也。

受伤后出血较多，又感受风寒外邪，再加上心中有一种像从高处堕落下来的感觉，四肢松散无力，这样的病证称为体惰。治疗时，应取患者小腹之下的三结交处。三结交，是足阳明经和足太阴经的相交处，其实就是脐下三寸处的关元穴。

厥痹者，厥气上及腹。取阴阳之络，视主病也，泻阳补阴经也。

厥痹病患者，表现为厥逆之气由下上行至腹部。治疗时，应根据主要病证表现取阴经或阳经的络脉，并以泻阳经补阴经为原则。

颈侧之动脉人迎。人迎，足阳明也，在婴筋[2]之前。婴筋之后，手阳明也，名曰扶突。次脉，手少阳脉也，名曰天牖。次脉，足太阳也，名曰天柱。腋下动脉，臂太阴[3]也，名曰天府。

颈部两侧的动脉是人迎脉。人迎脉上的穴位称为人迎穴，属于足阳明经，位于颈部两侧筋脉前面。颈部两侧筋脉后面是手阳明经的扶突穴。手阳明经后面是手少阳经的天牖穴，再后面是足太阳经的天柱穴。腋下动脉处是手太阴经的天府穴。

阳迎[4]，头痛，胸满不得息，取之人迎。暴喑气鞕[5]，取扶突与舌本出血。暴袭气蒙[6]，耳目不明，取天牖。暴挛痫眩，足不任身，取天柱。暴瘅内逆，肝肺相搏，血溢鼻口，取天府。此为天牖五部。

阳热邪气逆行于阳经，头痛，胸中满闷、呼吸不利者，治疗时应取人迎穴。突然失音，咽喉舌体僵硬者，治疗时应针刺扶突穴并点刺舌根出血。突然耳聋，经气蒙蔽，耳失聪、目不明者，治疗时应取天牖穴。突然发生筋脉拘挛、癫痫、眩晕，两足软弱不能站立者，治疗时应取天柱穴。突发热病，胸腹气机上逆，肝肺经气相搏，口鼻出血者，治疗时应取天府穴。以上所取用的五个穴位，天牖穴居中，其他四穴分布在四周，称为天牖五部。

臂阳明，有入頄遍齿者，名曰大迎。下齿龋，取之臂。恶寒补之，不恶寒泻之。

手阳明经进入颧部而遍络牙齿的一支，相应穴位称为大迎穴。治疗下龋齿的病证可以取大迎穴。恶寒者用补法，不恶寒者用泻法。

---

[1] 三结交：马莳："盖本经为任脉，而足阳明胃、足太阴脾经之脉亦结于此，故谓之三结交也。"

[2] 婴筋：指颈侧的筋。

[3] 臂太阴：臂，《灵枢·本输》作"手"。即手太阴。

[4] 阳迎：当作"阳逆"。指阳邪逆于阳经。

[5] 气鞕：指咽喉部与舌肌强硬。

[6] 暴袭气蒙：指耳目不聪不明。

足太阳有入烦遍齿者，名曰角孙。上齿龋，取之在鼻与烦前。方病之时，其脉盛，盛则泻之，虚则补之。一曰取之出鼻外。

足太阳经进入颧部而遍络牙齿的一支，相应穴位称为角孙穴。治疗上龋齿的病证可以取角孙穴，也可以取鼻与颧之前的穴位。刚患病时脉气充盈，治疗时脉气盛者应用泻法，脉气虚者应用补法。还有一种治法，是取鼻外侧的穴位。

足阳明有挟鼻入于面者，名曰悬颅。属口，对入系目本，视有过者取之。损有余，益不足，反者益其[1]。

足阳明经循鼻两侧进入面部的一支，相应穴位称为悬颅穴。其经脉下行则联属于口，上行则进入对侧眼球中。因此，鼻、面、目患病者，治疗时可以视情况取悬颅穴，病性属实者用泻法，病性属虚者用补法，反之就会使病情加重。

足太阳有通项入于脑者，正属目本，名曰眼系[2]。头目苦痛，取之在项中两筋间。入脑乃别阴跷、阳跷，阴阳相交，阳入阴，阴出阳，交于目锐眦[3]，阳气盛则瞋（chēn）目[4]，阴气盛则瞑目。

足太阳经通过项部的玉枕穴进入脑部，直接连属于眼球，称为眼系。头目疼痛者，治疗时应取项中两条筋之间的玉枕穴。这条经脉由项进入脑后，分别连属于阴跷、阳跷二脉，这两条脉阴阳相交，阳气入于阴而阴气出于阳，阴阳气交会于外眼角。阳气过盛时两目张而不合，阴气过盛时两目合而不张。

热厥取足太阴、少阳，皆留之；寒厥取足阳明、少阴于足，皆留之。舌纵涎下，烦悗，取足少阴。振寒洒洒鼓颔，不得汗出，腹胀烦悗，取手太阴，刺虚者，刺其去也；刺实者，刺其来也。

治疗热厥病，应取足太阴经和足少阳经，针刺时要留针。治疗寒厥病，应取足阳明经和足少阴经，针刺时要留针。舌纵缓不收、口角流涎、胸脘烦闷者，治疗时应取足少阴经。畏寒战栗、两颌鼓动、无汗、腹部胀满、胸脘烦闷者，治疗时应取手太阴经。在针刺治疗时，病性属虚，应随其脉气而刺；病性属实者，应迎其脉气而刺。

春取络脉，夏取分腠，秋取气口，冬取经输[5]。凡此四时，各

四季针刺的规律是：春季刺络脉，夏季刺分肉、腠理之间，秋季刺气口，冬季刺经脉的输穴。一年四季的

[1] 其：《太素》等本作“甚”，从之。

[2] 眼系：即目系。

[3] 交于目锐眦：张景岳：“此云锐眦者，当作内眦也。”

[4] 瞋目：两目张开。

[5] 冬取经输：丹波元简：“此言经输者，总言经穴也，非诸经之经穴、输穴。盖《水热穴论》以五输言，故云秋取经俞，冬取井荥。此以内外言，故云络脉治皮肤，经输治骨髓也。”

 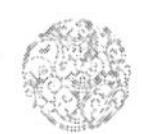

以时为齐[1]。络脉治皮肤，分腠治肌肉，气口治筋脉，经输治骨髓、五脏。

针刺治疗，按照季节、时令的不同进行相应的调节。刺络脉可以治皮肤的病变，刺分肉、腠理之间可以治肌肉的病变，刺气口可以治筋脉的病变，刺经脉的输穴可以治骨髓、五脏的病变。

身有五部：伏兔一[2]；腓二[3]，腓者腨也；背三[4]，五脏之俞四[5]；项五[6]。此五部有痈疽者死。病始手臂者，先取手阳明、太阴而汗出；病始头首者，先取项太阳而汗出；病始足胫者，先取足阳明而汗出。臂太阴可汗出，足阳明可汗出，故取阴而汗出甚者，止之于阳，取阳而汗出甚者，止之于阴。

人体有五个重要部位：一是伏兔，二是小腿后侧，三是背部，四是背部与五脏密切相关的腧穴，五是项部。如果这五个部位发生痈疽，患者就会死。痈疽从手臂起始的，先取手阳明经、手太阴经进行治疗，以汗出为度；痈疽从头面起始的，先取颈项部的足太阳经进行治疗，以汗出为度；痈疽从足胫部起始的，先取足阳明经进行治疗，以汗出为度。取手太阴经可以发汗，取足阳明经也能发汗。由于阴阳相互制约，所以如果取阴经发汗过多，可以取阳经止汗；如果取阳经发汗过多，可以取阴经止汗。

凡刺之害，中而不去则精泄；不中而去则致气。精泄则病甚而恇，致气则生为痈疽也。

针刺不当的害处主要有：已经达到针刺治疗效果却仍然留针不去，可导致人体精气耗损；针刺时还没有取得针刺治疗效果就出针，可使邪气聚而不散。精气耗散过多就会使病情加重，形体羸瘦；邪气聚而不散，就会引起痈疡。

癫狂第二十二

目眦外决[7]于面者，为锐眦；在内近鼻者，为内眦；上为外眦，下为内眦。

眼角向外靠近面颊一侧的，称为锐眦；向内靠近鼻的，称为内眦。上眼胞属于外眦，下眼胞属于内眦。

---

[1] 各以时为齐：齐，通“剂”，这里指针刺的部位与浅深应随四时气候变化而变。

[2] 伏兔一：指大腿前方肌肉隆起的伏兔部。

[3] 腓二：指小腿肚部位。

[4] 背三：背部督脉及膀胱经所行处。

[5] 五脏之俞四：指背部与五脏有密切联系的肺俞、心俞、肝俞、脾俞、肾俞等五穴。

[6] 项五：指项部。

[7] 决：开裂。

癫疾始生，先不乐，头重痛，视举目赤，甚作极，已而烦心。候之于颜。取手太阳、阳明、太阴，血变而止。

癫病刚刚发生的时候，患者先是精神抑郁、闷闷不乐，头部沉重疼痛，双目上视，眼睛发红；严重发作后会出现心中烦乱。诊察时，可以通过观察患者颜面的色泽预知其发作。治疗这类癫病，应取手太阳经、手阳明经和手太阴经，针刺泻出恶血，待其血色变为正常才可停止。

癫疾始作，而引口啼呼喘悸者，候之手阳明、太阳。左强[1]者，攻其右；右强者，攻其左，血变而止。癫疾始作，先反僵，因而脊痛，候之足太阳、阳明、太阴、手太阳，血变而止。

癫病发作时，口角牵引歪斜、啼哭、呼叫、气喘、心悸者，治疗时应取手阳明经和手太阳经，并观察两经的变化，左侧脉气强盛者治疗右侧经脉，右侧脉气强盛者治疗左侧经脉，针刺泻出恶血，待其血色变为正常才可停止。癫病发作时，身体先反折僵硬、脊柱疼痛者，治疗时应取足太阳经、足阳明经、足太阴经、手太阳经，针刺泻出恶血，待其血色变为正常才可停止。

治癫疾者，常与之居，察其所当取之处。病至，视之有过者泻之，置其血于瓠（hú）[2]壶之中，至其发时，血独动矣，不动，灸穷骨二十壮。穷骨者，骶骨也。

治疗癫病时，应常与患者居住在一起，观察其发病情况，以取用合适的经脉。发病时，要泻脉气最盛的经脉，平常要把患者的血放在一个葫芦里，等到其将要发病时，这个葫芦中的血就会动起来；如果不动，则灸穷骨二十壮。穷骨就是骶骨。

骨癫疾[3]者，颇（kǎn）[4]齿诸腧分肉皆满而骨居[5]，汗出、烦悗，呕多沃沫，气下泄，不治。

骨癫病患者，表现为腮、齿、各腧穴所在处的分肉胀满，骨骼强直，汗出，胸中烦闷，呕吐大量涎沫，气陷于下。这类病证难以治疗。

筋癫疾者，身倦挛急大[6]，刺项大经之大杼（zhù）[7]，呕多沃沫，气下泄，不治。

筋癫病患者，表现为身体蜷曲，筋脉拘挛抽搐，脉大。治疗时，可以针刺颈项部足太阳经的大杼穴。若出现呕吐大量涎沫，气泄于下，则表明无法治疗了。

脉癫疾者，暴仆，四肢之脉皆

脉癫病患者，表现为突然仆倒，四肢经脉满胀而纵

[1] 强：此有向一侧牵引之意。

[2] 瓠：指葫芦。

[3] 骨癫疾：张景岳：“骨癫疾者，病深在骨也。”

[4] 颇：指口外、颊前、颐上的部位，相当于腮部。

[5] 居：僵硬、强直。

[6] 身倦挛急大：《甲乙经》作“身卷挛急脉大”。卷，屈曲。

[7] 大杼：指足太阳膀胱经的大杼穴。

 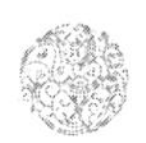

胀而纵，脉满，尽刺之出血，不满，灸之挟项太阳，灸带脉于腰相去三寸，诸分肉本输。呕多沃沫，气下泄，不治。癫疾者，疾发如狂者，死不治。

缓。如果经脉胀满，治疗时要针刺放血，使恶血尽出；如果经脉不满，治疗时要灸颈项两侧的足太阳经，并灸带脉上距腰三寸的部位，还可以取这两个部位经脉上的分肉和腧穴。如果呕吐大量涎沫，气泄于下，则表明无法治疗了。另外，如果癫病发作时像发狂一样，则也是不能治疗的死证。

狂始生，先自悲也，喜忘、苦怒、善恐者得之忧饥，治之取手太阳、阳明，血变而止，及取足太阴、阳明。狂始发，少卧不饥，自高贤也，自辩智也，自尊贵也，善骂詈（lì），日夜不休，治之取手阳明太阳太阴舌下少阴，视脉之盛者，皆取之，不盛，释之也。狂言，惊，善笑，好歌乐，妄行不休者，得之大恐，治之取手阳明太阳太阴。狂，目妄见，耳妄闻，善呼者，少气之所生也，治之取手太阳太阴阳明，足太阴头两顑。狂者多食，善见鬼神，善笑而不发于外者，得之有所大喜，治之取足太阴太阳阳明，后取手太阴太阳阳明。狂而新发，未应如此者，先取曲泉左右动脉，及盛者见血，有顷已，不已，以法取之，灸骨骶二十壮。

狂病刚刚发生时，先出现自觉悲伤，善忘事，容易发怒，易恐惧者，大多由过度忧伤和饥饿所致。治疗时，应取手太阴经、手阳明经放血，直到血色变为正常才可停止，还可以取足太阴经和足阳明经配合治疗。狂病开始发作时，患者出现睡眠很少，没有饥饿感，自以为自己是贤德的圣人、最聪明的人、极其尊贵的人，常谩骂不休，日夜不停，治疗应取手阳明经、手太阳经、手太阴经、舌下部手少阴经，根据病情，凡是脉气充盛的就用点刺放血，脉气不充盛的不能放血。言语狂妄、易受惊、爱笑、喜高声歌唱、行为狂妄没有休止者，一般是受到了极大的恐惧所致，治疗应取手阳明经、手太阳经和手太阴经。发狂、幻视、幻听、时常呼叫者，是神气衰少所致，治疗应取手太阳经、手太阴经、手阳明经、足太阴经及头部、两腮的部位。狂病患者食量过大，常幻视见到鬼神，常笑但不发出笑声者，是大喜伤心所致，治疗应取足太阴经、足太阳经、足阳明经，配以手太阴经、手太阳经和手阳明经。狂病新起，还没有见到以上诸症者，治疗先取曲泉穴两侧的动脉，脉气盛的要用放血疗法，如此，病很快就能缓解；如果仍然不能缓解，就依照前述治法再行针刺，并灸骶骨二十壮。

风逆[1]，暴四肢肿，身漯（luò）

风逆病患者，表现为突发四肢肿，全身冷战如被

[1] 风逆：风感于外，厥气内逆。

漯[1]，唏（xī）然时寒[2]，饥则烦，饱则善变，取手太阴表里，足少阴阳明之经，肉清[3]取荥，骨清取井、经也。

水淋，口中唏嘘，饥饿时心中烦闷，吃饱后性情多变。治疗时，应取手太阴经、与之相表里的手阳明经、足少阴经和足阳明经。如果患者感到肌肤寒冷，就取上述经脉的荥穴；如果患者感到寒冷入骨，就取上述经脉的井穴和经穴。

厥逆为病也，足暴清，胸若将裂，肠若将以刀切之，烦而不能食，脉大小皆涩，暖取足少阴，清取足阳明，清则补之，温则泻之。厥逆腹胀满，肠鸣，胸满不得息，取之下胸二胁[4]，咳而动手者，与背腧，以手按之，立快者[5]是也。

厥逆病患者，表现为足部很冷，胸部像要裂开一样，肠子像被刀切一样，心烦，饮食不下，脉搏无论有力、无力都是涩脉。治疗时，如果身体感到暖和，就取足少阴经；如果身体感到寒冷，就取足阳明经。身体感到寒冷者，要用补法；身体感到暖和者，要用泻法。厥逆病，出现腹部胀满，肠鸣，胸中满胀而呼吸不利者，治疗时，应刺胸部之下的两胁部位处、咳嗽时应手而动的地方，背部、用手按压时能使患者立马感到畅快的腧穴。

内闭不得溲（sǒu），刺足少阴太阳，与骶上以长针。气逆，则取其太阴、阳明、厥阴，甚取少阴、阳明，动者之经也。少气，身漯漯也，言吸吸[6]也，骨酸体重，懈惰不能动，补足少阴。短气，息短不属，动作气索[7]，补足少阴，去血络也。

小便不通者，治疗时应取足少阴经和足太阳经，并用长针刺尾骨之上。气上逆者，治疗时应取足太阴经、足阳明经和足厥阴经；气逆严重者，还可取足少阴经和足阳明经的搏动之处。少气者，全身冷战如被水淋，口中唏嘘，身体酸重，四肢乏力，不愿活动，治疗应补足少阴经。短气者，呼吸急迫短促而不能连续，动则呼吸更加困难，治疗应补足少阴经，有血络阻滞者要祛其血络。

---

[1] 身漯漯：形容身体颤抖如被水淋。

[2] 唏然时寒：寒战时发出唏嘘之声。

[3] 清：寒冷的意思。

[4] 下胸二胁：指胸之下，左右两胁之间的章门、期门穴。

[5] 背腧，以手按之，立快者：背部穴位，以手按之有舒快感的部位即是。

[6] 吸吸：指气少言语断断续续。

[7] 气索：呼吸更觉困难。

热病第二十三

偏枯[1]，身偏不用而痛，言不变，志不乱，病在分腠之间，巨针[2]取之，益其不足，损其有余，乃可复也。

偏枯病患者，表现为半身不遂而疼痛，言语如常，神志清楚，属于病邪尚在分肉腠理之间的病证。治疗时，可以用九针中的大针补其不足，泻其有余，从而使患者康复。

痱[3]之为病也，身无痛者，四肢不收；智乱不甚，其言微知，可治；甚则不能言，不可治也。病先起于阳，后入于阴[4]者，先取其阳，后取其阴，浮而取之。

痱病患者，表现为身上不痛，四肢弛缓、不能屈伸。若患者神志有些混乱但不严重，语言虽然模糊但仍可辨别，则病情较轻，尚可治疗；若已经不能言语，则病情较重，无法治疗。治疗时，如果痱病先起于阳分，再深入阴分的，应先取阳经，再取阴经，并且针刺深度要浮浅。

热病三日，而气口静、人迎躁[5]者，取之诸阳，五十九刺[6]，以泻其热，而出其汗，实其阴[7]，以补其不足者。身热甚，阴阳皆静者，勿刺也；其可刺者，急取之，不汗出则泄[8]。所谓勿刺者，有死征[9]也。

热病第三天，气口脉象平稳，而人迎脉象躁动者，治疗时应针刺阳经上治疗热病的五十九个腧穴，以祛除在表之热邪，使邪随汗解，同时充实其阴经，以补充阴精的不足。发热严重，但气口和人迎脉象都显得很沉静者，不能针刺；如果还有针刺的可能，就必须立刻针刺，刺后虽然患者没有汗出，但依然可以泄出热邪。所谓不能针刺，是因为看到了死证的征象。

热病七日八日，脉口动，喘而短者，急刺之，汗且自出，浅刺手

热病第七八天，气口脉象躁动，患者气喘而头晕的，应该立刻针刺，使汗出热散。针刺时应浅刺手大

---

[1] 偏枯：张志聪："是风寒之邪，偏中于形身，则身偏不用而痛。夫心主言，肾藏志。言不变，志不乱，此病在于分腠之间，而不伤于内也。"

[2] 巨针：九针之一的大针。

[3] 痱：音义同"废"。痱又称"风痱"，同偏枯病一样，也有一侧肢体痿废不用，但有意识障碍。

[4] 先起于阳，后入于阴：阳指分腠经络，阴指内脏；脏腑之间又以腑为阳，脏为阴。

[5] 气口静、人迎躁：气口脉象平静、人迎部脉象躁动。提示病邪尚在表。

[6] 五十九刺：即治疗热病的五十九穴。

[7] 实其阴：充实阴经的针法，补益其不足。

[8] 其可刺者，急取之，不汗出则泄：若还有针刺的可能，应当急刺，虽不得汗，但仍可以泄其病邪。

[9] 死征：脉征相反，是死亡的征象。

大指间[1]。热病七日八日，脉微小，病者溲血，口中干，一日半而死。脉代者，一日死。热病已得汗出，而脉尚躁，喘且复热，勿刺肤，喘甚者死。热病七日八日，脉不躁，躁不散数，后三日中有汗；三日不汗，四日死。未曾汗者，勿腠刺之。

指间的部位。热病第七八天，脉象微小，患者尿血，口中干燥的，一天半就会死亡；如果见到代脉，一日就会死亡。热病已经汗出，但脉象仍躁动不静，气喘，且不久又发热的，不能针刺。此时气喘加剧的，就会死亡。热病第七八天，脉象已经不躁，或有躁象但不散不疾的，如果在后三天中能发汗，邪气就会随汗而解；如果三天后仍未出汗，到第四天就会死亡。患者没有出汗时，不能针刺皮肤。

热病先肤痛，窒鼻充面，取之皮，以第一针，五十九刺，苛轸（zhěn）鼻[2]，索皮于肺[3]，不得，索之火[4]，火者，心也。

热病患者，先见皮肤痛、鼻塞、面部浮肿的，治疗时应浅刺各经皮部，用九针中的第一针（镵针）针刺治疗热病的五十九个腧穴。鼻生小疹的，属邪在皮毛，治疗应刺皮肤，从肺经入手；如治疗无效，则应从心经入手，因为火热属心，心火克肺金。

热病先身涩[5]倚[6]而热，烦惋，干唇口嗌，取之皮，以第一针，五十九刺；肤胀口干，寒汗出，索脉于心，不得，索之水，水者，肾也。

热病患者，先见身体艰涩不爽，心中烦闷，发热，唇燥咽干的，治疗时应浅刺各经皮部，用九针中的第一针（镵针）针刺治疗热病的五十九个腧穴。腹胀，口中干，出冷汗的，属邪在血脉，治疗要刺至血脉，从心经入手；如治疗无效，则应从肾经入手，因为肾水克心火。

热病嗌干多饮，善惊，卧不能起，取之肤肉，以第六针，五十九刺，目眦青，索肉于脾，不得，索之木，木者，肝也。

热病患者，出现咽中干燥，口渴喜饮，易受惊吓，不能起床的，治疗时应针刺各经皮肤分肉，用九针中的第六针（员利针）针刺治疗热病的五十九个腧穴。眼角色青的，属脾经病变，治疗时要针刺至肌肉，从脾经入手；如治疗无效，则应从肝经入手，因为肝木克脾土。

---

[1] 手大指间：指手太阴肺经的少商穴。

[2] 苛轸鼻：指鼻子上细小的疹子。苛，细小；轸，音义同“疹”。

[3] 索皮于肺：肺合皮毛，因此浅刺皮毛也可治疗肺经。

[4] 不得，索之火：后世注家对此句理解不一。张介宾、张志聪、马莳等皆认为当解释为“如治疗不愈，当从心而治”，即益心火而制肺金；杨上善、刘衡如等认为当解释为“不得索之火”。临床上，皮毛之病从心而得者有之，故从前说。

[5] 涩：涩滞不爽。

[6] 倚：身体无力。

 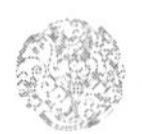

热病面青，脑痛，手足躁，取之筋间，以第四针于四逆[1]；筋躄（bì）目浸[2]，索筋于肝，不得，索之金，金者，肺也。

热病患者，面色青，头痛，手足躁动的，治疗时应针刺至筋，用九针中的第四针（锋针）在手足不利处针刺。足不能行，泪出不止的，属肝经病变，治疗时应针刺至筋，从肝经入手；如果治疗无效，则应从肺经入手，因为肺金克肝木。

热病数惊，瘛疭而狂，取之脉，以第四针，急泻有余者，癫疾毛发去，索血于心，不得，索之水，水者，肾也。

热病患者，惊痫多次发作，手足抽搐，精神狂乱的，治疗时应深刺至血络，用九针中的第四针（锋针）迅速泄除有余的热邪。时发癫病，毛发脱落的，属心经病变，治疗时应针刺至血络，从心经入手；如果治疗无效，则应从肾经入手，因为肾水克心火。

热病身重骨痛，耳聋而好瞑，取之骨，以第四针，五十九刺，骨病不食，啮（niè）齿耳青，索骨于肾，不得，索之土，土者，脾也。

热病患者，身体酸重，周身骨节疼痛，耳聋，双目喜欢常闭不开的，治疗时应深刺至骨，用九针中的第四针（锋针）针刺治疗热病的五十九个腧穴。病不能食，牙齿相磨，双耳色青的，属肾经病变，治疗时应针刺至骨，从肾经入手；如果治疗无效，则应从脾经入手，因为脾土克肾水。

热病不知所痛，耳聋，不能自收，口干，阳热甚，阴颇有寒者，热在髓，死不可治。

热病患者，出现不知疼痛，耳聋，四肢不能收放，口干，阳气偏盛时发热重，阴气偏盛时寒战的，属邪热深入骨髓，这是无可救治的死证。

热病头痛，颞颥（niè rú）[3]，目瘈脉痛，善衄，厥热病也，取之以第三针，视有余不足，寒热痔[4]。

热病患者，出现头痛，颞骨和眼睛周围的筋脉抽搐作痛，易出鼻血的，是厥热病，治疗时应用九针中的第三针（鍉针），根据其病性虚实，泻其有余，补其不足。热厥病还常伴有寒热并作和痔疮的发生。

热病，体重，肠中热，取之以第四针，于其腧及下诸指间，索气于胃胳[5]得气也。

热病患者，出现身体沉重，胃肠灼热的，治疗时应用九针中的第四针（锋针），针刺脾胃二经的腧穴和下部各足趾间的穴位，同时还可以针刺胃经的络脉，以得气为佳。

热病挟脐急痛，胸胁满，取之涌泉与阴陵泉，取以第四针，针

热病患者，出现脐周突然疼痛，胸胁满胀的，治疗时应取涌泉穴与阴陵泉穴，还要用九针中的第四针

[1] 四逆：四肢。

[2] 筋躄目浸：张景岳：“筋躄者，足不能行也。目浸者，泪出不收也。”

[3] 颞颥：指眼眶的外后方、眉棱骨下后方的颞骨，即鬓骨。

[4] 寒热痔：此句与上下文不相连贯，疑为衍文。

[5] 胃胳：胳，当为“络”。

嗌（yì）里[1]。

（锋针）针刺舌下的廉泉穴。

热病，而汗且出，及脉顺可汗者，取之鱼际、太渊、大都、太白。泻之则热去，补之则汗出，汗出太甚，取内踝上横脉以止之。

热病患者，汗出后脉象安静的，为顺，可以继续发汗，治用手太阴经的鱼际、太渊、大都、太白等穴位，用泻法针刺则热去，用补法针刺则汗出。汗出太过的，可以通过针刺内踝上的三阴交穴止汗。

热病已得汗而脉尚躁盛，此阴脉之极也，死；其得汗而脉静者，生。热病者，脉尚盛躁而不得汗者，此阳脉之极也，死；脉盛躁得汗静者，生。

热病患者，出汗后但脉象仍躁盛的，是阴气欲绝，为死证；出汗后脉象即平静安顺的，是顺证，预后良好。热病患者，脉象躁盛且不出汗的，是阳气欲绝，为死证；脉象躁盛但出汗后马上平静的，预后良好。

热病不可刺者有九：一曰汗不出，大颧发赤，哕者死；二曰泄而腹满甚者死；三曰目不明，热不已者死；四曰老人婴儿，热而腹满者死；五曰汗不出，呕下血者死；六曰舌本烂，热不已者死；七曰咳而衄，汗不出，出不至足者死；八曰髓热者死；九曰热而痉者死，腰折，瘛疭，齿噤齘（xiè）[2]也。凡此九者，不可刺也。

热病有九种情况禁止针刺：一是不出汗，两颧发红，呃逆者，属死证；二是泄泻后腹中胀满严重者，属死证；三是双目视物不清且发热不退者，属死证；四是老年人和婴儿，发热且腹中满胀者，属死证；五是不出汗，呕血、下血者，属死证；六是舌根已烂，热仍不退得者，属死证；七是咳血衄血，不出汗，或出汗达不到足部者，属死证；八是热邪已入骨髓者，属死证；九是发热出现抽搐者，属死证，此时会出现角弓反张、抽搐、口噤不开和牙齿切磨的表现。上述几种情况都是真阴耗竭的死证，不能针刺。

所谓五十九刺者，两手外内侧各三，凡十二痏。五指间各一，凡八痏，足亦如是。头入发一寸傍三分各三，凡六痏。更入发三

针刺治疗热病常用的五十九个穴位是：两手指端外侧各有三穴，内侧亦各有三穴，左右共十二穴；五指之间各有一穴，双手共八穴，双足亦是如此；头部入发际一寸两旁三分处各有三穴，两侧共六穴；向后入发际三寸处两旁各有五穴，两侧共十穴；耳前后各有一穴，口

[1] 嗌里：指廉泉穴。

[2] 齿噤齘：上下齿相磨。

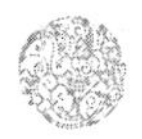

寸边五，凡十痏。耳前后口下者各一，项中一，凡六痏。巅上一，囟会一，发际一，廉泉一，风池二，天柱二。

下有一穴，项中有一穴，共六穴；颠顶有一穴，囟会有一穴，前后发际各有一穴，廉泉有一穴，左右风池共二穴，左右天柱共二穴，共九穴。

气满胸中喘息，取足太阴大指之端，去爪甲如薤（xiè）叶[1]，寒则留之，热则疾之，气下乃止。

患者胸中气满，喘息急促，治疗时应取足太阴大趾之端的穴位，其位置在距爪甲角如韭叶宽的地方；寒证要用留针的方法治疗，热证要用疾刺的方法治疗，直至上逆之气下降、喘息平息为止。

心疝[2]暴痛，取足太阴厥阴，尽刺去其血络。

心疝病患者，出现心胸突然剧痛，治疗时应取足太阴经和足厥阴经，用放血法祛尽经脉上的血络。

喉痹舌卷，口中干，烦心，心痛，臂内廉痛，不可及头，取手小指次指爪甲下，去端如韭叶。

喉痹病患者，出现舌卷不伸，口干，心烦，心痛，手臂内侧疼痛，不能上举至头部，治疗时应取手无名指指端的穴位，其位置在距爪甲角如韭叶宽的地方。

目中赤痛，从内眦始，取之阴跷。

患者双目红赤疼痛，且从内眼角起始，治疗时应取阴跷脉。

风痉身反折，先取足太阳及腘中[3]及血络出血，中有寒，取三里。

风痉病患者，出现颈项强直，角弓反张，治疗时应先取足太阳经及腘窝中的委中穴，并在浅表络脉上刺络放血。内有寒的，应取足三里穴。

癃，取之阴跷及三毛上[4]及血络出血。

癃闭病患者，治疗时应取阴跷脉和足大趾三毛上的大敦穴，并在浅表络脉上刺络放血。

男子如蛊（gǔ）[5]，女子如怚[6]，身体腰脊如解，不欲饮食，先取涌泉见血，视跗上盛者，尽见血也。

男子患蛊病，女子患月经阻隔的病证，可见腰脊如同分解开一样的疼痛，不思饮食，治疗时应先点刺涌泉穴出血，再观察足背上血络盛满的地方，并也点刺出血。

---

[1] 薤叶：薤同“韭”。隐白穴，其位于足大趾内侧端，距爪甲角如韭叶宽。

[2] 心疝：一种由心气郁积引起的疝病，症见少腹部疼痛、有积块。

[3] 腘中：指腘窝中的委中穴。

[4] 三毛上：指足厥阴肝经大敦穴。

[5] 蛊：指少腹胀满疼痛或有形块的证候，即蛊胀病。

[6] 怚：《甲乙经》作“阻”，从之。

厥病第二十四

厥头痛[1]，面若肿起而烦心，取之足阳明太阴。厥头痛，头脉痛[2]，心悲，善泣，视头动脉反盛者，刺尽去血，后调足厥阴。厥头痛，贞贞[3]头重而痛，泻头上五行，行五[4]，先取手少阴，后取足少阴。厥头痛，意善忘，按之不得，取头面左右动脉[5]，后取足太阴。厥头痛，项先痛，腰脊为应，先取天柱，后取足太阳。厥头痛，头痛甚，耳前后脉涌有热，泻出其血，后取足少阳。

经气上逆的头痛患者，出现面部浮肿，心烦，治疗时应取足阳明经和足太阴经。经气上逆的头痛患者，出现头部血络处疼痛，心情悲苦，常常哭泣，治疗时应在头部络脉搏动明显的地方针刺放血，然后调治足厥阴经。经气上逆的头痛患者，出现头沉重而痛，治疗时应取头部纵行排列的五条经脉，每条经脉取五个穴位，针刺以泻其邪，先刺手少阴经的穴位，后刺足少阴经的穴位。经气上逆的头痛患者，出现记忆力减退，头痛时用手按头不痛，治疗时应取头面部左右的动脉，泻其邪气，然后取足太阴经。经气上逆的头痛患者，出现项部先痛，随后腰脊相应作痛，治疗时应先取足太阳经的天柱穴，然后取足太阳经。经气上逆的头痛患者，出现头痛严重，耳前后的脉络阵阵发热，治疗时应先刺破脉络放血，然后取足少阳经。

真头痛[6]，头痛甚，脑尽痛，手足寒至节，死不治。头痛不可取于腧者，有所击堕，恶血在于内，若肉伤，痛未已，可即刺，不可远取也。头痛不可刺者，大痹为恶，日作者，可令少愈，不可已。头半寒痛，先取手少阳阳明，后取足少阳阳明。

真头痛患者，表现为头痛剧烈，全脑尽痛，手足到肘膝关节冰冷，这是无法治疗的死证。头痛不能取用远端腧穴进行治疗者，是因为撞击跌仆使瘀血内留；如果肌肉损伤而疼痛未止，则只能在局部针刺而不能远端取穴。头痛不能使用针刺治疗者，是因为其产生于严重的痹病，如果每天发作，则可以用针刺暂时缓解症状，但无法根治。半边头部寒痛者，治疗时应先取手少阳经、手阳明经，再取足少阳经、足阳明经。

---

[1] 厥头痛：张景岳：“厥，逆也。邪逆于经，上干头脑而为痛者，曰厥头痛也。”

[2] 头脉痛：头部沿一定的经脉作痛。

[3] 贞贞：不移动。

[4] 头上五行，行五：头部五条经脉线路包括督脉及其左右两行膀胱经，每条经脉上各有五个穴位。

[5] 头面左右动脉：指头面部的足阳明经。

[6] 真头痛：指邪气在脑所致的剧烈头痛。

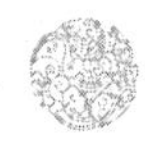

厥心痛[1]，与背相控，善瘛，如从后触其心，伛偻（yǔ lǚ）者，肾心痛也，先取京骨、昆仑，发狂不已，取然谷。厥心痛，腹胀胸满，心尤痛甚，胃心痛也，取之大都、太白。厥心痛，痛如以锥针刺其心，心痛甚者，脾心痛也，取之然谷、太溪[2]。厥心痛，色苍苍如死状，终日不得太息，肝心痛也，取之行间、太冲。厥心痛，卧若徒居[3]，心痛间[4]；动作痛益甚，色不变，肺心痛也，取之鱼际、太渊。

经气上逆的心痛患者，出现疼痛牵引后背，拘急抽掣，像从背后撞击心脏一样，痛得弯腰曲背，是肾经邪气上犯于心的肾心痛病，治疗应取足太阳经的京骨穴和昆仑穴；患者伴见发狂不止的，应取足少阴经的然谷穴。经气上逆的心痛患者，出现腹胀，胸中满闷，心痛十分严重，是胃经邪气上犯于心的胃心痛病，治疗应取足太阴经的大都穴和太白穴。经气上逆的心痛患者，出现痛如锥子刺心一般，心痛十分严重，是脾经邪气上犯于心的脾心痛病，治疗应取足少阴经的然谷穴和太溪穴。经气上逆的心痛患者，出现面色苍白如同死灰，一直不敢深呼气，是肝经邪气上犯于心的肝心痛病，治疗应取足厥阴经的行间穴和太冲穴。经气上逆的心痛患者，出现卧床休息或闲暇安静时疼痛减轻，有所动作就疼痛加剧，面色不变，是肺经邪气上犯于心的肺心痛病，治疗应取手太阴经的鱼际穴和太渊穴。

真心痛[5]，手足清至节，心痛甚，日发夕死，夕发旦死。心痛不可刺者，中有盛聚，不可取于腧。

真心痛患者，表现为手足冰冷直至肘膝，心痛极其严重，经常是早上发作、晚上死亡，或晚上发作、早上死亡。心痛病不能进行针刺治疗者，是因为体内有瘀血和积聚，这种情况是不能用针刺腧穴的方法治疗的。

肠中有虫瘕[6]及蛟蛕（jiāo huí）[7]，皆不可取以小针。心腹痛，侬作痛[8]，肿聚，往来上下行，痛有休止，腹热喜渴涎出者，是蛟蛕也。以手聚按而坚持之，无令得移，

肠中有虫聚集成瘕或寄生虫者，不能用小针治疗。心腹疼痛，心中烦闷而痛，腹中有积聚肿块可以上下移动，时痛时止，腹内发热，口渴，流涎者，是肠中有寄生虫所致。治疗时，要用手聚拢并按压肿块或疼痛之处，使之不能移动，再用大针针刺，留针，直到虫子不动了，才能出针。腹胀疼痛，烦闷不舒，肿物在腹中部和上腹部的虫病患者，也可用这种方法治疗。

---

[1] 厥心痛：由于五脏气机逆乱导致的心痛。

[2] 取之然谷、太溪：然谷、太溪两穴属足少阴肾经。而本段所述各种厥心痛，所治皆取自所病脏腑的经脉，惟此脾气犯心者取足少阴肾经，其意难通。张志聪认为“然谷当作漏谷，太溪当作天溪”，可参。

[3] 卧若徒居：若，或；徒居，闲居、静养。

[4] 间：减轻、缓解。

[5] 真心痛：邪气犯心而致的一种心痛病。

[6] 虫瘕：由寄生虫结聚于肠中形成的可移动的肿物。

[7] 蛟蛕：泛指体内寄生虫。

[8] 作痛：《甲乙经》作“发作”。

以大针刺之，久持之，虫不动，乃出针也。悲（pēng）[1]腹侬痛，形中上者。

耳聋无闻，取耳中[2]；耳鸣，取耳前动脉[3]；耳痛不可刺者，耳中有脓，若有干耵聍（dīng níng）[4]，耳无闻也；耳聋取手小指次指爪甲上与肉交者[5]，先取手，后取足；耳鸣取手中指爪甲上[6]，左取右，右取左，先取手，后取足[7]。

耳聋，听不到声音者，治疗时应取耳中的穴位。耳鸣者，治疗时应取耳前动脉处的穴位。耳痛，但不能进行针刺治疗者，是因为耳中有脓肿。耳中如果有干耳垢阻塞，就会听不见声音。耳聋者，治疗时应取手足无名指（趾）指（趾）甲上方与肉交界处的穴位，先刺手部穴位，后刺足部穴位。耳鸣者，治疗时应取手足中指（趾）指（趾）甲上方的穴位，左侧耳鸣取右侧穴位，右侧耳鸣取左侧穴位，先刺手部穴位，后刺足部穴位。

足髀不可举，侧而取之，在枢合[8]中，以员利针，大针不可刺。病注下血，取曲泉。

大腿不能举起者，治疗时要侧卧，取大转子处的环跳穴，使用九针中的员利针进行治疗，不能使用大针。伴见身体下部出血者，要取曲泉穴进行治疗。

风痹淫泺（luò）[9]，病不可已者，足如履（lǚ）冰，时如入汤中，股胫淫泺，烦心头痛，时呕时悗，眩已汗出，久则目眩，悲以喜恐，短气，不乐，不出三年死也。

风痹病发展到严重阶段，到了不能治疗的时候，患者会感觉足部有时像踩着冰块一样寒冷，有时像浸泡在沸水中一样发热。下肢病变严重者，可向体内浸淫发展，出现心烦、头痛、时常呕吐和满闷，眩晕后立刻汗出，病久眩晕更甚，有时悲伤，有时恐惧，气短、心中不悦。若按这种情况发展下去，不出三年，患者就会死亡。

---

[1] 悲：满的意思。

[2] 耳中：指听宫穴。属手太阳小肠经。

[3] 耳前动脉：指耳门穴。属手少阳三焦经。

[4] 耵聍：即耳垢。

[5] 小指次指爪甲上与肉交者：指手少阳三焦经关冲穴与足少阳胆经窍阴穴。

[6] 爪甲上：指中冲穴。属手厥阴心经。

[7] 后取足：指大敦穴。属足厥阳肝经。

[8] 枢合：指股骨大转子部位的环跳穴。

[9] 淫泺：形容疾病浸淫发展，成为痼疾。

 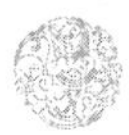

病本第二十五

先病而后逆者，治其本[1]；先逆而后病者，治其本；先寒而后生病者，治其本；先病而后生寒者，治其本；先热而后生病者，治其本；先泄而后生他病者，治其本，必且调之，乃治其他病。先病而后中满者，治其标[1]；先病后泄者，治其本[2]；先中满而后烦心者，治其本。

先患病然后出现四肢厥逆者，应先治疗其原有病变（本）；先四肢厥逆然后出现其他病变者，应先治疗四肢厥逆（本）。先怕冷然后出现其他病变者，应先治疗怕冷（本）；先患病然后出现怕冷者，应先治疗原有病变（本）。先发热然后出现其他病变者，应先治疗发热（本）；先泄泻然后出现其他病变者，应先治疗泄泻（本），调理好后再治疗后来出现的其他病变。先患病然后出现中腹胀满者，应先治疗中腹胀满（标）；先患病然后出现泄泻者，应先治疗原有病变（本）；先中腹胀满然后出现心烦者，应先治疗中腹胀满（本）。

有客气，有同气。大小便不利治其标，大小便利，治其本。病发而有余，本而标之，先治其本，后治其标；病发而不足，标而本之，先治其标，后治其本，谨详察间甚[3]，以意调之，间者并行[4]，甚为独行[5]；先小大便不利而后生他病者，治其本也。

有因非时令之邪气侵袭而发病的，也有因时令之邪气侵袭而发病的，不论是哪种情况，只要出现大小便不利，就应先治疗大小便不利（标），待大小便通利再治疗原有病变。疾病发作表现为邪实的，祛除邪气就可以消除继发症状，治疗时应先祛除邪气，再治疗继发症状；疾病发作表现为正虚的，治疗继发症状就可以补足正虚，治疗时应先治疗继发症状，再补足正虚。治疗过程中，还要谨慎观察病情的轻重变化，用心调整治疗方法。病情轻者，可以标本同治；病情重者，应抓住关键，先治紧急的方面。先大小便不利然后出现其他病变者，应先治疗大小便不利（本）。

杂病第二十六

厥，挟脊而痛者至顶，头沉沉

厥病患者，出现脊柱两侧疼痛到达颠顶，头部昏

---

［1］本、标：本，本源、根本；标，枝末、外在表现。本常指病因、先发疾病、里病；标常指症状、后发的疾病、表病。

［2］先病后泄者，治其本：《素问》中，此句在“先泄而后生他病者”之前。又据《素问》补“而”字，为“先病而后泄者”，从之。

［3］间甚：间，指病轻而浅；甚，指病深而重。

［4］并行：标本同治之法。

［5］独行：单独治本或单独治标，侧重一个方面。

然，目𥇦𥇦[1]然，腰脊强。取足太阳腘中血络。厥，胸满面肿，唇漯漯然[2]，暴言难，甚则不能言，取足阳明。厥，气走喉而不能言，手足清，大便不利，取足少阴。厥，而腹向向[3]然，多寒气，腹中谷谷[4]，便溲难，取足太阴。

沉，双目视物不清，腰背强直，治疗时应取足太阳经委中穴处的血络，点刺出血。厥病患者，出现胸中满闷，面部肿胀，口涎不收，突然言语困难，甚至不能言语，治疗时应取足阳明经。厥病患者，出现厥气充塞咽喉以致不能言语，手足清冷，大便不通，治疗时应取足少阳经。厥病患者，出现厥气上逆而腹中胀满，寒气内盛，肠鸣，大小便不利，治疗时应取足太阴经。

嗌干，口中热如胶，取足少阴。

嗌干病患者，表现为口中燥热，口津稠黏似胶，治疗时应取足少阴经。

膝中痛，取犊鼻，以员利针，发而间之。针大如牦，刺膝无疑。

膝中疼痛，治疗应取足阳明经的犊鼻穴，用员利针每隔一段时间针刺一次。员利针是长似牦牛毛的大针，十分适合针刺膝部。

喉痹[5]不能言，取足阳明；能言，取手阳明。

喉痹病患者，如果不能说话，治疗时应取足阳明经；如果能说话，治疗时应取手阳明经。

疟，不渴，间日而作，取足阳明；渴而日作，取手阳明。

疟病患者，如果不口渴，且疟病隔一日发作，治疗时应取足阳明经；如果口渴，且疟病每天发作，治疗时应取手阳明经。

齿痛，不恶清饮，取足阳明；恶清饮，取手阳明。

牙齿疼痛者，如果不怕进食寒凉，治疗时应取足阳明经；如果怕进食寒凉，治疗时应取手阳明经。

聋而不痛者，取足少阳；聋而痛者，取手阳明。

耳聋但不疼痛者，治疗时应取足少阳经；耳聋且疼痛者，治疗时应取手阳明经。

衄而不止，衃（pēi）血[6]流，取足太阳；衃血，取手太阳。不

鼻出血不止者，如果有血块且出血多，治疗时应取足太阳经；如果有血块但出血少，治疗时应取手太阳

[1] 目𥇦𥇦：视物不清。

[2] 唇漯漯然：指口唇肿起，口涎不收。

[3] 向向：腹膨而弹之有声。向，通响。

[4] 谷谷：流水之声。

[5] 喉痹：喉部肿痛闭塞，多为火盛痰壅所致。

[6] 衃血：凝血。

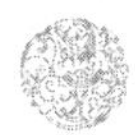

已，刺宛骨下[1]；不已，刺腘中出血。

经。治疗后血不止者，则应针刺腕骨穴处的瘀血；若仍然不能止血，则应在腘窝委中穴处针刺放血。

腰痛，痛上寒，取足太阳阳明；痛上热，取足厥阴；不可以俯仰，取足少阳。中热而喘，取足少阴、腘中血络。

腰痛者，如果痛处发凉，治疗时应取足太阳经和足阳明经；如果痛处发热，治疗时应取足厥阴经；如果疼痛导致不能俯仰身躯，治疗时应取足少阳经。因热邪侵袭而病发气喘者，治疗时应取足少阴经，并在委中穴处放血。

喜怒而不欲食，言益小，刺足太阴；怒而多言，刺足少阳。

常常发怒而不欲饮食，且言语很少者，治疗时应取足太阴经；常常发怒，且说话甚多者，治疗时应取足少阳经。

颇痛，刺手阳明与颇之盛脉[2]出血。

腮部疼痛者，治疗时应针刺手阳明经和腮部搏动明显处出血。

项痛不可俯仰，刺足太阳；不可以顾，刺手太阳也。

项部疼痛者，如果不能俯仰，治疗时应取足太阳经；如果不能回头，治疗时应取用手太阳经。

小腹满大，上走胃，至心，淅淅[3]身时寒热，小便不利，取足厥阴。腹满，大便不利，腹大，亦上走胸嗌，喘息喝喝[4]然，取足少阴。腹满食不化，腹向向然，不能大便，取足太阴。

小腹胀满，向上波及胃脘和心胸，全身恶寒发热，小便不利者，治疗时应取足厥阴经。腹中胀满，大便不通，腹部胀大，腹气上逆冲胸及咽喉，张口喘息并发出喝喝声者，治疗时应取足少阴经。腹中胀满，食谷不化，腹中有响声，大便不通者，治疗时应取足太阴经。

心痛引腰脊，欲呕，取足少阴。心痛，腹胀，啬（sè）啬[5]然，大便不利，取足太阴。心痛，引背不得息，刺足少阴；不已，取手少阳。心痛引小腹满，上下无常处，便溲

心痛病患者，牵引腰脊作痛，欲呕吐，治疗时应取足少阴经。心痛病患者，腹中胀满，大便涩然不通，治疗时应取足太阴经。心痛病患者，牵引后背，致使喘息不利，治疗时应取足少阴经；治疗无效者，可取手少阳经。心痛病患者，牵引小腹胀满，胀满感上下走窜无定处，大小便不利，治疗时应取足厥阴经。心痛病患者，仅见气短、呼吸困难，治疗时应取手太阴

[1] 宛骨下：手太阳小肠经的腕骨穴。

[2] 颇之盛脉：足阳明胃经的颊车穴。

[3] 淅淅：恶寒的样子。

[4] 喝喝：张口喘息发出的声音。

[5] 啬啬：大便涩滞不爽。

难，刺足厥阴。心痛，但短气不足以息，刺手太阴。心痛，当九节[1]刺之，不已刺按之，立已；不已，上下求之，得之立已。

经。治疗心痛，应在第九椎之下的部位进行针刺，针刺后要用手按压，一般马上就会止痛；如果无效，就在第九椎上下寻找位置，只要找到了正确的位置，再用这种方法马上就会见效。

顑痛，刺足阳明曲[2]周动脉见血，立已；不已，按人迎于经，立已。

腮部疼痛者，治疗时应针刺足阳明胃经颊车穴周围的动脉，出血后马上就会见效；如果无效，则用手按人迎穴旁边的动脉，就能见效。

气逆上，刺膺中陷者，与下胸动脉。

气逆上冲者，治疗时应针刺侧胸部的凹陷处以及胸下的动脉。

腹痛，刺脐左右动脉，已刺按之，立已；不已，刺气街，已刺按之，立已。

腹痛者，治疗时应针刺天枢穴两侧的动脉，刺过之后用手按压，马上就会见效；如果无效，则应针刺足阳明经的气街穴，刺过之后用手按压，就能见效。

痿厥[3]为四末束悗[4]，乃疾解之，日二；不仁者，十日而知，无休，病已止。

痿厥病患者，表现为四肢像缠束起来一样闭闷不舒，治疗时应迅速缓解这种症状，每天治疗两次；如果患者四肢没有感觉，一般十天后就能有感觉，坚持治疗，直至病愈为止。

岁[5]，以草刺鼻嚏，嚏而已；无息而疾迎引之，立已；大惊之，亦可已。

呃逆病患者，治疗时可用草刺激鼻子，打喷嚏后呃逆就会停止；或让患者屏住呼吸，到呃逆将至之时，迅速呼吸，呃逆也会停止；或当呃逆发作时，突然惊吓患者，呃逆也会停止。

周痹第二十七

黄帝问于岐伯曰：周痹之在身也，上下移徙随脉，其上下左

黄帝问岐伯：周痹病，病邪在人体中随血脉上下移动，且左右对称，痛处时时转移又连续不断，我想知道

[1] 九节：第九胸椎棘突下的筋缩穴，属督脉。

[2] 曲：足阳明胃经颊车穴。

[3] 痿厥：因经气厥逆，而致四肢无力之痿证。

[4] 四末束悗：指束缚患者的四肢，使其觉得满闷，然后解开的治疗方法。

[5] 岁：《太素》作“哕”，从之。

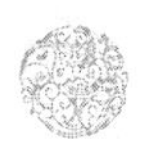

右相应，间不容空，愿闻此痛，在血脉之中邪[1]？将在分肉之间乎？何以致是？其痛之移也，间不及下针，其慉（xù）痛[2]之时，不及定治，而痛已止矣。何道使然？愿闻其故？岐伯答曰：此众痹也，非周痹也。

这种疼痛是邪气在血脉中所导致的，还是在分肉之间所导致的？其病又是怎么形成的？其疼痛转移得很快的时候，都无法及时在疼痛处下针，而当某一部位疼痛明显的时候，还没来得及决定如何治疗，疼痛就已经停止了，这是为什么？请您告诉我其中的缘故。岐伯回答说：这是众痹病，而不是周痹病。

黄帝曰：愿闻众痹。岐伯对曰：此各在其处，更发更止，更居更起，以右应左，以左应右，非能周也。更发更休也。黄帝曰：善。刺之奈何？岐伯对曰：刺此者，痛虽已止，必刺其处，勿令复起。

黄帝说：我想听您说一说众痹病。岐伯回答说：众痹病，其病邪分布于全身各个部位，疼痛随时发作，随时停止，随时居留，随时转移，而且左右影响，左右对称，但不是全身都疼痛。另外，这种发作是有时发作、有时休止的。黄帝说：说得好。那应怎么针刺治疗呢？岐伯回答说：针刺治疗众痹病，虽然某个部位的疼痛已经停止，但还是要针刺这个部位，让其不能再次发作。

帝曰：善。愿闻周痹何如？岐伯对曰：周痹者，在于血脉之中，随脉以上，随脉以下，不能左右，各当其所。黄帝曰：刺之奈何？岐伯对曰：痛从上下者，先刺其下以过之，后刺其上以脱[3]之。痛从下上者，先刺其上以过之，后刺其下以脱之。

黄帝说：说得好。我还想听您讲一讲周痹病是怎样的。岐伯回答说：周痹病，其病邪存在于血脉之中，随血脉上下流动，因此其发病并不是左右对称的，而是病邪停在什么地方就在什么地方发病。黄帝说：那该如何针刺治疗呢？岐伯回答说：如果疼痛是从上至下的，就先刺疼痛部位之下，使邪气不能继续下传，再刺疼痛部位之上，以祛除病邪。如果疼痛是从下至上的，就先刺疼痛部位之上，使邪气不能继续上传，再刺疼痛部位之下，以祛除病邪。

黄帝曰：善。此痛安生？何因而有名？岐伯对曰：风寒湿气，客于外分肉之间，迫切[4]而为沫，沫

黄帝说：说得好。那这种疼痛是如何产生的呢？为什么将这种疼痛称为周痹病？岐伯回答说：风寒湿邪气侵袭人体，居于人体分肉之间，将分肉之间的津液挤压成汁沫，汁沫受寒则凝聚，凝聚成有形之物后

[1] 邪：通“耶”，表示疑问。

[2] 慉痛：指疼痛聚集在某一部位。慉，聚集的意思。

[3] 脱：解除、解脱。

[4] 迫切：挤压、压迫。

得寒则聚，聚则排分肉而分裂也，分裂则痛，痛则神归[1]之，神归之则热，热则痛解，痛解则厥，厥则他痹发，发则如是。

可排挤分肉而使之裂开，分肉裂开则产生疼痛，疼痛发生后人的注意力就会集中在痛处，使阳气聚敛而生热，有热则疼痛缓解，疼痛缓解之后邪气就会继续流窜，邪气到达他处则在他处引发疼痛，由此，疼痛就这样此起彼落。

帝曰：善。余已得其意矣。此内不在脏，而外未发于皮，独居分肉之间，真气不能周，故名曰周痹。故刺痹者，必先切循其下之六经[2]，视其虚实，及大络之血结而不通，及虚而脉陷空者而调之，熨而通之。其瘛坚[3]，转引而行之。黄帝曰：善。余已得其意矣，亦得其事也。九者经巽（xùn）[4]之理，十二经脉阴阳之病也。

黄帝说：说得好。我已经明白这其中的道理了。岐伯又说：病邪在内并没有深入脏腑，在外也没有居于皮表，而是独留于分肉之间，使人体的真气不能周贯全身，因此称为周痹。在针刺治疗周痹时，首先要沿发病的经络用手指切按诊察，判断病性的虚实、大络血脉是否瘀结不通以及经脉是否有下陷空虚的情况，然后才能调治。具体治疗时，要用熨蒸的方法畅通经络。如果筋脉拘急、坚硬，就要用按摩导引的方法运行气血。黄帝说：说得好。我已经明白其中的道理了，也知道了治疗方法。用九针使经气通达，就能治疗十二经脉阴阳不调的各种疾病。

口问第二十八

黄帝闲居，辟[5]左右而问于岐伯曰：余已闻九针之经，论阴阳逆顺，六经已毕，愿得口问。岐伯避席再拜曰：善乎哉问也，此先师之所口传也。黄帝曰：愿闻口传。岐伯答曰：夫百病之始

黄帝闲暇时，屏退左右，问岐伯：我已经学习了九针方面的知识，听过了阴阳顺逆的问题，学完了六经的知识，我还想学一些您从别人口述中了解到的知识。岐伯听完，便离开座位，对黄帝跪拜行礼，说：真是问得好呀。那些都是我老师口头传授给我的知识。黄帝说：我很想听一听您老师口头传授给您的知识。岐伯回答说：各种疾病的发生，都缘于风雨寒暑侵袭人体，房室不节，喜怒过度，饮食失调，起居无常以及突受惊吓

[1] 神归：心神归集。

[2] 其下之六经：《甲乙经》作“上下之大经”。

[3] 瘛坚：筋脉拘急、坚硬。

[4] 九者经巽：指使用九针使经气通达。巽，顺达的意思；九者，即九针。

[5] 辟：《太素》作“避”，从之。

 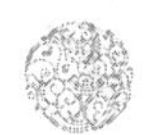

生也，皆生于风雨寒暑，阴阳喜怒，饮食居处，大惊卒恐。则血气分离，阴阳破败，经络厥绝，脉道不通，阴阳相逆，卫气稽留，经脉虚空，血气不次，乃失其常。论不在经者，请道其方。

等。这些原因会造成体内血气分离逆乱，阴阳失衡衰败，经络之气逆行决绝，脉道不通，阴阳逆乱，卫气不行，经脉虚空，气血循行紊乱，体内一切都失于正常。下面我就谈一谈经典上没有记载的一些道理。

黄帝曰：人之欠[1]者，何气使然？岐伯答曰：卫气昼日行于阳，夜半则行于阴，阴者主夜，夜者卧[2]；阳者主上，阴者主下；故阴气积于下，阳气未尽，阳引而上，阴引而下，阴阳相引，故数欠。阳气尽，阴气盛，则目瞑；阴气尽而阳气盛，则寤矣。泻足少阴，补足太阳。

黄帝说：人打哈欠是由什么气造成的？岐伯回答说：卫气白天行于阳分，夜间行于阴分。阴气主夜间，人在夜间的主要活动是睡眠。阳气向上，阴气向下，因此入夜之前，阴气沉积于下，阳气还没有尽入阴分的时候，阳气引阴气向上，阴气引阳气向下，阴阳相引，人就会不停打哈欠。入夜之后，阳气已尽入于阴分，阴气大盛，人就会进入睡眠；到黎明之时，阴气将尽，阳气渐盛，人就会清醒过来。对于失眠和嗜睡的病证，治疗时应泻足少阴经，补足太阳经。

黄帝曰：人之哕[3]者，何气使然？岐伯曰：谷入于胃，胃气上注于肺。今有故寒气与新谷气，俱还入于胃，新故相乱，真邪相攻，气并相逆，复出于胃，故为哕。补手太阴，泻足少阴。

黄帝说：人出现呃逆是由什么气造成的？岐伯说：饮食水谷入于胃，经过脾胃运化，变成精微物质上注于肺。如果胃中素有寒气，饮食水谷入胃之后，新生的水谷之气就会与原有的寒气相搏，正邪相搏，二气混杂上逆，从胃中逆行而出，就会形成呃逆。对于呃逆病，治疗时应补手太阴经，泻足少阴经。

黄帝曰：人之唏[4]者，何气使然？岐伯曰：此阴气盛而阳气虚，阴气疾而阳气徐，阴气盛而阳气绝，

黄帝说：有人经常唏嘘抽泣，是由什么气造成的？岐伯回答说：这是因阴气盛而阳气虚，阴气运行急速而阳气运行缓慢，甚至阴气亢盛而阳气衰微造成的。对于这种病证，治疗时应补足太阳经，泻足少

[1] 欠：即呵欠。

[2] 夜者卧：《太素》作“夜者主卧”，从之。

[3] 哕：指呃逆病。

[4] 唏：同“欷”，是人在悲泣时的哭声。

故为唏。补足太阳，泻足少阴。

阴经。

黄帝曰：人之振寒者，何气使然？岐伯曰：寒气客于皮肤，阴气盛，阳气虚，故为振寒寒栗，补诸阳。

黄帝说：人体发生振寒是由什么气造成的？岐伯回答说：寒气居留于皮肤，阴气盛而阳气虚，就会出现振寒、寒栗。对于这种病证，治疗时应补各条阳经。

黄帝曰：人之噫[1]者，何气使然？岐伯曰：寒气客于胃，厥逆从下上散，复出于胃，故为噫。补足太阴阳明，一曰补眉本[2]也。

黄帝说：人出现嗳气是由什么气造成的？岐伯回答说：寒气居留胃中，使胃气不能下降而上散逆行，胃气从胃而来，就会导致嗳气。对于这种病证，治疗时应补足太阴和足阳明经，还有一种方法是用补法针刺眉根的攒竹穴。

黄帝曰：人之嚏者，何气使然？岐伯曰：阳气和利，满于心，出于鼻，故为嚏。补足太阳荣[3]、眉本，一曰眉上也。

黄帝说：人打喷嚏是由什么气造成的？岐伯回答说：阳气和利，满溢于心，上出于鼻，就会导致打喷嚏。对于这种病证，治疗时应补足太阳经的荥穴，针刺眉根的攒竹穴，还有一种方法是用补法针刺眉上。

黄帝曰：人之亸（duǒ）[4]者，何气使然？岐伯曰：胃不实则诸脉虚；诸脉虚则筋脉懈惰；筋脉懈惰则行阴用力，气不能复，故为亸。因其所在，补分肉间。

黄帝说：人出现全身无力、疲困懈惰的亸证是由什么气造成的？岐伯回答说：胃气虚，就会导致人体经脉气血不足；人体经脉气血不足，就会导致筋骨肌肉懈惰无力；筋骨肌肉懈惰无力时，若再强行入房，使元气大损而不能恢复，就会导致亸病。因其病变主要在分肉之间，所以治疗时应补分肉之间。

黄帝曰：人之哀而泣涕出者，何气使然？岐伯曰：心者，五脏六腑之主也；目者，宗脉之所聚也，上液之道也[5]；口鼻者，气

黄帝说：人在哀伤时鼻涕和眼泪都会流出来，是由什么气造成的？岐伯回答说：心是五脏六腑的主宰；目是诸多经脉汇聚的地方，也是津液由上而泻的通道；口鼻是气之门户。因此，悲伤、哀怨、愁苦、忧伤的情绪会使心神不安，五脏六腑不安，继而波及各经脉，经脉

[1]噫：指嗳气。

[2]眉本：指足太阳膀胱经的攒竹穴。

[3]荣：《太素》作“荥”，从之。

[4]亸：下垂的样子。这里指全身无力。

[5]目者，宗脉之所聚也，上液之道也：杨上善：“手足六阳及手少阴、足厥阴等诸脉凑目，故曰宗脉所聚。大小便为下液之道，涕泣以为上液之道。”

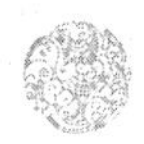

之门户也。故悲哀愁忧则心动，心动则五脏六腑皆摇，摇则宗脉感，宗脉感则液道开，液道开，故泣涕出焉。液者，所以灌精濡空窍者也，故上液之道开则泣，泣不止则液竭；液竭则精不灌，精不灌则目无所见矣，故命曰夺精。补天柱经侠颈。

不安就会使各个排泄液体的通道开放，液道开放就会使鼻涕和眼泪同时流出。人体中的液体，有灌输精微物质以濡养各个孔窍的作用，上液之道开放就会流出眼泪，眼泪流出不止就会使津液耗竭，精液耗竭就会使精微物质无以输布，进而导致双目失明，这种病证就称为夺精。对于这种病证，治疗时应补挟颈部的天柱穴。

黄帝曰：人之太息者，何气使然？岐伯曰：忧思则心系急，心系急则气道约，约则不利，故太息以伸出之，补手少阴心主，足少阳留之也。

黄帝说：人出现叹息是由什么气造成的？岐伯回答说：过于忧思就会心系拘急，使气道束紧，从而使气行不畅，由此就会出现深长地呼吸，以使气机舒缓。对于这种病证，治疗时应补手少阴经、手厥阴经、足少阳经，并用留针法。

黄帝曰：人之涎下者，何气使然？岐伯曰：饮食者，皆入于胃，胃中有热则虫动，虫动则胃缓，胃缓则廉泉开，故涎下，补足少阴。

黄帝说：人出现流涎是由什么气造成的？岐伯回答说：饮食水谷都进入胃中，胃中有热就会使体内的寄生虫蠕动，导致胃气运行迟缓，进而使舌下的廉泉穴张开，导致涎出不收。对于这种病证，治疗时应补足少阴经。

黄帝曰：人之耳中鸣者，何气使然？岐伯曰：耳者，宗脉之所聚也，故胃中空则宗脉虚，虚则下溜，脉有所竭者，故耳鸣，补客主人，手大指爪甲上与肉交者也。

黄帝说：人出现耳鸣是由什么气造成的？岐伯回答说：耳是人身宗脉聚集的地方，如果胃中空虚，就会导致宗脉无以为养而空虚，宗脉虚就会出现精微不能上达，入于耳的经脉气血耗竭，从而导致耳中鸣响。对于这种病证，治疗时应补客主人穴（上关穴）以及位于手大指指甲角与肉相交处的手太阴经的少商穴。

黄帝曰：人之自啮舌者，何气使然？岐伯曰：此厥逆走上，脉气辈至[1]也。少阴气至则啮舌，少阳气至则啮颊，阳明气至则啮唇矣。视主病者，则补之。

黄帝说：人出现自咬其舌是由什么气造成的？岐伯回答说：这是厥气上逆，影响各经脉脉气上逆导致的。如果是少阴经脉气上逆，就会出现自咬其舌；如果是少阳经脉气上逆，就会出现自咬其颊；如果是阳明经脉气上逆，就会出现自咬其唇。治疗时，应根据发病部位确定病在何经，再施以补法针刺。

[1] 此厥逆走上，脉气辈至：脉气厥逆到达不同的部位而有不同的病症。

凡此十二邪者，皆奇邪[1]之走空窍者也。故邪之所在，皆为不足。故上气不足，脑为之不满，耳为之苦鸣，头为之苦倾，目为之眩。中气不足，溲便为之变，肠为之苦鸣。下气不足，则乃为痿厥心悗。补足外踝下留之。

上述的十二种病证，都是由邪气侵入孔窍导致的。邪气之所以能侵入这些部位，都是因为正气不足。上焦气不足，就会出现脑髓不充，头部有空虚感，耳鸣，头部支撑无力而倾斜，头晕；中焦气不足，就会出现二便不调，肠中鸣响；下焦气不足，就会出现下肢痿软无力而厥冷，心中闷。对于这类病证，治疗时应补足外踝下方的昆仑穴，并留针。

黄帝曰：治之奈何？岐伯曰：肾主为欠，取足少阴；肺主为哕，取手太阴、足少阴；唏者，阴与阳绝，故补足太阳，泻足少阴；振寒者，补诸阳；噫者，补足太阴阳明；嚏者，补足太阳眉本；亸，因其所在，补分肉间；泣出补天柱经侠颈，侠颈者，头中分也；太息，补手少阴、心主、足少阳，留之；涎下补足少阴；耳鸣补客主人，手大指爪甲上与肉交者；自啮舌，视主病者，则补之。目眩头倾，补足外踝下留之；痿厥心悗，刺足大指间上二寸，留之，一曰足外踝下留之。

黄帝说：上述病证应如何治疗？岐伯回答说：治疗肾气所主的哈欠病，应取足少阴经；治疗肺气所主的呃逆病，应取手太阴经和足少阴经；治疗阴盛阳衰的唏嘘病，应取补足太阳经、泻足少阴经；治疗振寒病，应补各条阳经；治疗嗳气病，应补足太阴经、足阳明经；治疗打喷嚏，应补足太阳经的攒竹穴；治疗亸病，因其病变主要在分肉之间，所以应补分肉之间；治疗涕泪俱出，应补挟颈部的天柱穴；治疗叹气频作，应补手少阴经、手厥阴经和足少阳经，并留针；治疗流涎，应补足少阴经；治疗耳鸣，应补客主人穴（上关穴）和位于手大指指甲角与肉相交处的手太阴经的少商穴；治疗自咬其舌，应根据发病部位确定病在何经，再施以补法针刺；治疗头晕、头斜，应补足外踝下方的昆仑穴，并留针；治疗下肢痿软无力而冷，心中烦闷，应补足大趾本节后二寸处，并留针，也可以补足外踝下方的昆仑穴，并留针。

[1] 奇邪：奇亦邪也，奇邪为同义复词。

卷之六

师传第二十九

黄帝曰：余闻先师，有所心藏，弗著于方[1]，余愿闻而藏之，则[2]而行之，上以治民，下以治身，使百姓无病，上下和亲，德泽下流，子孙无忧，传于后世，无有终时，可得闻乎？岐伯曰：远乎哉问也。夫治民与自治，治彼与治此，治小与治大，治国与治家，未有逆而能治之也，夫惟顺而已矣。顺者，非独阴阳脉气之逆顺也，百姓人民皆欲顺其志也。

黄帝说：我听说先师有些医学心得没有记载到书籍中，我愿意听取这些宝贵经验，并把它铭记在心，以便作为准则加以奉行。这样既可以治疗人们的疾病，又可以保养自己的身体，使百姓免受疾病之苦，让所有人都身体健康、精神愉快，并让这些宝贵经验永远造福于后代，使后世的人们不必再受疾病的困扰。您能讲给我听吗？岐伯说：您所提的问题意义很深远，无论治民、治身、治此、治彼，还是治理大事、小事以及治国理家，没有违背常规而能治理好的，只有顺应其内在的客观规律，才能处理好各种事情。所谓的顺，不仅是指阴阳、经脉、气血循行的顺逆，还包括了广大人民的情志顺逆。

黄帝曰：顺之奈何？岐伯曰：入国问俗[3]，入家问讳，上堂问礼[4]，临病人问所便[5]。

黄帝问：如何才能做到顺应呢？岐伯说：当进入一个国家，首先要了解当地的风俗习惯；到了一个家庭，应首先了解其家人有什么忌讳；进入居室，首先要问清礼节；临证时，首先要问清患者的喜好，以便更好地诊治疾病。

---

[1] 方：古代记载文字的木板。

[2] 则：制订规则。

[3] 俗：风俗。

[4] 礼：礼仪。

[5] 便：相宜之意，指对患者最为相宜的治法。

黄帝曰：便病人奈何？岐伯曰：夫中热消瘅[1]，则便寒；寒中之属，则便热。胃中热则消谷，令人悬心[2]善饥。脐以上皮热，肠中热，则出黄如糜（mí）。脐以下皮寒，胃中寒，则腹胀；肠中寒，则肠鸣飧泄。胃中寒，肠中热，则胀而且泄，胃中热，肠中寒，则疾饥，小腹痛胀。

黄帝说：如何通过了解患者的喜好诊察疾病的性质呢？岐伯说：因内热而致多食易饥的消渴病，患者喜欢寒，得寒就会感到舒适；寒邪内侵的病证，患者喜欢热，得热就会感到舒适；胃中有热邪者，饮食物容易消化，故常有饥饿感和胃中空虚难忍的感觉，同时感到脐以上腹部的皮肤发热；肠中有热邪积滞者，可排泄黄色如稀粥样的粪便，脐以下小腹部有发热的感觉；胃中有寒邪者，可出现腹胀；肠中有寒邪者，可出现肠鸣腹泻，粪便中有不消化的食物。胃中有寒邪而肠中有热邪的寒热错杂证患者，可表现为腹胀而兼见泄泻；胃中有热邪而肠中有寒邪的错杂证患者，可表现为容易饥饿而兼见小腹胀痛。根据这些表现，就能大致判定疾病的性质。

黄帝曰：胃欲寒饮，肠欲热饮，两者相逆，便之奈何？且夫王公大人，血食[3]之君，骄恣从[4]欲轻人，而无能禁之，禁之则逆其志，顺之则加其病，便之奈何？治之何先？岐伯曰：人之情，莫不恶死而乐生，告之以其败，语之以其善，导之以其所便，开之以其所苦，虽有无道[5]之人，恶[6]有不听者乎？

黄帝说：胃中有热而欲得寒饮，肠中有寒而欲得热饮，二者相互矛盾，遇到这种情况怎样才能顺应病情呢？还有那些有高官厚禄、生活优裕的人，骄横自大，恣意妄行，轻视别人而不肯接受别人的规劝，如果规劝他遵守医嘱就会违背他的意愿，但如果顺从他的意愿就会加重其病情，在这种情况下又应当如何处置呢？岐伯说：渴望生存而害怕死亡，是人之常情，因此，应对患者进行说服和开导，告诉他们不遵守医嘱的危害，说清楚遵从医嘱对恢复健康的好处，同时诱导患者创造治愈疾病所需的条件，指明任何不适应疾病恢复的行为都只会带来更大的痛苦，这样即使再不通情理的人也不会不听从吧。

黄帝曰：治之奈何？岐伯曰：春夏先治其标，后治其本；秋冬

黄帝说：那应如何治疗呢？岐伯说：春夏之际，阳气充沛体表，应先治其在外的标病，后治其在内的本病；秋冬之际，精气敛藏于内，应先治其在内的本病，

---

[1] 消瘅：即消渴病，分为上、中、下三消，此处指中消，表现为多食易饥。

[2] 悬心：指心下胃脘间有空虚的感觉。

[3] 血食：指吃荤而言。

[4] 从：通“纵”。

[5] 无道：不通情达理。

[6] 恶：哪里。

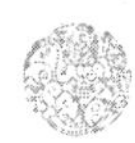

先治其本，后治其标。黄帝曰：便其相逆[1]者奈何？岐伯曰：便此者，食饮衣服，亦欲适寒温，寒无凄怆（chuàng）[2]，暑无出汗。食饮者，热无灼灼[3]，寒无沧沧[4]。寒温中适，故气将持，乃不致邪僻也。

而后治其在外的标病。黄帝说：对于那种性情与病情相矛盾的情况，应如何治疗呢？岐伯说：在这种情况下，要让患者调整饮食起居，顺应天气变化。天冷时，应加厚衣服而不要着凉；天热时，应减少衣服而不要热得出汗，饮食也不要过冷过热，而应寒热适中。由此人的正气就能固守于体内，邪气就不会进一步侵害人体了。

黄帝曰：本脏[5]以身形肢节䐃（jiǒng）肉[6]，候五脏六腑之大小焉。今夫王公大人，临朝即位之君，而问焉，谁可扪（mén）循之，而后答乎？岐伯曰：身形肢节者，脏腑之盖[7]也，非面部之阅也。

黄帝说：在《本脏》篇中提到，根据人的形体和四肢、关节及隆起的肌肉，可以测知五脏六腑的大小。但是如果在位的统治者以及地位高贵的王公大人想知道自己的身体情况，谁又敢抚摸他们的身体进行检查，然后答复他们呢？岐伯说：形体、四肢、关节是覆盖在五脏六腑的外围组织，与内脏有一定的关系，这与直接观察面部情况的方法不同，对于这些人可以采用望面部的方法进行推断。

黄帝曰：五脏之气，阅于面者，余已知之矣，以肢节知而阅之，奈何？岐伯曰：五脏六腑者，肺为之盖，巨肩陷咽，候见其外[8]。黄帝曰：善。岐伯曰：五脏六腑，心为之主，缺盆为之道，𩩲（guā）骨[9]有余以候髑骬（hé yú）[10]。黄帝曰：

黄帝说：通过诊察面部色泽推测五脏精气的方法，我已经知道了。那如何根据形体、肢节的情况推测内脏的情况呢？岐伯说：在五脏六腑中，肺的位置最高，为五脏六腑的华盖，故可通过肩部的上下动态、咽部的升陷情况测知肺的虚实。黄帝说：对。岐伯说：心为五脏六腑的主宰，缺盆为血脉运行的主要通路，通过观察缺盆两旁肩端骨距离的远近，再配合观察胸骨剑突的长短，就可以测知心脏的大小、坚脆等情况。黄帝说：对。岐伯说：肝为将军之官，开窍于目，欲

---

[1] 便其相逆：张景岳："谓于不可顺之中，而复有不得不委曲，以便其情者也。"

[2] 凄怆：形容寒冷很甚的样子。

[3] 灼灼：灼，烧炙也。在此指饮食物过烫，古人云："热无灼唇。"

[4] 沧沧：沧，沧凉寒冷之意。此处指饮食物过凉，古人云："凉无冰齿。"

[5] 本脏：指本书第四十七篇。

[6] 䐃肉：肉隆起的部分。

[7] 脏腑之盖：身形肢节覆盖在五脏六腑外部。

[8] 巨肩陷咽，候见其外：张景岳："肩高胸突，其喉必缩，是为陷咽。"

[9] 𩩲骨：胸骨上方锁骨内侧端，也称肩端骨。

[10] 髑骬：胸骨下剑突部分，即胸骨剑突，又称蔽心骨。

善。岐伯曰：肝者，主为将，使之候外，欲知坚固，视目小大。黄帝曰：善。岐伯曰：脾者，主为卫，使之迎粮[1]，视唇舌好恶，以知吉凶。黄帝曰：善。岐伯曰：肾者，主为外，使之远听，视耳好恶，以知其性。

知肝脏的坚固情况，可通过观察眼睛的大小进行判断。黄帝说：对。岐伯说：脾运化和输布水谷精微，从而具有充养人体而卫外的能力。它的强弱可直接表现在食欲方面，所以通过观察唇舌口味的情况，可以推断脾病预后的好坏。黄帝说：好。岐伯说：肾脏的功能表现在外的是人的听觉，因此根据耳朵听力的强弱，就可以判断肾脏的虚实。

黄帝曰：善。愿闻六腑之候。岐伯曰：六腑者，胃为之海，广骸（hái）[2]、大颈、张胸，五谷乃容。鼻隧以长，以候大肠。唇厚、人中长，以候小肠。目下果[3]大，其胆乃横。鼻孔在外，膀胱漏泄[4]。鼻柱中央起，三焦乃约，此所以候六腑者也。上下三等[5]，脏安且良矣。

黄帝说：对。我还想听您再讲一下测候六腑的方法。岐伯说：胃为水谷之海，是容纳水饮食物的器官，如果颊部肌肉丰满、颈部粗壮、胸部宽阔，则胃容纳水谷的量充足。鼻道深长，可以推测大肠的功能正常。口唇厚，人中沟长，可推测小肠的功能正常。下眼睑大，则胆气强。鼻孔向外翻，则膀胱不能正常存储尿液而致小便漏泄。鼻梁中央高起，则三焦固密功能正常。这些就是用来测候六腑情况的方法。总之，面部的上、中、下三部相等，则内脏功能正常而安定。

决气第三十

黄帝曰：余闻人有精、气、津、液、血、脉，余意以为一气耳，今乃辨为六名，余不知其所以然。岐伯曰：两神相搏[6]，合

黄帝说：我听说人体有精、气、津、液、血、脉的说法，我认为这些不过是一种气罢了，现在却把它分为六种，我不懂这其中的道理。岐伯说：男女交合之后，可以产生新的生命体，在形体出现以前，构成人体的基本物质，就称为精。黄帝问：什么是气？岐伯说：上焦

[1] 迎粮：受纳饮食物。

[2] 广骸：两颊部肌肉。

[3] 目下果：下眼胞。

[4] 鼻孔在外，膀胱漏泄：鼻孔掀露于外，则膀胱失于内固而小便漏泄。

[5] 上下三等：指面部的上、中、下三部相称。

[6] 两神相搏：指男女媾合。

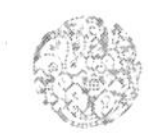

而成形，常先身生，是谓精。何谓气？岐伯曰：上焦开发，宣五谷味[1]，熏肤、充身、泽毛，若雾露之溉，是谓气。何谓津？岐伯曰：腠理发泄，汗出溱（zhēn）溱[2]，是谓津。何谓液？岐伯曰：谷入气满，淖（nào）泽[3]注于骨，骨属屈伸，泄泽[4]补益脑髓，皮肤润泽，是谓液。何谓血？岐伯曰：中焦受气，取汁变化而赤，是谓血。何谓脉？岐伯曰：壅遏（yōng è）[5]营气，令无所避，是谓脉。

把饮食精微物质宣发布散到全身，可以温煦皮肤、充实形体、滋润毛发，就像雾露灌溉各种生物一样，这就是气。黄帝问：什么是津？岐伯说：肌腠疏泄太过，汗出过多，这样的汗就称为津。黄帝问：什么是液？岐伯说：饮食入胃，水谷精微充满于周身，外溢部分输注于骨髓中，使关节曲伸灵活；渗出的部分可以补益脑髓，散布到皮肤，保持皮肤润泽的物质，就是液。黄帝问：什么是血？岐伯说：位于中焦的脾胃接纳饮食物，吸收其中的精微物质，经过气化变成红色的液体，这就是血。黄帝问：什么是脉？岐伯说：约束营血，使之不能向外流溢的管道，就称为脉。

黄帝曰：六气者，有余不足，气之多少，脑髓之虚实，血脉之清浊，何以知之？岐伯曰：精脱者，耳聋[6]；气脱者，目不明；津脱者，腠理开，汗大泄；液脱者，骨属屈伸不利，色夭[7]，脑髓消，胫酸，耳数鸣；血脱者，色白，夭然不泽，其脉空虚，此其候也。

黄帝问：上述精、气、津、液、血、脉六气的有余和不足各有什么表现？如何才能了解气的多少、脑髓的虚实、血脉的清浊呢？岐伯说：精的大量耗损，会使人耳聋；气虚，可使人的眼睛看不清东西；津虚，腠理开泄，可使人大量汗出；液虚，则四肢关节屈伸不利，面色枯槁没有光泽，脑髓不充满，小腿酸软，经常耳鸣；血虚，则面色苍白而不润泽；脉虚，则脉管空虚下陷。从这些就可以了解六气异常的表现。

黄帝曰：六气者，贵贱[8]何

黄帝问：六气在人体作用的重要性有何不同？岐

[1] 宣五谷味：将饮食精微宣发散布到全身。

[2] 溱溱：这里形容汗出很多的样子。

[3] 淖泽：淖，泥沼，这里引申为满溢的意思；泽，即润泽之意。

[4] 泄泽：渗泄润泽。

[5] 壅遏：指约束营血，使之行于一定的路径。

[6] 精脱者，耳聋：精虚导致发生耳聋。

[7] 色夭：指皮肤面色枯槁无华。

[8] 贵贱：重要与否。

如？岐伯曰：六气者，各有部主[1]也，其贵贱善恶[2]，可为常主[3]，然五谷与胃为大海也。

伯说：六气分别统领于各自的脏器，它们的功能正常与否都取决于其所归属脏器的情况。但是，六气都是以五谷精微所化生，而这些精微物质又化生于胃，因此胃是六气化生的源泉。

肠胃第三十一

黄帝问于伯高曰：余愿闻六腑传谷者，肠胃之大小长短，受谷之多少奈何？伯高曰：请尽言之，谷所从出入、浅深、远近、长短之度：唇至齿长九分，口广二寸半；齿以后至会厌[4]，深三寸半，大容五合[5]；舌重十两，长七寸，广二寸半；咽门重十两，广一寸半，至胃长一尺六寸，胃纡曲屈，伸之，长二尺六寸，大一尺五寸，径五寸，大容三斗五升。小肠后附脊，左环回周迭积，其注于回肠[6]者，外附于脐上，回运环十六曲，大二寸半，径八分分之少半，长三丈二尺。回肠当脐，左环回周叶积[7]而下，回运

黄帝问伯高：我想了解一下六腑中消化器官的状况，肠、胃等脏器的大小、长短及容纳饮食物数量的多少等情况？伯高说：请让我详细地给您讲一下，饮食物的出入及深浅、远近、长短是这样的：口唇到牙齿间的距离是九分，两口角的宽度是二寸半；从牙齿向后到会厌的距离是三寸半，整个口腔可容纳五合食物。舌的重量是十两，长七寸，宽二寸半，咽门的重量也是十两，宽一寸半。从咽门至胃的长度是一尺六寸，胃的形态是迂屈曲折的，伸直长二尺六寸，外周长一尺五寸，直径五寸，能容纳饮食物二斗五升。小肠在腹腔依附于脊柱之前，向左环绕重迭，下口注于回肠，在外依附在脐的上方，小肠共计环绕重迭十六个弯曲，外周长二寸半，直径八又三分之一分，长三丈二尺。回肠在脐部向左迴环，环绕重迭向下延伸，也有十六个弯曲，外周长四寸，直径一又三分之一寸，共长二丈一尺。广肠附于脊前与回肠相接，向左环绕重迭于脊椎之前，由上到下逐渐宽大，最宽处周长八寸，直径二又三分之二寸，长二尺八寸。整个消化道从食物入口至代谢物排出，总长度是六丈四寸四分，共计有三十二个弯曲。

---

[1] 各有部主：即六气各有所主之部，如肝主血，脾主津液，心主脉，肺主气，肾主精。

[2] 善恶：善，正常；恶，反常。

[3] 常主：指六气均有固定的统领脏腑。

[4] 会厌：气管和食管的交汇处。

[5] 合：古代容量单位，每十合为一升。

[6] 回肠：指大肠上段和小肠下段的一部分。

[7] 叶积：迭积。

 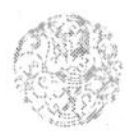

环反十六曲，大四寸，径一寸寸之少半，长二丈一尺。广肠傅（fù）脊[1]，以受回肠，左环叶脊，上下辟，大八寸，径二寸寸之大半，长二尺八寸。肠胃所入至所出，长六丈四寸四分，回曲环反，三十二曲也。

平人绝谷第三十二

黄帝曰：愿闻人之不食，七日而死，何也？伯高曰：臣请言其故。胃大一尺五寸，径五寸，长二尺六寸，横屈，受水谷三斗五升，其中之谷，常留二斗，水一斗五升而满。上焦泄气，出其精微，慓悍滑疾，下焦下溉诸肠。小肠大二寸半，径八分分之少半，长三丈二尺，受谷二斗四升，水六升三合合之大半。回肠大四寸，径一寸寸之少半，长二丈一尺，受谷一斗，水七升半。广肠大八寸，径二寸寸之大半，长二尺八寸，受谷九升三合八分合之一。肠胃之长，凡五丈八尺四寸[2]，受水谷九斗二升一合合之大半，此肠胃所受水谷之数也。

黄帝说：正常人七天不饮食就会死亡，我想知道这是为什么？伯高说：请允许我谈一谈其中的道理。胃的周长是一尺五寸，直径五寸，长二尺六寸，其形弯曲，能容纳三斗五升饮食，通常情况下存留二斗食物和一斗五升水就满了。上焦具有输布精气的功能，能将中焦化生的精微物质布散全身，其中包括运行快速滑利的阳气，其余部分在下焦灌注到诸肠之中。小肠的周长是二寸半，直径八又三分之一分，长三丈二尺，能容纳二斗四升食物和六升三又三分之二合水。回肠的周长是四寸，直径一又三分之一寸，长二丈一尺，能容纳一斗食物和七升半水。直肠的周长是八寸，直径二又三分之二寸，长二尺八寸，能容纳食物九升三又八分之一合。肠胃的总长度，共计五丈八尺四寸，能容纳九斗二升一又三分之二合饮食物，这就是肠胃能容纳饮食物的总数量。

---

[1] 傅脊：在脊柱附近。

[2] 五丈八尺四寸：此数加上上篇唇至齿长九分、齿至会厌长三寸半、咽门至胃长一尺六寸，共为六丈四寸四分，这样与上篇之总数相符。

平人则不然，胃满则肠虚，肠满则胃虚，更虚更满，故气得上下，五脏安定，血脉和利，精神乃居，故神者，水谷之精气也。故肠胃之中，当[1]留谷二斗，水一斗五升。故平人日再后[2]，后二升半，一日中五升，七日五七三斗五升，而留水谷尽矣。故平人不食饮七日而死者，水谷精气津液皆尽故也。

健康的人并不是上面所讲的那样，而是在胃中充满饮食物时，肠中是空虚无物的，当肠中充满饮食物时，胃中又没有饮食物了。这样，肠胃总是处于充满和空虚交替的状态，气才能布散全身、上下畅行。只有五脏功能正常，血脉调和通畅，精神才能旺盛。因此神是由饮食物的精微物质所化生的。在人的肠胃中，一般存留二斗食物和一斗五升水。健康的人每天大便两次，每次排泄约二升半，一天就排出五升，七天共排出三斗五升，这样可使原来存留在肠胃的饮食物都排泄完。因此健康的人七天不进饮食就会死亡，是饮食物化生的精微物质以及津液消耗枯竭的缘故。

海论第三十三

黄帝问于岐伯曰：余闻刺法于夫子，夫子之所言，不离于营卫血气。夫十二经脉者，内属于脏腑，外络于肢节，夫子乃合之于四海[3]乎？岐伯答曰：人亦有四海，十二经水。经水者，皆注于海，海有东西南北，命曰四海。黄帝曰：以人应之奈何？岐伯曰：人有髓海，有血海，有气海，有水谷之海，凡此四者，以应四海也。

黄帝问岐伯：我听您讲述刺法时，所谈内容总离不开营卫气血。那么运行营卫气血的十二经脉，在内部联属于脏腑，在外部维系肢节，您能把十二经脉与四海结合在一起谈一下吗？岐伯说：自然界有东西南北四个海，称为四海，经水都要流注到海中。人也有像自然界那样的四海和十二条大的河流，称为四海和十二经脉。黄帝说：人体的四海是如何与自然界的四海相对应的？岐伯说：人体有髓海、血海、气海和水谷之海，这四海与自然界的四海相对应。

黄帝曰：远乎哉！夫子之合人天地四海也，愿闻应之奈何？岐

黄帝说：这个问题真深远啊！您把人体的四海与自然界的四海联系起来，我想听一下它们之间到底是如何

[1] 当：《甲乙经》《黄帝内经太素》均作“常”。

[2] 日再后：一日大便两次。

[3] 四海：人体髓、气、血以及饮食物所汇聚之处，称为四海。

 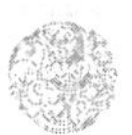

伯曰：必先明知阴阳表荥输[1]所在，四海定矣。黄帝曰：定之奈何？岐伯曰：胃者水谷之海[2]，其输上在气街（冲），下至三里；冲脉者，为十二经之海，其输上在于大杼，下出于巨虚之上下廉；膻中[3]者，为气之海，其输上在于柱骨之上下[4]，前在于人迎，脑为髓之海，其输上在于其盖[5]，下在风府。

相对应的？岐伯说：首先必须明确地了解人体的阴阳、表里和经脉的流行输注的具体部位，然后才可以确定人体的四海。黄帝说：四海及其重要经脉的部位是如何确定的呢？岐伯说：胃的功能是接受容纳饮食物，是气血生化之源，故称为水谷之海。它的输穴部位，在上部是气冲穴，在下部是足三里穴。冲脉与十二经脉有密切的联系，可以灌注五脏六腑和阴阳诸脉，故称为十二经之海。它的输穴部位，在上部是大杼穴，在下部是上巨虚和下巨虚。膻中是宗气汇聚的地方，所以称为气海。它的输穴部位，在上部是天柱骨（第七颈椎）上的哑门穴和天柱骨下的大椎穴，在前部是人迎穴。髓充满于脑，所以称为髓海。它的输穴部位，在上部是头顶正中的百会穴，在下部是风府穴。

黄帝曰：凡此四海者，何利何害？何生何败？岐伯曰：得顺者生，得逆者败；知调者利，不知调者害。

黄帝说：以上四海的功能，对于人体怎样是正常，怎样是反常呢？如何才能促进人的生命活动，如何才能使人体虚弱衰败呢？岐伯说：四海功能正常，就会促进人体的生命活动；四海功能失常，就会使生命活动受到损害。懂得调养四海，就有利于健康；不懂得调养四海，就有害于健康。

黄帝曰：四海之逆顺奈何？岐伯曰：气海有余者，气满胸中，悗（mán）息[6]面赤；气海不足，则气少不足以言。血海有余，则常想其身大，怫（fú）然[7]不知其所病[8]；血海不足，亦常想其身小，狭然[9]不知其所

黄帝说：人体四海的正常、反常有什么表现呢？岐伯说：气海邪气亢盛，就会出现胸中满闷，呼吸喘促，面色红赤；气海不足，就会出现呼吸短浅，讲话无力。血海邪气亢盛，就会觉得自己身体肿胀，郁闷不舒，但不知道是什么病；血海不足，就会总是觉得自己身体狭小，意志消沉，但也说不出患了什么病。水谷之海邪气亢盛，就会出现腹部胀满；水谷之海不足，就会出现即使感觉饥饿也不愿意进食。髓海精气充足，就会表现为身体轻健有力，超过一般常人的标

[1] 荥输：指十二经脉的荥穴和输穴，此处专指四海所流注的穴位。

[2] 胃者水谷之海：胃的功能是受纳饮食物，故称“水谷之海”。

[3] 膻中：指胸中宗气积聚之处。

[4] 柱骨之上下：指项后的哑门与大椎二穴。

[5] 盖：指颠顶的百会穴。

[6] 悗息：胸闷喘息，是气海有实邪的主要症状之一。

[7] 怫然：形容重滞郁闷的样子。怫，怫郁的意思。

[8] 不知其所病：形容病势进展缓慢，自己不觉得有病。

[9] 狭然：形容自觉狭小的样子。狭，狭隘的意思。

病。水谷之海有余，则腹满；水谷之海不足，则饥不受谷食。髓海有余，则轻劲多力，自过其度[1]；髓海不足，则脑转耳鸣，胫酸眩冒，目无所见，懈怠安卧。

准；髓海不足，就会出现头晕耳鸣，腿酸软无力，眼目昏花而头昏闷，身体疲倦乏力嗜睡。

黄帝曰：余已闻逆顺，调之奈何？岐伯曰：审守其输[2]，而调其虚实，无犯其害，顺者得复，逆者必败。黄帝曰：善。

黄帝说：我已经了解四海正常、反常的表现了，那应如何治疗四海异常呢？岐伯说：应仔细审查并掌握四海的输注部位来治疗四海的偏虚偏实病证，补虚泻实，切忌不要违背虚证用补法、实证用泻法的治疗原则。如果能遵循这样的治疗规律，人体就能健康；如果违背这样的治疗规律，人体就会败坏无救。黄帝说：说得好。

五乱第三十四

黄帝曰：经脉十二者，别为五行，分为四时，何失而乱？何得而治[3]？岐伯曰：五行有序，四时有分[4]，相顺则治，相逆则乱。

黄帝说：人体的十二经脉，其属性分别与五行相合，又与四时相应，但不知因何失调而引起脉气运行的逆乱？又是什么原因使它正常运行？岐伯说：木、火、土、金、水五行的生克有一定的内在顺序，春、夏、秋、冬四季的变化也有一定的规律，而人体经脉的运行，也要与五行、四季的规律相适应，从而保持正常的活动，如果违反了这些规律，就会引起经脉运行紊乱。

黄帝曰：何谓相顺？岐伯曰：经脉十二者，以应十二月。十二月者，分为四时。四时者，春秋冬夏，其气各异，营卫相随，阴阳已知，清浊不相干，如是则顺之而治。

黄帝说：如何才能做到相互顺应呢？岐伯说：人体十二经脉与一年十二个月相应。十二个月分为四季，即春、夏、秋、冬，这四季的气候特点各不相同，人体与之相适应，也有相应的差别。人体的营气与卫气内外相随，运行有序，阴阳互相协调，清气与浊气的运行也不互相干扰侵犯，这样就能顺应自然界的变化而使经脉运行正常，即相互顺应。

---

[1] 自过其度：超过一般水平。

[2] 审守其输：把握住四海所流注部位的输穴。

[3] 治：安定。

[4] 分：此指界限。

 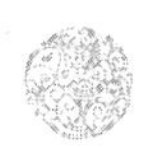

黄帝曰：何为逆而乱？岐伯曰：清气在阴，浊气在阳，营气顺脉，卫气逆行[1]，清浊相干，乱于胸中，是谓大悗。故气乱于心，则烦心密嘿[2]，俯首静伏[3]；乱于肺，则俯仰喘喝，接手以呼；乱于肠胃，是为霍乱；乱于臂胫，则为四厥；乱于头，则为厥逆，头重眩仆。

黄帝说：那逆乱的反常情况是什么样的呢？岐伯说：清阳之气应上升居于上部、外部，浊阴之气应沉降居于下部、内部，如果清气不能上升反居于下部、内部，浊气不能下降反居于上部、外部，就是经气逆乱。营气在脉内顺脉而行，而卫气在脉外运行不循常规，这样清浊相扰、乱于胸中，就称为大悗。气乱于心，可见心中烦闷，沉默不言，低头静伏而不欲动；气乱于肺，可使人俯仰不安，喘息喝喝有声，两手按于胸前而呼吸；气乱于肠，就会发生吐泻交作的霍乱；气乱于手臂、足胫部，就会出现四肢厥冷；气乱于头，就会出现厥气上逆，头重眩晕，甚至仆倒在地。

黄帝曰：五乱者，刺之有道乎？岐伯曰：有道以来，有道以去，审知其道，是谓身宝[4]。

黄帝说：针刺治疗五乱的病证有一定规律吗？岐伯说：疾病的发生发展是有一定规律的，其治疗方法也是有一定规律的，因此探明疾病的发生发展规律和治疗规律，对维护人体正常功能是很重要的。

黄帝曰：善。愿闻其道。岐伯曰：气在于心者，取之手少阴、心主之输；气在于肺者，取之手太阴荥、足少阴输，气在于肠胃者，取之足太阴、阳明，不下者，取之三里，气在于头者，取之天柱、大杼，不知，取足太阳荥输；气在于臂足，取之先去血脉，后取其阳明、少阳之荥输。

黄帝说：好，我想听您讲讲关于治疗方面的规律。岐伯说：气乱于心者，应针刺手少阴心经的输穴神门穴和手厥阴心包经的输穴大陵穴；气乱于肺者，应针刺手太阴肺经的荥穴鱼际穴和足少阴肾经的输穴太溪穴；气乱于肠胃者，应针刺足大阴脾经和足阳明胃经的输穴，如果效果不佳，可再针刺足三里穴；气乱于头者，应针刺足太阳膀胱经的天柱穴和大杼穴，如果效果不佳，可再针刺足太阳膀胱经的荥穴通谷穴和输穴束骨穴；气乱于手臂、足胫部者，如有瘀血可先在相应部位的血脉上针刺放血，然后针刺手阳明大肠经的荥穴二间穴、输穴三间穴和手少阳三焦经的荥穴液门穴、输穴中渚穴治疗上肢的病变，取足阳明胃经的荥穴内庭穴、输穴陷谷穴和足少阳胆经的荥穴侠溪穴、输穴足临泣穴治疗下肢的病变。

黄帝曰：补写奈何？岐伯曰：徐入徐出，谓之导气[5]。补写无

黄帝说：怎样运用补泻手法？岐伯说：慢慢进针，慢慢出针，这种手法称为导气。在不运用明显的补泻

---

[1] 卫气逆行：卫气属阳，日行于阳，夜行于阴。逆行即是应在阳而反入于阴，应在阴而反入于阳，不按常规运行。

[2] 密嘿：沉默，静寂。嘿，同“默”。

[3] 静伏：身体蜷屈，沉静懒动的样子。

[4] 宝：即含有养生要点的意思。

[5] 徐入徐出，谓之导气：即慢慢地进针和出针，以导引经气，俗称“平补平泻”。

形，谓之同精[1]。是非有余不足也，乱气之相逆也。黄帝曰：允[2]乎哉道，明乎哉论，请著之玉版[3]，命曰治乱也。

手法的情况下，称为同精。因为上述五乱病既不是邪气有余的实证，也不是正气不足的虚证，只是气机逆乱形成的病变，所以采用这种手法。黄帝说：这些治疗方法十分恰当，前面的分析也很明白确切。请把这些内容记在玉版上，命名为治乱吧。

胀论第三十五

黄帝曰：脉之应于寸口，如何而胀？岐伯曰：其脉大坚以涩者，胀也。黄帝曰：何以知脏腑之胀也。岐伯曰：阴为脏，阳为腑。

黄帝说：在寸口出现什么脉象是发生了胀病呢？岐伯说：脉象表现出大而坚劲滞涩的，就是发生了胀病。黄帝说：如何鉴别是五脏胀病和六腑胀病呢？岐伯说：出现阴脉是五脏胀，出现阳脉是六腑胀。

黄帝曰：夫气之令人胀也，在于血脉之中耶，脏腑之内乎？岐伯曰：三者皆存焉，然非胀之舍[4]也。黄帝曰：愿闻胀之舍。岐伯曰：夫胀者，皆在于脏腑之外，排脏腑而郭胸胁[5]，胀皮肤，故命曰胀。

黄帝说：大凡气的运行不畅可以使人发生胀病，其病所是在血脉还是脏腑呢？岐伯说：胀病与血脉、脏、腑三者都有关系，但是都不是胀病的发病部位。黄帝说：我想听一听胀病的发病部位。岐伯说：凡是胀病都发生在脏腑之外，它向内压挤脏腑，向外扩张胸胁，使皮肤发胀，所以称为“胀病”。

黄帝曰：脏腑之在胸胁腹里之内也，若匣匮（xiá kuì）之藏（cáng）禁器[6]也，名有次舍，异名而同处，一域之中，其气各异，愿闻其故。黄帝曰：未解其意，再问[7]。岐伯曰：

黄帝说：五脏六腑在胸胁和腹腔内，就像贵重的东西收藏在柜匣中一样，它们在体腔内各有一定的位置，虽名称不同，但都居于胸腹腔之中。同在体腔中的脏腑有不同的功能，我想听一听其中的缘故。岐伯说：胸腹是脏腑的外廓。膻中是心脏的宫城。胃容纳食物就像仓库一样；咽喉和小肠是传送饮食物的通路；

[1] 同精：张景岳：“然补者导其正气，泻者导其邪气，总在保其精气耳。故曰‘补泻无形，谓之同精’。”

[2] 允：此为恰当之意。

[3] 玉版：在此表示著版的珍贵。

[4] 舍：作病所解。

[5] 郭胸胁：郭，《甲乙经》中作“廓”。郭胸胁，是扩张胸廓。

[6] 禁器：禁止随意观看的秘密物件。

[7] 黄帝曰：未解其意，再问：《甲乙经》中无此九字，且此句与上下文不相衔接，疑是衍文。

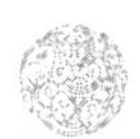

夫胸腹，脏腑之郭[1]也。膻中者，心主之宫城也；胃者，太仓也；咽喉、小肠者，传送也；胃之五窍者[2]，闾（lǘ）里[3]门户也；廉泉、玉英者，津液之道也。故五脏六腑者，各有畔界[4]，其病各有形状。营气循脉，卫气逆为脉胀；卫气并脉循分为肤胀。三里而泻，近者一下，远者三下，无问虚实，工在疾泻。

咽门、贲门、幽门、阑门、魄门五窍是胃肠道的门户；廉泉、玉英是津液外泄的通路。五脏六腑有各自的边界，发病后各有不同的症状。营气在脉中顺行，卫气逆行于脉外，就会发生脉胀；卫气并入脉中，循行于分肉之间，就会发生肤胀。治疗时可取足三里穴，施用泻法。如果胀病的部位离穴位近者，则针刺一次就能治愈；如果病位远者，则需针刺三次。不论虚证、实证，胀病初起时，其关键在于急用泻法以祛其邪。

黄帝曰：愿闻胀形。岐伯曰：夫心胀者，烦心短气，卧不安；肺胀者，虚满而喘咳；肝胀者，胁下满而痛引小腹；脾胀者，善哕，四肢烦悗，体重不能胜衣[5]，卧不安；肾胀者，腹满引背央央然[6]，腰髀痛。六腑胀：胃胀者，腹满，胃脘痛，鼻闻焦臭，妨于食，大便难；大肠胀者，肠鸣而痛濯濯[7]，冬日重感于寒，则飧泄不化；小肠胀者，少腹䐜胀，引腰而痛；膀胱胀者，少腹满而气癃[8]；三焦胀者，气满于皮肤中，轻

黄帝说：我想听一听胀病的症状。岐伯说：心胀病，表现为心中烦乱，气短，睡眠不安；肺胀病，表现为呼吸无力，胸部气胀而虚满，气喘咳嗽；肝胀病，表现为胁下胀满疼痛而牵引至少腹；脾胀病，表现为呃逆频频，四肢胀闷不舒，身体沉重不能胜衣，睡眠不安宁；肾胀病，表现为腹胀满牵引背部胀闷不舒，腰部和大腿疼痛。六腑的胀病：胃胀病，表现为腹部胀满，胃脘疼痛，鼻中常觉得闻到焦糊的气味而妨碍正常饮食，大便不通；大肠胀病，表现为肠鸣有声而腹部疼痛，如果在冬季又感受寒邪，就会出现完谷不化之泄泻；小肠胀病，表现为少腹胀满，牵引腰部疼痛；膀胱胀病，表现为少腹胀满而小便不利；三焦胀病，表现为肢体胀满，气充满于皮肤之间，用手按时空而不坚实；胆胀病，表现为胁下胀满疼痛，口苦，常做深呼吸而叹气。以上胀病，它们的病机和治疗都有共同的规律，只要明

[1] 郭：外城。此指胸廓、腹腔为脏腑的城郭。

[2] 胃之五窍者：即指咽门、贲门、幽门、阑门、魄门等五个胃气运行所经过的消化道的孔窍门户。

[3] 闾里：古称二十五户为一闾，五十户为一里。在这比喻胃肠中聚留的饮食物。

[4] 畔界：此指五脏六腑之间各有界限。

[5] 体重不能胜衣：身重，穿衣困难并且嫌重而不能很好地穿上。

[6] 央央然：《甲乙经》作“怏怏然”，即沉闷不畅的样子。

[7] 濯濯：形容肠鸣的声音。

[8] 气癃：指膀胱气闭而小便不通。

轻然[1]而不坚；胆胀者，胁下痛胀，口中苦，善太息。凡此诸胀者，其道在一，明知逆顺，针数不失，泻虚补实，神去其室，致邪失正，真不可定，粗之所败，谓之夭命；补虚泻实，神归其室，久塞其空[2]，谓之良工。

确气血运行逆顺的道理，并且正确运用针刺方法，就能治愈。如果虚证用了泻法、实证用了补法，就会使神气耗放，邪气侵袭而正气损伤，真气不能安定，这种低劣的医术会导致人的寿命缩短。如果做到虚证用补法、实证用泻法，就会使神气内守，经常保持正气充足而肌肉腠理充实，这才是高明的医生。

黄帝曰：胀者焉生？何因而有？岐伯曰：卫气之在身也，常然并脉循分肉，行有逆顺，阴阳相随，乃得天和，五脏更始，四时循序，五谷乃化。然后厥气在下，营卫留止，寒气逆上，真邪相攻，两气相搏，乃合为胀也。黄帝曰：善。何以解惑？岐伯曰：合之于真，三合[3]而得。帝曰：善。

黄帝说：胀病是如何发生的？是什么原因引起的？岐伯说：卫气在体内运行，总是依傍着经脉而循行于分肉之间，它的运行有逆顺之不同，营气、卫气分别在脉内、脉外相互伴随，与自然界阴阳变化的规律相合，五脏之气的交替运行，就像四季变化一样有固定的次序，饮食物也可以正常化生精微营养周身。如果阴阳失调病气在下，营气、卫气稽留而不能流行，寒邪侵入人体而上逆，正气与邪气相互斗争而搏结在一起，就会形成胀病。黄帝说：好。可以再解释清楚一些吗？岐伯说：邪气侵入人体与正气相搏结，分别停留在血脉、五脏、六腑三个地方，通过其反映出的症状就可以知道是否发生胀病。黄帝说：好。

黄帝问于岐伯曰：胀论言无问虚实，工在疾泻，近者一下，远者三下。今有其三而不下[4]者，其过焉在？岐伯对曰：此言陷于肉肓[5]而中气穴[6]者也。不中气穴，则气内闭，针不陷肓，则气不行，上越

黄帝问岐伯：前面讲过，在胀病初起不管虚证、实证，关键在于迅速用泻法针刺，病邪近而轻者针刺一次，病邪远而重者针刺三次，就可以治愈。但是，现在有针刺三次还不见效的，是为什么呢？岐伯说：前面谈到的针刺一次就能治愈，是指针刺时能够深入肌肉空隙，刺中气血输注的穴位而言。如果没有刺中穴位，或没有深入肌肉间隙，则经气依旧不能通畅而邪气仍停留在体内，若邪气上越妄中肌肉，则使卫气

---

[1] 轻轻然：《甲乙经》作“壳壳然”，即浮而不实的样子。

[2] 久塞其空：使经脉肉腠充实。

[3] 三合：指血脉、五脏、六腑。

[4] 三而不下：即经过三次针灸治疗后无效。

[5] 肓：此处指肌肉间的间隙。

[6] 气穴：指针刺的穴位。

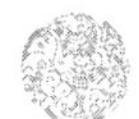

中肉，则卫气相乱，阴阳相逐。其于胀也，当泻不泻，气故不下，三而不下，必更其道，气下乃止，不下复始，可以万全，乌[1]有殆（dài）者乎！其于胀也，必审其胗，当泻则泻，当补则补，如鼓应桴，恶有不下者乎！

更加逆乱，营气和卫气相互排斥更加不协调，对于胀病而言，当泻而未泻，厥逆之气不能下行，故病不能愈。针刺三次，厥逆之气仍不下，胀病不减者，要更换针刺部位使厥逆之气下行，从而才能治好胀病。如果胀病仍不好，可以调整部位重新再针刺，这样总会把病治愈，而且不会有什么害处。对于那些不是危急的胀病，要采取治本的方法，一定要先慎重诊察其脉象，当泻就泻，当补就补，从而效如桴鼓，病邪怎么会有不除的道理啊！

五癃津液别第三十六

黄帝问于岐伯曰：水谷入于口，输于肠胃，其液别为五，天寒衣薄，则为溺与气，天热衣厚则为汗，悲哀气并[2]则为泣[3]，中热胃缓则为唾。邪气内逆，则气为之闭塞而不行，不行则为水胀，余知其然也，不知其何由生？愿闻其道。岐伯曰：水谷皆入于口，其味有五，各注其海[4]。津液各走其道，故三焦出气，以温肌肉，充皮肤，为其津；其流[5]而不行者，为液。天暑衣厚则腠理开，故汗出；寒留于分肉之间，聚沫则为痛。天寒则腠理闭，气湿不行，水下留[6]于

黄帝问岐伯：水谷从口进入，胃再输送至肠，其化生的津液分为五种：天气寒冷或衣服单薄时，津液就会化为尿和气；天气炎热或衣服过厚时，津液就会化为汗；情绪悲哀时，由于气偏盛于上，津液随气而上行从眼睛溢出化为眼泪；中焦有热，胃气弛缓不收时，津液出于口就会化为唾液；邪气侵入体内，阻滞津液输布，阳气闭塞而津液不化，水气不能宣散就会形成水胀之病。我知道这些情况，但是不知道其化生的机制，想听听其中的道理。岐伯说：水谷都是由口进入人体，酸、苦、甘、辛、咸五味分别注入五脏和四海。饮食所化生的津液分别沿一定的道路输布，由三焦布散于全身，其中具有温润肌肉、充养皮肤功能的为津，稠厚且不易流动的为液。若天气炎热或穿衣太厚，易使腠理开泄，从而出汗。如果又感受寒邪，寒邪就会留滞在分肉里面，使津液凝聚成痰沫，阻碍阳气温散就会产生疼痛。若天气寒冷，则腠理关闭，水气难以从毛孔外泄，向下输注到膀胱，就形成尿液和水气。五脏

[1] 乌：哪里、怎么。
[2] 并：合并。
[3] 泣：眼泪。
[4] 海：指气海、血海、髓海、水谷之海四海，详见本书《海论》。一说指相应的五脏，亦可。
[5] 流：当作“留”。
[6] 留：藏本作“溜”。

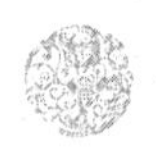

膀胱，则为溺与气。五脏六腑，心为之主，耳为之听，目为之候[1]，肺为之相[2]，肝为之将[3]，脾为之卫[4]，肾为之主外。故五脏六腑之津液，尽上渗于目，心悲气并则心系急。心系急则肺举，肺举则液上溢。夫心系与肺，不能常举，乍上乍下，故咳而泣出矣。中热则胃中消谷，消谷则虫上下作。肠胃充郭，故胃缓，胃缓则气逆，故唾出。

六腑中，心主宰其他脏器的活动。耳司听觉，目司视觉；肺调节一身之气而朝百脉，起相辅的作用犹如宰相；肝主谋虑，像智勇双全的将军；脾主肌肉而护卫内在脏腑，就像士卫一样；肾藏精，蒸腾水液濡润与外界相通的孔窍。人体五脏六腑的津液都上注于目，人悲哀的时候心中气机郁滞，使心系拘急，心系拘急会使肺叶上举，肺叶上举则使津液向上流溢。但是，心系不总是拘急，肺叶不总是上举，而是时发时止，当肺叶上举，气机上逆时，就会发生咳嗽伴见流泪。中焦有热，胃中的食物容易消化，食物消化后，胃中容易空虚，从而肠中之虫上下扰动，导致肠胃扩张、胃气迟缓，气因之上逆，胃中水液随之上升，于是就出现了唾液从口外流的情况。

五谷之津液和合而为膏者，内渗入于骨空[5]，补益脑髓，而下流于阴股[6]。阴阳不和，则使液溢而下流于阴，髓液皆减而下，下过度则虚，虚故腰背痛而胫酸。阴阳气道不通，四海闭塞，三焦不泻，津液不化，水谷并行肠胃之中，别于回肠，留于下焦，不得渗膀胱，则下焦胀，水溢则为水胀，此津液五别之逆顺也。

水谷所化生的津液，气化后合而成为脂膏，向内渗灌到骨腔中，并可以向上补益脑髓，向下形成精液，精属阴，气属阳，如阴阳不和，则阳气不能固摄，精液向下流溢，从阴窍外泄。从而使滋养骨髓的津液也随之向下外溢而减少，如果下溢过度，真阴虚损，就会出现腰背疼痛和足胫酸楚。如果阴阳气道阻滞不畅，四海闭塞不通，三焦不能疏泄，津液不能正常输布到全身，水谷不得运化而积聚于回肠中，水液停留在下焦，不能渗灌于膀胱则会使下焦胀满，水液向外泛溢而发生水胀。这些就是津液分为五种液体在体内运行的正常和异常情况。

---

[1] 候：测验之意。

[2] 相：《素问·灵兰秘典论》称肺为“相傅之官”，肺朝百脉而主治节，故为心之相，即有相辅之意。

[3] 将：《素问·灵兰秘典论》称肝为“将军之官”，意指有谋虑。

[4] 卫：脾主肌肉，可以护卫内在脏腑。

[5] 骨空：此处指骨髓藏精髓之处。

[6] 阴股：阴，当指阴器；股，即指下肢。

五阅五使第三十七

黄帝问于岐伯曰：余闻刺有五官五阅[1]，以观五气[2]。五气者，五脏之使[3]也，五时之副也。愿闻其五使当安出？岐伯曰：五官者，五脏之阅也。

黄帝问岐伯：我听说在针刺治疗疾病时，要掌握五脏内在变化呈现于五官方面的表现，用来判断五脏之气的盛衰。所谓五气，是指五脏内在变化反映于体表的现象。五脏之气是由五脏产生支配的，它的盛衰与春、夏、长夏、秋、冬五季相配合。请问五脏之气是怎样表现在面部的？岐伯说：五官的变化就是五脏在身体外部的反映。

黄帝曰：愿闻其所出，令可为常[4]。岐伯曰：脉出于气口，色见于明堂[5]，五色更出，以应五时，各如其常，经气[6]入脏，必当治里。

黄帝说：我想听一听五官的表现与五脏之间是如何反映的，以便作为诊断的常规。岐伯说：五脏的变化可以通过脉象的形式表现于寸口，也可以通过五色的形式表现在鼻部。五色交替出现，是与春、夏、长夏、秋、冬五季气候的变化相应，每一时令都有其正常现象，即五季分别出现青、赤、黄、白、黑五色是有一定规律的。如果经脉的邪气循经络深入内脏，必然出现五色的异常，则一定要从内在脏腑治疗。

帝曰：善。五色独决于明堂乎？岐伯曰：五官已辨，阙（què）庭[7]必张，乃立明堂，明堂广大，蕃蔽（fān bì）[8]见外，方壁高基[9]，引垂居外[10]，五色乃治，平博广大[11]，寿中百岁，见此者，刺之必

黄帝说：讲得好。但诊察五色是不是单独取决于鼻部呢？岐伯说：正常人的五官能辨别颜色、气味、味道、声音等，眉间、额部开阔饱满，就可以观察鼻部的情况。如果鼻部宽阔高大，颊侧至耳门部肌肉丰满凸起，下颚高厚，耳周肌肉方正，耳垂凸露于外，面部五色表现正常，五官宽阔高起，端正匀称，这样的人寿命可达百岁。观察到以上的表现，即使发生疾病，施用针刺也一定能够治愈。因为这样的人气

[1] 五官五阅：五官是五脏的外候。

[2] 五气：五脏内在变化所反映于外表的五种气色。

[3] 五脏之使：面部五官的气色属于五脏所使出。

[4] 令可为常：可使他成为诊疗的常规。

[5] 明堂：古时政府宣讲政教之所叫“明堂”，位于四围之中，而人之鼻位于面部中央故以鼻喻作“明堂”。另外，中医学中，明堂有狭义、广义之分，狭义指鼻，广义指面部。

[6] 经气：此指邪气。

[7] 阙庭：阙，指眉间；庭，指颜面额部。详见本书《五色篇》。

[8] 蕃蔽：蕃，指颊侧；蔽，指耳门。详见本书《五色篇》。

[9] 方壁高基：面方而肌肉丰厚，下颚部隆满。

[10] 引垂居外：指耳垂因长大厚实而显露在外。

[11] 平博广大：指五官端正匀称。

已，如是之人者，血气有余，肌肉坚致，故可苦以针。

血充足，肌肉坚实致密，所以适应针刺疗法。

黄帝曰：愿闻五官。岐伯曰：鼻者，肺之官也；目者，肝之官也；口唇者，脾之官也；舌者，心之官也；耳者，肾之官也。

黄帝说：我想了解一下什么是五官。岐伯说：鼻是肺的官窍，眼睛是肝的官窍，口是脾的官窍，舌是心的官窍，耳是肾的官窍。

黄帝曰：以官何候？岐伯曰：以候五脏。故肺病者，喘息鼻张；肝病者，眦青；脾病者，唇黄；心病者，舌卷短，颧赤；肾病者，颧与颜[1]黑。

黄帝说：从五官的表现如何可以推断疾病呢？岐伯说：通过五官的表现，可以推断五脏的病变。肺的病变，可出现呼吸喘急、鼻翼扇动；肝的病变，可出现眼角发青；脾的病变，可出现口唇发黄；心的病变，出现舌体卷曲短缩、两颧发红。肾的病变，可出现两颧和额部发黑。

黄帝曰：五脉安出，五色安见，其常色殆者如何？岐伯曰：五官不辨，阙庭不张，小其明堂，蕃蔽不见，又埤（bēi）[2]其墙，墙下无基，垂角[3]去外。如是者，虽平常殆，况加疾哉。

黄帝说：有的人平时脉象和五色都很正常，但一发生疾病就很危重，这是为什么呢？岐伯说：五官的功能失常不能辨别颜色、气味、味道、声音等，眉间与天庭部位不开朗，鼻子矮小，颊部和耳门瘦小而不饱满，面部周围肌肉消瘦，下颚窄小，耳垂和耳上角尖窄而向外突出，这样的人虽然平时五色和脉象都正常，但已有夭寿危殆的不良象征，何况再加上疾病呢？

黄帝曰：五色之见于明堂，以观五脏之气，左右高下，各有形乎？岐伯曰：腑脏之在中也，各以次舍，左右上下，各如其度也。

黄帝说：五脏表现于明堂，可以推断五脏之气的内在变化，那么在鼻的左右上下，有一定的反映部位吗？岐伯说；脏腑深居于胸腹之中，各有一定的位置，因此反映五脏之气盛衰的五色，在面部的左右上下也有一定的位置。

逆顺肥瘦第三十八

黄帝问于岐伯曰：余闻针道于

黄帝问岐伯：我从您那里学习的针刺理论，很多

[1] 颜：指面部。

[2] 埤：同“卑”，低小的意思。

[3] 垂角：垂，指耳垂珠；角，指耳上角。

 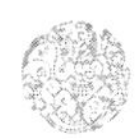

夫子，众多毕悉矣。夫子之道，应若失[1]，而据[2]未有坚然[3]者也。夫子之问学熟乎，将审察于物而心生之乎？岐伯曰：人之为道者，上合于天，下合于地，中合于人事，必有明法，以起度数，法式检押（xiá）[4]，乃后可传焉。故匠人不能释尺寸而意短长，废绳墨[5]而起平木也，工人不能置规而为圆，去矩而为方。知用此者，固自然之物，易用之教，逆顺之常也。

内容已经掌握了。根据您所谈的这些理论运用到临床时，经常手到病除，从来没有祛除不了的顽固病证。那您的知识是勤学好问得来的，还是通过仔细观察事物后思考得来的呢？岐伯说：圣人在认识事物规律的时候，要符合天地自然与社会人事的变化规律，而且一定要有明确的法则，作为推理研究的标准，这就形成了人们应该遵循的方式、方法和规则，然后才可以流传于后世。就像木匠不能脱离尺子而随意猜测物体的长短，放弃绳墨而确定物体的平直，工人不能搁置圆规而画圆，放弃矩尺而画方形一样。懂得了运用这些法则，就能了解事物本身固有的自然规律；灵活地运用这些法则，就能掌握事物正常和反常的变化规律。

黄帝曰：愿闻自然奈何？岐伯曰：临深决水，不用功力，而水可竭也。循掘[6]决冲，而经[7]可通也。此言气之滑涩，血直清浊，行之逆顺也。

黄帝说：我想听听是如何适应事物的自然规律。岐伯说：譬如在深处决堤放水，不需费力就能把水放尽。只要循着地下的通道开决水道，水就很容易通行无阻。同样对于人体来说，气有滑涩的不同，血有清浊的区别，经脉运行有逆顺的变化，因此针刺治病应当掌握其特点，因势利导地治疗。

黄帝曰：愿闻人之白黑肥瘦小长，各有数乎？岐伯曰：年质壮大，血气充盈，肤革坚固，因加以邪，刺此者，深而留之，此肥人也。广肩腋，项肉薄厚皮而黑色，唇临临然[8]，

黄帝说：人有皮肤黑白、形体胖瘦、年龄长幼的不同，那在针刺的深浅和次数方面有一定的标准吗？岐伯说：身体强壮的壮年人，气血充盛，皮肤坚固，感受外邪时，应采取深刺的方法，而且留针时间要长，这个方法适宜于肥壮的人。如患者肩腋部宽阔，项部肌肉瘦薄，皮肤粗厚而色黑，口唇肥大的人，血液发黑而稠浊，气行滞涩缓慢，性格好

[1] 失：当作“矢”，比喻确定、准确。

[2] 据：抵抗。

[3] 坚然：形容病证顽固的样子。

[4] 法式检押：法式即方法、方式；检押，押通“柙”，此处指规则、规矩而言。

[5] 绳墨：木匠画直线用的工具。

[6] 掘：应作“堀”，地下的空洞。

[7] 经：直行的大道。

[8] 唇临临然：口唇肥大的样子。

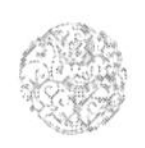

其血黑以浊，其气涩以迟，其为人也，贪于取与，刺此者，深而留之，多益其数也。

胜，既勇于进取，又好施舍，则针刺应深刺且长时间留针，并增加针刺的次数。

黄帝曰：刺瘦人奈何？岐伯曰：瘦人者，皮薄色少，肉廉廉然[1]，薄唇轻言，其血清气滑，易脱于气，易损于血，刺此者，浅而疾之。

黄帝说：针刺瘦人的方法又是怎样的呢？岐伯说：瘦人的皮肤薄而颜色浅淡，肌肉消瘦，口唇薄，说话声音小，这种人血液清稀而气行滑利，气容易散失，血容易消耗，针刺应是浅刺而出针快。

黄帝曰：刺常人奈何？岐伯曰：视其白黑，各为调之，其端正敦厚者，其血气和调，刺此者，无失常数也。

黄帝说：针刺一般人的方法是怎样的呢？岐伯说：这要辨别他肤色的黑白，并据此分别进行调治。对于端正敦厚的人，因血气调和，针刺时不要违背一般常规的刺法。

黄帝曰：刺壮士真骨者，奈何？岐伯曰：刺壮士真骨[2]，坚肉[3]缓节[4]监监然[5]，此人重[6]则气涩血浊，刺此者，深而留之，多益其数；劲[6]则气滑血清，刺此者，浅而疾之。

黄帝说：针刺身体强壮、骨骼坚硬的人是怎样的呢？岐伯说：身体强壮的人、骨骼坚硬，肌肉结实，关节舒缓，骨节突出显露。这样的人如果是稳重不好动的，多属气行滞涩而血液稠浊，针刺应当深刺而长时间留针，并增加针刺的次数；如果是平素好动不喜安静的，气行滑利而血液清稀，针刺应当浅刺而迅速出针。

黄帝曰：刺婴儿奈何？岐伯曰：婴儿者，其肉脆，血少气弱，刺此者，以豪刺，浅刺而疾拔针，日再可也。

黄帝说：针刺婴儿是怎样的呢？岐伯说：婴儿的肌肉脆薄而血少气弱，针刺应当选用毫针浅刺而快出，一天可以针刺两次。

黄帝曰：临深决水，奈何？岐伯曰：血清气浊，疾泻之，则气竭

黄帝说：所谓“临深决水”的针法适用于什么样的人呢？岐伯说：“临深决水”的轻刺法适用于血液清

[1] 肉廉廉然：瘦薄的样子。

[2] 真骨：健壮的骨骼。

[3] 坚肉：肌肉坚实。

[4] 缓节：关节舒缓。

[5] 监监然：清晰、明显的样子。

[6] 重、劲：重，指喜静而不好动；劲，指轻劲好动而不喜静。都是说人的性格不同。

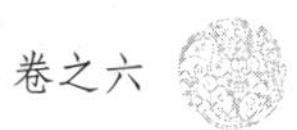

焉。黄帝曰：循掘决冲，奈何？岐伯曰：血浊气涩，疾泻之，则经可通也。

稀而气行滑利的人，如果其采用疾泻法，就会使其真气耗竭。黄帝说：所谓“循掘决冲”的针法适用于什么样的人呢？岐伯说：“循掘决冲”的疾泻法适用于血液稠浊而气行滞涩的人，只有疾泻邪气，才能使经脉气血通畅。

黄帝曰：脉行之逆顺，奈何？岐伯曰：手之三阴，从脏走手；手之三阳，从手走头；足之三阳，从头走足；足之三阴，从足走腹。

黄帝说：十二经脉循行的逆顺是怎样的呢？岐伯说：手三阴经都是从胸部经上肢走向手指；手三阳经都是从手指向上经肩部走向头部；足三阳经都是从头部经躯干和下肢走向足部；足三阴经都是从足部经下肢走向腹部。

黄帝曰：少阴之脉独下行，何也？岐伯曰：不然，夫冲脉者，五脏六腑之海也，五脏六腑皆禀焉。其上者，出于颃颡[1]，渗诸阳，灌诸精；其下者，注少阴之大络，出于气街，循阴股内廉入腘中，伏行骭骨[2]内，下至内踝之后属而别。其下者，并于少阴之经，渗三阴；其前者，伏行出跗属，下循跗[3]，入大指间，渗诸络而温肌肉[4]。故别络结则附上不动，不动则厥，厥则寒矣。黄帝曰：何以明之？岐伯曰：以言导之，切而验之，其非必动，然后仍可明逆顺之行也。

黄帝说：足三阴经都是自足上行至腹的，为什么唯独足少阴经向下行呢？岐伯说：向下行的不是足少阴经而是冲脉。冲脉是五脏六腑气血汇聚的地方，五脏六腑都禀受冲脉气血的濡养。冲脉上行的分支，出于咽后壁上的后鼻道，向诸阳经灌注精血。冲脉下行的分支，注入足少阴经的大络，在气街出于体表，沿着大腿内侧下行进入膝腘窝中，伏行于胫骨之内，再向下行到内踝后的跟骨上缘。向下行的分支，与足少阴经相并行，同时将精气灌注于三阴经；其向前行的一支，从内踝后的深部出于跟骨结节上缘，向下沿着足背进入足大趾间，将精气渗注到络脉中而温养肌肉。因此当与冲脉相连的络脉瘀结不通时，足背上的脉搏跳动就会消失，这是由于经气厥逆，从而发生局部的足胫寒冷。黄帝说：如何查明经脉气血的顺逆呢？岐伯说：在检查患者时，首先要用言语开导问清症状，然后切足背部脉搏验其是否跳动。如果不是经气厥逆，其足背的动脉就一定会搏动，这样就可以明确经脉气血循行逆顺的情况了。

黄帝曰：窘（jiǒng）乎哉！圣人之为道也。明于日月，微于毫厘，其非夫子，孰能道之也。

黄帝说：这些问题真是难解答啊！圣人所归纳的这些规律，比日月的光辉还明亮，比毫厘之物还细微，若不是先生您，谁还能阐明这样的道理呢。

[1] 颃颡：鼻后孔所在的部位。

[2] 骭骨：此处指小腿骨（骭另一义是指肋骨）。

[3] 跗：跟骨上缘。

[4] 渗诸络而温肌肉：本书《动输》作“注诸络以温足胫”，两说皆可。

血络论第三十九

黄帝曰：愿闻其奇邪[1]而不在经者。岐伯曰：血络[2]是也。

黄帝说：我想听您讲一下未侵入经脉的奇邪的情况。岐伯说：没有侵入经脉的奇邪，即留滞在络脉而引起的络脉瘀血。

黄帝曰：刺血络而仆者，何也？血出而射者，何也？血少黑而浊者，何也？血出清而半为汁者，何也？发针[3]而肿者，何也？血出若多若少而面色苍苍者，何也？发针而面色不变而烦悗者，何也？多出血而不动摇者，何也？愿闻其故。岐伯曰：脉气盛而血虚者，刺之则脱气，脱气则仆。血气俱盛而阴气多者，其血滑，刺之则射；阳气畜积，久留而不泻者，其血黑以浊，故不能射。新饮而液渗于络，而未合和于血也，故血出而汁别焉；其不新饮者，身中有水，久则为肿。阴气积于阳，其气因于络，故刺之血未出而气先行，故肿。阴阳之气，其新相得而未和合，因而写之，则阴阳俱脱，表里相离，故脱色而苍苍然。刺之血出多，色不变而烦悗

黄帝说：为什么有时刺络放血会使患者昏倒？为什么有时针刺放血出血呈喷射状？为什么有时针刺放出的血量少且色黑质浊？为什么有时血质清稀且其中一半像水液一样？为什么有的人拔针后局部肿起？为什么有的人无论出血量或多或少都出现面色苍白？为什么有的人拔针后面色不变但感觉心胸烦闷？为什么有的人虽然出血很多但没有任何不适？以上种种情况我想听听其中的道理。岐伯说：经脉中气偏盛而血偏虚者，刺络放血则脱气，气脱则会出现昏倒；经脉中气血俱盛而阴气较多者，血也会流行滑疾，故刺络放血时血液会喷射而出；阳气蓄积于络脉之内，停留已久而不能外泻者，可导致血色黑暗而稠浊，故血也不会远射；刚刚饮过水而水渗入到血络中，尚未与血液完全混合，故针刺放出的血中有水液夹杂；那些不是刚饮过水者，体内原本有水液，因为水液停留日久，所以蓄积形成水肿；阴气积聚在阳分，已经渗入到络脉，在刺络脉时血还没有流出而气先流出，故见局部肿起；阴气和阳气刚刚相遇而尚未彼此协调就刺络脉放血，则使阴气、阳气同时外泻，导致阴气、阳气都虚，且表里失去联系，故见面色无华而苍白；刺络脉出血过多，虽面色不变而心胸烦闷者，是因为刺络脉放血使经脉空虚，阴经空虚而引起五脏阴精亏损，故产生心胸烦闷；表里的邪气内外相合滞留在体内，就会形成痹证，在内泛滥于经脉，在外渗注到络脉，使得经脉和络脉中都充满邪气，刺络放血时虽然出血很多但泻出的大多是邪气，故不会引起虚弱的现象。

---

[1] 奇邪：张景岳《类经》中说："即《谬刺论》所论奇病也。在络不在经，行无常处，故曰奇邪。"此处也就是指因络脉闭塞不通，外邪壅滞，不能深入经脉，而发生异常的病变，因此称引起此种奇病的外邪为奇邪。

[2] 血络：张志聪说："血络者，外之络脉、孙脉，见于皮肤之间，血气有所留积，则失其外内出入之机。"此处泛指皮肤表面的络脉和孙脉而言。

[3] 发针：出针。

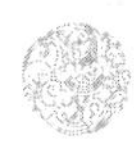

者，刺络而虚经，虚经之属于阴者阴脱，故烦悗。阴阳相得而合为痹者，此为内溢于经，外注于络。如是者，阴阳俱有余，虽多出血而弗能虚也。

黄帝曰：相[1]之奈何？岐伯曰：血脉者，盛坚横[2]以赤，上下无常处，小者如针，大者如筋，则[3]而泻之万全也，故无失数矣。失数而反，各如其度。

黄帝说：如何观察血络呢？岐伯说：血脉中邪气亢盛者，血络大而坚硬，充盈于皮下而色红，上下没有固定部位，小的像针，大的像筷子一样粗细，遇到这种情况施用泻法刺络放血是安全的。但要注意在施治时，切不可违背治疗的常规，如果不按常规要求，非但没有疗效，还会出现各种不良反应。

黄帝曰：针入而肉著者，何也？岐伯曰：热气因于针则针热，热则肉著于针，故坚焉。

黄帝说：进针以后，往往有肌肉紧紧地裹住针身的情况，这是为什么呢？岐伯说：这是由于体内热气作用于针体，使针体随之而热，针体热则导致肌肉与针黏附在一起，从而出现针在肌肉中坚固而不能转动。

阴阳清浊第四十

黄帝曰：余闻十二经脉，以应十二经水者，其五色各异，清浊不同，人之血气若一，应之奈何？岐伯曰：人之血气，苟能若一，则天下为一矣，恶有乱者乎？黄帝曰：余问一人，非问天下之众。岐伯曰：夫一人者，亦有乱气，天下之众，亦有乱人，其合为一耳。

黄帝说：我听说人体的十二条经脉与自然界十二条河相对应，十二条河水的颜色与清浊不同，而人体经脉中的气血都是一样的，如何与十二经水相对应呢？岐伯说：假若人体经脉中的气血都是一样的，那么普天之下的人也就可以相合为一，哪里还会发生紊乱呢？黄帝说：我问的是表现在一个人体内气血的情况，并不是询问天下所有人的情况。岐伯说：一个人体内有逆乱之气，就跟众人之中总有作乱之人一样，总体看来都是一个道理。

黄帝曰：愿闻人气之清浊。岐伯

黄帝说：请您讲一讲人体内清气与浊气的情况。

[1] 相：观察的意思。

[2] 坚横：坚硬。

[3] 则：《甲乙经》作“刺”。

曰：受谷者浊，受气者清[1]。清者注阴，浊者注阳。浊而清者，上出于咽，清而浊者，则下行[2]。清浊相干，命曰乱气。

岐伯说：接收饮食物的六腑为浊，吸入自然界清气的五脏为精。清气输布于阴分脏，浊气输布于阳分入腑，饮食物所化生的浊气中的清气，向上出于咽部；而清气中的浊气则可以下行于胃肠。如果清气和浊气相互干扰而不能正常升降，就叫乱气。

黄帝曰：夫阴清而阳浊，浊者有清，清者有浊，清浊别之奈何？岐伯曰：气之大别，清者上注于肺，浊者下走于胃。胃之清气，上出于口；肺之浊气，下注于经，内积于海[3]。

黄帝说：清气注于阴，浊气输布于阳，浊中有清，清中有浊，这些情况是如何辨别呢？岐伯说：清浊之气大概的区别是人体内的清气先向上输注到肺脏，浊气向下行先入于胃腑。而胃内水谷浊气中的清气部分，可向上出于口；肺中清气中的重浊部分，也可向下输注到经脉之中，并且在内积聚于胸中而成为气海。

黄帝曰：诸阳皆浊，何阳浊甚乎？岐伯曰：手太阳独受阳之浊，手太阴独受阴之清；其清者上走空窍，其浊者下行诸经。诸阴皆清，足太阴独受其浊。

黄帝说：所有的阳经都接受浊气的渗注，其中哪一经接受浊气最多呢？岐伯说：在诸阳经中，手太阳小肠经接受的浊气最多，手太阴肺经接受的清气最多。大凡清气都向上到达头面部的孔窍，浊气都向下注入经脉之中。虽然说五脏都接受清气，但是由于脾主运化水谷精微，所以足太阴脾经能够接受浊气。

黄帝曰：治之奈何？岐伯曰：清者其气滑，浊者其气涩，此气之常也。故刺阴者，深而留之；刺阳者，浅而疾之；清浊相干者，以数调之也。

黄帝说：人体的清气、浊气异常应当如何治疗呢？岐伯说：清气运行滑利，浊气运行滞涩，这是清气、浊气的正常表现。因此，由于浊气异常引起的病变，针刺时应当深刺且长时间留针；由于清气异常引起的病变，针刺时应当浅刺并快速出针；由于清气与浊气相互干扰而导致升降失常的病变，应当根据病情，采取适当的治疗方法调治。

[1] 受谷者浊，受气者清：指饮食物所化生的稠厚精气为“浊”，稀薄精气为“清”。另外，张景岳在《类经》中说：“人身之气有二：曰清气，曰浊气。浊气者谷气也，故曰受谷者浊；清气者，天气也，故曰受气者清。”认为浊气指谷气，清气指天气，其意也通，可参考之。

[2] 则下行：《甲乙经》作“下行于胃”，可以参考。

[3] 海：此处指胸中气海。

卷之七

阴阳系日月第四十一

黄帝曰：余闻天为阳，地为阴，日为阳，月为阴，其合之于人，奈何？岐伯曰：腰以上为天，腰以下为地，故天为阳，地为阴，故足之十二经脉[1]，以应十二月，月生于水，故在下者为阴；手之十指，以应十日，日主火，故在上者为阳。

黄帝说：我听说天为阳，地为阴，日为阳，月为阴，它们与人体是如何对应的呢？岐伯说：在人体，腰以上，像天一样属阳；腰以下，像地一样属阴。下肢的十二条经脉，与一年中的十二个月相对应，因月是禀受水性而产生的，所以与十二个月相对应的下肢经脉属阴。在上肢，手有十指，与一旬中的十日相对应，因日是禀受火性而产生的，所以与十日相对应的上肢经脉属阳。

黄帝曰：合之于脉，奈何？岐伯曰：寅（yín）[2]者，正月之生阳也，主左足之少阳；未者，六月，主右足之少阳。卯者，二月，主左足之太阳；午者，五月，主右足之太阳。辰者，三月，主左足之阳明；巳（sì）者，四月，主右足之阳明。此两阳合于前，故曰阳明。申

黄帝说：十二个月和十日怎样同经脉相对应呢？岐伯说：十二地支的寅纪正月，此时阳气初生，主身体左侧下肢的足少阳胆经；未纪六月，主身体右侧下肢的足少阳胆经。卯纪二月，主身体左侧下肢的足太阳膀胱经；午纪五月，主身体右侧下肢的足太阳膀胱经。辰纪三月，主身体左侧下肢的足阳明胃经；巳纪四月，主身体右侧下肢的足阳明胃经，因三、四月处于太阳与少阳之间，两阳合明，所以称为阳明。申纪七月，此时阴气初生，主身体右侧下肢的足少阴肾经；丑纪十二月，主身体左侧下肢的足少阴肾经；酉纪八月，主身体右侧下肢的足太

---

[1] 足之十二经脉：指足三阴和三阳经，左右共十二经脉。

[2] 寅：寅为十二地支之一。古人将十二个地支，校其先后顺序，从寅开始，分配于十二个月，称为月建。即正月建寅，二月建卯，三月建辰，四月建巳，五月建午，六月建未，七月建申，八月建酉，九月建戌，十月建亥，十一月建子，十二月建丑。

者，七月之生阴也，主右足之少阴；丑者，十二月，主左足之少阴；酉（yǒu）者，八月，主右足之太阴；子者，十一月，主左足之太阴；戌（xū）者，九月，主右足之厥阴；亥者，十月，主左足之厥阴；此两阴交尽，故曰厥阴。甲主左手之少阳，己主右手之少阳。乙主左手之太阳，戊（wù）主右手之太阳。丙主左手之阳明，丁主右手之阳明，此两火并合，故为阳明。庚主右手之少阴。癸（guǐ）主左手之少阴。辛主右手之太阴，壬（rén）主左手之太阴。

阴脾经；子纪十一月，主身体左侧下肢的足太阴脾经；戌纪九月，主身体右侧下肢的足厥阴肝经；亥纪十月，主身体左侧下肢的足厥阴肝经。因九、十月处于少阴与太阴之间，为阴气交会的时间，所以称为厥阴。以十天干纪一旬的十日中，甲日主身体左侧上肢的手少阳三焦经；己日主身体右侧上肢的手少阳三焦经；乙日主身体左侧上肢的手太阳小肠经；戊日主身体右侧上肢的手太阳小肠经；丙日主身体左侧上肢的手阳明大肠经；丁日主身体右侧上肢的手阳明大肠经。因丙日、丁日都属火，两火合并，所以称为阳明。庚日主身体右侧上肢的手少阴心经；癸日主身体左侧上肢的手少阴心经；辛日主身体右侧上肢的手太阴肺经；壬日主身体左侧上肢的手太阴肺经。

故足之阳者，阴中之少阳也；足之阴者，阴中之太阴也。手之阳者，阳中之太阳也；手之阴者，阳中之少阴也。腰以上者为阳，腰以下者为阴。

可根据阴阳理论来认识和分析人体结构与生命活动规律，就人体结构而言，位于下肢的足三阳经，为阴中的少阳，阳气微弱；位于下肢的足三阴经，是阴中的太阴，阴气最盛。位于上肢的阳经，是阳中的太阳，阳气最盛；位于上肢的阴经，是阳中的少阴，阴气微弱。腰以上为阳，腰以下为阴。

其于五脏也，心为阳中之太阳，肺为阴中之少阴，肝为阴中少阳，脾为阴中之至阴[1]，肾为阴中之太阴。

运用这个规律来说明五脏的阴阳属性，因为胸膈上焦属阳，脘腹下焦属阴，故心在胸应夏为阳中之太阳，肺在胸应秋为阳中之少阴，肝居腹应春为阴中之少阳，肾居腹应冬为阴中之太阴，脾居脘应长夏为阴中之至阴。

黄帝曰：以治之奈何？

黄帝说：如何把经脉与十二个月的阴阳相配规律运用到治疗之中呢？

岐伯曰：正月二月三月，人气[2]

岐伯说：在一年十二个月中，正月、二月和三月，

[1] 至阴：此处为到达阴分之意。

[2] 人气：指人之正气。有医家认为人之正气所在不能针刺，刺之则伤正气。下同。

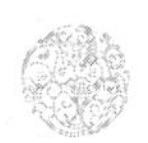

在左，无刺左足之阳；四月五月六月，人气在右，无刺右足之阳，七月八月九月，人气在右，无刺右足之阴，十月十一月十二月，人气在左，无刺左足之阴。

人体的阳气分别偏重于身体左侧下肢的足少阳胆经、足太阳膀胱经和足阳明胃经，故不宜针刺这些经脉；四月、五月和六月，人体的阳气分别偏重于身体右侧下肢的足阳明胃经、足太阳膀胱经、足少阳胆经，故不宜针刺这些经脉。七月、八月和九月，人体的阴气分别偏重于身体右侧下肢的足少阴肾经、足太阴脾经和足厥阴肝经，故不宜针刺这些经脉；十月、十一月和十二月，人体的阴气分别偏重于身体左侧下肢的足厥阴肝经、足太阴脾经和足少阴肾经，故不宜针刺这些经脉。

黄帝曰：五行以东方为甲乙木王（wàng）[1]春。春者，苍色，主肝，肝者，足厥阴也。今乃以甲为左手之少阳，不合于数，何也？

黄帝说：在五行归类中，方位的东方和天干中的甲、乙都属木，木气旺于春季，在五色中主青色，在五脏中主肝脏，隶属肝的经脉是足厥阴肝经。现在却把甲配属身体左侧上肢的手少阳三焦经，不符合天干配属五行的规律，这是为什么呢？

岐伯曰：此天地之阴阳也，非四时五行之以次行也。且夫阴阳者，有名而无形[2]，故数之可十，离之可百，散之可千，推之可万，此之谓也。

岐伯说：这里所讲的阴阳配属是根据自然界阴阳变化的规律来对应天干地支的，用来说明十二经脉的阴阳属性，不是按照四季的次序和五行属性来配合天干地支的。此外，阴阳由具体事物抽象而来，是对事物不同属性的高度概括。它存在于自然万事万物之中，既概括了自然事物与现象所具有的阴阳特征和变化规律，也代表了自然界相互关联的事物及其内部对立统一的两方面，而不指某种具体事物，因此它的运用非常广泛，同一个阴阳可以指一种事物，也可以扩展到十种、百种、千种、万种乃至无数的事物。出现上述情况，就是因为这个道理。

病传第四十二

黄帝曰：余受九针于夫子，而私览于诸方，或有导引[3]行气，乔

黄帝说：我从老师您那里学到了九针的知识，而自己在阅读医书时看到治疗疾病的方法，有的运用

[1] 王：音义皆同旺。

[2] 阴阳者，有名而无形：谓阴阳是对事物属性的高度概括，并不指代某种具体的有形之物。

[3] 导引：气功疗法。

摩[1]、灸、熨、刺、焫（ruò）[2]、饮药之一者，可独守耶，将尽行之乎？岐伯曰：诸方者，众人之方也，非一人之所尽行也。

导引行气，有的运用按摩、灸法、温熨、针刺、火针和汤药等方法。在运用这些方法时，是只采用一种方法还是把所有的方法都使用上呢？岐伯说：以上那些方法，是根据众多人所患多种疾病采用的不同方法，并不是一个人患一种疾病就施用所有的方法。

黄帝曰：此乃所谓守一勿失，万物毕者也。今余已闻阴阳之要，虚实之理，倾移[3]之过，可治之属[4]，愿闻病之变化，淫传绝败而不可治者，可得闻乎？岐伯曰：要乎哉问，道昭乎其如日醒，窘乎其如夜瞑，能被而服之[5]，神与俱成，毕将服之，神自得之，生神之理，可著于竹帛，不可传于子孙。

黄帝说：这就是通常所说的，掌握一个总体原则而不违背，就能够处理各种复杂而具体的事物。现在我已经懂得了阴阳的要点，虚实的道理，由阴阳气血盛衰导致疾病的病理及能够治愈的疾病，我还想了解疾病的变化，以及其演变导致脏气衰竭而成为不能治疗的疾病的情况，可以分析一下吗？岐伯说：您所问的问题很重要啊！对于医学道理，如果明白了，就好像白天醒着一样清楚，如果不明白，就好像夜间睡觉一样昏昧。能够全面掌握医学知识，并正确地应用于实际，在学习和临床中认真研究体会，就能全部理解，医术自然会达到极高的水平，而达到极高水平的道理，应该写在竹帛上广泛流传，而不应该只传给自己的后代据为己有。

黄帝曰：何谓日醒？岐伯曰：明于阴阳，如惑之解，如醉之醒。

黄帝说：什么是像白天醒着一样清楚呢？岐伯说：明白了阴阳的道理，就好像从迷惑中解脱出来，从宿醉中清醒过来一样。

黄帝曰：何谓夜瞑？岐伯曰：喑乎其无声，漠乎其无形，折毛发理[6]，正气横倾[7]，淫邪泮衍（pàn yǎn）[8]，血脉传溜，大气[9]入脏，腹痛下淫[10]，可以致死，不可以

黄帝又问：什么是像夜间睡觉一样昏昧呢？岐伯说：不明医理，就好像安静得毫无声响，散漫得没有一丝形迹。如人体毛发折断，腠理疏松开泄，正气外散而出现偏颇，亢盛的邪气蔓延扩散，通过血脉而内传到五脏，就会出现腹痛、精气下溢等病证。此时已到了邪盛正虚的严重阶段，即使施用正确方法也会死

[1] 乔摩：按摩疗法。

[2] 焫：指火针或艾烧针尾治疗。

[3] 倾移：气血的偏盛偏衰。

[4] 可治之属：治疗疾病的恰当方法。

[5] 被而服之：接受并信服。

[6] 折毛发理：毛发枯折，腠理疏松不能固密，形容气血衰败的样子。

[7] 正气横倾：脏气衰败，不能守身。

[8] 淫邪泮衍：指偏胜的病邪扩散、蔓延。泮衍，扩散、蔓延。

[9] 大气：过盛的邪气。

[10] 下淫：指下焦的脏气逆乱。

 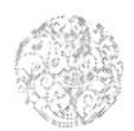

致生。

黄帝曰：大气入脏，奈何？岐伯曰：病先发于心，一日而之肺，三日而之肝，五日而之脾，三日不已，死。冬夜半，夏日中。病先发于肺，三日而之肝，一日而之脾，五日而之胃，十日不已，死。冬日入，夏日出。病先发于肝，三日而之脾，五日而之胃，三日而之肾，三日不已，死。冬日入，夏蚤（zǎo）[1]食。病先发于脾，一日而之胃，二日而之肾，三日而之膂（lǚ）膀胱[2]，十日不已，死。冬人定[3]，夏晏（yàn）食[4]。病先发于胃，五日而之肾，三日而之膂膀胱，五日而上之心，二日不已，死。冬夜半，夏日昳（dié）[5]。病先发于肾，三日而之膂膀胱，三日而上之心，三日而之小肠，三日不已，死。冬大晨[6]，夏晏晡（bū）[7]。病先发于膀胱，五日而之肾，一日而之小肠，一日而之心，二日不已，死。冬鸡鸣，夏下晡[8]。诸病以次

亡而不能救治了。

黄帝问：亢盛的邪气侵入五脏的情况是怎样呢？岐伯说：邪气首先侵入心而发病者，经过一天就会传到肺，再经过三天传到肝，再经过五天传到脾，如果再经过三天还不能治愈，就会死亡。若其发生在冬季，则半夜死亡；若发生在夏季，则中午死亡。邪气首先侵入肺而发病者，经过三天就会传到肝，再经过一天传到脾，再经过五天传到胃，如果再经过十天还未能治愈，就会死亡。若是发生在冬季，则日落时死亡；若发生在夏季，则日出时死亡。邪气首先侵入肝而发病者，经过三天就能传到脾，再经过五天传到胃，再经过三天传到肾，如果再经过三天还不能治愈，就会死亡。若其发生在冬季，则日落时死亡。若发生在夏季，则早饭时死亡。邪气首先侵入脾而发病者，经过一天就能传到胃，再经过两天传到肾，再经过三天传到脊背和膀胱，如果再经过十天还不能治愈，就会死亡。若其发生在冬季，则黄昏刚入睡时死亡；若发生在夏季，则晚饭时死亡。邪气首先侵入胃而发病者，经过五天就能传到肾，再经过三天传到脊背和膀胱，再经过五天向上传到心，如果再经过两天还不能治愈，就会死亡。若其发生于冬季，则半夜死亡；若发生在夏季，则午后死亡。邪气首先侵入肾而发病者，经过三天就会传到脊背和膀胱，再经过三天向上传到心，再经过三天传到小肠，如果再经过三天还不能治愈，就会死亡。若其发生在冬季，则天大亮时死亡；若发生在夏季，则黄昏时死亡。邪气首先侵入膀胱而发病者，经过五天就会传到肾，再经过一天传到小肠，再经过一天传到心，如果再经过两天还不能治愈，就会死亡。若其发生在冬

[1] 蚤：音义同“早”。

[2] 膂膀胱：指膀胱的经脉与经筋循行于背脊两旁。

[3] 人定：戌时，即19点到21点。

[4] 晏食：晚餐时间，酉时，即17点到19点。

[5] 日昳：午后未时，即13点到15点。

[6] 大晨：早晨天光大亮之时。

[7] 晏晡：黄昏之时。

[8] 下晡：午后。

相传，如是者，皆有死期，不可刺也；间一脏及二、三、四脏者，乃可刺也。

季，则早晨鸡鸣时死亡；若发生在夏季，则午后死亡。以上各脏腑发生的疾病，都根据一定的次序传变，根据这个规律推算，各脏腑的病变都有特定的死亡时间，不能运用针刺方法治疗。如果间隔一脏，或者间隔两脏、三脏、四脏传变的，才能够运用针刺方法治疗。

淫邪发梦第四十三

黄帝曰：愿闻淫邪泮衍，奈何？岐伯曰：正邪[1]从外袭内，而未有定舍，反淫于脏，不得定处，与营卫俱行，而与魂魄飞扬，使人卧不得安而喜梦；气淫于腑，则有余于外，不足于内；气淫于脏，则有余于内，不足于外。

黄帝说：我想了解邪气在人体内流散情况是怎样的？岐伯说：正邪从外侵入人体，有时没有固定的侵犯部位，却逆向内侵犯脏腑，并与营气、卫气一起在体内流行，致使魂魄不能安定，使人睡卧不宁而多梦。如果邪气侵犯六腑，就会使在外的阳气过盛而在里的阴气不足。如果邪气侵犯五脏，就会使在里的阴气过盛而在外的阳气不足。

黄帝曰：有余不足，有形乎？岐伯曰：阴气盛，则梦涉大水而恐惧；阳气盛，则梦大火而燔焫[2]；阴阳俱盛，则梦相杀。上盛则梦飞，下盛则梦堕；甚饥则梦取，甚饱则梦予；肝气盛，则梦怒；肺气盛，则梦恐惧、哭泣、飞扬；心气盛，则梦善笑、恐畏；脾气盛，则梦歌乐、身体重不举；肾气盛，则梦腰脊两解不属。凡此十二盛者，至而泻之，立已。

黄帝说：人体阴气和阳气的过盛、不足，有具体表现吗？岐伯说：如果阴气亢盛，梦见渡涉大水而感到恐惧；如果阳气亢盛，就会梦见大火烧灼的景象；如果阴气和阳气都亢盛，就会梦见相互厮杀打架。若人体上部邪气亢盛，则会梦见身体在天空飞腾；若人体下部邪气亢盛，则会梦见身体向下坠堕；过度饥饿时会梦见向人索取东西，过饱时会梦见赠予别人东西；若肝气亢盛，则会做愤怒的梦；若肺气亢盛，则会做恐惧、哭泣和飞扬腾越的梦；若心气亢盛，则会梦见爱喜笑或恐惧畏怯；若脾气亢盛，则会梦见歌唱奏乐或身体沉重不能举动；若肾气亢盛，则会梦见腰脊分离而不相连接。以上所谈的这十二种气盛所形成的梦境，分别使用针刺泻法，很快就能痊愈。

[1] 正邪：后世医家对此认识不一，应不仅仅包括外感六淫邪气，还有一定的情志致病因素在内。

[2] 燔焫：燃烧之意。

厥气客于心，则梦见丘山烟火；客于肺，则梦飞扬，见金铁之奇物；客于肝，则梦山林树木；客于脾，则梦见丘陵大泽，坏屋风雨；客于肾，则梦临渊，没居水中；客于膀胱，则梦游行；客于胃，则梦饮食；客于大肠，则梦田野；客于小肠，则梦聚邑冲衢（qú）[1]；客于胆，则梦斗讼自刳（kū）[2]；客于阴器，则梦接内；客于项，则梦斩首；客于胫，则梦行走而不能前，及居深地窌（jiào）[3]苑中；客于股肱，则梦礼节拜起；客于胞䐈（chēn）[4]，则梦溲便。凡此十五不足者，至而补之立已也。

由于正气虚弱而邪气侵入于心者，就会梦见山丘烟火弥漫；侵入肺者，则会梦见飞扬腾越或金石类奇形怪状的东西；侵入肝者，则会梦见山林树木；侵入脾者，则会梦见丘陵和大的湖泊，或风雨中毁坏的房屋；侵入肾者，则会梦见站在深渊的边沿或浸泡在水中；侵入膀胱者，则会梦见漂荡流行；侵入胃者，则会梦见食物；侵入大肠者，则会梦见田野；侵入小肠者，则会梦见许多人聚集在广场或要塞；侵入胆者，则会梦见同人争斗、诉讼或自杀；侵入生殖器者，则会梦见性交；侵入项部者，则会梦见被杀头；侵入小腿者，则会梦见想走路而不能前进，或被困在地下深处的地窖中；侵入大腿者，则会梦见行礼跪拜；侵入尿道和直肠者，则会梦见解大便、小便。以上所谈这十五种正气不足而邪气侵袭的梦境，分别运用针刺补法，很快就能痊愈。

顺气一日分为四时第四十四

黄帝曰：夫百病之所始生者，必起于燥湿寒暑风雨、阴阳喜怒[5]、饮食居处，气合而有形[6]，得脏而有名[7]，余知其然也。夫百病者，多以旦慧、昼安、夕加、夜甚[8]，何也？

黄帝说：各种疾病的发生，都是由于风、雨、寒、暑、燥、湿等外邪侵袭，或房事不节制、喜怒过极等情志因素刺激，或饮食、生活起居失常等原因引起的。邪气侵入人体产生相应的病理表现，各种致病因素影响相应的脏腑会形成有关的疾病。这些内容我已经知道了。许多疾病，经常在早晨病情

[1] 聚邑冲衢：聚邑，指聚集多人的地方；冲衢，交通要塞。

[2] 自刳：指自杀或自残。刳，剖腹。

[3] 窌：地窖。

[4] 䐈：直肠。

[5] 阴阳喜怒：阴阳，代指房事不节；喜怒，概指七情失调。

[6] 气合而有形：气合，指邪气与人体正气相搏结；有形，指有脉证征象反映于外。

[7] 得脏而有名：谓邪气侵犯不同脏腑而有不同的病名。

[8] 旦慧、昼安、夕加、夜甚：慧，精神清爽；安，患者自我感觉安适；加，病情加重；甚，病情更重。

岐伯曰：四时之气使然。

轻而患者精神清爽，中午病情安定，傍晚病情加重，夜间病情最重，这是为什么呢？岐伯说：这是因为四季变化使人体阳气出现盛衰造成的。

黄帝曰：愿闻四时之气。岐伯曰：春生、夏长、秋收、冬藏，是气之常也，人亦应之。以一日分为四时，朝则为春，日中为夏，日入为秋，夜半为冬。朝则人气[1]始生，病气衰，故旦慧；日中人气长，长则胜邪，故安；夕则人气始衰，邪气始生，故加；夜半人气入脏，邪气独居于身，故甚[2]也。

黄帝说：我想了解四季变化对人体影响的具体情况。岐伯说：春季阳气生发，夏季阳气旺盛，秋季阳气收敛，冬季阳气闭藏，这是四季中自然界阳气变化的一般规律，人体的阳气变化也与其相对应。把一天按照四季划分，早晨相当于春季，中午相当于夏季，傍晚相当于秋季，半夜相当于冬季。早晨阳气生发，能够抵御邪气，邪气衰减，故早晨病情轻而患者精神清爽。中午阳气旺盛，能够制伏邪气，故中午病情安定。傍晚阳气开始衰减，邪气逐渐亢盛，故傍晚病情加重。半夜人体的阳气都深藏于脏腑，形体只有亢盛的邪气，故夜半病情最重。

黄帝曰：其时有反者[3]，何也？岐伯曰：是不应四时之气，脏独主其病[4]者，是必以脏气之所不胜时者甚，以其所胜时者起也[5]。

黄帝又问：但是疾病在一天中的轻重变化，有时和上述情况不同，这又是为什么呢？岐伯说：这类疾病的病情轻重不与时间决定的阳气变化相对应，只由五脏的盛衰主宰病情的轻重。而这类疾病也和时间有一定关系，当某一脏发病，其五行属性被当时之日的五行属性相克时病情最重，若发病之脏的五行属性克制当时之日的五行属性，则病情就减轻。

黄帝曰：治之奈何？岐伯曰：顺天之时[6]，而病可与期。顺者为工，逆者为粗。

黄帝说：怎样进行治疗呢？岐伯说：掌握并且顺应时间因素对疾病的影响规律，从而进行正确的治疗，疾病就有治愈的希望。正确运用这个规律的，是水平高明的医生；违背这个规律的，是水平低下的医生。

黄帝曰：善，余闻刺有五变[7]，

黄帝说：讲得好。我听说在针刺中有根据五种不

[1] 气：阳气。

[2] 夜半人气入脏，邪气独居于身，故甚：夜半阳气潜藏体内，邪气充斥于身形，正不胜邪，所以患者症状加重。

[3] 其时有反者：指病情的轻重变化有时与“旦慧、昼安、夕加、夜甚”的现象不符。

[4] 脏独主其病：指病变脏气对病情的变化起决定性的作用，而一日之内的阴阳消长对疾病的影响不明显。

[5] 以脏气之所不胜时者甚，以其所胜时者起也：如果病变之脏的五行属性被所逢时日的五行属性所克，则病情加重；病变之脏的五行属性克制所逢时日的五行属性，则病情将会减轻。起，指病情向好的方向发展。

[6] 顺天之时：顺应天时，避免时日克脏。

[7] 五变：此处当指病变在脏、色、音、味（饮食）和时等五个方面。

 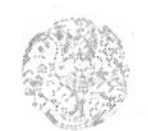

以主五输[1]。愿闻其数。岐伯曰：人有五脏，五脏有五变。五变有五输，故五五二十五输，以应五时。

同的病变情况针刺井、荥、输、经、合五输穴的情况，想了解一下其中的规律。岐伯说：人体有五脏，五脏各有相应的色、时、日、音、味五种变化。五脏的各种变化分别选用井、荥、输、经、合五输穴，而五脏各有五输穴，因此共二十五个腧穴，分别与春、夏、长夏、秋、冬五季相应。

黄帝曰：愿闻五变。岐伯曰：肝为牡脏[2]，其色青，其时春，其日甲乙，其音角，其味酸；心为牡脏，其色赤，其时夏，其日丙丁，其音徵，其味苦；脾为牝（pìn）脏[2]，其色黄，其时长夏，其日戊己，其音宫，其味甘；肺为牝脏，其色白，其音商，其时征，其日庚辛，其味辛；肾为牝脏，其色黑，其时冬，其日壬癸，其音羽，其味咸。是为五变。

黄帝说：那我想了解五脏的五种变化是什么。岐伯说：肝属阳脏，在五色中主青，在季节中主春，在日主甲乙日，在五音中主角，在五味中主酸。心属阳脏，在五色中主赤，在季节中主夏，在日主丙丁日，在五音中主徵，在五味中主苦。脾属阴脏，在五色中主黄，在季节中主长夏，在日主戊己日，在五音中主宫，在五味中主甘。肺属阴脏，在五色中主白，在五音中主商，在季节中主秋，在日主庚辛日，在五味中主辛。肾属阴脏，在五色中主黑，在季节中主冬，在日中主壬癸日，在五音中主羽，在五味中主咸。这就是五脏的五种变化。

黄帝曰：以主五输奈何[3]？藏主冬，冬刺井；色主春，春刺荥；时主夏，夏刺输；音主长夏，长夏刺经；味主秋，秋刺合。是谓五变，以主五输。

黄帝说：如何根据五脏及其五种变化选用五输穴？岐伯说：五脏与冬相应，所以冬季应针刺井穴。五色与春季相应，所以春季应针刺荥穴。五时与夏季相应，所以夏季应针刺俞穴。五音与长夏相应，所以长夏应针刺经穴。五味与秋季相应，所以秋季应针刺合穴。这就是五脏及其变化所选用的五输穴。

黄帝曰：诸原安和，以致六输[4]。岐伯曰：原独不应五时，以经合之[5]，以应其数，故六六三十六输。

黄帝说：以上所讲的五输穴分别与五时相应。在井、荥、输、经、合五输穴之外，六腑还有原穴，它们是如何配合五时而形成六输穴呢？岐伯说：原穴不单独与五时相配合，是与经穴规律相同而配合五时的，这样六腑各有井、荥、输、原、经、合六

[1] 五输：十二条经脉在肘、膝关节以下的五个穴位。

[2] 牡脏、牝脏：本义指雄、雌性鸟兽。此处指五脏的阳和阴而言。

[3] 以主五输奈何：《发微》《集注》下并注曰：缺“岐伯曰”。当据文义补。

[4] 六输：此处指井、荥、输、经、合五输穴加原穴。

[5] 以经合之：经穴、原穴均应长夏之时，故以经穴合之，也当包括原穴在内。经，指经穴。

黄帝曰：何谓脏主冬，时主夏，音主长夏，味主秋，色主春。愿闻其故。岐伯曰：病在脏者，取之井；病变于色者，取之荥；病时间时甚者，取之输；病变于音者，取之经；经满而血者，病在胃；及以饮食不节得病者，取之于合[1]，故命曰味主合。是谓五变也。

输穴，共计三十六个输穴。

黄帝说：我想了解什么是脏主冬、时主夏、音主长夏、味主秋、色主春？岐伯说：疾病发生在内脏，邪气深，治疗时应取井穴；疾病出现面色变化，治疗时应取荥穴；疾病时轻时重，治疗时应取输穴；疾病出现声音变化，治疗时应取经穴；经脉壅满有瘀血，疾病发生在胃，以及由于饮食不节所引起的病变，治疗时应取合穴，所以称为味主合穴。这就是五变所表现的不同特征及五输穴相应的针刺法则。

外揣第四十五

黄帝曰：余闻九针[2]九篇，余亲受其调[3]，颇得其意。夫九针者，始于一而终于九[4]，然未得其要道也。夫九针者，小之则无内，大之则无外，深不可为下，高不可为盖，恍惚无穷，流溢无极，余知其合于天道、人事、四时之变也，然余愿杂之毫毛，浑束为一，可乎？岐伯曰：明乎哉问也，非独针道焉，夫治国亦然。

黄帝说：我已经学习了关于九针的九篇文章，亲身领悟了这些充满智慧的理论，也较深入地理解了其中的含义，但九针的内容如此丰富，从一到九，层次繁复，道理深刻，准确地说，我还没有真正掌握其中的精神要旨。九针的理论，可以说是精炼得不能再精炼，丰富得不能再丰富，深奥得不能再深奥，高明得不能再高明了。它的理论玄妙、庞杂而庞博，与自然、社会和四时变化等都有关联，我想把这些多如毫毛的论述，归纳成一个系统体系，您看可以做到吗？岐伯说：您对这个问题已经认识得很清楚了，除了九针的道理应该集中归纳成统一的体系，治理国家大事也应该这样做。

黄帝曰：余愿闻针道，非国事也。岐伯曰：夫治国者，夫惟道

黄帝说：我想听的是用针的道理，而不是治国的方略。岐伯说：治理国家与用针之理，都必须有统一

[1] 取之于合：因为肺与阳明胃均主秋令，味亦主秋，故经脉盛满而有瘀血及因饮食不节而病在胃者，皆可刺与秋令相应的合穴。

[2] 九针：详见《灵枢·九针十二原》。

[3] 亲受其调：亲身接受他的智慧和方略结晶的理论。

[4] 始于一而终于九：指九针的理论和各种针具的名称，叙述时均要有条理和次序。

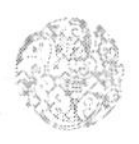

焉，非道，何可小大深浅，杂合而为一乎。

的原则和法度。就治国的道理而言，没有统一的法度，怎么能够使小的、大的、浅的、深的等各种复杂的事物统一到一起呢？用针的道理也是如此。

黄帝曰：愿卒闻之。岐伯曰：日与月焉，水与镜焉，鼓与响焉。夫日月之明，不失其影，水镜之察，不失其形，鼓响之应，不后其声，动摇则应和，尽得其情。

黄帝说：那就请您仔细讲讲吧。岐伯说：事物之间，都有密切的联系，如日与月、水与镜、鼓与声等，日月照耀物体时就会有影子的出现，水和镜都可以清楚地反映物体的形象，击鼓时会立刻发出响声。这些都说明当一种变化出现时，马上就会引起一定的反应，就像影、形和声的出现一样。了解了这个道理，用针的理论也就明白了。

黄帝曰：窘乎哉！昭昭之明不可蔽，其不可蔽，不失阴阳也。合而察之，切而验之，见而得之，若清水明镜之不失其形也。五音不彰，五色不明，五脏波荡[1]，若是则内外相袭[2]，若鼓之应桴，响之应声，影之似形。故远者司外揣（chuǎi）内[3]，近者司内揣外，是谓阴阳之极，天地之盖，请藏之灵兰之室[4]，弗敢使泄也。

黄帝说：这真是深奥的理解，而其中蕴含的道理却像日月的光辉一样明显可见，无从遮蔽，为什么这样说呢？这是因为其理论没有离开阴阳这一天地间最为基本的规律。把临床的各种发现综合起来观察，用切诊查验脉象的变化，用望诊获知外部的征象，然后用阴阳进行分析归纳，得出结论，就像清水明镜反映物体形象一样真切。比如，如果一个人声音沉滞而不响亮，面色晦暗无华，就说明他的内脏发生了病变。内部病变能够反映到外部，是人体阴阳内外相互影响的结果。这种情况就如同以槌击鼓立刻发出声响，以及人的身影和形体相随而又相似一样。从外部而言，掌握了外部变化就可以测知内脏的疾病；从内部而言，察知内脏的疾病，就可以推测外部的证候。这些道理是阴阳理论的精髓、天地自然的规律。请让我把它珍藏在精雅的灵兰之室，使之能保存下来流于后世。

五变第四十六

黄帝问于少俞曰：余闻百疾之始期[5]也，必生于风雨寒暑，循毫毛

黄帝问少俞：我听说各种疾病在开始发生时，都是由于风、雨、寒、暑等邪气从皮肤、毛孔侵入腠

[1] 波荡：比喻功能紊乱。

[2] 相袭：谓相互影响。袭，及也，相互影响之义。

[3] 司外揣内：观察外表，可以推测内脏病变。

[4] 灵兰之室：灵台、兰室的简称，都是传说中古代帝王的藏书之所。

[5] 始期：开始发生的时候。

而入腠理，或复还，或留止，或为风肿汗出，或为消瘅，或为寒热，或为留痹，或为积聚。奇邪[1]淫溢，不可胜数，愿闻其故。夫同时得病，或病此，或病彼，意者天之为人生风乎，何其异也？少俞曰：夫天之生风者，非以私百姓[2]也，其行公平正直，犯者得之，避者得无殆，非求人[3]而人自犯之。

理的。有的疾病发生传变，有的疾病因邪气停留在体内某一部位，或形成以水肿、汗出为主症的风水病，或成为消渴病，或引起发冷发热类疾病，或导致长期不愈的痹证，或发生积聚病。邪气侵入人体后，进一步发展演变，会造成无以数计的各种各样的疾病，我想了解其中的道理。另外，同时感受邪气发病，有人发生这种疾病，有人发生那种疾病，出现这种情况的原因是自然界为人体产生了不同的邪气吗？究竟为什么会发生不同的疾病？少俞说：自然界产生的邪气不是专对某一个人的，邪气的影响对任何人都是不偏不倚的，只有被邪气侵犯的人才会发生疾病，而能够躲避邪气的人就不会得病。疾病的发生，不是自然界的邪气有意侵袭人体，而是有人不知预防、不能躲避而受到邪气侵袭。

黄帝曰：一时遇风，同时得病，其病各异，愿闻其故。少俞曰：善乎其问！请论以比匠人。匠人磨斧斤[4]，砺刀削斫（zhuó）[5]材木。木之阴阳[6]，尚有坚脆，坚者不入，脆者皮弛[7]，至其交节，而缺斤斧焉。夫一木之中，坚脆不同，坚者则刚，脆者易伤，况其材木之不同，皮之厚薄，汁之多少，而各异耶。夫木之蚤花[8]先生叶者，遇春霜烈风，则花落而叶

黄帝说：同时感受邪气而一起患病的人，其所患的疾病却不相同，我想了解是什么原因。少俞说：这个问题问得好，请让我以工匠砍伐树木为例来说明这个问题。工匠磨快了刀斧去砍伐木材，树木本身有阴面和阳面、坚硬与松脆的不同。坚硬的树木不易砍入，松脆的树木容易被砍伐劈裂，若砍在树木根结交错的地方，则坚硬得连刀斧的刃都会崩损而出现缺口。同一棵树木的不同部位也有坚硬、松脆的区别，坚硬的地方不易被刀斧砍伐，而松脆的地方容易被砍伤，更何况那些不同的树木，其树皮的厚薄、所含汁液的多少也各不相同。在树木中，开花长叶较早的，若遇早春的寒霜和大风就会花凋叶枯；木质松脆、树皮薄的，若遭长久曝晒或大旱就会枝条汁液减少、树叶枯萎；树皮薄而汁液多的，若逢长期阴雨连绵就会树皮溃烂、水湿漉漉；本质刚脆的，若遇到狂风骤起就会

[1] 奇邪：不正常的气候。

[2] 非以私百姓：不偏爱某一部分人。

[3] 求人：在这里指主动侵犯人体。

[4] 斤：刀。

[5] 削斫：砍削、砍伐。

[6] 木之阴阳：树木向日面为阳，背日面为阴。

[7] 皮弛：树皮松弛而裂开。

[8] 蚤花：开花早。

萎；久曝大旱，则脆木薄皮者，枝条汁少而叶萎；久阴淫雨，则薄皮多汁者，皮溃而漉[1]；卒风暴起，则刚脆之木，枝折而杌（wù）伤[2]；秋霜疾风，则刚脆之木根摇而叶落。凡此五者，各有所伤，况于人乎！

枝条折断而树干受伤；如果遭受秋霜和疾风就会根摇叶落。这五种情况便是在五种不同气候条件下使树木受到的不同伤害和表现，更何况生长在不同环境下的人呢。

黄帝曰：以人应木，奈何？少俞答曰：木之所伤也，皆伤其枝。枝之刚脆而坚，未成伤也。人之有常病也，亦因其骨节皮肤腠理之不坚固者，邪之所舍也，故常为病也。

黄帝说：把人和上面论述树木的情况相对应，又会怎样呢？少俞回答说：树木的损伤，主要表现为伤及树枝，如果树枝坚硬刚强就不会被伤害。人体也是因为骨节、皮肤、腠理等部位不够坚固，邪气侵入停留在这些地方，才会经常发生疾病的。

黄帝曰：人之善病风厥漉汗者，何以候之？少俞答曰：肉不坚，腠理疏，则善病风。

黄帝说：人体易于患汗出不止的风厥病，该如何诊察呢？少俞说：肌肉不坚实，腠理疏松，就容易患风病。

黄帝曰：何以候肉之不坚也？少俞答曰：䐃[3]肉不坚，而无分理。理者粗理，粗理而皮不致者，腠理疏。此言其浑然者[4]。

黄帝说：如何测知肌肉不坚实呢？少俞回答说：肌肉隆起的部位不坚实，皮肤的纹理不明显，即使皮肤纹理清楚但却很粗糙而不致密，腠理也就疏松，这些说的是观察肌肉是否坚实的大致情况。

黄帝曰：人之善病消瘅者，何以候之？少俞答曰：五脏皆柔弱者，善病消瘅。

黄帝说：人体易患类似消渴一样的疾病，该如何诊察呢？少俞回答说：五脏都很柔弱的人容易患消渴一样的疾病。

黄帝曰：何以知五脏之柔弱也？少俞答曰：夫柔弱者，必有刚强，刚强多怒，柔者易伤也。

黄帝说：如何了解五脏是否柔弱呢？少俞回答说：五脏柔弱的人，必定有刚强的性情，性情刚强则容易发怒，柔弱的五脏就容易被情志变化所伤。

---

[1] 皮溃而漉：言久经水湿，树皮溃烂，渗出的水淋漓不止的现象。漉，水流徐徐下渗。

[2] 枝折而杌伤：杌，谓树枝折断，木干损伤。

[3] 䐃：《甲乙经》作“䐃”。丹波元简云：“《甲乙》作䐃为是，以䐃肉候通身之肌肉。”

[4] 此言其浑然者：《甲乙经》无此六字，疑是后人注释“无分理”之义，误入正文。

黄帝曰：何以候柔弱之与刚强？少俞答曰：此人薄皮肤，而目坚固以深者，长冲直扬[1]，其心刚，刚则多怒，怒则气上逆，胸中蓄积，血气逆留，髋皮充肌[2]，血脉不行，转而为热，热则消肌肤，故为消瘅。此言其人暴刚而肌肉弱者也。

黄帝说：如何诊察五脏柔弱和性情刚强呢？少俞回答说：这类人皮肤薄，两眼直视锐利，眼睛深陷目眶中，两眉长而竖直。这样的人，性情刚强，容易发怒，发怒会使气上逆而蓄积在胸中，气血运行失常而留滞，使皮肤、肌肉充胀，血脉运行不畅，郁积而生热，热能伤耗津液而使肌肤消瘦，从而形成消渴病。以上所讲的就是性情刚暴而肌肉瘦弱类人的情况。

黄帝曰：人之善病寒热者，何以候之？少俞答曰：小骨弱肉者，善病寒热。

黄帝说：人体容易患发冷发热类疾病，该如何诊察呢？少俞回答说：骨骼细小、肌肉瘦弱的人，容易患发冷发热类疾病。

黄帝曰：何以候骨之小大，肉之坚脆，色之不一也？少俞答曰：颧骨者，骨之本也。颧大则骨大，颧小则骨小。皮肤薄而其肉无䐃，其臂懦（nuò）懦然[3]，其地色怠（dài）然，不与其天同色[4]，污然独异，此其候也。然后臂薄[5]者，其髓不满，故善病寒热也。

黄帝说：如何诊察骨骼的大小，肌肉的坚实、脆弱，以及气色的不一致呢？少俞回答说：颧骨是人体骨骼表现的基本标志，颧骨大者，全身骨骼也大；颧骨小者，全身骨骼也小。皮肤薄而肌肉瘦弱没有隆起肌肉者，两臂软弱无力，地阁部位的色泽黑暗没有光泽，与天庭部位的色泽不一致，地阁的黑暗与其他部位的色泽都不同，这就是肌肉强弱、色泽不一致的外部表现。此外，臂部肌肉消瘦者，阴精不足而骨髓空虚，容易患发冷发热类疾病。

黄帝曰：何以候人之善病痹者？少俞答曰：粗理而肉不坚者，善病痹。

黄帝说：如何诊察人体易患痹证呢？少俞回答说：皮肤纹理粗糙而肌肉不坚实的人容易患痹证。

黄帝曰：痹之高下有处乎？少

黄帝说：痹证发生的上下，有一定的部位吗？少

[1] 长冲直扬：指眉上长而且直，即举目扬眉的样子。冲，《甲乙经》作“衡”，指眉上的部位；扬，指眉上下的部位。

[2] 髋皮充肌：指皮肤肌肉充塞。髋，同“宽”。

[3] 懦懦然：柔弱无力。

[4] 其地色怠然，不与其天同色：即地阁的色泽污浊，与天庭的色泽不一致。地，指地阁，即下颌；天，指天庭，即额头；怠然，指神色不足。

[5] 后臂薄：臀部与臂膊的肌肉消瘦不丰满。

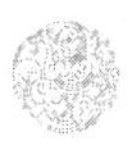

俞答曰：欲知其高下者，各视其部。

俞回答说：要想知道痹证发生的上下部位，要看各个部位的情况，虚的地方容易患痹证。

黄帝曰：人之善病肠中积聚者，何以候之？少俞答曰：皮肤薄而不泽，肉不坚而淖（nào）泽[1]。如此，则肠胃恶，恶则邪气留止，积聚乃伤脾胃之间，寒温不次[2]，邪气稍至。稸（xù）积留止，大聚乃起。

黄帝说：人体易患肠中积聚病，该如何诊察呢？少俞回答说：皮肤薄而不润泽，肌肉不坚实却有滑润感，出现这种现象说明肠胃功能较差，邪气留滞在身体之中，从而形成积聚病。若饮食冷热失常，邪气逐渐侵袭脾胃，进一步形成蓄积停留，则会发生严重的积聚病。

黄帝曰：余闻病形，已知之矣！愿闻其时。少俞答曰：先立其年，以知其时。时高则起，时下则殆[3]，虽不陷下，当年有冲道，其病必起[4]，是谓因形[5]而生病，五变之纪也。

黄帝说：我听了以上疾病的外部表现，已经知道从外部表现诊察疾病的常识，还想听一听时令与疾病的关系。少俞回答说：首先要确定代表某一年的天干、地支，从干支推算每年的客气加临于主气时的顺逆情况，如果客气胜主气疾病就减轻，主气胜客气疾病就危重。虽然也有不属主气胜客气的情况，但由于年运的影响也会发生疾病。这是由于人不同的形体、气质类型与年运五行属性的生克乘侮关系所导致的。这些就是五变的一般规律。

本脏第四十七

黄帝问于岐伯曰：人之血气精神者，所以奉[6]生而周[7]于性命者也；经脉者，所以行血气而营阴

黄帝问岐伯：人体的血、气、精、神，是奉养身体而维持生命的物质。经脉可以通行气血而营养人体内外的脏腑、组织和器官，濡润筋骨，保持关节活动滑利。卫气可以温养肌肉，充养皮肤，滋养

[1] 淖泽：微微湿润。

[2] 寒温不次：指饮食寒温不节。次，次序、规律。

[3] 时高则起，时下则殆：气候逆顺对人体有影响，客气胜过主气则为旺，此时病情易好转；主气旺过客气则为衰，此时病情易凶险。

[4] 年有冲通，其病必起：年有所冲，则与人体之气有所通。若年运之气与人体不相适应，就会感触而发病。

[5] 形：人体的五形属性。

[6] 奉：奉养、滋养。

[7] 周：维持。

阳[1]，濡筋骨，利关节者也；卫气者，所以温分肉，充皮肤，肥腠理[2]，司关阖者也；志意者，所以御[3]精神，收魂魄，适寒温，和喜怒者也。是故血和则经脉流行，营复阴阳[4]，筋骨劲强，关节清利矣；卫气和则分肉解利，皮肤调柔，腠理致密矣。志意和则精神专直[5]，魂魄不散，悔怒不起，五脏不受邪矣；寒温和则六腑化谷，风痹不作[6]，经脉通利，肢节得安矣，此人之常平也。五脏者，所以藏精神血气魂魄者也；六腑者，所以化水谷而行津液者也。此人之所以具受于天也，无愚智贤不肖，无以相倚也。然有其独尽天寿，而无邪僻[7]之病，百年不衰，虽犯风雨卒寒大暑，犹有弗能害也；有其不离屏蔽室内，无怵惕之恐，然犹不免于病，何也？愿闻其故。

腠理，掌管汗孔的正常开阖。人的志意，可以统御精神，收摄魂魄，使人体能够适应四时气候的寒温变化，正常调节自身的情志变化。因此，血液调和，就能够在经脉中正常运行，遍布周身而营养身体内外，从而保持筋骨强劲有力、关节滑利自如。卫气的功能正常，就会使肌肉舒展滑润，皮肤和调柔润，腠理致密。意志调和，就会精神集中、思维敏捷、魂魄正常活动而不散乱，没有懊悔、愤怒等过度的情志刺激，五脏的功能正常而免受邪气的侵袭。若人能很好地调摄、适应气候、饮食的寒温，则六腑传化水谷的功能正常，气血来源充足，经脉运行通利，不会感受邪气而发生风痹病，肢体关节保持正常活动。这就是人体的健康状态。五脏是贮藏精、神、血、气、魂、魄的，六腑是传化水谷而运行津液的。五脏和六腑的功能，都是人体禀受于先天的，不论是愚笨或聪明，好人或坏人，都不会有不同。但是，有的人能够享尽自然所赋予的寿命，不会因邪气侵袭而患病，年纪虽然很大了却少有衰老的表现，即使遇到风雨、骤冷、酷暑等异常气候变化，也不能伤害他的形体。有的人不离开掩蔽严密的居室，也没有惊恐的情志刺激，却不能避免患病，我想知道这是什么道理呢？

岐伯对曰：窘乎哉问也。五脏

岐伯回答说：您提的这个问题真深奥。五脏与自

[1] 营阴阳：营运气血于三阴三阳之经。营，营运。

[2] 肥腠理：卫气充养皮肤肌肉。肥，此处可作充养解。

[3] 御：驾驭。

[4] 营复阴阳：指血气调和，经脉流行，循环往复营运于人体之内外阴阳。营，营运；复，往复；阴阳，指内外而言。

[5] 精神专直：指思想集中、精神专一而无妄念。专，专一；直，正之意。

[6] 风痹不作：人体外不受风邪之犯，内不生气血闭阻之证。风，指风邪；痹，气血闭阻不通。

[7] 邪僻：指不正之气。

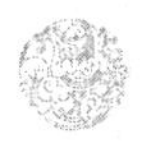

者，所以参天地，副阴阳[1]，而运四时，化五节[2]者也；五脏者，固有小大、高下、坚脆、端正、偏倾者，六腑亦有小大、长短、厚薄、结直、缓急。凡此二十五者[3]，各不同，或善或恶，或吉或凶，请言其方。

然界相应，与阴阳相合，与四时相通，从而与五个季节的五行变化相适应。五脏本来就有形体大小、位置高低、质地坚脆和形态端正偏斜的区别，六腑有大小、长短、厚薄、曲直、松紧和缓急的不同。这二十五种情况各不相同，有善、恶、吉、凶的区别，请允许我阐述它们的规律。

心小则安，邪弗能伤，易伤以忧；心大则忧，不能伤，易伤于邪。心高则满于肺中，悗而善忘，难开以言；心下，则脏外[4]，易伤于寒，易恐以言。心坚，则脏安守固；心脆则善病消瘅热中。心端正，则和利难伤；心偏倾则操持不一，无守司也。

心脏小者，神气安定收敛，外邪不易伤害，但容易受忧愁等情志变化的伤害；心脏大者，忧愁等情志变化不易伤害，却容易被外邪伤害。心脏位置偏高者，易使肺气壅满，胸中烦闷不舒而健忘，难以用语言开导；心脏位置偏低者，心阳外散而易被寒邪伤害，容易被言语恫吓。心脏坚实者，功能活动正常，神气固守心中；心脏脆弱者，容易患消瘅等内热病。心脏端正者，脏气调和通利，邪气难以损伤；心脏偏斜者，功能活动失常，神气外散，遇事缺乏主见。

肺小则少饮，不病喘喝；肺大则多饮，善病胸痹、喉痹、逆气。肺高，则上气，肩息，咳；肺下则居贲迫肺[5]，善胁下痛。肺坚则不病，咳上气；肺脆，则苦病消痹易伤。肺端正，则和利难伤；肺偏倾，则胸偏痛也。

肺脏小者，饮邪很少停留，不易患喘息病；肺脏大者，饮邪易停留，而常患胸痹、喉痹和气逆等病。肺脏位置偏高者，气易上逆而抬肩喘息、咳嗽。肺脏位置偏低者，肺体靠近胃上口，可致肺的气血不通，常发生胁下疼痛。肺脏坚实者，不易患咳嗽、气逆等病证；肺脏脆弱者，气机不宣而化热，容易患消瘅病。肺脏端正者，肺气调和通利，邪气难以伤害；肺脏偏斜者，易出现一侧胸痛。

肝小则脏安，无胁下之病；肝大则逼胃迫咽，迫咽则苦膈中[6]，且胁

肝脏小者，功能活动正常，不易发生胁下的病痛；肝脏大者，逼迫胃脘和食道，若压迫食道则会

[1] 副阴阳：符合阴阳变化规律。

[2] 五节：五季。

[3] 二十五者：指五脏各有大小、坚脆、高下、端正、偏倾等不同情况。《甲乙经》在“五”后有“变”字，可参。

[4] 心下，则脏外：心脏位置低则内部心阳涣散。

[5] 肺下则居贲迫肺：《甲乙经》“居”作“逼”。《太素》《千金》“肺”并作“肝”。可参。

[6] 膈中：膈中证，即噎膈。

下痛。肝高，则上支贲，切胁悗为息贲[1]；肝下则逼胃胁下空，胁下空则易受邪。肝坚则脏安难伤；肝脆则善病消痹，易伤。肝端正，则和利难伤；肝偏倾，则胁下痛也。

形成饮食不入的膈中证，并且胁下疼痛。肝脏位置偏高者，向上支撑膈膜，紧贴胁部，常可形成肺积之息贲病；肝脏位置偏低者，逼迫胃脘，使胁下空虚，容易感受邪气；肝脏坚实者，功能活动正常而邪气难以伤害；肝脏脆弱者，容易患消瘅病。肝脏端正者，肝气调和通利，邪气难以伤害；肝脏偏斜者，常胁下疼痛。

脾小则脏安，难伤于邪也；脾大，则苦凑[2]䏚（miǎo）[3]而痛，不能疾行。脾高，则䏚引季胁[4]而痛；脾下则下加于大肠，下加于大肠，则脏苦受邪。脾坚，则脏安难伤；脾脆，则善病消瘅易伤。脾端正，则和利难伤；脾偏倾，则善满善胀也。

脾脏小者，功能活动正常，不易被邪气损伤；脾脏大者，胁下空软处常充塞而疼痛，不能快步行走。脾脏位置偏高者，胁下空软处牵引季胁疼痛；脾脏位置偏低者，向下加临大肠的上面，易感受邪气。脾脏坚实者，功能活动正常而邪气难以伤害；脾脏脆弱者，容易患消瘅病。脾脏端正者，脾气调和通利，邪气难以伤害；脾脏偏斜者，常见胀满病变。

肾小则脏安难伤；肾大，则善病腰痛，不可以俯仰[5]，易伤以邪。肾高，则苦背膂痛，不可以俯仰；肾下则腰尻痛，不可以俯仰，为狐疝。肾坚，则不病腰背痛；肾脆，则善病消瘅，易伤。肾端正，则和利难伤；肾偏倾，则苦腰尻痛也。

肾脏小者，功能活动正常，不易被邪气伤害；肾脏大者，易患腰痛而不能前俯后仰，易被邪气伤害。肾脏位置偏高者，常脊背疼痛而不能前俯后仰；肾脏位置偏低者，腰尻部疼痛而不能俯仰，易形成狐疝病。肾脏坚实者，不会发生腰背疼痛类疾病；肾脏脆弱者，易患消瘅病。肾脏端正者，肾气调和通利，邪气难以伤害；肾脏偏斜者，易发生腰尻疼痛。

凡此二十五变者，人之所苦常病。

以上所谈的二十五种病变，是由于五脏的大小、坚脆、高低、斜正等因素造成的，所以是人体经常发生的病变。

---

[1] 息贲：病名。

[2] 凑：充聚。

[3] 䏚：胁下空软之处。

[4] 季胁：相当于第十一肋。

[5] 不可以俯仰：《千金》作“耳脓血出，或生肉塞耳”，《甲乙经》注云：一云“耳脓血出，或生肉塞耳”。可参。

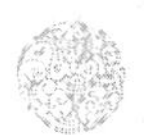

黄帝曰：何以知其然也？岐伯曰：赤色小理者，心小；粗理者，心大。无髑骬（hé yú）[1]者，心高；髑骬小、短、举者，心下。髑骬长者，心下坚；髑骬弱小以薄者，心脆。髑骬直下不举者，心端正；髑骬倚一方者，心偏倾也。

黄帝说：如何了解五脏的大小、坚脆等情况呢？岐伯回答说：皮肤色红、纹理致密者，心脏较小；纹理粗糙者，心脏较大。胸骨剑突不明显者，心脏的位置偏高；胸骨剑突短小高起者，心脏位置偏低。胸骨剑突长者，心脏多坚实；胸骨剑突瘦小而薄者，心脏多脆弱。胸骨剑突挺直向下而不突起者，心脏多端正。胸骨剑突歪斜者，心脏多偏斜。

白色小理者，肺小；粗理者，肺大。巨肩反膺陷喉[2]者，肺高；合腋张胁者，肺下。好肩背厚者，肺坚；肩背薄者，肺脆。背膺厚者，肺端正；胁偏踈（shū）者，肺偏倾也。

皮肤色白、纹理致密者，肺脏较小；纹理粗糙者，肺脏较大。两肩宽厚高大、胸膺突出而咽喉下陷者，肺脏位置偏高；两腋窄紧、胁部张开者，肺脏位置偏低。肩部匀称、背部厚实者，肺脏多坚实；肩背瘦薄者，肺脏多脆弱。胸背宽厚者，肺脏多端正；胁部、肋骨两侧疏密不匀称者，肺脏多偏斜。

青色小理者，肝小；粗理者，肝大。广胸反骹（qiāo）[3]者，肝高；合胁兔骹[4]者，肝下。胸胁好者，肝坚；胁骨弱者，肝脆。膺腹好相得者，肝端正；胁骨偏举者，肝偏倾也。

皮肤色青、纹理致密者，肝脏较小；纹理粗糙者，肝脏较大。胸部宽阔、肋骨向外突起者，肝脏位置偏高；肋骨紧缩内收者，肝脏位置偏低。胸胁匀称者，肝脏多坚实；胁部肋骨软弱者，肝脏多脆弱。胸部和腹部匀称而彼此协调者，肝脏多端正。胁部肋骨一侧突起者，肝脏多偏斜。

黄色小理者，脾小；粗理者，脾大。揭[5]唇者，脾高；唇下纵者，脾下。唇坚者，脾坚；唇大而不坚者，脾脆。唇上下好者，脾端正；唇偏举者，脾偏倾也。

皮肤色黄、纹理致密者，脾脏较小；纹理粗糙者，脾脏较大。口唇栅起而外翻者，脾脏位置偏高；口唇低垂而纵缓者，脾脏位置偏低。口唇坚实者，脾脏多坚实；口唇大而松弛者，脾脏多脆弱。口唇上下端正、匀称者，脾脏多端正；口唇不端正而一侧偏高者，脾脏多偏斜。

---

[1] 髑骬：胸骨剑突。

[2] 反膺陷喉：张景岳："胸前两旁为膺，胸突而向外者，是为反膺。肩高胸突，其喉必缩，是为陷喉。"

[3] 反骹：指偏下的肋骨突起的地方。

[4] 兔骹：此处当指胁下之骨，即肋骨。骹，物之末端曰骹，言其细。

[5] 揭：《千金》"揭"下有"竿"字。《灵枢识》"揭"作"扬"。可参。

黑色小理者，肾小；粗理者，肾大。高耳者，肾高；耳后陷者，肾下。耳坚者，肾坚；耳薄而不坚者，肾脆。耳好前居牙车[1]者，肾端正；耳偏高者，肾偏倾也。

皮肤色黑、纹理致密者，肾脏较小；纹理粗糙者，肾脏较大。耳的位置偏高者，肾脏的位置也偏高；耳向后下陷者，肾脏的位置偏低。耳坚挺厚实者，肾脏多坚实；耳瘦薄而不坚实者，肾脏多脆弱。耳端正匀称、向前贴近牙床者，肾脏多端正；一侧耳偏高者，肾脏多偏斜。

凡此诸变者，持[2]则安，减[3]则病也。

对于上述变化，如果能注意调摄、保持功能正常，人体就会安然无恙；如果不注意调摄，使五脏受损，人体就会患病。

帝曰：善。然非余之所问也，愿闻人之有不可病者，至尽天寿，虽有深忧大恐，怵惕之志，犹不能减[4]也，甚寒大热，不能伤也；其有不离屏蔽室内，又无怵惕之恐，然不免于病者，何也？愿闻其故。

黄帝说：讲得虽好，但是这并不是我想问的，我想了解的是有的人从来不生病，而且可以享尽自然寿命，即便受到忧愁、恐惧、惊吓等强烈的情志刺激，也不会五脏虚弱，感受严寒酷热的外邪，也不会损伤五脏；有的人不离开保护严密的居室，也没有惊恐等情志刺激，却不能避免患病，这是为什么呢？

岐伯曰：五脏六腑，邪之舍也，请言其故。五脏皆小者，少病，苦燋心[5]，大愁忧；五脏皆大者，缓于事，难使以忧。五脏皆高者，好高举措；五脏皆下者，好出人下。五脏皆坚者，无病；五脏皆脆者，不离于病。五脏皆端正者，和利得人心；五脏皆偏倾者，邪心而善盗，不可以为人平[6]，反复言语也。

岐伯回答说：人的五脏六腑是邪气侵袭的地方，请允许我就这个问题谈谈其中的道理。五脏都小者，较少因外邪侵袭而发生疾病，但容易心情焦虑，多愁善感；五脏都大者，做事从容和缓，较难使其忧愁。五脏位置都偏高者，举止行动好高骛远；五脏位置都偏低者，意志软弱，甘居人下。五脏都坚实者，不易患病；五脏都脆弱者，易常患病。五脏位置都端正者，性情柔顺，为人公正，办事深得人心；五脏都偏斜者，心怀邪念而善于偷盗，不能与人们公平办事，前言后语不一致且不讲信用。

---

［1］牙车：又称颊车，即下颌角。

［2］持：保持人体精神气血正常。

［3］减：损伤之意。

［4］减：《甲乙经》《太素》并作“感”，也通。

［5］苦燋心：燋通“焦”，苦于焦虑烦心。

［6］平：集市中掌握与评定物价的人。

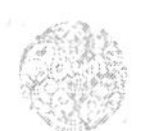

黄帝曰：愿闻六腑之应。岐伯答曰：肺合大肠，大肠者，皮其应；心合小肠，小肠者，脉其应；肝合胆，胆者，筋其应；脾合胃，胃者，肉其应；肾合三焦膀胱，三焦膀胱者，腠理毫毛其应。

黄帝说：我想了解六腑与在外组织的相应关系。岐伯说：肺与大肠相合，大肠与皮相应；心与小肠相合，小肠与脉相应；肝与胆相合，胆与筋相应；脾与胃相合，胃与肉相应；肾与三焦、膀胱相合，三焦、膀胱与腠理、毫毛相应。

黄帝曰：应之奈何？岐伯曰：肺应皮。皮厚者，大肠厚，皮薄者，大肠薄；皮缓[1]，腹里大者，大肠大[2]而长；皮急者，大肠急而短；皮滑者，大肠直[3]；皮肉不相离[4]者，大肠结。

黄帝说：如何体现五脏六腑与各组织的相应关系呢？岐伯说：肺与皮肤相应，又与大肠相合；皮肤厚者，大肠也厚；皮肤薄者，大肠也薄。皮肤纵缓、腹围大者，大肠松弛而长；皮肤绷急者，大肠紧缩而短。皮肤滑润者，大肠较通顺；皮肤焦枯干燥者，大肠多干结滞涩。

心应脉，皮厚者，脉厚，脉厚者，小肠厚；皮薄者，脉薄，脉薄者，小肠薄；皮缓者，脉缓，脉缓者，小肠大而长；皮薄而脉冲[5]小者，小肠小而短。诸阳经脉皆多纡屈者，小肠结。

心与脉相应，又与小肠相合。皮肤厚者，脉也厚；脉厚者，小肠也厚。皮肤薄者，脉也薄；脉薄者，小肠也薄。皮肤纵缓者，脉也纵缓；脉纵缓者，小肠粗大而长。皮肤薄而脉弱小者，小肠较短小。所有阳经经脉多弯曲者，小肠多干结滞涩。

脾应肉，肉䐃坚大者，胃厚；肉䐃么者，胃薄。肉䐃小而幺[6]者，胃不坚；肉䐃不称身者，胃下，胃下者，下管[7]约不利。肉䐃不坚者，

脾与肉相应，与胃相合，隆起的肌肉坚实而大者，胃较厚；隆起的肌肉瘦薄者，胃较薄。隆起的肌肉瘦小而弱者，胃多不坚实；隆起的肌肉与身体其他部位不协调者，胃的位置偏低，胃体偏低则胃下口不能正常约束。隆起的肌肉不坚实者，胃体多

---

[1] 皮缓：皮肤松弛。

[2] 大：当作“缓”。

[3] 大肠直：比喻大肠通顺。

[4] 不相离：不相依附，如皮皱脱屑之类。

[5] 冲：弱小。

[6] 幺：细小。

[7] 下管：胃之下脘幽门处。

胃缓；肉䐃无小里累[1]者，胃急。肉䐃多少里累者，胃结，胃结者，上管[2]约不利也。

纵缓；隆起的肌肉周围没有小颗粒累累相连者，胃体多紧缩。隆起的肌肉周围有颗粒累累相连者，胃多干结滞涩，胃干结滞涩则胃上口不能正常约束。

肝应爪[3]，爪厚色黄者，胆厚；爪薄色红者，胆薄；爪坚色青者，胆急；爪濡[4]色赤者，胆缓；爪直色白无纹者，胆直；爪恶[5]色黑多纹者，胆结也。

肝与爪相应，与胆相合。爪甲厚而色黄者，胆较厚；爪甲薄而色淡红者，胆较薄。爪甲坚硬而色青者，胆多紧缩；爪甲濡软、色红者，胆多纵缓。手直正、色白无纹者，胆气调畅；晖畸形、色黑多纹者，胆多干结滞涩。

肾应骨，密理厚皮者，三焦膀胱厚；粗理薄皮者，三焦膀胱薄。疏腠理者，三焦膀胱缓；皮急而无毫毛者，三焦膀胱急。毫毛美而粗者，三焦膀胱直，稀毫毛者，三焦膀胱结也。

肾与骨相应，与膀胱、三焦相合。纹理致密、皮肤厚者，三焦、膀胱较厚；纹理粗糙、皮肤薄者，三焦、膀胱较薄。腠理疏松者，三焦、膀胱多弛缓；皮肤紧急而无毫毛者，三焦、膀胱多紧缩。毫毛润泽而粗者，三焦、膀胱多调畅；毫毛稀疏者，三焦、膀胱多干结滞涩。

黄帝曰：厚薄美恶，皆有形，愿闻其所病。岐伯答曰：视其外应，以知其内脏，则知所病矣。

黄帝说：脏腑的厚薄、好坏等都有外在的表现，我想听听它们所发生的病变。岐伯说：通过观察各脏腑外在的皮、肉、筋、骨、脉等组织的表现，了解内在脏腑的状况，就能够推断各脏腑所发生的病变。

[1] 累：累累无数。

[2] 上管：胃之上脘贲门处。

[3] 爪：《甲乙经》《千金》并作“筋”，亦通。

[4] 濡：柔润。

[5] 爪恶：爪甲畸形。

卷之八

禁服第四十八

雷公问于黄帝曰：细子[1]得受业，通于《九针》六十篇[2]，旦暮勤服[3]之，近者编绝，久者简垢，然尚讽诵[4]弗置，未尽解于意矣。“外揣”言浑束为一，未知所谓也。夫大则无外，小则无内，大小无极，高下无度，束之奈何？士之才力，或有厚薄，智虑褊（biǎn）浅[5]，不能博大深奥，自强于学若细子。细子恐其散于后世，绝于子孙，敢问约之奈何？

雷公问黄帝：我接受了您所传授的《九针》六十篇以后，每天从早到晚孜孜不倦地学习，近日学习的竹简的皮条都断了，以前看过的竹简也已经有了灰尘，仍然不断地阅读和背诵。尽管如此，还是不能完全明白其中的含义。“外揣”篇中指出，把复杂零散的问题归纳统一为一体，不知道这句话是指什么意思。既然说九针的道理，大到不能再大，细到不可再细，它的巨细、高深已经到了无法度量的境地，如此博大精深的内容，如何归纳总结起来呢？况且人的聪明才智有高低的不同，有的智慧过人、思虑周密，有的见识浅薄，不能领会其高深道理，又不能像我一样刻苦努力地学习。我担心长此以往，九针这一学术内容就会流散，就不能继承给子孙后代，因此我想向您请教如何把它概括起来呢？

黄帝曰：善乎哉问也。此先师之所禁，坐私传之也，割臂歃（shà）血之盟也，子若欲得之，何不斋乎。

黄帝说：您问得很好。这正是先师再三告诫的，不能随便轻易地传授别人，必须经过割臂歃血的盟誓才能传授。您要想得到它，何不至诚地斋戒呢？雷公拜了两拜起来说：请让我按照您教导的去做。

[1] 细子：小子，自谦之辞。

[2]《九针》六十篇：古代关于针刺的医籍。

[3] 勤服：孜孜不倦，勤奋学习。

[4] 讽诵：背诵。

[5] 褊浅：狭小浮浅。

雷公再拜而起曰：请闻命于是也。乃斋宿[1]三日而请曰：敢问今日正阳[2]，细子愿以受盟。

于是雷公很虔诚地斋宿三日后才来请求说：在今天中午的时候，我想盟誓。

黄帝乃与俱入斋室，割臂歃血，黄帝亲祝曰：今日正阳，歃血传方，有敢背此言者，反受其殃。雷公再拜曰：细子受之。

黄帝和雷公一起进入斋室，举行割臂歃血仪式，黄帝亲自祝告说：今天中午，我们歃血盟誓，传授医学要道，如果谁违背了今天的誓言，必定遭受祸殃。雷公说：我接受盟戒。

黄帝乃左握其手，右授之书曰：慎之慎之，吾为子言之，凡刺之理，经脉为始，营其所行，知其度量，内刺五脏，外刺[3]六腑，审察卫气，为百病母，调其虚实，虚实乃止，泻其血络，血尽不殆矣。

黄帝用左手握着雷公的手，右手将书交给雷公，并且说：一定要慎之又慎，我给您讲其中的道理。一般针刺的道理，首先要掌握经脉，运用经脉的循行规律，了解经脉的长度及其中气血的数量。针刺时要内知五脏的次序，外别六腑的功能，同时要审察卫气的情况，并将其作为治疗各种疾病的根本，调理疾病的虚实，病变也就停止了。若病在血络，运用刺络放血法，使恶血、邪气排尽，疾病就会消除。

雷公曰：此皆细子之所以通，未知其所约也。黄帝曰：夫约方[4]者，犹约囊[5]也，囊满而弗约，则输泄，方成弗约，则神与弗俱[6]。

雷公说：您说的这些我明白，可是不知道如何把这些归纳起来掌握其要领。黄帝说：归纳医学理论的方法，就像捆扎袋子一样，袋子满了如不捆扎住袋口，袋子里的东西就会向外泄漏。学习医学理论若不会归纳，就不能掌握其精神而运用自如。

雷公曰：愿为下材[7]者，勿满而约之。黄帝曰：未满而知约之以为工，不可以为天下师。

雷公说：甘愿当下等人才的人，没有全部掌握就加以归纳，又会怎样呢？黄帝说：没有全部掌握医学理论和方法就进行归纳的人，只能成为一般的医生，不能成为天下的师表。

雷公曰：愿闻为工。黄帝曰：寸口主中，人迎主外，两者相应，

雷公说：我想学习当医生应知道的道理。黄帝说：寸口脉主诊察在内的五脏，颈部的人迎脉主诊察在外

[1] 斋宿：沐浴更衣，素食独宿，以示至诚。

[2] 正阳：正当中午的时候。

[3] 外刺：《太素》作“别其”。

[4] 约方：指针灸取穴也有法度，不能杂乱无章。

[5] 约囊：将布袋口扎起来。

[6] 神与弗俱：不能传神。

[7] 下材：水平一般的医生。

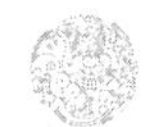

俱往俱来，若引绳大小齐等[1]。春夏人迎微大，秋冬寸口微大[2]，如是者，名曰平人[3]。

的六腑，寸口脉和人迎脉彼此呼应、共同往来不息，它们的搏动就像牵引一根绳索那样一致。春季和夏季人迎脉较盛大些，秋季与冬季寸口脉较盛大些，若出现以上的脉象，则是健康无病的人。

人迎大一倍于寸口，病在足少阳，一倍而躁，在手少阳。人迎二倍，病在足太阳，二倍而躁，病在手太阳。人迎三倍，病在足阳明，三倍而躁，病在手阳明。盛则为热，虚则为寒，紧则为痛痹，代则乍甚乍间。盛则写之，虚则补之，紧痛则取之分肉，代则取血络且饮药，陷下则灸之，不盛不虚，以经取之，名曰经刺。人迎四倍者，且大且数，名曰溢阳，溢阳为外格，死不治。必审按其本末，察其寒热，以验其脏腑之病。

人迎脉比寸口脉的脉象盛大一倍者，病在足少阳经，盛大一倍且躁动不静者，病在手少阳经。人迎脉比寸口脉的脉象盛大二倍者，病在足太阳经，盛大二倍且躁动不静者，病在手太阳经。人迎脉比寸口脉的脉象盛大三倍者，病在足阳明经，盛大三倍而躁动不静者，病在手阳明经。人迎脉盛大为热，脉虚为寒，脉紧为痛痹，脉代则病时轻时重。人迎脉盛大者用泻法，脉虚用补法，脉紧者痛痹针刺分肉间的腧穴，脉代者在血络放血，并配合服汤药，脉陷下不起脉，用灸法治疗。脉不盛大不空虚者，则根据发病的经脉，采用相应的治疗方法，此法称为经刺。人迎脉比寸口脉的脉象盛大四倍，盛大且疾速，为阳气外溢，溢阳是阳气被阴气格拒于外的现象，属于死证而不能救治。除以上情况，还必须审察疾病的整个过程，辨明疾病寒热属性，以辨别五脏六腑的具体病变。

寸口大于人迎一倍，病在足厥阴，一倍而躁，在手心主。寸口二倍，病在足少阴，二倍而躁，在手少阴。寸口三倍，病在足太阴，三倍而躁，在手太阴。盛则胀满，寒中，食不化；虚则热中，出糜（mí），少气，溺色变。紧则痛痹，代则乍痛乍止。盛则泻之，虚则补之，紧则先刺而后灸之，代则取血络，而后调之，陷下

寸口脉比人迎脉的脉象盛大一倍者，病在足厥阴经；盛大一倍且躁动不静者，病在手厥阴经。寸口脉比人迎脉的脉象盛大二倍者，病在足少阴经，盛大二倍且躁动不静者，病在手少阴经。寸口脉比人迎脉的脉象盛大三倍者，病在足太阴经，盛大三倍而且躁动不静者，病在手太阴经。寸口脉主阴，盛大为阴气过盛，可出现胀满、寒盛中焦、饮食不化等症。寸口脉虚弱，是阴气不足而化生内热，可出现热盛中焦、大便稀烂、少气、尿色变黄等症。脉紧为痛痹，脉代则病时轻时重。寸口脉盛大者用泻法，脉虚者用补法，脉紧者先施针刺后用灸法，脉代者在血络放血，然后用药物调治；脉陷下不起者

---

[1] 若引绳大小齐等：指人迎、寸口脉搏跳动强度相等。

[2] 春夏人迎微大，秋冬寸口微大：人迎主阳，所以春夏微大；寸口主阴，所以秋冬微大。此指脉与四时相应。

[3] 平人：指正常人。

则徒灸之，陷下者，脉血结于中，中有着血[1]，血寒，故宜灸之，不盛不虚，以经取之。寸口四倍者，名曰内关，内关者，且大且数，死不治。必审察其本末之寒温，以验其脏腑之病。

宜采用灸法。寸口脉下陷，为血凝于脉，脉中有瘀血留着，这是因为血脉中有寒邪，所以应当施用灸法。脉既不盛大也不空虚者，则根据发病的经脉，采用相应的治疗方法。寸口脉比人迎脉盛大四倍，称为阴气被阳气关闭在内，脉象盛大且疾速，属于死证而不能救治。除上述情况外，还必须审察疾病整个过程中寒热的变化，以辨别脏腑的具体病变。同时，必须通晓经脉的运行和输注，从而进一步传授针灸治病的大法。

通其营腧[2]，乃可传于大数[3]。大数曰：盛则徒泻之，虚则徒补之，紧则灸刺且饮药，陷下则徒[4]灸之，不盛不虚，以经取之。所谓经治者，饮药，亦曰灸刺，脉急则引，脉大以弱，则欲安静，用力无劳也。

针灸治病的大法是脉盛者只用泻法，脉虚者只用补法，脉紧者用灸法、刺法和汤药；脉陷下不起者只用灸法。脉不盛大不空虚者，则根据发病的经脉，采用相应的治疗方法。所谓根据经脉治疗，既可用汤药，也可以用灸法、针刺。脉急促者用导引法。脉粗大而无力者，要安静调养，即使用力也不要导致疲劳。

五色第四十九

雷公问于黄帝曰：五色独决于明堂乎？小子[5]未知其所谓也。黄帝曰：明堂者，鼻也；阙者，眉间也；庭者，颜也；蕃者，颊侧也；蔽者，耳门也。其间欲方大[6]，去之十步，皆见于外，如是者寿，必中[7]百岁。

雷公问黄帝：青、赤、黄、白、黑五色变化，能单独从明堂进行辨别吗？黄帝回答说：明堂就是鼻，阙就是两眉之间的部位，庭就是前额部，蕃就是两颊的外侧，蔽就是耳前方的部位。以上所谈到的这些部位的正常现象应该是端正、宽大、丰满，远离十步以后还能看得清楚。如果观察到某人有以上的表现，则他的寿命一定会达到一百岁。

---

[1] 着血：血附着。

[2] 营腧：全身经脉腧穴。

[3] 大数：医疗大法。

[4] 徒：只能。

[5] 小子：自谦之意。

[6] 方大：端正宽大。

[7] 中：达到。

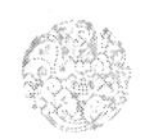

雷公曰：五官之辨，奈何？黄帝曰：明堂骨高以起，平以直，五脏次[1]于中央，六腑挟其两侧[2]，首面上于阙庭，王宫[3]在于下极，五脏安于胸中，真色以致，病色不见，明堂润泽以清，五官恶得无辨乎？

雷公问：如何辨别面部五官的表象？黄帝回答说：鼻的正常表现应是鼻骨高起，端正而平直。五脏在面部的相应部位，按照一定的次序排列在面部的中央。六腑在面部的相应部位，列于五脏部位的两旁。头面的情况反映在两眉之间和前额，心的情况反映在两目之间的下极。若胸腹中的五脏安定平和，则五脏真气所化生的五色会正常反映在面部，不会出现异常的色泽，鼻部的色泽也明润。因此，辨别脏腑的情况，怎么能不辨别面部五官的表现呢？

雷公曰：其不辨者，可得闻乎？黄帝曰：五色之见也，各出其色部。部骨陷[4]者，必不免于病矣。其色部乘袭[5]者，虽病甚，不死矣。

雷公问：您能给我讲讲不从观察五官诊察疾病的情况吧？黄帝回答说：五色在面部的表现有其固定的位置。如果在某个部位出现色泽隐晦如陷骨中，就必定是发生了疾病。如果五色出现在相乘的部位上，即子色出现在母位，则即使病情很重也不会死亡。

雷公曰：官五色[6]奈何？黄帝曰：青黑为痛，黄赤为热，白为寒，是谓五官。

雷公问：如何通过观察五色诊察疾病呢？黄帝回答说：青色和黑色主痛，黄色和赤色主热，白色主寒，这就是通过观察五色变化推断疾病的大概情况。

雷公曰：病之益甚，与其方衰[7]，如何？黄帝曰：外内皆在焉。切其脉口，滑小紧以沉者，病益甚，在中；人迎气大紧以浮者，其病益甚，在外。其脉口浮滑者，病日进[8]；人迎沉而滑者，病日损。其脉口[9]滑以

雷公问：如何判断疾病是在逐渐加重或减轻呢？黄帝回答说：疾病在人体的表里内外都可以发生，对疾病进退的推断，不但要运用色诊，还要结合脉诊。切按患者的寸口脉，若脉象滑、小、紧而沉，则为阴邪侵入五脏，疾病会逐渐加重。若人迎脉大，紧而浮，则为阳邪侵入六腑，疾病会逐渐加重。若寸口脉浮滑，则五脏的阴邪逐渐消退，疾病会逐渐减轻。若人迎脉沉滑，则六腑的阳邪逐渐消退，病

[1] 次：五脏反映的部位位居面部中央。

[2] 六腑挟其两侧：六腑附在五脏部位的两侧。

[3] 王宫：心之部。

[4] 部骨陷：某个部位出现病色，有深陷入骨的征象。部，五脏分属于面部的各个部位。

[5] 乘袭：子色见于母位。

[6] 官五色：五色所主的证候。

[7] 方衰：指病邪日衰，病渐好转的趋势。

[8] 进：《太素》作“损”，减轻之意，可参。

[9] 脉口：又名寸口、气口，切脉的位置。

沉者，病日进，在内；其人迎脉滑盛以浮者，其病日进，在外。脉之浮沉及人迎与寸口气小大等者，病难已；病之在脏，沉而大者，易已，小为逆；病在腑，浮而大者，其病易已。人迎盛坚者，伤于寒，气口盛坚者，伤于食。

情逐渐好转。若寸口脉沉滑，则五脏的阴邪逐渐亢盛，疾病会逐渐加重。若人迎脉浮滑而盛大，则六腑的阳邪逐渐亢盛，疾病会逐渐加重。如果人迎脉和寸口脉的脉象浮沉、大小都一样，则说明脏腑阳邪亢盛，疾病较难治愈。疾病发生在五脏，如果脉沉而大，则为正气充足，疾病容易治愈；如果脉细小，则是正气不足，疾病难以治愈。疾病发生在六腑，若脉浮大，则为正气充足，疾病容易治愈；若见小脉，则为正气虚不能抗邪，疾病难治。人迎脉盛大坚实，主感受寒邪的外感病；寸口脉盛大坚实，主饮食不节的内伤病。

雷公曰：以色言病之间甚，奈何？黄帝曰：其色粗以明[1]，沉夭[2]者为甚，其色上行者，病益甚；其色下行，如云彻散者，病方已。五色各有脏部[3]，有外部，有内部也。色从外部走内部者，其病从外走内；其色从内走外者，其病从内走外。病生于内者，先治其阴，后治其阳，反者益甚。其病生于阳者，先治其外，后治其内，反者益甚。其脉滑大，以代而长者，病从外来，目有所见，志有所恶，此阳气之并也，可变而已。

雷公问：如何根据面部的色泽变化判断疾病的轻重呢？黄帝说：面部色泽明润而含蓄者，病轻；色泽沉滞而枯槁者，病重。五色从下向上蔓延者，病情会逐渐加重；五色从上向下，像云雾消散一样逐渐消退者，疾病将会痊愈。五色在面部的表现，均与脏腑所主的相应部位有关，整个面部分为内外，内部归属五脏，外部归属六腑。如果五色的变化是从外部开始逐渐发展到内部，则疾病的发生是从六腑开始而逐渐影响五脏的。五色的变化从内部开始逐渐发展到外部，则疾病是从五脏开始逐渐影响六腑的。疾病由五脏影响六腑者，应首先治疗五脏，然后治疗六腑，若违背这个原则疾病就会加重。疾病由六腑而影响五脏者，应首先治疗六腑，然后治疗五脏，若违背这个原则疾病也会加重。若脉滑大或是长脉，为邪气从外侵袭人体，表现为目有所见的幻视和有厌恶感的精神异常，则是由于阳邪侵入阳分而阳气过盛引起的，治疗时应根据前面所述的原则灵活变通，疾病才能痊愈。

雷公曰：小子闻风者，百病之始也；厥逆者，寒湿之起也，别之奈何？黄帝曰：常候阙中，薄泽[4]

雷公问：我听说很多种疾病都是由风邪引起的，气血逆乱的痹证、厥证是由寒邪、湿邪引起的，应怎样鉴别呢？黄帝回答说：一般通过观察两眉间的色泽鉴别，色泽浮露润泽者是风邪引起的变化，沉滞晦浊

[1] 粗以明：形容面色明亮。《甲乙经》“明”下有“者为间”三字，可参。

[2] 沉夭：晦滞的感觉。

[3] 脏部：指五色所主的脏腑分部。

[4] 薄泽：指色浮浅而有光泽。

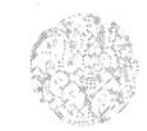

为风，冲浊[1]为痹，在地[2]为厥。此其常也，各以其色言其病。

主痹证，若色泽沉滞晦浊出现在地阁，则主厥证。这是一般规律，都是根据色泽的不同变化诊断疾病的。

雷公曰：人不病卒死，何以知之？黄帝曰：大气[3]入于脏腑者，不病而卒死矣。

雷公问：人未患疾病却突然死亡，是什么原因呢？黄帝回答说：这是由于剧烈的邪气趁人体正气虚弱之时侵入脏腑，所以没有明显的疾病征象就突然死亡了。

雷公曰：病小愈而卒死者，何以知之？黄帝曰：赤色出两颧，大如拇指者，病虽小愈，必卒死。黑色出于庭，大如拇指，必不病而卒死。

雷公又问：疾病稍好转却又突然死亡，应怎样解释呢？黄帝回答说：若两颧出现拇指大小的赤色，即使疾病稍有好转，仍然会突然死亡。若天庭出现拇指大小的黑色，虽然没有明显疾病征象，也会突然死亡。

雷公再拜曰：善哉！其死有期乎？黄帝曰：察色以言其时。

雷公拜了两拜说：讲得真好！上述所言的突然死亡的时间有规律吗？黄帝回答说：通过观察五色出现在面部的位置，按照五行生克乘侮的原则，就可以推测死亡的时间。

雷公曰：善乎！愿卒闻之。黄帝曰：庭者，首面也；阙上者，咽喉也；阙中者，肺也；下极者，心也；直下[4]者，肝也；肝左者，胆也；下者[5]，脾也；方上[6]者，胃也；中央[7]者，大肠也；挟大肠者，肾也；当肾者，脐也；面王[8]以上者，小肠也；面王以下者，膀胱子处也；颧者，肩也；颧后者，臂也；臂下

雷公说：很好啊！我想听您详细地谈一谈。黄帝说：脏腑肢体与面部各位置的关系是，天庭反映头面的状况；眉心上部反映咽喉的状况；两眉之间反映肺的状况，两目之间反映心的状况；两目之间正下方的鼻柱部位反映肝的状况；肝所主部位的左面反映胆的状况；鼻头反映脾的状况；鼻翼反映胃的状况；面颊中央部位反映大肠的状况；挟大肠所主部位的外侧反映肾的状况；肾与脐正相对，故肾所主部位的下方反映脐的状况；鼻头的外侧上方反映小肠的状况；鼻头下方的人中沟反映膀胱和子宫的状况；两颧反映肩部的状况；两颧外侧反映臂的状况；臂所主部位的下方反映手的状况；内眼角的上

[1] 冲浊：指色深沉而浑浊。

[2] 地：指面的下部，即地阁。

[3] 大气：大邪之气。

[4] 直下：指下极之下，即鼻柱应肝之理。

[5] 下者：指肝之下，即鼻准头应脾之理。

[6] 方上：指鼻准头的两旁，即迎香穴之上。

[7] 中央：两颊稍下，鼻两旁，即迎香穴以外。

[8] 面王：即鼻准之端。

者，手也；目内眦上者，膺乳也；挟绳[1]而上者，背也；循牙车[2]以下者，股也；中央者，膝也；膝以下者，胫也；当胫以下者，足也；巨分[3]者，股里也；巨屈[4]者，膝膑也。此五脏六腑肢节之部也，各有部分。有部分，用阴和阳，用阳和阴，当明部分，万举万当。能别左右，是谓大道[5]；男女异位，故曰阴阳[6]。审察泽夭，谓之良工。

方反映胸部和乳房的状况；面颊外侧耳边的上方反映背的状况；沿颊车向下反映大腿的状况；上下牙床中间的部位反映膝的状况；膝所主部位的下方反映小腿的状况；小腿所主部位的下方反映足的状况；口角的大纹处反映大腿内侧的状况；面颊下方曲骨部位反映膝部膑骨的状况。以上就是五脏、六腑和肢体在面部的对应部位。若五脏六腑和肢体发生病变，在相应的部位便会出现色泽异常。若全身在面部所主的位置确定了，就能正确诊断疾病了。治疗时，阴衰而导致阳盛者，应补阴以配阳；阳衰而导致阴盛者，应助阳以和阴。明确了人体各部与面部位置的关系和阴阳盛衰状况，辨证治疗就一定会恰当。左右是阴阳升降的道路，所以辨别色泽在面部左右上下的移动，是辨别阴阳盛衰的重要规律。男子和女子面部色泽上下移动的诊断意义是不同的，男子左为逆右为顺，女子右为逆左为顺，这是因为男女阴阳属性不同。

沉浊为内，浮泽为外。黄赤为风，青黑为痛，白为寒，黄而膏润为脓，赤甚者为血[7]，痛甚为挛，寒甚为皮不仁。五色各见其部，察其浮沉，以知浅深；察其泽夭，以观成败；察其散抟（tuán）[8]，以知远近；视色上下，以知病处；积神于心，以知往今。故相气不微，不知是非，属意勿去，乃知新故。色明不粗，沉夭为甚，不明不

在色诊的运用上，除了明确人体各部与面部相应位置的关系外，还要审察面部色泽的荣润与晦暗，才能称其为高明的医生。面色沉滞晦暗者，主在里、在脏的病变；浮露而鲜明者，主在表、在腑的病变。黄色和赤色主风病，青色和黑色主痛证，白色主寒证。在疮疡等外科疾病中，局部色泽黄润、软如脂膏者，是成脓的表现；局部颜色深红，是血瘀未成脓的表现；疼痛剧烈者，可出现肢体拘挛；若寒邪甚，可出现皮肤麻痹不仁。人体若发生病变，面部就会出现相应位置的颜色。观察面色的润泽与晦暗，就能推测疾病预后的好坏；观察五色的散漫和聚结，就能了解病程的长短；观察五色出现在面部的位置，就能判断疾病发生的部位；医生聚精会神地分析色泽的变化，就可以了解疾病以往

[1] 绳：指耳边。

[2] 牙车：颊车穴部位。

[3] 巨分：上下牙床大分之处。

[4] 巨屈：双颊下的曲骨部。

[5] 能别左右，是谓大道：指能够辨别阳左阴右的属性，就是所谓符合阴阳相对的规律。

[6] 男女异位，故曰阴阳：指男女病色的转移，其位置是不同的，所以说必须了解阴阳的规律。

[7] 黄而膏润为脓，赤甚者为血：此处是对疮疡而言。

[8] 抟：聚结不散之意。

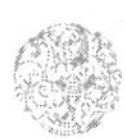

泽，其病不甚。其色散，驹（jū）驹然[1]，未有聚；其病散而气痛，聚未成也。

的情况和当前的发展变化。如果不细致入微地观察色泽变化，则会连正常和异常都分辨不清楚。只有专心致志地分析研究，才能知道新病、旧病及其发展变化的规律。若面色不呈现应有的明润，却见沉滞枯槁，则病情严重。若面色虽不明润光泽，但没有沉滞枯槁现象，则病情不重。面色散漫不聚者，病邪也会逐渐消散，即使气滞不通而引起疼痛，也不会形成积聚类疾病。

肾乘心，心先病，肾为应，色皆如是[2]。男子色在于面王，为小腹痛；下为卵痛[3]；其园直[4]为茎痛，高为本，下为首[5]，狐疝[6]㿗阴[7]之属也。女子在于面王，为膀胱子处之病，散为痛，抟为聚，方圆左右，各如其色形。其随而下至胝（zhī），为淫，有润如膏状，为暴食不洁。

肾脏的邪气侵犯心脏，是因为心先患虚证，肾脏的邪气趁虚侵入心脏，此时肾所主的黑色会出现在面部心所主两目间的部位上。一般发生疾病后，如果病色不出现在本脏所主的部位，均可以依次类推。男子若病色出现在鼻头，主小腹疼痛，向下牵引睾丸也会发生疼痛；若病色出现在人中沟，主阴茎疼痛，出现在人中沟上部者表现为阴茎根部疼痛，出现在人中沟下部者阴茎头部疼痛。这些都属于狐疝、阴囊肿大等疾病。女子若病色出现在鼻头，主膀胱和子宫的病变；若病色散漫不收，为气滞引起的疼痛；若病色抟聚不散，为血液凝结而形成积聚。积聚的表现，有的是方，有的是圆，有的在左边，有的在右边，都和病色的表现一致，病色若随之下移到唇部，则表明患有自淫、带下污浊等病变；若兼见唇色润泽如脂膏样者，则为暴饮暴食、饮食不洁之物引起的疾病。

左为左，右为右。其色有邪，聚散而不端，面色所指者也。色者，青黑赤白黄，皆端满[8]有别乡[9]。别乡赤者，其色赤，大如榆荚，在面王

面部色泽的异常变化与体内疾病发生的部位是一致的，病色出现在左侧，表明左侧有病；病色出现在右侧，说明右侧有病。面部色泽异常，如聚结不散或散漫不收等异常情况，出现在面部某一部位，就能判断出疾病的位置。所谓五色，就是青色、黑

[1] 驹驹然：形容病色如稚马一样奔驰无定，散而不聚。

[2] 肾乘心，心先病，肾为应，色皆如是：肾属水，心属火，肾水上凌心火，则黑色见于心所属的部位（即两目之间），这是心先有病，肾邪起而相应所出现的气色。不仅心肾如此，其他脏器病色的出现亦同此。

[3] 卵痛：指睾丸痛。

[4] 圜直：指人中沟。

[5] 高为本，下为首：在人中上半部者为阴茎根痛，在人中下半部者为阴茎头痛。

[6] 狐疝：指睾丸偏有大小，时上时下的疝病。

[7] 㿗阴：阴囊偏大的病。

[8] 端满：端正盈满之象。

[9] 别乡：此指别的部位。

为不日。其色上锐，首空上向，下锐下向，在左右如法。以五色命脏，青为肝，赤为心，白为肺，黄为脾，黑为肾。肝合筋，心合脉，肺合皮，脾合肉，肾合骨也。

色、赤色、白色、黄色。在正常情况下，其色泽深浅适中而充满，分别表现在各自的部位上。异常情况下，其色泽会发生变化，如赤色出现在心所主的部位，像榆荚一样大小，主心发生病变；如出现在鼻头，说明疾病在近日内就会发生。病色的形状，上部呈尖锐状者，表明头面部正气虚弱，邪气有向上发展的趋势；下部呈尖锐状者，说明身体下部正气虚弱，邪气有向下发展的趋势；左侧或右侧呈尖锐状者，与上部和下部的诊断意义一致。把面部五色同五脏相互联系，青色属肝，赤色属心，白色属肺，黄色属脾，黑色属肾，五脏又同外在组织相合，肝同筋相合，心同脉相合，肺同皮相合，脾同肉相合，肾同骨相合，所以各组织也分别与五色相联系。

论勇第五十

黄帝问于少俞曰：有人于此，并行并立，其年之长少等也，衣之厚薄均也，卒然遇烈风暴雨，或病或不病，或皆病，或皆不病，其故何也？少俞曰：帝问何急？

黄帝问少俞：如果有这样一些人，他们的行为举止一样，共同行走或站立，年龄相同，穿着衣服的厚薄也相同；但突然遇到狂风暴雨等异常气候变化，有人生病，有人不生病，有时都发病，有时都不发病，这是为什么呢？少俞回答说：您想先了解哪方面的情况呢？

黄帝曰：愿尽闻之。少俞曰：春青风[1]，夏阳风[2]，秋凉风，冬寒风。凡此四时之风者，其所病各不同形。

黄帝说：所有的问题我都想知道。少俞说：春季吹的是温风，夏季是热风，秋季是凉风，冬季是寒风。由于在四季分别感受不同风邪，所以发生疾病时就会有不同的证候。

黄帝曰：四时之风，病人如何？少俞曰：黄色薄皮弱肉者，不胜春之虚风[3]；白色薄皮弱肉

黄帝问：四季不同的风邪分别侵袭人体，患者感受风邪会有什么区别吗？少俞回答说：面色黄、皮肤薄、肌肉柔弱者，脾气不足，经受不住春季风邪的侵袭；面色白、皮肤薄、肌肉柔弱者，肺气不足，经受不住夏季风邪的侵

[1] 青风：《甲乙经》作“温风”，二者应一样。

[2] 夏阳风：指夏季吹热风。

[3] 虚风：虚邪贼风。

 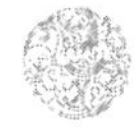

者，不胜夏之虚风；青色薄皮弱肉，不胜秋之虚风；赤色薄皮弱肉，不胜冬之虚风也。

袭；面色青、皮肤薄，肌肉柔弱者，肝气不足，经受不住秋季风邪的侵袭；面色赤、皮肤薄、肌肉柔弱者，心气不足，经受不住冬季风邪的侵袭。

黄帝曰：黑色不病乎？少俞曰：黑色而皮厚肉坚，固不伤于四时之风；其皮薄而肉不坚、色不一者[1]，长夏至而有虚风者，病矣。其皮厚而肌肉坚者，长夏至而有虚风，不病矣。其皮厚而肌肉坚者，必重感于寒，外内皆然，乃病。

黄帝问：面色黑的人，就不会感受风邪而患病吗？少俞回答说：面色黑而皮肤厚、肌肉坚实者，肾气充盛，当然不会遭受风邪的侵袭；皮肤薄、肌肉不坚实、面色不是始终保持黑色者，到了长夏而感受风邪就会发生疾病。面色黑、皮肤厚、肌肉坚实者，即使在长夏遇到风邪，也不会发生疾病。面色黑、皮肤厚、肌肉坚实者，一定是寒邪已侵入体内，又感受风邪，外邪与内邪相结合才会生病。

黄帝曰：善。

黄帝说：讲得很好。

黄帝曰：夫人之忍痛与不忍痛者，非勇怯之分也。夫勇士之不忍痛者，见难则前，见痛则止；夫怯士之忍痛者，闻难则恐，遇痛不动。夫勇士之忍痛者，见难不恐，遇痛不动；夫怯士之不忍痛者，见难与痛，目转面盻（xì）[2]，恐不能言，失气惊[3]悸，颜色变化，乍死乍生[4]。余见其然也，不知其何由，愿闻其故。少俞曰：夫忍痛与不忍痛者，皮肤之薄厚，肌肉之坚脆，缓急之分也，非勇怯之

黄帝说：人体能否忍受疼痛，不是根据性格勇敢与怯懦区分的。性格勇敢而不能忍耐疼痛者，遇到危难时可以挺身向前，但感到疼痛时就会退缩不前；性格怯懦而能忍耐疼痛者，听到危难的事情就惊恐不安，遇到疼痛却能忍受而不动摇。勇敢而又能忍耐疼痛者，遇到危难不恐惧，感到疼痛也能忍受。怯懦而不能耐受疼痛者，遇到危难和疼痛，就吓得头晕眼花，面色变更，侧头而不敢正视，话也不敢说，心神散乱，痛得死去活来。我看到这些情况，不知是什么原因，想了解一下其中的道理。少俞回答说：能否忍耐疼痛，是根据皮肤的厚与薄，肌肉的坚实与脆弱，以及纵缓与紧密的不同决定的，不是根据性格的勇敢和怯懦区分的。

[1] 色不一者：肤色经常变化。

[2] 目转面盻：目转，形容极度惊恐时，目晕眼花，视物像旋转一样；面盻，形容面部斜侧向外，惊慌得不敢直视的样子。

[3] 惊：《类经》“惊”下有“悸”字，并注云：“一本无‘悸’字。”可参。

[4] 乍死乍生：指疑死疑生。乍，疑而未定。

谓也。

黄帝曰：愿闻勇怯之所由然。少俞曰：勇士者，目深以固[1]，长衡直扬，三焦理横，其心端直，其肝大以坚，其胆满以傍[2]，怒则气盛而胸张，肝举而胆横，眦裂而目扬，毛起而面苍，此勇士之由然者也。

黄帝问：我想了解人体性格的勇敢和怯懦，是从哪些形式表现出来的。少俞回答说：勇敢的人，两目凹陷而目光坚定，眉毛竖起而长直，皮肤肌肉的纹理是横向的，心脏端正而向下垂直，肝脏大而坚实，胆囊充盈而增大。发怒时，怒气充满胸中而胸廓张大，肝气上升而胆气横溢，眼睛瞪得很大，目光逼人，毛发竖起，面色铁青等，这就是勇敢人的表现。

黄帝曰：愿闻怯士之所由然。少俞曰：怯士者，目大而不减，阴阳相失[3]，其焦理纵，䯏骬短而小，肝系缓，其胆不满而纵，肠胃挺[4]，胁下空[5]，虽方大怒，气不能满其胸，肝肺虽举，气衰复下，故不能久怒，此怯士之所由然者也。

黄帝又问：性格怯懦的人有什么样的表现呢？少俞回答说：怯懦的人，眼睛虽然很大却不凹陷，阴阳气血不协调，皮肤肌肉的纹理是竖向的，胸骨剑突短小，肝脏松弛，胆囊不充盈，肠胃挺直，胁下空软，即使发怒时，怒气也不能充满胸中，肝肺虽然因怒气而暂时上举，但随怒气的衰减，肝肺又重新下降，所以不能长时间发怒，这就是怯懦人的表现。

黄帝曰：怯士之得酒，怒不避勇士[6]者，何脏使然？少俞曰：酒者，水谷之精，熟谷之液也，其气慓悍，其入于胃中，则胃胀，气上逆，满于胸中，肝浮胆横，当是之时，固比于勇士，气衰则悔。与勇士同类，不知避之，名曰酒悖（bèi）[7]也。

黄帝问：怯懦的人喝酒后发怒时与勇敢的人相似，是哪些脏腑发挥作用使他这样呢？少俞回答说：酒是水谷的精华，为由谷类酿造而成的液体，其性慓悍猛急。酒入胃后使胃胀大，气机上逆，壅滞胸中，导致肝气上升，胆汁横逆。饮酒后，其行为虽然与勇敢的人相同，但等到酒醒气衰后，自己就会感到懊悔。这种人的表现虽然与勇敢的人非常相似，但并不是有意识地按照勇敢人的行为去做的，而是酒在体内起的作用，因此称为酒悖。

[1] 目深以固：目光深邃而坚定。

[2] 傍：同“旁”，作“盛”解。

[3] 阴阳相失：指血气易乱。

[4] 肠胃挺：此形容肠胃不强。

[5] 胁下空：指肝气空，不充实。

[6] 怒不避勇士：指性格怯懦的人醉酒后自认为与勇士差不多。

[7] 酒悖：由酒刺激而致的行为悖逆。

背腧第五十一

黄帝问于岐伯曰：愿闻五脏之腧，出于背者。岐伯曰：背中大腧[1]，在杼骨之端[2]，肺腧在三焦之间，心腧在五焦之间，膈腧在七焦之间，肝腧在九焦之间，脾腧在十一焦之间，肾腧在十四焦之间。皆挟脊相去三寸所，则欲得而验之，按其处，应在中而痛解，乃其腧也。灸之则可，刺之则不可。气盛则泻之，虚则补之。以火补者，毋吹其火，须自灭也；以火泻之，疾吹其火，传其艾[3]，须其火灭也。

黄帝问岐伯：我想了解五脏的腧穴，都出于背部的什么位置？岐伯说：胸中的大杼穴在项后第一椎骨下的两侧，肺俞在第三椎下的两侧，心俞在第五椎下的两侧，膈俞在第七椎下的两侧，肝俞在第九椎下的两侧，脾俞在十一椎的两侧，肾俞在十四椎的两侧。这些俞穴都在脊椎的两旁，左右穴位相距三寸，距离背正中线约一寸五分。检验这些腧穴位置的方法是，用手指按在穴位上，若患者感到局部酸麻胀痛，体内的病痛得到缓解，则是取中了腧穴。对于背俞穴，治疗上应采用灸法，不能采用针刺方法。在运用灸法时，邪气盛则施以泻法，正气虚则施以补法。在运用灸法补益正气时，艾火燃着后不要吹灭，要等待火自然熄灭。用灸法泻邪气时，艾火燃着后要迅速吹旺，然后用手搏捻艾炷，一定要把艾火熄灭。

卫气第五十二

黄帝曰：五脏者，所以藏精神魂魄者也；六腑者，所以受水谷而行化物者也。其气内入于五脏，而外络肢节。其浮气[4]之不循经者，为卫气；其精气之行于经者，为营气。阴阳相随，外内相贯，如环之无端。亭亭淳（zhūn）淳[5]

黄帝说：五脏是贮藏精、神、魂、魄等的器官，六腑是接受和传化饮食物的器官。由饮食物所化生的精微物质，内入五脏，外布肢体关节。其中漂浮在外而不在经脉中运行的是卫气，在经脉中运行的是营气。属阳的卫气和属阴的营气相互依随，内外贯通，在体内的运行像圆环一样循环往复、永无休止。营气和卫气运行的情况，谁能彻底弄明白呢？然而经脉又分为阴经与阳经，都有各自的起点和终

[1] 大腧：此指大杼穴，此穴虽在肩背处，但却是胸中之大气通达之所，故名大腧。

[2] 杼骨之端：指第一椎骨。

[3] 传其艾：注释有二，一是指使艾退燃；二是“传”作“搏”，谓以手挟其艾。二者皆通。

[4] 浮气：卫气阳性剽悍，浮行于脉外，循行于皮肤分肉之间，故名浮气。

[5] 亭亭淳淳：形容营卫之气运行于周身，虽存在许多停集之处，但始终周而复始地流动着。亭是停的意思，淳是流动的意思。

乎，孰能穷之。然其分别阴阳，皆有标本虚实所离之处。能别阴阳十二经者，知病之所生；知候虚实之所在者，能得病之高下；知六腑之气街[1]者，能知解结契绍[2]于门户；能知虚石[3]之坚软者，知补泻之所在；能知六经标本者，可以无惑于天下。

点，气血充盛和空虚的不同，经脉之间还有汇合、分离的部位。因此分清属阴、属阳的十二经脉，就能判断哪条经脉发生了病变，诊察经脉气血虚实的所在位置，便能了解患病部位是在上还是在下。了解六腑气机通行的道路，就能找到疾病治疗过程中解决关键问题的途径。了解疾病虚实的程度和对治疗的反应，就可以掌握补泻方法的具体运用。明白六经的标本，对各种疾病的认识和治疗，才不会产生疑惑。

岐伯曰：博哉！圣帝之论。臣请尽意悉言之。足太阳之本，在跟以上五寸中[4]，标在两络[5]命门。命门者，目也。足少阳之本，在窍阴之间，标在窗笼之前。窗笼者，耳也[6]。足少阴之本，在内踝下上三寸中[7]，标在背腧与舌下两脉[8]也。足厥阴之本，在行间上五寸所，标在背腧也。足阳明之本，在厉兑，标在人迎，颊挟颃颡（háng sǎng）[9]

岐伯说：您所谈论的问题是很高深博大的，请让我尽量详细地谈谈。足太阳膀胱经之本，在足跟以上五寸的附阳穴，标在双眼内眼角的睛明穴。足少阳经之本，在第四足趾外侧的窍阴穴，标在耳前方的听宫穴。足少阴肾经之本，在足内踝下缘向上三寸的复溜、交信穴，标在背部十四椎下两旁的肾俞穴和舌下两条静脉上的金津、玉液穴。足厥阴肝经之本，在行间穴向上五寸的中封穴，标在背部第九椎下两旁的肝俞穴。足阳明胃经之本，在第二足趾上的厉兑穴，标在颈部结喉旁的人迎穴和上颚鼻后孔至面颊之间的部位。足太阴脾经之本，在中封穴前方向上四寸的三阴交穴，标在背部第十一椎下两旁的脾俞和舌根部。

---

[1] 气街：指气行来往的道路。

[2] 解结契绍：解结，指疏通经络，去除邪气，使其盘结而解；契表示契合，绍指继承，这里是用来表示脉络以及气血表里的相合相继。

[3] 石：《太素》卷十、《经脉标本》、《甲乙经》卷二第四、《集注》都写作“实”字。马莳亦云：“当作‘实’。”

[4] 跟以上五寸中：指跗阳穴，即从地平面足跟处至外踝上的跗阳穴，共五寸。

[5] 两络：指两侧睛明穴。

[6] 耳也：《千金》卷十一第一作“耳前上下脉，以手按之动者，是也”。此句是指窗笼位于耳屏前的听宫穴。

[7] 内踝下上三寸中：指复溜穴、交信穴，即从内踝下的照海穴至复溜、交信二穴，共三寸。

[8] 背腧与舌下两脉：背腧指肾俞，舌下两脉指廉泉。

[9] 颊挟颃颡：指人迎穴位于两颊下颃颡之处。颃颡是人体进行气体交换的必经途径，位于咽上与鼻腔相通的部分。

 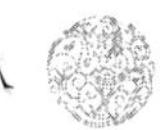

也。足太阴之本，在中封前上四寸之中[1]，标在背腧与舌本也。

手太阳之本，在外踝[2]之后，标在命门之上一寸[3]也。手少阳之本，在小指次指之间上二寸，标在耳后上角下外眦[4]也。手阳明之本，在肘骨中[5]，上至别阳[6]，标在颜下合钳上[7]也。手太阴之本，在寸口之中，标在腋内动也。手少阴之本，在锐骨之端，标在背腧也。手心主之本，在掌后两筋之间二寸中，标在腋下下三寸也。

手太阳小肠经之本，在手外踝后侧的养老穴，标在睛明穴向上一寸处。手少阳三焦经之本，在第四、五手指之间的液门穴，标在耳上角的角孙穴和外眼角的丝竹空穴。手阳明大肠经之本，在肘部靠近骨的曲池穴，在手臂上部还有臂穴，标在额角与耳前交会点的头维穴。手太阴肺经之本，在位于寸口的太渊穴，标在腋窝内侧动脉搏动处的天府穴。手少阴心经之本，在掌后锐骨边上的神门穴，标在背部第五椎下两旁的心俞穴。手厥阴心包经之本，在掌后二寸两筋间的内关穴，标在腋下三寸的天池穴。

凡候此者，下虚则厥，下盛则热；上虚则眩，上盛则热痛。故石[8]者，绝而止之，虚者，引而起之。

一般诊察十二经标本的发病规律是位于下部的本，阳气虚弱则发生厥逆，阳气亢盛则发生热证。位于上部的标，阳气不足则出现眩晕，阳气亢盛则出现发热、疼痛。标本病变属实者，应用泻法，彻底驱除邪气而制止疾病的发展。标本病变属虚者，应用补法振奋阳气。

请言气街，胸气有街，腹气有街，头气有街，胫气有街。故气在头者，止之于脑；气在胸者，止之膺[9]

请让我再谈谈各部气机所通行的道路。人体的胸部、腹部、头部和腿部的气，都有各自通行的道路和输注的部位。头部运行之气，输注于脑。胸部运行之气，输注到胸膺和背部十一椎以上的背俞穴。腹部

[1] 中封前上四寸之中：指三阴交，从中封穴至三阴交，共四寸。

[2] 外踝：指尺骨茎突部。

[3] 命门之上一寸：指在目上一寸处的攒竹穴。

[4] 耳后上角下外眦：耳后上角为角孙穴，下外眦为丝竹空。

[5] 肘骨中：指位于肘横纹外侧端的曲池穴。

[6] 别阳：解释有二，一是据《太素》注，认为别阳为背臑。背臑即臂臑，是手阳明络的会穴，同时亦是手足太阳、阳维的会穴；二是认为别阳当作绝阳，绝与别叠韵，即商阳穴。

[7] 颜下合钳上：指位于头部额角入发际处的头维穴。

[8] 石：通“实”。

[9] 膺：前胸部两侧肌肉隆起处。

与背腧；气在腹者，止之背腧，与冲脉于脐左右之动脉者；气在胫者，止之于气街，与承山踝上以下。取此者，用毫针，必先按而在，久应于手，乃刺而予之。所治者，头痛眩仆，腹痛中满暴胀，及有新积。痛可移者，易已也；积不痛，难已也。

运行之气，输注到背部十一椎以下的背俞穴和脐部左右动脉附近冲脉的肓俞、天枢穴等。腿部运行之气，输注到足阳明胃经的气冲穴、承山穴和足踝的上下部位。针刺这些部位，要使用毫针。操作时，须首先用手在穴位上长时间按压，使气到达手所压的部位，然后用毫针刺入施行补泻手法。运用这种方法治疗的病证有头痛、头晕、突然昏倒、腹痛、腹部突然胀满及病程较短的积聚。积聚病中，疼痛而切按能移动者容易治愈，切按时不能移动而不疼痛者很难治愈。

论痛第五十三

黄帝问于少俞曰：筋骨之强弱，肌肉之坚脆，皮肤之厚薄，腠理之疏密，各不同，其于针石火爇（ruò）之痛何如[1]？肠胃之厚薄坚脆亦不等，其于毒药[2]何如？愿尽闻之。少俞曰：人之骨强、筋弱、肉缓、皮肤厚者，耐痛，其于针石之痛火爇亦然。

黄帝问少俞：人体的筋骨有强壮与软弱的不同，肌肉有坚实与脆弱的不同，皮肤有厚薄之别，腠理有粗疏与致密之异，他们对于针刺和艾火灸灼引起疼痛的忍耐能力如何呢？人体肠胃厚薄、坚实和脆弱也不相同，他们对于药物的耐受能力又怎样呢？希望您详尽地讲给我听听。少俞回答说：骨骼强壮、筋脉软弱、肌肉舒缓、皮肤较厚的人，能够忍耐疼痛，无论是对针刺或艾火烧灼的疼痛，其耐受程度都是同样的。

黄帝曰：其耐火爇者，何以知之？少俞答曰：加以黑色而美[3]骨者，耐火爇。

黄帝问：如何知道有些人能耐受艾火烧灼的疼痛呢？少俞说：不但骨骼强壮、筋脉软弱、肌肉舒缓、皮肤较厚，而且色黑、骨骼发育完善而匀称者，则能够耐受艾火烧灼的疼痛。

黄帝曰：其不耐针石之痛者，何以知之？少俞曰：坚肉薄皮者，不耐针石之痛，于火爇亦然。

黄帝问：如何知道有些人不能耐受针刺的疼痛呢？少俞说：肌肉坚实、皮肤薄的人，不能耐受针刺的疼痛。

[1] 其于针石火爇之痛何如：指人们对针刺及艾灸带来的疼痛的耐受能力。爇，指用艾火灸灼。

[2] 毒药：指药物。

[3] 美：强壮、强健。

 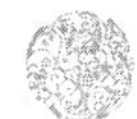

黄帝曰：人之病，或同时而伤，或易已，或难已，其故何如？少俞曰：同时而伤[1]，其身多热者，易已；多寒者，难已。

黄帝问：在同一时间内患同样的病变，有的人容易治愈，有的不容易治愈，这是为什么呢？少俞说：同时患同样疾病的人，若阳气较为充足，其抵抗疾病的能力较强，预后较好。若身体多寒，阳气虚弱，其抵抗疾病力则较差，预后也较差。

黄帝曰：人之胜毒，何以知之？少俞曰：胃厚、色黑、大骨及肥骨者，皆胜毒；故其瘦而薄胃者，皆不胜毒也。

黄帝问：如何了解人体对药物的耐受力呢？少俞说：胃厚实、色黑、骨骼粗壮、身体肥胖者，对药物有较强的耐受力。身体消瘦、胃薄弱者，对药物的耐受力就差。

天年第五十四

黄帝问于岐伯曰：愿闻人之始生，何气筑为基[2]，何立而为楯（shǔn）[3]，何失而死，何得而生？岐伯曰：以母为基，以父为楯[4]；失神[5]者死，得神者生也。

黄帝问岐伯：我想知道在人体生命开始的时候，以什么作为基础，又以什么作为保障，丧失了什么便会死亡，获得了什么才能生存呢？岐伯回答说：人体生命的开始，以母亲的阴血作为基础，以父亲的阳精作为保障，两者结合而产生神，才有生命活动。丧失了神气人就会死亡，获得了神气人才能生存。

黄帝曰：何者为神？岐伯曰：血气已和，荣卫已通，五脏已成，神气舍[6]心，魂魄毕具，乃成为人。

黄帝问：什么是神气？岐伯说：在母体中，随着胎儿逐渐发育，达到气血调和、营卫通畅，五脏成形时，便产生了神气。神气产生后，藏于心中，魂魄也由此生成，这才构成一个健全的人。

黄帝曰：人之寿夭各不同，或夭寿，或卒死，或病久，愿闻其道。岐伯曰：五脏坚固，血脉和调，肌肉解

黄帝说：人的寿命有长短的差别，有的人长寿，有的人短命，有的人患病时间很短就突然死亡了，有的人患病时间很久而能迁延时日，我想听听其中的道理。岐伯说：五脏发育良好，功能健全，阴阳

---

[1] 同时而伤：同时患病的人。

[2] 基：基础。

[3] 楯：栏杆，此处意为保障。

[4] 以母为基，以父为楯：指人体胚胎的形成，以母亲的阴血为物质基础，以父亲的阳精为生命动力。楯，《说文》云“阑槛也”，栏杆，引申为护卫。即人体胚胎，以母血为基础，以父精为外卫，阴阳交感互用而成。可互参。

[5] 神：指生命活动。

[6] 舍：收藏。

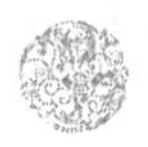

利[1]，皮肤致密，营卫之行，不失其常，呼吸微徐[2]，气以度行，六腑化谷，津液布扬，各如其常，故能长久。

气血协调，血脉调和匀畅，肌肉分理之间滑润，气血运行通利，皮肤致密，营气和卫气的运行正常，呼吸调畅，气按一定规律流行，六腑正常传化饮食物，并将所化生的津液布散全身，身体各部的功能活动都正常进行，就能够长寿。

黄帝曰：人之寿百岁而死，何以致之？岐伯曰：使道[3]隧以长，基墙高以方[4]，通调营卫，三部三里起[5]，骨高肉满，百岁乃得终。

黄帝说：如何知道人活到百岁才会死亡呢？岐伯说：长寿的人，鼻道深邃而长，面部的颊侧和下颌等部位骨高肉厚且端正，营气和卫气的运行调和通畅，颜面上部的额角、中部的鼻和下部的下颌都隆起，骨骼高大、肌肉丰满。有这些征象的人，活到一百岁才会死亡。

黄帝曰：其气之盛衰，以至其死[6]，可得闻乎？岐伯曰：人生十岁，五脏始定，血气已通，其气在下[7]，故好走[8]；二十岁，血气始盛，肌肉方长，故好趋[9]；三十岁，五脏大定，肌肉坚固，血脉盛满，故好步[10]；四十岁，五脏六腑、十二经脉，皆大盛以平定，腠理始疏，荣华颓（tuí）落，发颇斑白，平盛不摇[11]，故好坐；五十岁，肝

黄帝说：气在人一生中的盛衰情况，以及从出生到死亡整个生命过程中的表现，能讲给我听一听吗？岐伯说：人生长到十岁的时候，五脏发育到一定的健全程度，血气运行完全畅通均匀，人体生长发育的根源是肾脏的精气，精气从下部而上行，故喜爱跑动。人到二十岁时，血气开始充盛，肌肉也趋于发达，故行动敏捷，走路很快。人到三十岁时，五脏已经发育完善，肌肉发达而坚实，血脉充盈旺盛，故步履稳健而喜欢从容不迫地行走。人到四十岁的时候，人体的五脏、六腑、十二经脉发育都非常健全，到了最旺盛阶段而逐渐衰退，腠理开始粗疏，颜面的色泽逐渐消退，发鬓开始斑白，这是因为精气已发展到最高阶段而开始衰减，所以愿意坐着而不想活动。人到五十岁

---

[1] 解利：通利流畅。这里表示肌肉之间通利而没有瘀滞。

[2] 呼吸微徐：指气息顺畅，不紧不慢。

[3] 使道：指人中沟，亦有认为是鼻息通道。前者释义较佳。

[4] 基墙高以方：基指地阁，墙指蕃蔽，基墙可理解为整个面部。高以方，指高厚方正。

[5] 三部三里起：指面部以额角、鼻头、下颌为代表的三个部分。起，指高起、不平陷。

[6] 气之盛衰，以至其死：指精气由盛转衰以致亡竭而死的整个生命过程。气，指先天精气。

[7] 其气在下：先天精气藏于肾，精气自下部而上行，人生十岁，是生长发育的开端，故云“其气在下”。

[8] 好走：《说文》段注云：“《释名》曰：徐行曰步，疾行曰趋，疾趋曰走。”好走，形容少儿活泼善动爱跑的身心特点。

[9] 趋：走路很快。

[10] 步：（从容不迫地）行走。

[11] 平盛不摇：意为盛到极限，不再发展。平盛，盛到极限。摇，《辞海》云：“上升貌。”不摇，指不再发育，由盛渐衰也。

气始衰，肝叶始薄，胆汁始减，目始不明；六十岁，心气始衰，苦忧悲，血气懈惰，故好卧；七十岁，脾气虚，皮肤枯；八十岁，肺气衰，魄离，故言善误；九十岁，肾气焦[1]，四脏经脉空虚；百岁，五脏皆虚，神气皆去，形骸独居而终矣。

时，肝气开始衰减，肝叶开始瘦薄，胆汁开始减少，两眼开始昏花。人到六十岁时，心气开始衰减，主神志的功能失常，以致经常出现忧愁悲伤的情志改变，又因为血气不足而运行缓慢，所以只想躺卧。人到七十岁时，脾气虚弱，皮肤干枯而不润泽。人到八十岁时，肺气衰减，不能涵养魄而魄离散，故言语容易发生错误。人到九十岁时，肾气枯竭，其余四脏的经脉气血也都空虚了。人到一百岁时，五脏及其经脉都空虚了，所藏的神气消散了，只有形体躯壳存在，也就死亡了。

黄帝曰：其不能终寿而死者，何如？岐伯曰：其五脏皆不坚，使道不长，空外以张[2]，喘息暴疾；又卑基墙，薄脉少血，其肉不石，数中风寒，血气虚，脉不通，真邪相攻，乱而相引[3]，故中寿而尽也。

黄帝问：有的人没活到一百岁就死亡了，这是为什么？岐伯说：这种人的五脏都不坚固而功能失常，鼻道不深，鼻孔向外张开，呼吸急促。另外，其面部的颊侧和下颌塌陷，脉体薄弱而脉中血少，肌肉不坚实，又屡次被风寒等外邪侵袭，使血气更虚，血脉不通畅。总之，若人体正气虚弱，则邪气容易侵入人体而进一步伤害正气，因此没有活到一百岁就死亡了。

逆顺第五十五

黄帝问于伯高曰：余闻气有逆顺，脉有盛衰，刺有大约[4]，可得闻乎？伯高曰：气之逆顺者，所以应天地阴阳四时五行也；脉之盛衰者，所以候血气之虚实有余不足；刺之大约者，必明知病之可刺，与其未可刺，与其已不可刺也。

黄帝问伯高：我听说气有运行的逆顺，脉象有盛衰，针刺方法有总的原则，能讲给我听听吗？伯高说：气行的逆顺与自然界的阴阳变化、四季的五行规律相对应。脉象的盛衰表现，可以诊察气血的虚实变化。针刺方法总的运用原则，必须明了哪些疾病可以运用刺法，哪些不能运用，哪些疾病已经不能通过针刺救治了。

黄帝曰：候之奈何？伯高曰：

黄帝问：如何判断疾病是否适宜用刺法？伯高

[1] 肾气焦：指肾所收藏的先天精气枯竭。

[2] 空外以张：鼻孔向外张开的状态。

[3] 乱而相引：正气紊乱而使邪气深入。

[4] 大约：针刺方法总的原则。

《兵法》曰：无迎逢逢[1]之气，无击堂堂[2]之阵。《刺法》曰：无刺熇（hè）熇[3]之热，无刺漉漉[4]之汗，无刺浑（hún）浑[5]之脉，无刺病与脉相逆者。

回答说：《兵法》上曾经说过，作战时当敌人攻势迅猛的时候，不要抵挡其攻击。面对敌人盛大整齐的阵势，也不能贸然进攻。《刺法》也有记载，热势炽盛者不能用刺法，大汗淋漓者不能用刺法，脉象盛大燥疾的急病者不能用刺法，脉象和病情相反者也不能用刺法。

黄帝曰：候其可刺奈何？伯高曰：上工，刺其未生者也；其次，刺其未盛者也；其次，刺其已衰者也。下工，刺其方袭者也；与其形之盛者也；与其病之与脉相逆者也。故曰：方其盛也，勿敢毁伤，刺其已衰，事必大昌。故曰：上工治未病，不治已病，此之谓也。

黄帝问：如何确定哪些疾病适宜用刺法呢？伯高回答说：首先，在没有发生疾病的时候，施用针刺预防。其次，在疾病初期邪气尚未亢盛的时候，施用刺法。然后，在邪气已经衰减而正气逐渐恢复的时候，因势利导地施用刺法。技术低劣的医生，在邪气亢盛，或病证表现很重，或病情与脉象不相符的情况下进行针刺。因此，在邪气亢盛时不要施用刺法而损伤元气，在邪气衰减时进行针刺，就一定治愈疾病。所以，高明的医生，在没有发生疾病时就进行防治，而不是在疾病发生以后才进行治疗，就是这个意思。

五味第五十六

黄帝曰：愿闻谷气有五味，其入五脏，分别奈何？伯高曰：胃者，五脏六腑之海也，水谷皆入于胃，五脏六腑，皆禀气于胃。五味各走其所喜，谷味酸，先走肝，谷味苦，先走心，谷味甘，先走脾，谷味辛，先走肺，谷味咸，先走肾。谷气津

黄帝说：五谷有酸、苦、甘、辛、咸五种味道，食物进入人体后，五味如何分别进入五脏呢？我想了解这些情况。伯高说：食物进入人体，首先到胃，五脏六腑要从胃接受食物所化生的精微物质，故胃是五脏六腑所需水谷精微汇聚的地方。食物的五味同五脏的关系，是按五味、五脏的五行属性相联系，五味分别进入各自所亲合的脏。酸味食物首先进入肝，苦味食物首先进入心，甘味食物首先进入脾，辛味食物首先进入肺，咸味食物首先进入肾。食物所化生的精微、

[1] 逢：形容大批军队来时气势凶猛、锐气旺盛的样子。

[2] 堂堂：形容军队阵容庞大而严整的样子。

[3] 熇熇：形容热势炽盛的样子。

[4] 漉漉：形容汗出如水、淋漓不止的样子。

[5] 浑浑：形容脉象浑浑沌沌不清晰的样子。

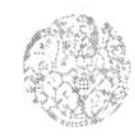

液已行，营卫大通，乃化糟粕，以次传下。

黄帝曰：营卫之行奈何？伯高曰：谷始入于胃，其精微者，先出于胃之两焦[1]，以溉五脏，别出两行，营卫之道[2]。其大气[3]之抟[4]而不行者，积于胸中，命曰气海，出于肺，循咽喉，故呼则出，吸则入。天地之精气[5]，其大数[6]常出三入一，故谷不入，半日则气衰，一日则气少矣。

黄帝曰：谷之五味，可得闻乎？伯高曰：请尽言之。五谷：秔（jīng）米[7]甘，麻[8]酸，大豆咸，麦苦，黄黍[9]辛。五果：枣甘，李酸，栗秔，杏苦，桃辛。五畜：牛甘，犬酸，猪咸，羊苦，鸡辛。五菜：葵[10]

液津，正常地流行而布散全身。营气和卫气旺盛、通畅而周流全身。余下的部分化成糟粕，自上而下依次传化而排出体外。

黄帝问：营气和卫气是如何运行的？伯高回答说：食物进入胃后，精微部分从胃出来而分别到达上焦和下焦，以营养五脏。水谷精微化生的精纯部分是营气，在脉中运行。水谷精微所化生的运行迅猛、滑利的部分是卫气，在脉外运行。这就是营气和卫气的运行道路。水谷精微的另一部分与吸入的清气结合而形成宗气。宗气不像营气、卫气一样周流全身，而主要是积聚在胸中，故把胸中称为气海。宗气出自肺，沿咽喉上行，呼则出，吸则入，保证人体正常的呼吸运动。自然界为人类提供的营养物质，只有食物和空气进入人体后分别形成宗气、营气和卫气、糟粕三方面，才能维持生命活动。因此，半天不进饮食，人的气就会衰减，一天不进饮食，人的气就会缺少。

黄帝问：您能给我讲讲食物的五味吗？伯高说：请让我详细地讲述这些情况。五谷中，粳米味甘、芝麻味酸、大豆味咸、麦味苦、黄米味辛。五果中，枣子味甘、李子味酸、栗子味咸、杏子味苦、桃子味辛。五畜中，牛肉味甘、狗肉味酸、猪肉味咸、羊肉味苦、鸡肉味辛。五菜中，葵菜味甘、韭菜味酸、豆叶味咸、野蒜味苦、葱味辛。

---

[1] 先出于胃之两焦：谷物精微从胃出来而分别到达上焦和中焦。之，到也。

[2] 别出两行，营卫之道：《甲乙经》《太素》有“别出两焦，行营卫之道”。水谷精微化生的精纯部分是营气，在脉中运行；水谷精微化生的运行迅猛、滑利的部分是卫气，在脉外运行。

[3] 大气：指人体的宗气。

[4] 抟：积攒，聚集也。

[5] 天地之精气：分别指吸入的自然界清气与水谷精微之气。

[6] 大数：常规自然之数。

[7] 秔米：粳米。《太素》《甲乙经》“秔”并作“粳”。

[8] 麻：芝麻。

[9] 黄黍：黄黏米。

[10] 葵：冬葵。

甘，韭酸，藿[1]咸，薤[2]苦，葱辛。

五色：黄色宜甘，青色宜酸，黑色宜咸，赤色宜苦，白色宜辛。凡此五者，各有所宜。所言五宜者，脾病者，宜食秔米饭，牛肉、枣、葵；心病者，宜食麦、羊肉、杏、薤；肾病者，宜食大豆黄卷、猪肉、栗、藿；肝病者，宜食麻、犬肉、李、韭；肺病者，宜食黄黍、鸡肉、桃、葱。

由五色决定五味的适应情况：黄色适应甘味、青色适应酸味、黑色适应咸味，赤色适应苦味，白色适应辛味。这就是五色分别适应五味的情况，上述五色所适应的五味，就是分别代表五脏病变所选用的适宜食物。脾脏病变，宜食粳米饭、牛肉、枣、葵菜等。心脏病变，宜食麦、羊肉、杏、野蒜等。肾脏病变宜食大豆黄卷、猪肉、栗子、豆叶等。肝脏病变，宜食芝麻、狗肉、李子、韭等。肺脏病变，宜食黄米、鸡肉、桃子、葱等。

五禁：肝病禁辛，心病禁咸，脾病禁酸，肾病禁甘，肺病禁苦。

五脏病变的禁忌：肝脏病变禁忌辛味，心脏病变禁忌咸味，脾脏病变禁忌酸味，肾脏病变禁忌甘味，肺脏病变禁忌苦味。

肝色青，宜食甘，秔米饭、牛肉、枣、葵皆甘。心色赤，宜食酸，犬肉、麻、李、韭皆酸。脾黄色，宜食咸，大豆、猪肉、栗、藿皆咸。肺白色，宜食苦，麦、羊肉、杏、薤皆苦。肾色黑，宜食辛，黄黍、鸡肉、桃、葱皆辛。

肝脏病变面色青，肝病苦急，宜食甘味食物以缓急，如粳米饭、牛肉，枣、葵菜都是甘味食物。心脏病变面色赤，心病苦缓，宜食酸味食物以收敛之，如狗肉、芝麻，李子、韭都是酸味食物。脾脏病变面色黄，宜食咸味食物，如大豆、猪肉、栗子、豆叶都是咸味食物。肺脏病变面色白，苦气上逆，宜食苦味食物以泄之，如麦、羊肉、杏、野蒜都是苦味食物。肾脏病变而面色黑，肾病苦燥，宜食辛味食物以润泽之，如黄米、鸡肉、桃子、葱都是辛味食物。

---

[1] 藿：豆叶为藿，嫩豆角亦可。

[2] 薤：薤白。

卷之九

水胀第五十七

黄帝问于岐伯曰：水[1]与肤胀[2]、臌（gǔ）胀[3]、肠覃（tán）[4]、石瘕（jiǎ）[5]、石水[6]，何以别之？岐伯答曰：水始起也，目窠（kē）[7]上微肿，如新卧起之状，其颈脉[8]动，时咳，阴股间寒，足胫瘇（zhǒng）[9]，腹乃大，其水已成矣。以手按其腹，随手而起，如裹水之状，此其候也。

黄帝问岐伯：水胀、肤胀、臌胀、肠覃与石水，应如何鉴别呢？岐伯回答说：水胀发病之初，患者下眼睑微肿，像刚睡醒时的样子，人迎脉搏动明显，经常咳嗽，大腿内侧寒冷，脚和小腿浮肿，腹部胀大，出现上述症状说明水胀病已经形成。用手按压患者腹部，放开手时，被按压的凹陷随手而起，就像按在盛水的袋子上一样，这就是水胀病的特征。

黄帝曰：肤胀何以候之？岐伯曰：肤胀者，寒气客于皮肤之间，空

黄帝问：肤胀病应怎样诊断呢？岐伯说：肤胀病是因为寒邪侵入皮肤引起的，患者表现为腹部胀大，

[1] 水：水肿。

[2] 肤胀：全身性浮肿，多因阳气不足，寒邪留滞肌肤。

[3] 臌胀：病名，水肿病的一种。表现为腹部胀大，腹皮青筋暴露。

[4] 肠覃：病名。覃，指在腹内肠外生长的肿物。

[5] 石瘕：病名，指在子宫内生长的肿物，属妇科疾病。

[6] 石水：病名，水肿病的一种。本篇中只存问句，并无回答。可与《邪气脏腑病形》与《素问·阴阳别论》中互参。

[7] 目窠：这里指眼睑。窠，穴也。

[8] 颈脉：指颈部人迎脉。

[9] 瘇：浮肿。

空然[1]不坚，腹大，身尽肿，皮厚，按其腹，窅（yǎo）而不起[2]，腹色不变，此其候也。

用手叩击腹部就像鼓一样中空而不坚实，全身浮肿，皮肤厚，用手按压腹部，放开手时凹陷不能随手而起，腹部皮肤没有颜色变化，这就是肤胀病的特征。

臌胀何如？岐伯曰：腹胀身皆大，大与肤胀等也，色苍黄，腹筋起[3]，此其候也。

黄帝问：膨胀病的表现是怎样的？岐伯说：臌胀病的腹部胀大和全身肿胀的表现与肤胀病相同。只是臌胀病者肤色青黄，腹部青筋暴露，这就是臌胀病的特征。

肠覃何如？岐伯曰：寒气客于肠外，与卫气相搏，气不得荣，因有所系，癖（pǐ）而内著[4]，恶气乃起，瘜（xī）肉[5]乃生。其始生也，大如鸡卵，稍以益大，至其成，如怀子之状，久者离岁[6]，按之则坚，推之则移，月事以时下，此其候也。

黄帝问：肠覃的表现是怎样的？岐伯说：寒邪侵袭肠体外，与卫气相互搏结在一起，卫气不能正常运行，寒邪与卫气滞留在身体深处，附着于肠外，病邪逐渐增长，便生成了息肉。肠覃病初期，腹部的肿块像鸡蛋一样大，随着疾病的发展，肿块也逐渐增大，完全形成时腹部隆起像怀孕一样。病程长者，可以历经数年。用手按压，肿块很坚硬，推之能够移动。月经仍旧按时来潮。这就是肠覃的特征。

石瘕何如？岐伯曰：石瘕生于胞中[7]，寒气客于子门[8]，子门闭塞，气不得通，恶血当泻不泻，衃（pēi）[9]以留止，日以益大，状如怀子，月事不以时下，皆生于女子，可导而下。

黄帝问：石瘕的表现又是怎样的？岐伯说：石瘕病位在子宫，由于寒邪侵犯子宫口，使子宫口闭塞，气血不能流通，本应按时排泄的恶血不能排泄，以致凝结成块而滞留在子宫，随时间而逐渐增大，腹部隆起也像怀孕一样，但月经不能按时来潮。患这种病的都是女性，可以用通导攻下以祛除瘀血的方法治疗。

黄帝曰：肤胀臌胀，可刺邪？

黄帝问：肤胀和臌胀病可以用针刺法治疗吗？岐

---

[1] 空空然：像鼓一样中空感。

[2] 窅而不起：腹部按后深陷不起。窅，深陷。

[3] 腹筋起：腹部青筋暴露。

[4] 内著：邪气附着于内。

[5] 瘜肉：古同“息肉”，因黏膜发育异常而形成的像肉质的突起物。

[6] 离岁：指很多年。

[7] 胞中：指子宫内。

[8] 子门：指子宫口。

[9] 衃：指坏血。《说文》：“凝血也。”

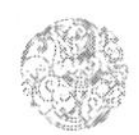

岐伯曰：先泻其胀之血络，后调其经，刺去其血络也。

伯说：治疗这两种疾病，应首先用针刺泻除胀大的血络，然后再根据疾病的具体情况调理相应的经脉。但是，无论采取什么方法治疗，都必须先用针刺祛除血络中的瘀血。

贼风第五十八

黄帝曰：夫子言贼风[1]邪气之伤人也，令人病焉，今有其不离屏蔽，不出空穴[2]之中，卒然病者，非不离贼风邪气，其故何也？岐伯曰：此皆尝有所伤于湿气，藏于血脉之中，分肉之间，久留而不去。若有所堕坠，恶血在内而不去，卒然喜怒不节，饮食不适，寒温不时，腠理闭而不通。其开而遇风寒，则血气凝结，与故邪相袭，则为寒痹。其有热则汗出，汗出则受风，虽不遇贼风邪气，必有因加而发焉。

黄帝问：您经常说人体发生疾病都是因为贼风邪气侵袭人体引起的。但是有些人并没有离开居处的房屋或遮蔽严密的地方，没有遭受贼风邪气的侵袭，却突然发生疾病，这是为什么呢？岐伯回答说：这种情况的形成，或是因为曾经被湿邪伤害，湿邪侵袭人体后，藏伏在血脉和分肉中，长期不能消散；或从高处跌落，使瘀血留滞在体内；或暴喜大怒而不能节制情志活动；或饮食不适当；或不能根据气候的寒热变化而改变自己的生活习惯，导致腠理闭塞而不通畅。若腠理开时感受风寒，使血脉凝滞不通，新感受的风寒与体内原有的邪气相互搏结，便会形成寒痹。由上述原因使体内有热，则会身体出汗，出汗时则容易感受风邪。即便不是遇到贼风邪气的侵袭，也一定是外邪与体内原有邪气相互结合，才会使人发生疾病。

黄帝曰：今夫子之所言者，皆病人之所自知也。其毋所遇邪气，又毋怵惕（chù tì）[3]之所志，卒然而病者，其故何也？惟有因鬼神之事乎？岐伯曰：此亦有故邪留而未发，因而志有所恶，及有所慕，血气内乱，两气相搏。其所从来者微，视之不见，

黄帝问：上述疾病发生的原因都是患者自己能感觉到的。那些既感觉不到有邪气侵袭，又没有惊恐等情志过度刺激，却突然发病的患者，是什么原因呢？是因为有鬼神作祟吗？岐伯回答说：这种情况，也是有宿邪藏伏在体内而尚未发作。由于性情有所厌恶，思想有所羡慕，而引起气血逆乱，逆乱的气血与藏伏在体内的宿邪相互作用便发生疾病。因为这些疾病发生的原因不明显，既看不见，又听不到，所以像鬼神作祟一样。

[1] 贼风：四季气候异常所形成的邪气。

[2] 空穴：上古之人居住于山洞孔穴之中，故称为空穴。

[3] 怵惕：受惊、害怕、恐惧的意思。

听而不闻，故似鬼神。

黄帝曰：其祝[1]而已者，其故何也？岐伯曰：先巫者，因知百病之胜，先知其病之所从生者，可祝而已也。

黄帝问：这类疾病既然不是鬼神作祟，为什么用祝由的方法能治愈呢？岐伯回答说：古代的巫医由于掌握一定的治疗疾病的方法，又首先了解了疾病发生的原因，所以用祝由方法能治愈疾病。

卫气失常第五十九

黄帝曰：卫气之留于腹中，搐（chù）[2]积不行，菀（yù）蕴[3]不得常所，使人支胁[4]胃中满，喘呼逆息者，何以去之？伯高曰：其气积于胸中者，上取之，积于腹中者，下取之，上下皆满者，傍取之。

黄帝说：卫气留滞在腹中，蓄积而运行失常，一般卫气郁结没有固定的部位，常发生胁部和胃脘胀满、喘息气逆等者，应如何治疗？伯高回答说：卫气积聚在胸中者，应选用上部的腧穴治疗；积聚在腹中者，应选用下部的腧穴治疗；胸部和腹部都有卫气积聚者，应选用上部、下部和胸腹附近的腧穴治疗。

黄帝曰：取之奈何？伯高对曰：积于上，泻人迎、天突、喉中[5]；积于下者，泻三里与气街；上下皆满者，上下取之，与季胁之下一寸[6]；重者，鸡足[7]取之。诊视其脉大而弦急，及绝不至者，及腹皮急甚者，

黄帝问：具体选用哪些腧穴治疗呢？伯高回答说：卫气积聚在胸中者，泻足阳明胃经的人迎穴，任脉的天突和廉泉穴。积聚在腹中者，泻足阳明胃经的足三里穴和气冲穴；胸腹部都有卫气积聚者，应选用上部、下部的腧穴，季胁下一寸足厥阴肝经的章门穴。病情严重者，取穴应采用鸡足针法。切诊时，出现脉大而弦急，或脉搏动消失，以及腹部皮肤非常绷急者，都不宜针刺治疗。黄帝说：讲得好。

---

[1] 祝：即“祝由”，过去存在两种说法，一是指画符、念咒、祈神等祝祷活动，二是类似于现代心理疗法的精神治疗活动。有时《内经》中，“祝”与“巫”两字互训，即应之第一种的祝祷活动。因为巫师们能够掌握一些医学知识，而且能够了解某些疾病发生的原因，故祝由可以对某些疾病进行治疗。《素问·移精变气篇》亦提及，其临床价值有待进一步探讨。

[2] 搐：聚也，积也。

[3] 菀蕴：郁结积聚。菀，同“郁”。

[4] 支胁：胸胁胀满。

[5] 喉中：指任脉之廉泉穴。

[6] 季胁之下一寸：指章门穴。

[7] 鸡足：针刺的一种方法，即在每个穴位上正刺一针，左右各斜刺一针，共三针。可与《官针》篇互参。

 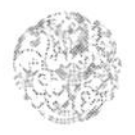

不可刺也。黄帝曰：善。

黄帝问于伯高曰：何以知皮肉气血筋骨之病也？伯高曰：色起两眉薄泽者，病在皮；唇色青黄赤白黑者，病在肌肉；营气濡然[1]病在血气；目色青黄赤白黑者，病在筋；耳焦枯受尘垢，病在骨。

黄帝问伯高：如何能知道皮、肉、气、血、筋、骨发生病变呢？伯高回答说：病色出现在两眉之间、光泽较少者，疾病发生在皮肤。口唇出现青、黄、赤、白和黑色等色泽变化者，疾病发生在肌肉。营气外泄，皮肤汗多而湿润者，疾病发生在气血。眼出现青、黄、赤、白和黑色等色泽变化者，疾病发生在筋。耳廓干枯而容易附着灰尘污垢者，疾病发生在骨。

黄帝曰：病形何如，取之奈何？伯高曰：夫百病变化，不可胜数，然皮有部[2]，肉有柱[3]，血气有输，骨有属[4]。黄帝曰：愿闻其故。伯高曰：皮之部，输于四末；肉之柱，在臂胫诸阳分肉之间，与足少阴分间；血气之输，输于诸络，气血留居[5]，则盛而起，筋部无阴无阳，无左无右，候病所在；骨之属者，骨空之所以受益而益脑髓者也。

黄帝问：疾病表现怎样，应如何治疗？伯高答：疾病的变化多种多样，没有办法具体说明。但是，皮肤有所表现的部位，肌肉有隆起的部分，气血有输注之处，骨骼有相互连接的地方，发病后相应部位分别会出现不同的证候。黄帝说：我想听听其中的道理。伯高说：皮肤所表现的部位主要在四肢。肌肉的主干主要在上肢和下肢所有阳经经过的肌肉隆起处，以及足少阴肾经经过的肌肉隆起处。气血输注之处，主要在体表的血络，若气血滞留其中，就会出现血络充盈胀起。筋所主的部位没有阴、阳的区别，也没有左侧与右侧的不同，所有的地方都可以诊察筋的病变。骨骼相联的地方是关节腔，接受精气的滋养，并向上输注精气来补益脑髓。

黄帝曰：取之奈何？伯高曰：夫病变化，浮沉深浅，不可胜穷，各在其处，病间者浅之，甚者深之，间者小之，甚者众之，随变而调气，故曰上工。

黄帝问：如何进行治疗呢？伯高回答说：疾病的发展变化、病位的深浅、病情的轻重，无法数尽，应根据不同疾病的具体情况进行治疗。病情轻者，用浅刺的方法，少取穴位；病情重者，用深刺的方法；多取穴位。随着疾病的发展变化而施以不同的治疗者，才是高明的医生。

黄帝问于伯高曰：人之肥瘦大

黄帝问伯高：人体型的肥瘦、大小，身体的寒

---

[1] 濡然：汗出湿润的样子。

[2] 部：部位、部属。在这里指皮有其一定的部属。

[3] 柱：支柱。这里指在上下肢高出处的丰隆，具有支撑作用的肌肉。

[4] 骨有属：指骨骼有关节约束支撑作用。属，指两骨相交的关节部位。

[5] 气血留居：指气血壅滞阻塞。

小寒温，有老壮少小，别之奈何？伯高对曰：人年五十已上为老，二[1]十已上为壮，十八已上[2]为少，六岁已上为小。

温，年龄的老、壮、少、小，如何区别呢？伯高回答说：人的年龄，五十岁以上为老，三十岁以上为壮，十八岁以上为少，六岁以上为小。

黄帝曰：何以度知其肥瘦？伯高曰：人有肥[3]、有膏、有肉。

黄帝问：用什么标准衡量人的肥瘦呢？伯高说：人有多脂、多膏、多肉的不同。

黄帝曰：别此奈何？伯高曰：䐃肉坚，皮满者，肥。䐃肉[4]不坚，皮缓者，膏。皮肉不相离者，肉。

黄帝问：这三种类型又如何区分呢？伯高说：隆起的肌肉坚实、皮肤丰满润泽是多脂的人。隆起的肌肉不坚实、皮肤松弛是多膏的人。皮与肉紧紧粘连在一起是多肉的人。

黄帝曰：身之寒温何如？伯高曰：膏者，其肉淖[5]而粗理者，身寒，细理者，身热。脂者，其肉坚，细理者热，粗理者寒。

黄帝问：人体的寒温怎样区分呢？伯高说：多膏者，肌肉柔润、纹理粗疏的身寒；纹理致密的身热。多脂者，肌肉坚实、纹理致密的身热；纹理粗疏的身寒。

黄帝曰：其肥瘦大小奈何？伯高曰：膏者，多气而皮纵缓，故能纵腹垂腴（yú）[6]。肉者，身体容大[7]。脂者，其身收小[8]。

黄帝问：如何区别人体的肥瘦、大小呢？伯高说：多膏者，阳气充盛，皮肤松弛，腹部肥大而下垂。多肉者，身体宽大。多脂者，身体较小。

黄帝曰：三者之气血多少何如？伯高曰：膏者多气，多气者热，热者耐寒。肉者多血则充形，充形

黄帝问：这三种人气血的情况是怎样的？伯高说：多膏的人多气，气多则阳气旺盛而耐寒。多肉的人多血，血液充养形体，既不偏寒也不偏热。多脂的人血液清稀、气少而流动滑利，故身形不大。这些与一般

[1] 二：《甲乙经》卷六第六作“三”。

[2] 上：马莳曰：当作“下”。

[3] 肥：《甲乙经》卷六第六作“脂”。

[4] 䐃肉：指肩、肘、腿部等高出的丰厚坚实的肌肉。

[5] 淖：这里指柔软、濡润。

[6] 纵腹垂腴：指腹部肌肉松软、肥肉下垂。

[7] 容大：指体形宽大。

[8] 收小：肌肉紧实，身形小。

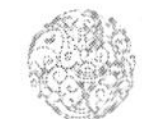

则平[1]。脂者，其血清，气滑少，故不能大。此别于众人者也。

人是有区别的。

黄帝曰：众人奈何？伯高曰：众人皮肉脂膏，不能相加也，血与气，不能相多，故其形不小不大，各自称其身，命曰众人。

黄帝问：普通人又是怎样的呢？伯高说：普通人，皮、肉、脂、膏、血、气都没有偏多、偏少的情况，故形体不大不小，各部分都很匀称，这就是一般人的表现。

黄帝曰：善。治之奈何？伯高曰：必先别其三形，血之多少，气之清浊，而后调之，治无失常经。是故膏人纵腹垂腴；肉人者，上下容大；脂人者，虽脂不能大者。

黄帝说：讲得好，那么上述的异常情况应如何治疗？伯高说：必须首先辨别多膏、多肉、多脂三种不同的体型，血的多少和气的清浊，然后进行适当调治。具体治疗时，不要违背一般的治疗原则。

玉版第六十

黄帝曰：余以小针为细物也，夫子乃言上合之于天，下合之于地，中合之于人，余以为过针之意矣，愿闻其故。岐伯曰：何物大于针者乎？夫大于针者，惟五兵[2]者焉，五兵者，死之备也，非生之具。且夫人者，天地之镇[3]也，其不可不参乎？夫治民者，亦惟针焉。夫针之与五兵，其孰小乎？

黄帝说：小小的针具是一种微不足道的东西，您却说它上合于天，下合于地，中合于人，我认为这是过分夸大了它的作用，希望您阐述其中的道理。岐伯说：天能包罗万物，还有什么能够比针更大呢？对于人体的作用而言，大于针的，只有五种兵器，但五种兵器都是在战争中用来杀人的，而不是治病救人的。自然界中最宝贵的就是人，针刺能够治病活人，小小针具难道就不能与天、地相参合吗？在治疗疾病过程中，时时刻刻都离不开这小小的针具。从这种意义上讲，针和五种兵器的作用，谁大谁小就很清楚了！

黄帝曰：病之生时，有喜怒不测，饮食不节，阴气不足，阳气有

黄帝问：疾病发生之初，或情志过度刺激，或饮食没有节制，造成人体阴气不足，阳气有余，使

[1] 肉者多血则充形，充形则平：意为多肉的人阴血偏盛，血能充养肌肉形体，所以体质平和。

[2] 五兵：指古代五种兵器，包括刀、剑、矛、矢、戟。

[3] 镇：最宝贵的事物。

余，营气不行，乃发为痈疽。阴阳不通，两热相搏，乃化为脓，小针能取之乎？岐伯曰：圣人不能使化者为之，邪不可留也。故两军相当，旗帜相望，白刃陈[1]于中野者，此非一日之谋也。能使其民令行禁止，士卒无白刃之难者，非一日之教也，须臾之得也。夫至使身被[2]痈疽之病，脓血之聚者，不亦离道远乎？夫痈疽之生，脓血之成也，不从天下，不从地出，积微之所生也，故圣人自治于未有形也，愚者遭[3]其已成也。

营气运行阻滞，则会形成痈疽病。营卫气血阻滞不通，体内有余的阳热与营卫气血郁滞产生的热邪互相搏结，熏蒸肌肤而化为脓。运用针刺能治疗这类疾病吗？岐伯回答说：高明的医生发现这种病的迹象而进行早期治疗，不让病邪久留体内，以免久留生变。如两军作战，旌旗相望，刀光剑影遍于旷野，绝不是一天的谋划。能够使百姓服从政令，令行禁止，将士勇于冲锋陷阵，不怕牺牲，也不是一天教育的结果，顷刻间就能办得到的。等到身体已经患有痈疽病，大脓恶血已经形成，这时再用针刺治疗，就大大违背了治疗规律。从痈疽的产生直到脓血的形成，既不是从天而降，也并非从地而生，而是病邪侵犯机体后没有得到及时的治疗而逐渐积累形成的。因此，高明的医生能够防微杜渐，早期治疗，不使疾病发展。而愚笨的医生不懂得早期防治，治疗的都是已经形成的痈疽病。

黄帝曰：其已形，不予遭，脓已成，不予见，为之奈何？岐伯曰：脓已成，十死一生，故圣人弗使已成，而明为良方，著之竹帛，使能者踵（zhǒng）[4]而传之后世，无有终时者，为其不予遭也。

黄帝问：如果痈疽已经形成，没有及时进行治疗，脓已经生成又没有察觉，又该怎么办呢？岐伯说：脓已经形成者，绝大部分会死亡。因此，高明的医生能早期诊断，不等疾病形成就消灭在萌芽状态，并将一些好的疗法记载在书上，使有才能的人能够继承下来，世代相传，使医生不再犯上述类似的错误。

黄帝曰：其已有脓血而后遭乎？不导之[5]以小针治乎？岐伯曰：以小治小者，其功小，以大治大者，多害，故其已成脓血者，其惟砭石铍锋之所取也。

黄帝问：已经形成脓血者不能用小针治疗吗？岐伯说：用小针治疗功效不大，用大针治疗又可能会产生不良后果。因而对已经形成脓血者，只能用砭石，或铍针、锋针及时排脓进行治疗。

---

[1] 陈：陈列，指士兵手持兵器布阵于旷野。

[2] 被：遭受，罹患。

[3] 遭：遭遇，这里指诊治。

[4] 踵：继承、传承。

[5] 导之：指针刺以引流。

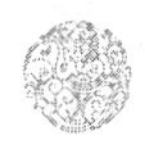

黄帝曰：多害者其不可全乎？岐伯曰：其在逆顺焉。

黄帝问：有些痈疽病已经向恶化方面发展还能治愈吗？岐伯曰：这主要根据病证的逆顺决定。

黄帝曰：愿闻逆顺。岐伯曰：以为伤者，其白眼青，黑眼[1]小，是一逆也；内药[2]而呕者，是二逆也；腹痛渴甚，是三逆也；肩项中不便[3]，是四逆也；音嘶色脱[4]，是五逆也。除此五者，为顺矣。

黄帝说：我想听您谈谈病证的逆顺。岐伯说：白眼球部呈青黑色、眼睛缩小是逆证之一；服药后即呕吐是逆证之二；腹痛且口渴剧烈是逆证之三；肩背颈项转动受限是逆证之四；声音嘶哑、面无血色是逆证之五。除此五种逆证外，其他则为顺证了。

黄帝曰：诸病皆有逆顺，可得闻乎？岐伯曰：腹胀、身热、脉大，是一逆也；腹鸣而满，四肢清泄，其脉大，是二逆也；衄而不止，脉大，是三逆也；咳且溲血脱形，其脉小劲，是四逆也；咳脱形，身热，脉小以疾，是谓五逆也。如是者，不过十五日而死矣。

黄帝问：各种病都有逆顺，能讲给我听听吗？岐伯说：腹胀满、身发热、脉细小，为邪盛正虚，是一逆；腹满而肠鸣、四肢厥冷、脉大，为阴证得阳脉，是二逆；衄血不止、脉大，为阴虚而邪实，是三逆；咳嗽、小便尿血、肌肉消瘦、脉小而强劲，是四逆；咳嗽、肌肉消瘦而脱陷、身热、脉小而急疾，为正气衰而出现真脏脉，是五逆。如果出现上述五逆证，十五六天之内就会死亡。

其腹大胀，四末清，脱形，泄甚，是一逆也；腹胀便血，其脉大，时绝，是二逆也；咳溲血，形肉脱，脉搏，是三逆也；呕血，胸满引背，脉小而疾，是四逆也；咳呕，腹胀且飧泄，其脉绝，是五逆也。如是者，不及一时而死矣。工不察此者而刺之，是谓逆治。

至于五逆的急证，腹大而胀、四肢厥冷、形体非常消瘦、泄泻不止，为脾阳已败，是一逆；腹胀满、大便下血、脉大而有间歇，为孤阳将脱，是二逆；咳嗽、小便溺血、形体极度消瘦、脉坚搏指，为胃气已绝，是三逆；呕血、胸部满闷连及背部、脉小而疾速，为真元大亏而邪气仍盛，是四逆；上有咳嗽、呕吐，中有腹胀，下有完谷不化的泄泻而脉绝不至，为邪气独盛、真元已脱，是五逆。若出现这五种逆证，一天之内就会死亡。若医生对这些危象不详加审察而妄加针刺治疗，则称为逆治。

---

[1] 眼：瞳孔。

[2] 内药：服药。内，通“纳”。

[3] 肩项中不便：颈肩部转动不灵便。

[4] 色脱：指面色枯白无华，没有血色。

黄帝曰：夫子之言针甚骏(jùn)[1]，以配天地，上数天文，下度地纪[2]，内别五脏，外次六腑，经脉二十八会[3]，尽有周纪[4]。能杀生人，不能起死者，子能反之乎？岐伯曰：能杀生人，不能起死者也。

黄帝问：您说针刺的作用很大，能与天地相配，合乎自然规律的变化，内联五脏，外通六腑，并能疏通经脉而宣导气血，使二十八脉的循行畅通。但是，若误用针刺，就会伤害人的生命而不能救治生命垂危的人。您能告诉我运用针刺救治生命而不伤害人的性命的方法吗？岐伯回答说：错误的针刺会伤害人的性命，正确的针刺也不会救活死人。

黄帝曰：余闻之，则为不仁，然愿闻其道，弗行于人。岐伯曰：是明道也，其必然也，其如刀剑之可以杀人，如饮酒使人醉也，虽勿诊，犹可知矣。

黄帝说：我听到这些，感到太缺乏仁慈了，我想听您具体讲讲其中的规律，以免再错施于人。岐伯说：这是非常明显的道理，也是必然的结果，就像刀剑可以杀人，饮酒可以醉人一样，这个道理不用诊察也可以知道。

黄帝曰：愿卒闻之。岐伯曰：人之所受气者，谷也。谷之所注者，胃也。胃者，水谷气血之海也。海之所行云气者，天下也。胃之所出气血者，经隧也。而隧者，五脏六腑之大络[5]也，迎而夺之[6]而已矣。

黄帝说：我想详尽地了解其中的道理。岐伯说：人所禀受的精气，来源于食物，食物都进入胃，故胃是食物化生气血的源泉。在自然界，大海所蒸腾的云气，在广阔的天空浮游。在人体，胃所化生的气血，则随十二经脉流动。经脉是联络五脏六腑的通道，如果在这些通道的要害部位逆经气运行方向进行针刺，就会泻真气而导致死亡。

黄帝曰：上下有数乎？岐伯曰：迎之五里[7]，中道而止，五至而已，五往而脏之气尽矣，故五五二十五，

黄帝问：经脉的要害部位在人体上下有一定的数目和部位吗？岐伯说：如针刺手阳明大肠经的五里穴，就会使脏气运行到中途而停止。某一脏的真气，通常误刺五次便会竭尽，如果连续误治五次就会使某一脏

[1] 骏：大。

[2] 地纪：地理。

[3] 经脉二十八会：手足三阴三阳十二经脉，左右共二十四条，再加上阴跷脉、阳跷脉（男子只计算阳跷脉，女子只计算阴跷脉）、任脉、督脉共二十八条经脉。这里是指针刺可与二十八条经脉相会。

[4] 周纪：指经脉运行与交会都遵循一定的规律。

[5] 大络：这里指经脉。

[6] 迎而夺之：指逆着经脉运行的方向针刺，即泻法。

[7] 五里：手阳明大肠经穴位，古今针灸学家公认的禁刺穴位。

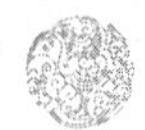

而竭其输矣，此所谓夺其天气者也，非能绝其命而倾其寿者也。

的真气泻尽；连续泻二十五次，五脏的真气都会竭绝，此所谓劫夺了人的天真之气。因此，不是针刺本身能损伤人的性命，而是不知针刺治疗禁忌的人，误刺而劫夺天真之气的结果。

黄帝曰：愿卒闻之。岐伯曰：窥门而刺[1]之者，死于家中；入门而刺[2]之者，死于堂上。黄帝曰：善乎方，明哉道，请著之玉版，以为重宝，传之后世，以为刺禁，令民勿敢犯也。

黄帝说：愿听您再详尽地说明一下。岐伯说：在气血出入的要害部位妄行针刺，如果误刺较轻，则患者能回到家中而死亡；如果误刺较重，则患者会当即死在诊室。黄帝说：您讲的这些针刺方法很好，道理也很明确，请把它刻录在玉版上，作为最珍贵的文献，留传后世，作为针刺治疗的戒律，使医生们不敢再违犯针刺规律。

五禁第六十一

黄帝问于岐伯曰：余闻刺有五禁，何谓五禁？岐伯曰：禁其不可刺也。黄帝曰：余闻刺有五夺。岐伯曰：无泻其不可夺者也。黄帝曰：余闻刺有五过。岐伯曰：补泻无过其度。黄帝曰：余闻刺有五逆。岐伯曰：病与脉相逆，命曰五逆。黄帝曰：余闻刺有九宜。岐伯曰：明知九针之论，是谓九宜。

黄帝问岐伯：我听说针刺治疗有五禁，什么是五禁？岐伯回答说：五禁就是禁止针刺，凡遇到禁日，对某些部位应避免针刺。黄帝说：我听说针刺有五夺。岐伯说：五夺，是指在气血衰弱、元气大伤时不能用泻法针刺，以免更伤元气。黄帝说：我听说针刺有五过。岐伯说：五过，是指补泻不要超过常度，超常则为过。黄帝说：我听说针刺有五逆。岐伯说：疾病与脉象相反，称为五逆。黄帝说：我听说针刺有九宜。岐伯说：精通九针的理论，并能恰当运用，称为九宜。

黄帝曰：何谓五禁，愿闻其不可刺之时。岐伯曰：甲乙日自乘[3]，无刺头，无发蒙[4]于耳内。丙丁日自

黄帝问：什么是五禁？我想知道什么时间不能针刺。岐伯说：天干与人体相对应，甲乙应头，每逢甲日和乙日不要针刺头部，也不要用发蒙的方法针刺耳内。丙丁对应肩喉，每逢丙日和丁日不要用

[1] 窥门而刺：指在禁刺的穴位或部位浅刺。

[2] 入门而刺：指在禁刺的穴位或部位深刺。

[3] 自乘：天干值日的意思。古人用甲、乙、丙、丁、戊、己、庚、辛、壬、癸十天干来记日，每一天都有一个相对应的天干。

[4] 发蒙：针刺法的一种。用于治疗耳目等头面疾病。蒙，一本作“矇”可与本经《刺节真邪》篇互参。

乘，无振埃[1]于肩喉廉泉。戊己日自乘四季，无刺腹，去爪[2]泻水。庚辛日自乘，无刺关节于股膝。壬癸日自乘，无刺足胫，是谓五禁。

振埃法刺肩喉和廉泉穴。戊己对应手足四肢，每逢戊日和己日不能刺腹部和用去爪法泻水。庚辛对应股膝，每逢庚日和辛日不能刺股部和膝部的穴位。壬癸对应足胫，每逢壬日和癸日不能刺足胫的穴位。这就是五禁。

黄帝曰：何谓五夺？岐伯曰：形肉已夺，是一夺也；大夺血之后，是二夺也；大汗出之后，是三夺也；大泄之后，是四夺也；新产及大血之后，是五夺也。此皆不可泻。

黄帝问：什么是五夺？岐伯说：五夺，是指五种因正气亏耗而相成大虚的病证。形体肌肉极度消瘦为一夺，大失血后为二夺，大汗出之后为三夺，大泄泻之后为四夺，分娩之后出血过多为五夺。五夺证都是元气大伤，不可再用泻法。

黄帝曰：何谓五逆？岐伯曰：热病脉静，汗已出，脉盛躁[3]，是一逆也；病泄，脉洪大，是二逆也；着痹不移，䐃肉破，身热，脉偏绝，是三逆也；淫[4]而夺形，身热，色夭然白，及后[5]下血衃，血衃笃重，是谓四逆也；寒热夺形，脉坚搏，是谓五逆也。

黄帝问：什么是五逆？岐伯说：热性病患者，脉应洪大而反见沉静脉，汗后脉应沉静而反见躁动，脉症相反，为逆证之一；泄泻病患者，脉应沉静虚弱而反见洪大，属正虚邪盛，为逆证之二；患痹证缠绵难愈，大块肌肉溃破，身体发热，一侧脉搏断绝难以触及，为逆证之三；久病遗精、淋浊、汗出等导致阴血耗损，形体消瘦，出现发热、肤色苍白没有光泽、大便带有严重的紫黑血块，为逆证之四；长时间发冷发热，身体消瘦，脉象坚硬搏指，为逆证之五。

动输第六十二

黄帝曰：经脉十二，而手太阴、足少阴、阳明，独动不休，何也？

黄帝问：在十二经脉中，为什么手太阴肺经、足少阴肾经、足阳明胃经这三条经脉搏动不止呢？岐伯

[1] 振埃：针刺法的一种。用于治疗喘咳胸满、肩息上气等阳气逆于胸中的疾病。可与本经《刺节真邪》互参。

[2] 去爪：针刺法的一种。用于治疗关节、络脉、四肢病以及阴囊水肿的刺法。可与本经《刺节真邪》互参。

[3] 盛躁：指脉象反见躁动。

[4] 淫：指耗伤阴精的现象与疾病。

[5] 后：此指大便。

 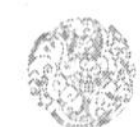

岐伯曰：是明[1]胃脉也。胃为五脏六腑之海，其清气上注于肺，肺气从太阴而行之，其行也，以息[2]往来，故人一呼，脉再动，一吸脉亦再动，呼吸不已，故动而不止。

说：足阳明胃经与经脉搏动有密切关系，因为胃是五脏六腑的营养来源，胃中食物所化生的精微物质，上输于肺，气从手太阴肺经开始，循行于十二经脉。经脉的搏动，是依靠肺气的推动而发生的，人一呼气脉跳动两次，一吸气脉也是跳动两次，呼吸不停止，脉搏的跳动也不停止。

黄帝曰：气之过于寸口也，上十焉息，下八焉伏[3]，何道从还？不知其极[4]。岐伯曰：气之离脏也，卒然如弓弩之发，如水之下岸，上于鱼[5]以反衰，其余气衰散以逆上，故其行微。

黄帝问：脉气通过寸口时，其上下搏动和具体运行是怎样的？岐伯说：脉气离开内脏而外行经脉时，像离弦之箭一样疾急，如冲决堤岸之洪水一样迅猛，开始时脉势是强盛的，当脉气上达鱼际后，就呈现由盛而衰的现象，这是因为脉气至此已经衰散，而且是上行的，所以它运行的气势就会减弱。

黄帝曰：足之阳明，何因而动？岐伯曰：胃气上注于肺，其悍气上冲头者，循咽，上走空窍，循眼系，入络脑，出顑（kān）[6]，下客主人[7]，循牙车[8]，合阳明，并下人迎，此胃气别走于阳明者也。故阴阳上下[9]，其动也若一。故阳病而阳脉[10]小者，为逆；阴病而阴脉[11]大者，为逆。

黄帝问：足阳明胃经为什么搏动不止呢？岐伯说：因为胃气上注于肺，其中迅猛而剽悍之气上冲于头部，循咽而上行于孔窍，循眼系向内络循于脑，从脑出于面部，下行会于足少阳胆经的上关穴，沿颊车合入足阳明胃经，再循经下行至结喉两旁的人迎穴。这就是胃气别出阳明而又合于阳明，使阳明脉搏动不休的原因。手太阴肺经上的寸口脉和足阳明胃经上的人迎脉，因阳明之气上下贯通，所以它们的跳动是一致的。阳亢而阳明脉反小是逆象，阴衰而太阴脉大也是逆象。在正常情况下，脉气的阴阳动静是内外相应的，因此，寸口脉和人迎脉应当

[1] 是明：《太素》《甲乙经》并作“足阳”二字。

[2] 息：一呼一吸谓之一息。

[3] 上十焉息，下八焉伏：意为脉来时脉势较盛，脉去时脉势较衰。上，指脉来；下，指脉去；十、八，比喻盛衰之势。

[4] 极：极限、尽头。此处指其非常关键、非常重要。

[5] 鱼：指手掌的大鱼际。

[6] 顑：额头。

[7] 客主人：上关穴。

[8] 牙车：颊车穴。

[9] 阴阳上下：阴指手太阴肺经，阳指足阳明胃经，上指脉气上出人迎，下指脉气下出寸口。

[10] 阳脉：人迎脉。

[11] 阴脉：寸口脉。

故阴阳俱静俱动，若引绳相倾者病。

相互协调，搏动的至数、力量等都应当一致，就像用一条绳索牵动两物一样，既相互联系又平衡，有一方偏盛而失去平衡就是病态。

黄帝曰：足少阴，何因而动？岐伯曰：冲脉者，十二经之海也，与少阴之大络，起于肾下，出于气街，循阴股内廉，邪入腘中，循胫骨内廉，并少阴之经，下入内踝之后。入足下，其别者，邪入踝，出属跗[1]上，入大指之间，注诸络，以温足胫，此脉之常动者也。

黄帝问：足少阴肾经的动脉为什么跳动不止呢？岐伯说：足少阴脉的搏动，是因为与冲脉并行。冲脉为十二经脉之海，它和足少阴经的络脉共同起于肾下，出于足阳明胃经的气冲穴，沿大腿内侧，向下斜行入于腘中，沿胫骨内侧，与足少阴经并行，下行进入内踝之后，入于足下。其中又分出一条支脉，斜入内踝，再进入胫骨与跗骨相连的部位，经足背入大趾之间，最后进入络脉，发挥温养胫部和足部的作用，这就是足少阴经脉不停跳动的原因。

黄帝曰：营卫之行也，上下相贯，如环之无端，今有其卒然遇邪风，及逢大寒，手足懈惰，其脉阴阳之道，相输之会，行相失也，气何由还？岐伯曰：夫四末阴阳之会者，此气之大络也；四街[2]者，气之径路也。故络绝则径通，四末解则气从合，相输如环。黄帝曰：善。此所谓如环无端，莫知其纪，终而复始，此之谓也。

黄帝问：营气和卫气的运行，上下贯通，循环往返而不停息。若突然遇到邪气侵袭，或受严寒刺激，外邪留滞四肢，使手足懈惰无力。在正常情况下，营卫在经脉内外有规律地运行。若邪气滞留，营卫运行的通道和转输会合之处因外邪阻滞而运行失常。如此营卫之气是怎样往返循环的？岐伯回答说：四肢末端是阴阳会合的地方，也是营卫之气循行的必经之路。邪气阻塞小的络脉后，像四街这样的路径就能开通，营卫之气仍然能够运行。当四肢末端的邪气祛除后，各络脉沟通如初，营卫之气又会从这里转输会合，周而复始，循环不止。黄帝说：说得好，通过上述阐释，对于如环无端、周而复始的道理，我更加明白了。

五味论第六十三

黄帝问于少俞曰：五味入于口也，各有所走，各有所病，酸走筋，

黄帝问少俞：食物进入人体，五味分别进入相应的脏腑经络，在其影响下也会发生各自的病变，如酸

[1] 属跗：属，胫骨与跗骨相连接之处；跗，足背。

[2] 四街：头、胸、腹、腿四处的气街，是营卫之气通行的路径。

多食之，令人癃[1]；咸走血，多食之，令人渴；辛走气，多食之，令人洞心[2]；苦走骨，多食之，令人变呕；甘走肉，多食之，令人挽心[3]。余知其然也，不知其何由，愿闻其故。少俞答曰：酸入于胃，其气涩以收，上之两焦[4]，弗能出入也。不出即留于胃中，胃中和温[5]，则下注膀胱，膀胱之胞[6]薄以懦，得酸则缩绻[7]，约而不通，水道不行，故癃。阴者[8]，积筋之所终[9]也，故酸入而走筋矣。

味进入筋，食酸味偏多会引起小便不通。咸味进入血液，食咸味过量可引起口渴。辛味进入气分，食辛味太过可引起内心有空虚感。苦味进入骨骼，食苦味太多可引起呕吐。甘味进入肌肉，过食甘味可引起心胸烦闷。我知其然但不知其所以然，想了解其中的道理。少俞回答说：酸味入胃后，由于酸味涩滞，具有收敛的作用，只能行于上、中二焦，而不能迅速吸收转化，停滞在胃中。若胃中郁而化热，促使其下注膀胱，膀胱薄而柔软，遇到酸味便会收缩卷曲，导致膀胱出口处也紧缩约束，影响水液的排泄，从而形成小便不利的病证。前阴是宗筋汇聚的地方，肝主筋，故酸走筋。

黄帝曰：咸走血，多食之，令人渴，何也？少俞曰：咸入于胃；其气上走中焦，注于脉，则血气走之，血与咸相得，则凝，凝则胃中汁注之，注之则胃中竭，竭则咽路[10]焦，故舌本干而善渴。血脉者，中焦之道也，故咸入而走血矣。

黄帝问：咸味善走血分，食咸味过多会使人口渴是为什么？少俞回答说：咸味入胃后，气味行于中焦，输注于血脉，与血相合，使血液浓稠，需要胃中的津液不断补充调和，这样胃中的津液不足，影响咽部的津液输布，使咽部和舌根部干燥而出现口渴的现象。血脉是中焦化生的精微输布周身的通道，血液也出于中焦，咸味上行于中焦，所以咸味入胃后，走入血分。

黄帝曰：辛走气，多食之，令人

黄帝问：辛味善走气分，多食辛味，使人觉得心

[1] 癃：癃闭，小便点滴不畅。

[2] 洞心：心下感觉空洞不适，腹中空空如饥。

[3] 挽心：心胸烦闷感。

[4] 上之两焦：行于上焦、中焦。

[5] 和温：气郁而生热。

[6] 膀胱之胞：指膀胱，俗称"胞脬"。

[7] 缩绻：卷缩、收缩。

[8] 阴者：指前阴，即外生殖器的部位。

[9] 终：汇聚。

[10] 咽路：咽部。

洞心，何也？少俞曰：辛入于胃，其气走于上焦，上焦者，受气而营诸阳者也，姜韭之气熏之，营卫之气，不时受之，久留心下，故洞心。辛与气俱行，故辛入而与汗俱出。

中空虚是为什么？少俞回答说：辛味入胃后，它的气味行于上焦。上焦的功能是将来自中焦的水谷精微布散到体表。过食葱、姜、蒜、韭之类的辛味食物就会熏蒸于上焦，使营卫之气受到影响，如果辛味久留胃中，就会出现内心空虚的感觉。辛味常与卫阳之气同行，所以辛味入胃后促使卫阳之气外达而汗出，辛味也随汗而排泄，这就是辛味走气的道理。

黄帝曰：苦走骨，多食之，令人变呕，何也？少俞曰：苦入于胃，五谷之气，皆不能胜苦，苦入下脘，三焦之道，皆闭而不通，故变呕。齿者，骨之所终也，故苦入而走骨，故入而复出[1]，知其走骨也。

黄帝问：苦味善走骨，多食苦味会使人容易呕吐，这又是为什么？少俞回答说：苦味入胃后，五谷的其他气味都胜不过它。当苦味进入下脘后，三焦的通路都受其影响而气机阻闭不通利。三焦不通，胃内食物不得通调、输散，胃气因而上逆形成呕吐。牙齿是骨的外露部分，苦味经过牙齿进入体内，而呕吐时又通过牙齿外出，这就是苦走骨的道理。

黄帝曰：甘走肉，多食之。令人悗心，何也？少俞曰：甘入于胃，其气弱小，不能上至于上焦，而与谷留于胃中者，令人柔润者也，胃柔则缓，缓则虫动，虫动则令人悗心。其气外通于肉，故甘走肉。

黄帝问：甘味善走肌肉，过食甘味可使人心胸烦闷是为什么？少俞回答说：甘味入胃后，腻碍胃中气机，使胃气少而柔弱，不能达于上焦而经常与食物一同停留在胃中，所以胃气也柔润。胃柔则气缓，容易化湿生虫，虫因食甘味而在胃中蠕动，故使人心中烦闷。甘味可以入脾，脾主肌肉，甘味外通于肌肉，这就是甘味善走肌肉的道理。

阴阳二十五人第六十四

黄帝曰：余闻阴阳之人[2]何如？伯高曰：天地之间，六合之内[3]，不离于五[4]，人亦应之。故五五二

黄帝说：我听说人有阴阳类型的不同，他们是如何区别的？伯高说：天地宇宙间的一切事物都禀受五行之气，也离不开五行运动变化的道理，人也如此。人根据先天禀赋不同，各自体现木、火、土、

---

[1] 入而复出：食入复呕吐。

[2] 阴阳之人：指将人按阴阳不同而分型的方法，即太阴之人、少阴之人、太阳之人、少阳之人及阴阳平和之人，可与本经《通天》互参。

[3] 六合之内：指东、西、南、北四个方向和上、下。即宇宙间。

[4] 五：即指五行，木、火、土、金、水是也。

 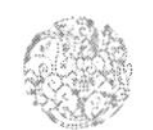

十五人之政[1]，而阴阳之人不与[2]焉。其态又不合于众者五，余已知之矣。愿闻二十五人之形，血气之所生，别而以候，从外知内，何如？岐伯曰：悉乎哉问也，此先师之秘也，虽伯高犹不能明之也。

金、水五行性质的特征。每一类型的人又表现出五种个体差异，所以人群中体现了二十五种类型。然而二十五种人的形体特征、性格特点与阴阳类型是不同的。阴阳类型的太阴、少阴、太阳、少阳、阴阳和平之人的情况我已经知道了，我想了解一下二十五种人的具体情况，以及由于血气不同而产生的各种特点，如何从外部表现测知内部的生理、病理情况呢？岐伯说：问得真详细啊！这是先师秘而不传的，就是伯高也不能彻底明白其中的道理。

黄帝避席遵循而却[3]曰：余闻之得其人弗教，是谓重失[4]，得而泄之，天将厌之，余愿得而明之，金柜藏之，不敢扬之。岐伯曰：先立五形金木水火土，别其五色，异其五形之人，而二十五人具矣。

黄帝离席后退几步，很恭敬地说：我听说，遇到适当的人而不把学术理论传授给他是重大损失，而得到了这种学术不加重视、随便泄漏，将会受到上天的厌弃。我迫切希望获得这种学术知识，并领会透彻，而后秘藏在金柜，不随便传扬。岐伯说：首先明确木、火、土、金、水五种类型的人，然后按照五色的不同加以区别，就容易知道二十五种人的形态了。

黄帝曰：愿卒闻之。岐伯曰：慎之慎之，臣请言之。

黄帝说：我希望听您详尽地讲讲。岐伯说：一定要慎而又慎！就让我给您讲讲吧。

木形之人，比[5]于上角[6]，似于苍帝[7]，其为人苍色，小头，长面，大肩背，直身，小手足。有才，好劳心，少力，多忧劳于事，能[8]春夏不能秋冬，秋冬感而病生。足厥阴，

木型人，属于木音中的上角，这类人的形态特征是皮肤呈青色，像东方的苍帝一样，头小面长，肩背宽大，身躯挺直，手足小，有才智，好施心机，体力不强，经常被事务困扰，耐受春夏不耐秋冬，秋冬季节容易感受病邪而发生疾病。此类人属足厥阴肝经，性格特征是修美而稳重，是禀受木气最全的人。另外还有四种禀受木气不全的人，分左右上

---

[1] 政：《甲乙经》作“形”。

[2] 不与：不涵盖在此范围内。

[3] 遵循而却：恭敬地向后退步。

[4] 重失：极为严重的损失。

[5] 比：类比。

[6] 上角：五音中角的一种变化。其后的大角、左角、钛角、判角亦为角之变音。后文的徵、宫、商、羽都与角同。

[7] 苍帝：古代神话中主管东方的东方苍帝，在这里表示居住在东方的人。后文中的赤帝、白帝、黑帝、黄帝皆与其同。

[8] 能：同“耐”，表示耐受。

佗（tuó）佗然[1]，大角之人比于左足少阳，少阳之上遗遗然[2]。左角之人比于右足少阳，少阳之下随随然[3]。钛角之人，比于右足少阳，少阳之上推推然[4]。判角之人比于左足少阳，少阳之下栝（guā）栝然[5]。

下四种：在木音中属于大角一类的人，在左上方，属于左足少阳经之上，其特征有柔退而畏缩不前的缺点。在木音中属于左角一类的人，在右下方，属于右足少阳之下，其特征有过于随和顺从、唯唯诺诺的缺点。在木音中属于太角一类的人，在右上方，类属于右足少阳经之上，其特征是急功进利。在木音中属于判角一类的人，在左下方，类属左足少阳经之下，其特征是刚正而缺乏灵活。

火形之人，比于上徵，似于赤帝。其为人赤色，广朋（yǐn）[6]，脱面小头，好肩背髀腹，小手足，行安地[7]疾心[8]，行摇肩背肉满。有气[9]轻财，少信多虑，见事明，好颜，急心，不寿暴死。能春夏不能秋冬，秋冬感而病生，手少阴核核然[10]。质徵之人，比于左手太阳，太阳之上，肌肌然[11]。少徵之人，比于右手太阳，太阳之下慆（tāo）慆然[12]。右徵之人，比于右手太阳，

火型人，属于火音中的上徵，犹如南方的赤帝，这类人的特征是皮肤呈红色，齿根宽广，颜面瘦而头小，肩、背、腰、腹及两腿发育匀称，手足小，步履急速，心性急，走路时身体摇摆，肩背肌肉丰满，有气魄而不重钱财，但少信用，多忧虑，观察和分析事物敏锐透彻，容颜美好，性情急躁，不长寿而多暴死。这类人耐春夏的温暖，不耐秋冬的寒冷，秋冬容易感受外邪而生病。这类人在五音中为上徵，归于手少阴心经，是禀承火气最全的一类人，其外形特征是对事物认识深刻，讲求实效，雷厉风行。另有四种禀受火气不全的人，分为左右上下四种：左上方，在火音中类属于质徵者，归左手太阳之上，火气不足，其性格特征是光明正大而通晓事理。右下方，在火音中类属于少徵者，归于右手太阳经之下，火气不足，其特征是疑心太重。右上方，在火音中类属于右徵者，归于右手

[1] 佗佗然：其意多为虚饰，后文的叠词与之相同，亦有释其为从容不迫的样子。

[2] 遗遗然：谦恭礼让的样子。

[3] 随随然：随和从容的样子。

[4] 推推然：努力进取的样子。

[5] 栝栝然：正直大方的样子。

[6] 朋：指脊背。

[7] 安地：行步稳重。

[8] 疾心：心思缜密，思维敏捷。

[9] 气：气度，气魄。

[10] 核核然：求实认真的样子。

[11] 肌肌然：见识肤浅的样子。

[12] 慆慆然：多疑善虑的样子。

 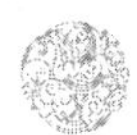

太阳之上鲛（jiāo）鲛然[1]。质判之人，比于左手太阳，太阳之下支支颐颐然[2]。

太阳经之上，火气不足，其特征是做事不甘落后，但行事鲁莽。左下方，在火音中类属于判徵者，归于左手太阳经之下，火气不足，其特征是乐观、怡然自得而无忧无虑。

土形之人，比于上宫，似于上古黄帝，其为人黄色圆面，大头，美肩背，大腹，美股胫，小手足，多肉，上下相称行安地，举足浮。安心，好利人，不喜权势，善附人也。能秋冬不能春夏，春夏感而病生，足太阴敦敦然[3]。大宫之人，比于左足阳明，阳明之上婉婉然[4]。加宫之人，比于左足阳明，阳明之下坎坎然[5]。少宫之人，比于右足阳明，阳明之上枢枢然[6]。左宫之人，比于右足阳明，阳明之下兀（wù）兀然[7]。

土型人，属于土音中的上宫，宛如中央的黄帝，这类人的形态特征是黄色皮肤，大头圆脸，肩背丰满而健美，腰腹壮大，两腿健壮，手足小，肌肉丰满，身体各部发育匀称，步态轻盈而又稳健。性情安稳自若，沉着冷静，不骄不躁，助人为乐，不争逐权势，善于与人团结。此类人能耐秋冬的寒凉，不能耐春夏的温热，春夏容易感受外邪而生病。这类人在土音中称为上宫，属于足太阴脾经，是禀受土气最全的人，性格特征是诚恳而忠厚。禀承土气不全的人，也分为左右上下四种：左上方，土音中属于大宫，类属于左足阳明经之上，土气不足，其特征是过于柔顺。左下方，在土音中属于加宫者，类属左足阳明经之下，土气不足，其特征是神情欣喜快活。右上方，土音中类属于少宫者，属于右足阳明经之上，土气不足，其特征是为人圆滑，左右逢源。右上方，土音中类属于左宫者，属于右足阳明经之下，土气不足，其特征是神情呆滞。

金形之人，比于上商，似于白帝，其为人白色，方面小头，小肩背，小腹，小手足，如骨发踵外[8]，骨轻，身清廉，急心静悍，善为吏。能秋冬不能春夏，春夏感而病生，手太阴敦敦然[9]。钛商之人，比于左手

金型人，属于金音中的上商，就像西方的白帝，这类人的形态特征是皮肤白，小头方脸，小肩背，小腹，手足小，足跟部骨骼显露，行走轻快，禀性廉洁，性急，平常沉静，行动迅猛，强悍异常，具有领导才能，善于判断。此类人能耐受秋冬的寒凉，不能耐受春夏的温热，春夏易感受邪气而患病。这类人在金音中称为上商，属手太阴肺经，是禀受金气最全的人，其性格特征是刻薄而寡恩，严厉而冷

---

[1] 鲛鲛然：不甘落后的样子。
[2] 支支颐颐然：乐观自得的样子。
[3] 敦敦然：形容忠诚厚道。
[4] 婉婉然：形容态度和顺。
[5] 坎坎然：形容端庄稳重。
[6] 枢枢然：形容灵活圆滑。
[7] 兀兀然：形容做事果敢，不畏艰辛。
[8] 骨发踵外：指根骨尖瘦。
[9] 敦敦然：形容坚强不屈。

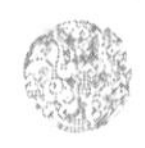

阳明，阳明之上廉廉然[1]。右商之人，比于左手阳明，阳明之下脱脱然[2]。大商之人，比于右手阳明，阳明之上监监然[3]。少商之人，比于右手阳明，阳明之下严严然[4]。

水形之人，比于上羽，似于黑帝，其为人黑色，面不平，大头，廉颐[5]，小肩，大腹，动手足，发行摇身，下尻[6]长，背延延然[7]，不敬畏，善欺绐（dài）[8]人，戮（lù）死。能秋冬不能春夏，春夏感而病生，足少阴汗汗然[9]。大羽之人，比于右足太阳，太阳之上颊颊然[10]。少羽之人，比于左足太阳，太阳之下纡（yū）纡然[11]。众之为人，比于右足太阳，太阳之下洁洁然[12]。桎（zhì）[13]之为人，比于左

酷。此外，禀受金气不全的人，分为左右上下四种：左上方，金音中属于钛商者，属左手阳明经之上，金气不足，其特征是廉洁自律。左下方，金音中属于右商者，属左手阳明之下，金气不足，其特征是清俊洒脱。右上方，金音中类属太商者，归于右手阳明经之上，金气不足，其特征是善于明察秋毫。右下方，在金音中属于少商者，归于右手阳明经之下，金气不足，其特征是威严而庄重。

水型人，属于水音中的上羽，就像北方的黑帝。这类人的形态特征是皮肤黑，颜面凹凸不平，大头颅，脸庞宽广，肩小腹大，手足喜动，走路时身体摇摆晃动，腰背及臀尾部较长，对人既不恭敬又不畏惧，善于欺诈，常因作恶而被杀身丧命。此类人能耐秋冬的寒冷，不能耐春夏的温热，春夏季节容易感受邪气而发病。这类人在水音中称为上羽，属于足少阴肾经，是禀受水气最全的人，其特征是人格卑下、邪恶奸诈。另外，禀受水气不全的人，分为左右上下四种：右上方，水音中属于太羽者，类属右足太阳经之上，水气不足，其性格特征是心情经常郁闷不舒。右下方，水音中属于众羽者，类属右足太阳经之下，水气不足，其特征是文静而又清高。左上方，水音中属于桎羽者，类属左足太阳经之上，水气不足，其特征是安定而拘束。

---

[1] 廉廉然：形容廉洁自好。

[2] 脱脱然：洒脱不羁的样子。

[3] 监监然：形容明辨是非。

[4] 严严然：威严庄重的样子。

[5] 颐：下颌口腮部。

[6] 尻：尾骨，这里指臀部。

[7] 延延然：形容很长的样子。

[8] 绐：欺骗。

[9] 汗汗然：指人格低下。

[10] 颊颊然：洋洋自得的样子。

[11] 纡纡然：形容性格不直爽。

[12] 洁洁然：形容洁身自好。

[13] 桎：右侧。

 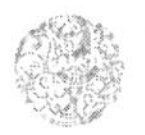

足太阳，太阳之上安安然[1]。是故五形之人二十五变者，众之所以相欺者是也。

黄帝曰：得其形[2]，不得其色何如？岐伯曰：形胜色，色胜形者，至其胜时年[3]加，感则病行，失则忧矣。形色相得者，富贵大乐。

黄帝问：从五行理论的角度，人体已经具备了相应的体形特征，但并未显示出各型应出现的肤色，又将如何呢？岐伯回答说：按照五行生克的原理，形体的五行属性克制肤色的五行属性，或肤色的五行属性克制形体的五行属性，出现形色相克的现象，适逢年忌相加，又感受病邪就会生病，若失治、误治，或自己疏忽，不重视保养，难免有性命之忧。若形色相称，为形质气机调和，是平安康泰的表现。

黄帝曰：其形色相当胜之时，年加可知乎？岐伯曰：凡年忌下上之人[4]，大忌常加九岁。七岁，十六岁，二十五岁，三十四岁，四十三岁，五十二岁，六十一岁，皆人之大忌，不可不自安也，感则病行，失则忧矣，当此之时，无为奸事[5]，是谓年忌。

黄帝问：在形色相克制之时，能知道年忌的相加吗？岐伯回答说：一般人重大的年忌，从七岁这一大忌之年算起，之后在此基数上递加九年，即十六岁、二十五岁、三十四岁、四十三岁、五十二岁、六十一岁，这些年龄都是大忌之年。要注意精神和身体的调养与保护，在生活起居和行为方面，千万不要自我损害，不然容易感受病邪而发生疾病。若发生疾病后又疏于调治，便会有生命之忧。因此，在上述年龄时，要谨慎保养，预防疾病的发生，更不要做那些奸邪之事，以免损伤精神和身体，以上讲的就是年忌。

黄帝曰：夫子之言脉之上下，血气之候以知形气，奈何？岐伯曰：足阳明之上，血气盛则髯（rán）[6]美长，血少气多则髯短，故气少血多则髯少，血气皆少则无髯，两吻多画[7]。

黄帝问：您曾说根据经脉在人体上下循行和气血的多少变化，体察反映到体表的现象，究竟是怎样的？岐伯回答说：循行于人体上部的足阳明经脉，如果气血充盛，则两侧面颊的胡须美而长。如果血少气多，则面颊部的胡须短。如果气少血多，则面颊部的胡须稀少。如果血气均少，则两颊部完全无

[1] 安安然：形容安定的样子。

[2] 得其形：具备相应的体形特征。

[3] 其胜时年：属于禁忌、不吉利的年龄。

[4] 下上之人：即二十五种类型的人，左右上下各型的人。

[5] 奸事：不正当的行为。

[6] 髯：面颊的胡须。

[7] 多画：指皱纹明显。

足阳明之下，血气盛则下毛[1]美长至胸，血多气少则下毛美短至脐，行则善高举足，足指少肉，足善寒，血少气多则肉而善瘃（zhú）[2]，血气皆少则无毛，有则稀枯悴，善痿厥，足痹。

胡须，口角两旁的纹理很多。循行于人体下部的足阳明胃经，如果气血充盛，则下部的毫毛美而长，毛可上至胸部。如果血多气少，则下部的毫毛虽美，但较短少，毛可上至脐部，走路时喜欢高抬脚，足趾的肌肉较少，足部常觉寒冷。如果血少气多，则容易生冻疮。如果血气均不足，则下部毫毛不生，即便有也很稀少且显枯槁，这种人易患痿、厥、痹等病。

足少阳之上，气血盛则通髯美长，血多气少则通髯美短，血少气多则少髯，血气皆少则无髯，感于寒湿则善痹，骨痛爪枯也。足少阳之下，血气盛则胫毛美长，外踝肥，血多气少则胫毛美短，外踝皮坚而厚，血少气多则胻（héng）[3]毛少，外踝皮薄而软，血气皆少则无毛，外踝瘦无肉。

循行于人体上部的足少阳经脉，若气血充盛，则面颊两侧胡须连鬓而生、美而长。若血多气少，则两颊胡须连鬓，虽美但较短小。若血少气多，则少长胡须。若血气都不足，则胡须不生，感受寒邪湿气容易患痹证、骨痛、爪甲干枯等病证。循行于下部的足少阳经脉，若气血充盛，则腿胫部的毛美而长，外踝附近的肌肉丰满。若血多气少，则腿胫部的汗毛虽美但较短小，外踝周围皮坚而厚。若血少气多，则腿胫部的毛少，外踝周围皮薄而软。若血气都少，则毛不生，外踝处瘦而没有肌肉。

足太阳之上，血气盛则美眉，眉有毫毛[4]，血多气少则恶眉[5]，面多少理[6]，血少气多则面多肉，血气和则美色。足太阳之下，血气盛则跟肉满，踵坚，气少血多则瘦，跟空[7]，血气皆少则善转筋，踵下痛。

循行于上部的足太阳经脉，若气血充盛，则眉毛清秀而长，眉毛中并见长的毫毛。若血多气少，则眉毛枯瘁，脸面部多见细小的皱纹。若血少气多，则面部的肌肉丰满。若气血调和，则颜面秀丽。循行于下部的足太阳经脉，若气血充盛，则足跟部肌肉丰满而坚实。若气少血多，则足跟部肌肉消瘦。若气血均少，则容易发生转筋、足跟痛等症。

[1] 下毛：指腹部的腹毛及阴毛。

[2] 瘃：指冻疮。

[3] 胻：小腿的外侧。

[4] 毫毛：这里指较长的眉毛。

[5] 恶眉：指眉毛枯焦而稀疏。

[6] 少理：指皱纹较为细小。

[7] 跟空：指足根部瘦削少肉。

手阳明之上，血气盛则髭（zī）[1]美，血少气多则髭恶，血气皆少则无髭。手阳明之下，血气盛则腋下毛美，手鱼肉以温，气血皆少则手瘦以寒。

循环于上部的手阳明经脉，若气血充盛，则唇上胡须清秀而美。若血少气多，则唇上胡须稀疏无华。若血气均不足，则唇无胡须。循环于下部的手阳明经脉，若气血充盛，则腋毛秀美，手部的肌肉经常是温暖的。若气血均不足，则手部肌肉消瘦而寒凉。

手少阳之上，血气盛则眉美以长，耳色美，血气皆少则耳焦恶色。手少阳之下，血气盛则手卷多肉以温，血气皆少则寒以瘦，气少血多则瘦以多脉[2]。

循环于上部的手少阳经脉，若气血充盛，则眉毛美而长，耳部的色泽明润。若气血均不足，则耳部焦枯无华。循环于下部的手少阳经脉，若气血充盛，则手部的肌肉丰满且常觉温暖。若气血均不足，则手部肌肉消瘦而寒凉。若气少血多，则手部肌肉消瘦且络脉多浮显而易见。

手太阳之上，血气盛则有多须，面多肉以平，血气皆少则面瘦恶色。手太阳之下，血气盛则掌肉充满，血气皆少则掌瘦以寒。

循环于上部的手太阳经脉，若血气充盛，则唇下多胡须，面部丰满。若血气均不足，则面部消瘦无光华。循环于下部的手太阳经脉，若气血充盛，则掌上肌肉充实而丰满。若气血均不足，则掌部肌肉消瘦而寒凉。

黄帝曰：二十五人者，刺之有约[3]乎？岐伯曰：美眉者，足太阳之脉，气血多，恶眉者，血气少，其肥而泽者，血气有余，肥而不泽者，气有余，血不足，瘦而无泽者，气血俱不足。审察其形气有余不足而调之，可以知逆顺矣。

黄帝问：这二十五种类型的人，在针刺治疗时有规则吗？岐伯说：眉毛清秀美好者，是足太阳经脉气血充盛。眉毛稀疏无华者，是该经脉气血均不足。肌肉丰满而润泽者，是气血有余。肥胖而不润泽者，是气有余而血不足。消瘦而不润泽者，是气血均不足。根据人体的外在表现和体内气血的有余与不足，可知疾病的虚实、病势的顺逆，这样就能做出恰当的治疗，以免贻误病机。

黄帝曰：刺其诸阴阳奈何？岐伯曰：按其寸口人迎，以调阴阳，切循其经络之凝涩，结而不通者，此于身皆为痛痹，甚则不行，故凝涩。凝涩

黄帝问：如何针刺三阴三阳经脉所患的病变呢？岐伯说：切按人迎、寸口脉，以诊察阴阳气血盛衰的变化，再沿经络循行的部位，审视有无结聚等气血滞涩不通的现象。若气血阻滞不通，一般是患痛痹之病，是阳气严重不足，气行不畅，导致血液凝

[1] 髭：嘴边的胡子。

[2] 多脉：因肌肉瘦削而脉络更加显现。

[3] 有约：指有根据、规则。约，规则、目标。

者，致气以温之，血和乃止。其结络者，脉结血不和，决[1]之乃行。故曰：气有余于上者，导而下之，气不足于上者，推而往之[2]，其稽留不至者，因而迎之，必明于经隧[3]，乃能持之，寒与热争者，导而行之，其宛陈[4]血不结者，则而予之。必先明知二十五人，则血气之所在，左右上下，刺约毕也。

滞，治当用针刺调补气机，使阳气运行至该部位，以温通其涩滞的气血，待气血通调后才能停止治疗。若气血结聚在小的络脉而造成浅部瘀血，治当用针刺放血开决疏通，运行气血。因此，凡上部病气有余者，应采取上病下取的取穴方法，引导病气下行。凡上部正气不足者，应用推而扬之的针法使正气上行，从而气血达到新的平衡。若气迟迟不至而没针感，或气行迟滞而中途滞留，应在滞留之处迅速针刺治疗，以接引其气，使其运达病所。要先明确经脉的循行，才能正确采用各种不同的针刺方法。若出现寒热交争的现象，应根据阴阳盛衰的不同情况，补其不足而泄其有余，调理气血达到平衡。若脉中虽有郁滞而尚未瘀结者，也应根据不同情况给予不同的治疗。总之，必须首先熟悉二十五种人的不同外部特征、各经脉上下气血的盛衰、内部的病理机制等具体情况，然后才能确定针刺的各种方法和原则。

[1] 决：开放、开泄。

[2] 推而往之：揉按肌肤并留针以达通利气血的目的。

[3] 经隧：指经脉。

[4] 宛陈：指瘀血。

卷之十

五音五味第六十五

右徵与少徵，调右手太阳上。左商与左徵，调左手阳明上。少徵与大宫，调左手阳明上。右角与大角，调右手少阳下。大徵与少徵，调左手太阳上。众羽与少羽，调右足太阳下。少商与右商，调右手太阳下。桎羽与众羽，调右足太阳下。少宫与大宫，调右足阳明下。判角与少角，调右足少阳下。钛商与上商，调右足阳明下。钛商与上角，调左足太阳下。

对于火音中的右徵和少徵型人，应调治右侧手太阳小肠经的上部。对于金音中的左商和火音中的左徵型人，应调治左侧手阳明大肠经的上部。对于火音中的少徵和土音中的大宫型人，应调治左侧手阳明大肠经的上部。对于木音中的右角和大角型人，应调治右侧足少阳胆经的下部。对于火音中的太徵和少徵型人，调治左侧手太阳小肠经的上部。对于水音中的众羽和少羽型人，应调治右侧足太阳膀胱经的下部。对于金音中的少商和右商型人，应调治右侧手太阳小肠经的下部。对于水音中的桎羽和众羽型人，应调治右侧足太阳膀胱经的下部。对于土音中的少宫和大宫型人，应调治右侧足阳明胃经的下部。对于木音中的判角和少角型人，应调治右侧足少阳胆经的下部。对于金音中的钛商和上商型人，应调治右侧足阳明胃经的下部。对于金音中的钛商和木音中的上角型人，应调治左侧足太阳膀胱经的下部。

上徵与右徵同，谷麦，畜羊，果杏。手少阴脏心，色赤味苦，时夏。上羽与大羽同，谷大豆，畜彘（zhì）[1]，果栗。足少阴脏肾，色黑味咸，时冬。上宫与大宫同，谷稷，畜牛，果枣。足太阴脏脾，

上徵与右徵同属于火音型人，可用五谷中的小麦、五畜中的羊肉、五果中的杏子等苦味食物调养，属于手少阴心经，表现为赤色，适宜苦味的食物，适应夏季的气候。上羽与大羽同属于水音型人，可用五谷中的大豆、五畜中的猪肉、五果中的栗子等咸味食物调养，属于足少阴肾经，表现为黑色，适宜咸味的食物，适应冬季的气候。上宫与大宫同属于土音型人，可用五谷中的稷米、五畜中的牛肉、五果中的大枣等甜味食物调养，

[1] 彘：猪。

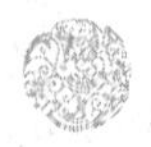

色黄味甘，时季夏。上商与右商同，谷黍（shǔ），畜鸡，果桃。手太阴脏肺，色白味辛，时秋。上角与大角同，谷麻，畜犬，果李。足厥阴脏肝，色青味酸，时春。

类属足太阴脾经，表现为黄色，适宜甜味的食物，适应长夏的气候。上商与右商同属于金音型人，可用五谷中的黍米、五畜中的鸡肉、五果中的桃子等辛味食物调养，属于手太阴肺经，表现为白色，适宜辛味的食物，适应秋季的气候。上角与大角同属于木音型人，可用五谷中的芝麻、五畜中的狗肉、五果中的李子等酸味食物调养，属于足厥阴肝经，表现为青色，适宜酸味的食物，适应春季的气候。

大宫与上角同，右足阳明上。左角与大角同，左足阳明上。少羽与大羽同，右足太阳下。左商与右商同，左手阳明上。加宫与大宫同，左足少阳上。质判与大宫同，左手太阳下。判角与大角同，左足少阳下。大羽与大角同，右足太阳上。大角与大宫同，右足少阳上。

大宫属土音，上角属木音，这两种类型的人均可调治右侧足阳明胃经的上部，木音的左角与大角型人，可调治左侧足阳明胃经的上部。水音的少羽和太羽型人，可调治右侧足太阳膀胱经的下部。金音的左商与右商型人，可调治左侧手阳明大肠经的上部。土音的加宫与大宫型人，可调治左侧足少阳胆经的上部。火音中的质判和土音中的太宫型人，可调治左侧手太阳小肠经的下部。木音中判角与大角型人，可调治左侧足少阳胆经的下部。水音中的大羽与木音中的大角型人，可调治右侧足太阳膀胱经的上部。木音的大角与土音的大宫型人，可调治右侧足少阳胆经的上部。

右徵、少徵、质徵、上徵、判徵。右角、钛角、上角、大角、判角。右商、少商、钛商、上商、左商。少宫、上宫、大宫、加宫、左角[1]宫。众羽、桎羽、上羽、大羽、少羽。

右徵、少徵、质徵、上徵、判徵等属火音的不同类型。右角、钛角、上角、大角、判角等属于木音的不同类型。右商、少商、钛商、上商、左商等属于金音的不同类型。少宫、上宫、大宫、加宫、左宫等属于土音的不同类型。众羽、桎羽、上羽、大羽、少羽等属于水音的不同类型。

黄帝曰：妇人无须者，无血气乎？岐伯曰：冲脉任脉皆起于胞中，上循背里，为经络之海，其浮而外者，循腹右[2]上行，会于

黄帝问：女性不长胡须，是没有血气的缘故吗？岐伯说：冲脉和任脉都起于胞中，沿脊背内侧向上循行，是经脉和络脉气血汇聚的场所。循行外部表浅部位者，循腹部上行，在咽喉部交会，其中的一个分支，别出咽喉，环口唇循行。血气充盛则肌肤得到气血温煦和濡养

[1] 角：此处当无角字。

[2] 右：《素问·骨空论》王注引《针经》“右上”作“各”。

 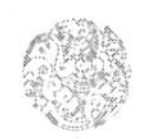

咽喉，别而络唇口，血气盛则充肤热肉[1]，血独盛则淡渗皮肤，生毫毛。今妇人之生有余于气，不足于血，以其数脱血[2]也，冲任之脉，不荣口唇，故须不生焉。

而肌肉丰满，皮肤润泽，只有营血亢盛且渗灌到皮肤中，毫毛才会生长。但是，女性的生理特点是气有余而血不足，因为每月都有月经排出体外，冲任之脉的血气，不足以营养口唇周围，所以女性不生胡须。

黄帝曰：士人有伤于阴，阴气绝而不起，阴不用，然其须不去，其故何也？宦（huàn）者独去何也？愿闻其故。岐伯曰：宦者去其宗筋[3]，伤其冲脉，血泻不复，皮肤内结，唇口内荣，故须不生。

黄帝又问：男性有人损伤了阴器，造成阳痿而不能勃起，丧失了性功能，但他的胡须仍然继续生长是什么原因呢？宦官的胡须因受阉割而不再生长，这又是为什么呢？请您讲讲其中的道理。岐伯说：宦官受阉割是将睾丸切除，伤及冲脉而使冲脉之血外泄，伤口愈合后皮肤干结，导致冲任二脉血液不能正常循行。口唇周围得不到血液荣养，故不再生胡须。

黄帝曰：其有天宦者，未尝被伤，不脱于血，然其须不生，其故何也？岐伯曰：此天之所不足也，其任冲不盛，宗筋不成，有气无血，唇口不荣，故须不生。

黄帝问：有人是天阉，宗筋没受外伤，也不像女性那样定期排出月经，但也不长胡须，这是为什么呢？岐伯说：这属于先天性生理缺陷，这类人冲脉和任脉都不充盛，阴茎和睾丸发育也不健全，宗筋无势，虽然有气，但血不足，不能上行荣养口唇四周，故也不能生长胡须。

黄帝曰：善乎哉！圣人之通万物也，若日月之光影，音声鼓响，闻其声而知其形，其非夫子，孰能明万物之精。是故圣人，视其颜色，黄赤者多热气，青白者少热气，黑色者多血少气，美眉者太阳多血，通髯极须者，少阳多血，美须者阳明多血，此其时然也[4]。夫

黄帝说：讲得太好了！具有高度智慧的人能通晓万事万物，就像日月的光芒，立其竿就能见其影，擂鼓作响，听到声音就能知道其形状，由此可以知彼，除您之外谁还精通这些事理呢。因此，有才智的人，看到他人容颜和气色的变化，便知道体内气血的盛衰。如面色黄赤，便知体内气血有热；出现青白色者，则为气血有寒；黑色者，则为多血少气。眉目清秀者，为太阳经多血；须髯很长者，是少阳经多血；胡须美好者，是阳明经多血。上述是一般规律。人体内各经脉气血的一般情况是，太阳经通常多血少气，少阳经一般多气少血，阳明经多血多气，厥阴经多气少血，

[1] 热肉：指肌肉丰满。

[2] 脱血：失血，这里指每月的经血。

[3] 宗筋：前阴，即外生殖器。

[4] 此其时然也：原则上大致如此。

人之常数，太阳常多血少气，少阳常多气少血，阳明常多血多气，厥阴常多气少血，少阴常多血少气，太阴常多血少气，此天之常数[1]也。

少阴经多血少气，太阴经多血少气。这是人体生理的正常规律。

百病始生第六十六

黄帝问于岐伯曰：夫百病之始生也，皆于风雨寒暑，清湿[2]喜怒，喜怒不节则伤脏，风雨则伤上，清湿则伤下。三部之气所伤异类，愿闻其会。岐伯曰：三部之气各不同，或起于阴，或起于阳，请言其方。喜怒不节则伤脏，脏伤则病起于阴也，清湿袭虚，则病起于下，风雨袭虚，则病起于上，是谓三部。至于其淫泆[3]，不可胜数。

黄帝问岐伯：各种疾病的产生，都是由于风、雨、寒、暑、阴冷、潮湿等邪气的侵袭和喜怒哀乐等情志所伤。喜怒不加节制会使内脏受损伤。可风雨之邪，会损伤人体的上部；阴寒潮湿之邪，会侵害人体的下部。伤于上部的风雨、伤于下部的清湿与伤于内脏的喜怒这三类邪气，所侵害人体的部位各不相同，我想听听其中的道理。岐伯回答说：喜、怒、哀、乐是人的情感变化，风、雨、寒、暑属于气候变化，阴冷潮湿则为大地环境变化，这三种不同性质的邪气，有的先发生在阴分，有的先发生在阳分，我就此讲讲其中的道理。凡喜怒不节等情志不调而发病的，则内伤五脏，五脏属阴，所谓病起于阴。阴冷潮湿之邪容易趁虚侵害人体下部，所谓病起于下。风雨寒暑之邪容易侵袭人体的上部，所谓病起于上。这是根据邪气的致病特点分为三个方面。至于邪气侵袭人体而引起的各种变化，就更加复杂，难以计数了。

黄帝曰：余固不能数，故问先师，愿卒闻其道。岐伯曰：风雨寒热不得虚，邪不能独伤人。卒然逢疾风暴雨而不病者，盖无虚，故邪不能独伤人。此必因虚邪之

黄帝说：我对千变万化的病情当然不能讲清楚，所以才请教您，希望彻底明白其中的道理。岐伯说：风、雨、寒、热之邪若不是遇到身体虚弱，一般是不能侵害人体而致病的。突然遇到狂风骤雨而不生病，是因为他的身体健壮而不虚弱，邪气一般不能单独伤人致病。因此疾病的产生，首先是身体虚弱，又感受了贼风邪气的侵袭，两种因素相结合，才会产生疾病。一般人们在实

[1] 常数：指自然的一般规律。

[2] 清湿：指水湿之邪。

[3] 淫泆：邪气在体内泛滥横行。

 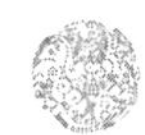

风，与其身形，两虚[1]相得，乃客其形。两实[2]相逢，众人肉坚[3]，其中于虚邪也，因于天时，与其身形，参以虚实，大病乃成，气有定舍，因处为名，上下中外，分为三员。

是故虚邪之中人也，始于皮肤，皮肤缓则腠理开，开则邪从毛发入，入则抵深，深则毛发立，毛发立则淅然[4]，故皮肤痛。留而不去，则传舍于络脉，在络之时，痛于肌肉，其痛之时息[5]，大经乃代[6]，留而不去，传舍于经，在经之时，洒淅喜惊。留而不去，传舍于输[7]，在输之时，六经不通四肢，则肢节痛，腰脊乃强。留而不去，传舍于伏冲之脉[8]，在伏冲之时，体重身痛。留而不去，传舍于肠胃，在肠胃之时，贲响[9]腹胀，多寒则肠鸣飧泄，食不化，多热则溏出糜[10]。留而不去，传舍于肠胃之

际生活中，若身体强壮，肌肉坚实，四时之气正常，则不容易发生疾病。凡是疾病的发生，决定于四时气候是否正常，以及身体素质是否强壮，即人体正气不足而邪气盛，就会发生疾病。邪气一般都根据其不同性质侵袭人体的一定部位，再根据不同的发病部位而确定其名称。邪气侵袭的部位有三员，上下属外为两员，加中之一员，共三员。

因此，虚邪贼风侵袭人体，先从最表层的皮肤开始，若皮肤不能收固致密，腠理就会开泄，邪气趁机从毛孔而入，若逐渐向深处侵犯，一般会出现恶寒战栗，毫毛悚然竖起，皮肤也会出现束紧疼痛的感觉。若邪气滞留不除，就会渐渐传到络脉，邪气在络脉时，肌肉可出现疼痛。疼痛时作时止，是邪气将由络脉传到经脉。若病邪得不到解除而滞留在经脉，则会不时出现颤抖和惊悸的现象。邪气滞留不散可传人并潜伏在输脉，其在输脉时，足太阳经的六经俞穴受病，六经之气被邪气阻滞而不能通达四肢，四肢关节因而疼痛，腰脊也强痛不适。若邪气滞留不祛，则冲脉传入脊内，冲脉受犯就会出现体重身痛的症状。若邪气滞留不能祛除，会进一步深入并藏伏在肠胃，邪在肠胃则会出现肠鸣腹胀等症状。寒邪亢盛，则泄泻完谷不化；热邪亢盛，则湿热下利或大便如糜而肛门灼热。如果邪气滞留尚不能祛除，传到肠胃之外半表半里的募原，留着于血脉之中，邪气就会与气血相互凝结，久则聚结为积块。总之，邪气侵犯人体后，或留在小的孙络，或留在络脉，或留在经脉，或留在输脉，或留在伏冲之脉，或留在膂筋，或留在肠胃外的募原，

---

［1］两虚：指自然界的虚风和人体正气的亏虚。自然界的虚风即是外邪。

［2］两实：指自然界气候正常以及人体正气充实。

［3］肉坚：肌肤腠理固密。

［4］淅然：寒战发抖的样子。

［5］痛之时息：疼痛间歇性发作，时作时休。

［6］大经乃代：病邪由络脉入侵经脉，经脉代替络脉受邪。

［7］输：指足太阳膀胱经。下文的输经亦同。

［8］伏冲之脉：冲脉循行靠近脊柱里面者。

［9］贲响：腹中因气上冲而鸣响。

［10］糜：糜烂腐败，这里是指热性泻痢的大便腐败、恶臭的特性。

外，募原之间，留着于脉，稽留而不去，息而成积[1]，或着孙脉，或着络脉，或着经脉，或着输脉，或着于伏冲之脉，或着于膂筋[2]，或着于肠胃之募原，上连于缓筋[3]，邪气淫泆，不可胜论。

上连缓筋，邪气浸淫泛滥人体各个组织而造成各种各样的疾病，难以言尽。

黄帝曰：愿尽闻其所由然。岐伯曰：其着孙络之脉而成积者，其积往来上下，臂[4]手孙络之居也，浮而缓[5]，不能句积[6]而止之，故往来移行[7]肠胃之间，水凑渗注灌，濯濯有音，有寒则䐜䐜满雷引[8]，故时切痛，其着于阳明之经，则挟脐而居，饱食则益大，饥则益小。其着于缓筋也，似阳明之积，饱食则痛，饥则安。其着于肠胃之募原也，痛而外连于缓筋，饱食则安，饥则痛。其着于伏冲之脉者，揣之应手而动，发手则热气下于两股，如汤沃之状。其着于膂筋，在肠后者饥则

黄帝说：我希望您能将积病的始末原因、内在病机讲给我听。岐伯说：邪气停留在孙络而形成的积病，疼痛点上下游动，因积停留于孙络，而孙络表浅松弛，所以不能拘束积于一处而使之固定不移，疼痛表现呈游动性。如果积停留于肠胃间的孙络，肠胃间的水液渗透灌注，则会形成水液停聚，吸收代谢失调，有时发出濯濯的水声。寒邪盛则阳不化水，上下不运，气机不通，腹部胀满雷鸣，并出现刀割样疼痛。若邪气留在足阳明经而形成积滞，积滞位于脐的两旁，饱食后则积块较大，饥饿空腹时积块较小。如果邪气留在缓筋而成积，其形状表现和阳明经的积块相似，但疼痛的特点是饱食时出现疼痛、饥饿时不痛。若邪气留在肠胃之膜原而成积，疼痛时牵连到肠外的缓筋，特点是饱食后不痛、饥饿时疼痛。若邪气留在伏冲之脉而成积，用手切按腹部，积搏动应手，并随搏动而阵阵作痛。举手时则患者自觉有一股热气下行，放射到两股之间，就像用热汤浇灌一样，难以忍受。若邪气留在膂筋而成积，饥饿时肠胃空虚可以触摸到，饱食后肠胃充实则触摸不到。若邪气留在输脉而成积，脉道闭塞不通，津液不能上下输布，汗孔或其他孔窍干涩，壅塞不通。这些都是邪气从外部侵犯内部，从上部转变到下部的临床表现。

[1] 息而成积：停留不行而成积聚。

[2] 膂筋：肠后脊膂之筋也。

[3] 缓筋：足阳明筋，以阳明之气主缓。

[4] 臂：《甲乙经》作“擘”，表示聚。

[5] 浮而缓：孙络及浮络位置表浅而松散。

[6] 句积：约束或积聚气体。

[7] 往来移行：孙络之积的症状因其孙络的表浅不固定而往来不定。

[8] 雷引：肠鸣声亢进并牵引疼痛。

 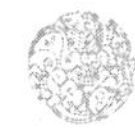

积见，饱则积不见，按之不得。其着于输之脉者，闭塞不通，津液不下，孔窍干壅，此邪气之从外入内，从上下也。

黄帝曰：积之始生，至其已成，奈何？岐伯曰：积之始生，得寒乃生，厥乃成积也。黄帝曰：其成积奈何？岐伯曰：厥气生足悗[1]，悗生胫寒，胫寒则血脉凝涩，血脉凝涩则寒气上入于肠胃，入于肠胃则䐜胀，䐜胀则肠外之汁沫迫聚不得散，日以成积。卒然多食饮，则肠满，起居不节、用力过度则络脉伤，阳络[2]伤则血外溢，血外溢则衄血，阴络[3]伤则血内溢，血内溢则后血[4]。肠胃之络伤则血溢于肠外，肠外有寒，汁沫与血相抟，则并合凝聚不得散而积成矣。卒然外中于寒，若内伤于忧怒，则气上逆，气上逆则六输不通，温气不行，凝血蕴里而不散，津液涩渗，着而不去，而积皆成矣。

黄帝问：积病从发生到形成，其发展过程是怎样的？岐伯答：积病的起始，是受寒邪的侵害而发生的，主要是寒邪厥逆上行而生成积病。黄帝又问：寒邪导致积病的病理过程是怎样的？岐伯回答说：寒邪造成厥逆之气，先使足部阳气不通，血液凝涩，逐渐又导致胫部寒冷，进而使血脉凝滞，久之寒冷之邪上逆进入肠胃，导致气机不通而腹胀，腹胀则肠道外组织间的水液汁沫聚积不得消散，这样日益加重而形成积病。又因突然暴食暴饮，使肠胃经脉过于充盈，或因生活起居不慎，或因用力过度，均可以使细小的络脉损伤。若表浅的阳络受到损伤，血会外溢，表现出各种衄血的症状。若深部的阴络受到损伤，则血内溢，出现便血的症状。若肠胃的络脉受到损伤，则血溢散到肠道外的腹腔组织间，适逢肠外有寒邪寄留，肠外的水液汁沫同外溢的血液相抟结，凝聚在一起不能消散而发展成为积病。此外，外感寒邪，内又有忧伤思虑，或郁怒愤闷等情志损伤，使气机紊乱、上逆，继而影响六经气血运行不畅，阳气不运，不能温煦血液而形成凝血，凝血蕴结裹束不得消散，津液渗透不利，留着而不得布散，就形成了积病。

黄帝曰：其生于阴[5]者，奈

黄帝问：病生于阴者的致病因素又有哪些呢？岐

[1] 足悗：悗同“闷”，这里指足部酸痛不适，活动不灵活。

[2] 阳络：位置在上、在表的络脉。

[3] 阴络：位置在下、在里的络脉。

[4] 后血：便血。

[5] 阴：指在内的五脏，与六腑相对。

何？岐伯曰：忧思伤心，重寒伤肺，忿怒伤肝，醉以入房，汗出当风伤脾，用力过度，若入房汗出，浴则伤肾。此内外三部之所生病者也。

伯说：忧愁思虑过度则伤心，在饮食寒凉的基础上又感受风寒之邪，双重的寒邪可损伤肺脏。忿恨恼怒过度则肝脏受伤。酒醉后行房事，汗出又受风，则脾脏受伤。用力过度，或行房事而大汗淋漓如同刚刚出浴，则容易损伤肾脏。上述就是内外三部发生疾病的一般规律。

黄帝曰：善。治之奈何？岐伯答曰：察其所痛，以知其应，有余不足，当补则补，当泻则泻，毋逆天时[1]，是谓至治[2]。

黄帝说：说得好。怎样治疗呢？岐伯说：审察疼痛的特点和部位，可以知道病变之所在，根据其虚实和各种证候表现，当补则补、当泻则泻，同时不要违背四时气候和脏腑的关系，这就是正确的治疗原则。

行针第六十七

黄帝问于岐伯曰：余闻九针于夫子，而行之于百姓，百姓之血气，各不同形，或神动而气先针行；或气与针相逢；或针已出，气独行；或数刺乃知；或发针而气逆；或数刺病益剧。凡此六者，各不同形，愿闻其方。岐伯曰：重阳之人，其神[3]易动，其气[4]易往也。

黄帝问岐伯：我从您这里了解了有关九针的理论，在施治过程中，发现人们的血气盛衰是不一样的，对针刺的反应也有明显的不同。有的人在进针前神情就有变化，精神高度紧张，并对针感有强烈的反应；有的人进针后马上就有得气的感觉；有的人在出针后才有反应；还有的很不敏感，经过数次针刺才有反应；有的甚至进针后就出现气逆、晕针等不良反应；更有甚者，经过几次针刺治疗后病情反而加重。上述六种情况表现各不相同，我想知道其中的道理。岐伯回答说：重阳型人，易于激动，表现为高度敏感，对针感反应很强烈。

黄帝曰：何谓重阳之人？岐伯曰：重阳之人，熇（hè）熇高高[5]，言语善疾，举足善高，心

黄帝问：重阳型人是什么样的？岐伯说：重阳型人的神气禀性如同火一样轰轰烈烈，精力充沛，说话爽朗流利，趾高气扬。因为这种人的心肺脏气有余，功能旺盛，阳气充盛滑利而易发越激扬，所以其神情易激动而

[1] 天时：自然规律。

[2] 至治：最好的治疗。

[3] 神：此处指知觉、感觉。

[4] 气：指经气。

[5] 熇熇高高：《甲乙经》作“矫矫蒿蒿”。这里指重阳之人情感热烈、神态活跃。

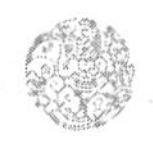

肺之脏气有余，阳气滑盛而扬，故神动而气先行。

对针刺反应强烈。

黄帝曰：重阳之人而神不先行者，何也？岐伯曰：此人颇有阴者也。

黄帝问：有些重阳型人神情并不易激动，这是什么道理呢？岐伯说：这种人虽然阳气炽盛，但阴气也盛，阳中有阴。

黄帝曰：何以知其颇有阴者也。岐伯曰：多阳者，多喜；多阴者，多怒，数怒者，易解，故曰颇有阴。其阴阳之离合难，故其神不能先行也。

黄帝又问：怎么知道这种人阳中有阴呢？岐伯说：多阳的人情绪高涨，精神愉快，常喜形于色。多阴则精神抑郁，心情紧张，经常恼怒不快，好发脾气，但很容易缓解，根据上述特点说明这种人阳中有阴。因此，阳为阴滞，阴阳离合困难，神气就不易激动，反应也不会很强烈。

黄帝曰：其气与针相逢，奈何？岐伯曰：阴阳和调，而血气淖泽滑利，故针入而气出，疾而相逢也。

黄帝问：有的患者对针刺很敏感，进针后很快得气，这是为什么呢？岐伯说：这是因为人的阴阳均衡协调，气血濡润和畅，所以进针后很快就出现得气的反应。

黄帝曰：针已出而气独行者，何气使然？岐伯曰：其阴气多而阳气少，阴气沉而阳气浮，沉者内藏，故针已出，气乃随其后，故独行也。

黄帝又问：有的人在起针后才出现反应，其内在的机制是什么？岐伯说：因为这种人多阴而少阳，阴的性质主沉降，阳的性质主升浮，阴偏盛则沉潜敛藏占优势，所以针刺时反应迟缓，当出针后，阳气随其针而上浮，才出现反应。

黄帝曰：数刺乃知，何气使然？岐伯曰：此人之多阴而少阳，其气沉而气往难，故数刺乃知也。

黄帝问：有的人经过几次针刺治疗后才出现反应，是为什么呢？岐伯说：因为这种人多阴而少阳，其气机沉潜至深，反应低下而气难至，对针刺极不敏感，所以通过几次针刺后才出现反应。

黄帝曰：针入而气逆者，何气使然？岐伯曰：其气逆与其数刺病益甚者，非阴阳之气，浮沉之势也。此皆粗[1]之所败，上之所失[2]，其形气无过焉。

黄帝问：有的人刚刚进针即出现气逆晕针的不良反应，这是为什么？岐伯说：进针后出现气逆晕针的不良反应，或经过多次针刺治疗后病情反而加重恶化者，并不是由于患者的体质阴阳偏盛偏衰，以及气机的升浮沉降造成的，而是因为医生本身技术不高明，是治疗上的失误，与患者的形气体质无关。

[1] 粗：粗工，指技术低劣的医生。

[2] 上之所失：据《太素》应为“工之所失”，工指医生。

上膈第六十八

黄帝曰：气为上膈[1]者，食饮入而还出，余已知之矣。虫为下膈[2]。下膈者，食晬（zuì）时[3]乃出，余未得其意，愿卒闻之。岐伯曰：喜怒不适，食饮不节，寒温不时，则寒汁流于肠中。流于肠中则虫寒，虫寒则积聚，守于下管[4]，则肠胃充郭[5]，卫气不营，邪气居之。人食则虫上食，虫上食则下管虚，下管虚则邪气胜之，积聚以留，留则痈成，痈成则下管约[6]。其痈在管内者，即而痛深，其痈在外者，则痈外而痛浮，痈上皮热。

黄帝问：因为气机郁结在上，形成食后即吐的上膈证，我已经知道了。至于因虫积在下所形成的下膈证，食后经过一天左右才吐出，我还不甚了解其中的道理，希望您详尽地给我讲讲。岐伯说：由于不能很好地调节情志活动，饮食没有节制，不能适应气候的寒温变化，使脾胃运化失常，寒湿流注肠道，肠道中的寄生虫因寒冷而集结在一起，虫聚积在下脘，肠胃扩张，卫气不能正常营运，邪气也稽留在这里。进餐时，寄生虫闻到气味便上行觅食，使下脘空虚，邪气就趁虚侵入，稽留日久而形成痈肿。内部痈肿使肠管狭窄而传化不利，所以食后经过一天仍会吐出。如果痈肿发生在下脘内，则疼痛的部位较深；如果痈肿发生在下脘外，则疼痛的部位较浅，同时，在发生痈的部位皮肤会发热。

黄帝曰：刺之奈何？岐伯曰：微按其痈，视气所行，先浅刺其傍，稍内益深，还而刺之，毋过三行，察其沉浮，以为深浅。已刺必熨，令热入中，日使热内，邪气益衰，大痈乃溃。伍以参禁，以除其

黄帝问：怎样用针刺治疗呢？岐伯说：针刺的方法是用手轻轻地按摩痈肿的部位，以观察痈肿部位的大小和病气发展的动向。先浅刺痈肿周边，再逐渐深刺。如此反复行针但不要超过三次。进针的深浅，要根据病位的深度决定。针刺后须加用熨法，使热气直达体内。只要使阳气日渐温通，邪气日趋衰退，内痈也就逐渐消散了。同时，还要配合适当的护理，清心寡欲，使元气得以恢复。另外，可服用咸苦的药物，以软坚化积，使食

[1] 上膈：食入而旋即吐出的一种病证。

[2] 下膈：食物入胃后经过一段时间才吐出的一种病证。

[3] 晬时：指一昼夜。

[4] 下管：胃脘下部。

[5] 郭：轮廓，在这里指腹腔。

[6] 下管约：下脘部约束不通。

 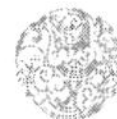

内[1]，恬憺无为，乃能行气，后以咸苦，化谷乃下矣。

物得以消化而向下传输。

忧恚无言第六十九

黄帝问于少师曰：人之卒然忧恚（huì）[2]，而言无音者，何道之塞，何气出行，使音不彰？愿闻其方。少师答曰：咽喉者，水谷之道也。喉咙者，气之所以上下者也。会厌者，声音之户也。口唇者，音声之扇也。舌者，音声之机也。悬雍垂者，音声之关者。颃颡[3]者，分气之所泄也。横骨[4]者，神气所使主发舌者也。故人之鼻洞涕出不收者，颃颡不开，分气失也[5]。是故厌小而疾薄[6]，则发气疾，其开阖利，其出气易，其厌大而厚，则开阖难，其气出迟，故重（chóng）言[7]也。人卒然无音者，寒气客于厌，则厌不能发，发不能下至，其开阖不致，故无音。

黄帝问少师：有人由于突然忧郁或愤怒，引起张口说话但不能发音，是人体内哪一条通道阻塞了，又是哪种气机障碍而使气不能通行，导致不能发声的，希望听一听其中的道理。少师说：咽部下通于胃，是受纳水谷的必经之路。喉咙下通于肺，是气息呼吸出入的道路。会厌在咽部和喉咙之间，能够开启和闭合，是声音发出的门户。口唇的开张和闭合，犹如开启言语声音的两扇门。舌体上下前后运动，是言语声音的枢机。悬雍垂是发音成声的关键所在。颃颡又称后鼻道，声音气流一部分由此通过，协助发声。横骨因舌骨横于舌根而得名，受意识支配，是控制舌体运动的组织。因此，鼻腔涕液流而不能收摄，则颃颡闭塞不通，分气失职，多伴有鼻塞声重。会厌薄小的人一般呼吸畅快，开合流利，所以语言流畅；若会厌厚大，则开合不利，气体出入迟缓，所以说话滞涩或口吃不畅。如果人突然失音，是因为会厌感受了风寒之邪，气道不利，会厌启闭失权，气机不畅，发声器官功能失调导致的，从而形成了所谓的失音证。

[1] 伍以参禁，以除其内：参考配伍各种禁忌，用来清除内邪。内，有另一解，指性生活，即此时还应避免性生活，可参。

[2] 恚：愤恨。

[3] 颃颡：即鼻后孔所在的部位。

[4] 横骨：指舌骨。

[5] 分气失也：口腔与鼻腔气机分流失调。

[6] 疾薄：灵活敏捷。

[7] 重言：言謇语塞，说话不流利，如口吃一类。

黄帝曰：刺之奈何？岐伯曰：足之少阴，上系于舌，络于横骨，终于会厌。两泻其血脉，浊气乃辟。会厌之脉，上络任脉，取之天突，其厌乃发也。

黄帝问：如何用针刺治疗失音证呢？岐伯说：足少阴肾经，从足部上行，一直联结到舌根部，并联络横骨，终止于喉间的会厌。针刺治疗时，应取足少阴肾经上联于会厌的血脉，用泻法重复两次，放血泻其邪气，浊邪才能排除。足少阴肾经在会厌的络脉，同任脉相联结，再取任脉的天突穴进行刺治，会厌便能恢复开合，发声即可恢复正常。

寒热第七十

黄帝问于岐伯曰：寒热瘰疬（luǒ lì）[1]在于颈腋者，皆何气使生？岐伯曰：此皆鼠瘘[2]寒热之毒气也，留于脉而不去者也。

黄帝问岐伯：发冷、发热的瘰疬病，多发生在颈部和腋下，这是为什么呢？岐伯说：这是鼠瘘病的寒热毒气稽留在经脉，不能消除的结果。

黄帝曰：去之奈何？岐伯曰：鼠瘘（lòu）之本皆在于脏，其末上出于颈腋之间，其浮于脉中，而未内着于肌肉，而外为脓血者，易去也。

黄帝问：这种病能消除吗？岐伯说：鼠瘘病本在于内脏，其症状仅在颈部和腋部表现出来。如果毒气只在表浅的经脉中浮游，而没有停留在深部的肌肉而腐烂成脓血，便容易治疗。

黄帝曰：去之奈何？岐伯曰：请从其本引其末，可使衰去，而绝其寒热。审按其道以予之，徐往徐来以去之，其小如麦者，一刺知，三刺而已。

黄帝问：如何进行治疗呢？岐伯说：应从疾病的根源着手治疗，以扶助正气，并通过治疗促使外在的瘰疬毒邪消散，以消除发冷发热的症状。同时，要明察发病的脏腑经脉，以便循经取穴，行针治疗。针刺时，要慢慢进针出针，从而达到扶正祛邪的目的。瘰疬初起，形小如麦粒者，针刺一次便能见效，针刺三次就可痊愈。

黄帝曰：决其生死奈何？岐伯曰：反其目[3]视之，其中有赤脉，

黄帝问：如何推断瘰疬病的预后呢？岐伯说：推断其预后的方法是，翻开患者的眼睑进行观察，若眼中有

[1] 瘰疬：是发生于颈部和腋下的一种慢性疾病，主要表现为结节硬肿，无活动度，可见硬块一个连接一个，如贯珠状。亦有云小者为瘰，大者为疬。

[2] 鼠瘘：瘰疬溃破后，形成窦道，犹如鼠洞，故名之为鼠瘘。

[3] 反其目：将眼皮翻开。

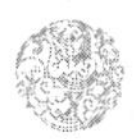

上下贯瞳子，见一脉，一岁死；见一脉半，一岁半死；见二脉，二岁死；见二脉半，二岁半死；见三脉，三岁而死。见赤脉不下贯瞳子，可治也。

红色的脉络，上下贯通瞳子，便是病情恶化的征兆。若出现一条红色的脉络，则死期在一年之内；若出现一条半红色的脉络，则死期为一年半之内；若出现两条红色的脉络，则死期为两年之内；若出现两条半红色的脉络，则死期为两年半；若出现三条红色的经络，则死期为三年；若只有红色的脉络而没有贯通瞳子，则尚能够治疗。

邪客第七十一

黄帝问于伯高曰：夫邪气之客人也，或令人目不瞑者，何气使然？伯高曰：五谷入于胃也，其糟粕、津液、宗气，分为三隧[1]。故宗气积于胸中，出于喉咙，以贯心脉，而行呼吸焉。营气者，泌其津液，注之于脉，化以为血，以荣四末，内注五脏六腑，以应刻数[2]焉。卫气者，出其悍气之慓疾[3]，而先行于四末、分肉、皮肤之间，而不休者也。昼日行于阳，夜行于阴，常从足少阴之分间，行于五脏六腑。今厥气客于五脏六腑，则卫气独卫其外，行于阳，不得入于阴。行于阳则阳气盛，阳气盛则阳跷陷[4]，

黄帝问伯高：邪气侵袭人体，有时令人不能闭目安眠，为什么呢？伯高说：食物进入胃中，通过消化吸收后，宗气聚于上焦，津液出于中焦，糟粕由下焦排出体外，即进入体内的食物共有三条走向。上焦的宗气积聚在胸中，上出于喉咙，贯通心肺而行呼吸之气。中焦化生营气，分泌津液，渗注于脉中而化为血液。在外可以荣养四肢，向内灌注于五脏六腑，营运周身与昼夜的时间相应。卫气，是食物中剽悍之气所化生，流动迅猛滑利，首先行于四肢、分肉、皮肤之中。白天从足太阳膀胱经开始运行于人体的阳分，夜间以足少阴肾经为起点运行于阴分，常从足少阴肾经和足太阳膀胱经的交接处周流于五脏六腑。若有厥逆之气滞留五脏六腑，则迫使卫气只能在阳分运行而不得入于阴分。由于卫气仅行于阳分，在表的阳气则会偏胜，使阳跷脉气充满。卫气不能入于阴分则阴虚，故导致失眠。

[1] 隧：隧道，指在体内通行的途径。

[2] 刻数：古代的计时单位。古人将一昼一夜分为一百刻，平均一小时有四刻，而营气每两刻循环一次，一天之中循环五十次，正好与昼夜刻数相合。

[3] 慓疾：急速而又滑利。

[4] 陷：《甲乙经》作“满”，指阳跷之气充满。

不得入于阴，阴虚，故目不瞑。

黄帝曰：善。治之奈何？伯高曰：补其不足，泻其有余，调其虚实，以通其道，而去其邪。饮以半夏汤一剂，阴阳已通，其卧立至。

黄帝说：讲得好，那该怎么治疗呢？伯高说：首先用针刺补阴分之不足，泻阳分之有余，使阴阳相互协调，疏通营卫运行的道路，消除引起营卫逆乱的邪气。然后再服用半夏汤一剂，通调阴阳经气，便可立即安卧入睡。

黄帝曰：善。此所谓决渎壅塞，经络大通，阴阳和得者也。愿闻其方。伯高曰：其汤方以流水千里以外者八升，扬之万遍，取其清五升煮之，炊以苇薪，火沸，置秫（shú）米[1]一升，治半夏五合，徐炊，令竭[2]为一升半，去其滓，饮汁一小杯，日三，稍益，以知为度，故其病新发者，覆杯则卧[3]，汗出则已矣。久者，三饮而已也。

黄帝说：讲得好，这种针药并用的治法，就像决开水道、清除淤塞一样，使经络通畅，阴阳调和。我想听听半夏汤的组成、制法和服用方法。伯高说：半夏汤是用千里长流水八升，先煮此水，用杓扬之千万遍，然后沉淀澄清，取上面的清水五升，用芦苇作燃料再煮之，水沸后，放入秫米一升、制半夏五合，继续用火慢熬，煎至药汤浓缩到一升半时，去掉药渣即成。每次服用一小杯，每日服用三次，逐次稍微加量，以见效为度。若为新病，服药后很快就能入睡，出汗后病就痊愈了。病程较长者，须服三剂才能痊愈。

黄帝问于伯高曰：愿闻人之肢节以应天地奈何？伯高答曰：天圆地方，人头圆足方以应之。天有日月，人有两目；地有九州[4]，人有九窍；天有风雨，人有喜怒；天有雷电，人有音声；天有四时，人有四肢；天有五音，人有五脏；天有六律[5]，人有六腑；天

黄帝问伯高：人的肢体怎样与自然界的现象相联系呢？我想了解这方面的情况。伯高说：天是圆形的，地是方形的，人体头颅呈圆形以应天，足呈方形以应地。天上有日月，人有两只眼睛。大地有九州，人体有九个孔窍。天有风雨阴晴的气候变化，人有喜怒哀乐的情志活动。天有电闪雷鸣，人有声音。天有四季，人有四肢。天有五音，人有五脏。天有六律，人有六腑。天有冬夏相对的变迁，人有寒热不同的表现。天有十干，人有手十指。地有十二支，人有足十趾和阴茎、睾丸，女子不足十二数所以能够孕育人形。天有

[1] 秫米：粟米之中黏糯者，又称黄米、糯秫、糯粟、黄糯。性味甘，微寒。能益脾和胃、安神、止泻。

[2] 竭：浓缩，熬制。

[3] 覆杯则卧：形容药物效果明显，杯子刚倒过来，就可安睡。

[4] 九州：古代中国人将全国划分为九个区域，即所谓的“九州”。据《尚书·禹贡》记载，九州为冀州、兖州、青州、徐州、扬州、荆州、梁州、雍州和豫州。

[5] 六律：六律阳声，黄钟、太蔟、姑洗、蕤宾、夷则、无射。

有冬夏，人有寒热；天有十日[1]，人有手十指；辰有十二，人有足十指，茎垂[2]以应之，女子不足二节，以抱人形[3]；天有阴阳，人有夫妻；岁有三百六十五日，人有三百六十五节；地有高山，人有肩膝；地有深谷，人有腋腘；地有十二经水，人有十二经脉；地有泉脉，人有卫气；地有草蓂（míng）[4]，人有毫毛；天有昼夜，人有卧起；天有列星，人有牙齿；地有小山，人有小节；地有山石，人有高骨；地有林木，人有募筋[5]；地有聚邑（yì），人有䐃肉[6]；岁有十二月，人有十二节[7]；地有四时不生草，人有无子。此人与天地相应者也。

阴阳相交感，人有夫妻相配偶。一年有三百六十五天，人有三百六十五个骨骼。地有高山，人有膝肩。地有深谷，人有腋窝和腘窝。地上有十二条大的河流，人体有十二条主要经脉。地下有泉水流动，人体有卫气运行。地上有草丛生，人身有毫毛相应。天有昼夜交替，人有起卧更迭。天有列星，人有牙齿。地上有小山丘，人体有小关节。地有山石，人有高骨。地面上有树木成林，人体内有筋膜密布。地上有城镇，人体有隆起的肌肉。一年有十二个月，人体四肢有十二个关节。大地有四季草木不生的荒地，人有终生不能生育子女的情况，这些都是人体与自然界相应的现象。

黄帝问于岐伯曰：余愿闻持针之数[8]，内针之理，纵舍[9]之意，扞（gǎn）皮[10]开腠理，奈何？脉之屈折，出入之处，焉至而出，焉至而

黄帝问岐伯：我想了解持针的方法和进针的原理，用手指舒展皮肤而使腠理开泄的手法，还有经脉的屈折迂回，出入汇合的部位，在经气流注的过程中，从哪里出，到哪里止，在哪里缓慢，到哪里疾急，到哪里而入？又是在哪里进入六腑的输穴而

[1] 十日：十天干，甲、乙、丙、丁、戊、己、庚、辛、壬、癸。
[2] 茎垂：指阴茎与阴囊。
[3] 以抱人形：指孕育胎儿。
[4] 蓂：古代传说中的一种瑞草。
[5] 募筋：指密布的筋膜。
[6] 䐃肉：肌肉丰隆的地方。
[7] 十二节：指腕、肘、肩、髋、膝、踝左右共十二个关节。
[8] 数：同“术”，技术。
[9] 纵舍：纵，缓慢，指缓缓用针；舍，舍弃，指不用针刺法。
[10] 扞皮：指用手将肌肤表层的纹理伸展，然后浅刺皮肤，而不伤肌肉的一种针刺方法。

止，焉至而徐，焉至而疾，焉至而入，六腑之输于身者？余愿尽闻其序。别离之处，离而入阴，别而入阳，此何道而从行？愿尽闻其方。岐伯曰：帝之所问，针道毕矣。

通贯于全身的？所有这些经脉循行的情况，我都希望了解。另外，经脉的经别分出的地方是哪里？阳经是怎样以输穴分出而进入阴经的，阴经又是怎样由输穴分出而进入阳经的？它们之间是通过什么路径沟通的呢？希望您能详尽地说明其中的道理。岐伯回答说：从您所提的问题来看，针法的要理全在其中了。

黄帝曰：愿卒闻之。岐伯曰：手太阴之脉，出于大指之端，内屈，循白肉际[1]，至本节[2]之后太渊，留以澹[3]，外屈，上于本节下，内屈，与阴诸络会于鱼际，数脉并注，其气滑利，伏行壅骨[4]之下，外屈，出于寸口而行，上至于肘内廉，入于大筋之下，内屈，上行臑阴[5]，入腋下，内屈，走肺。此顺行逆数[6]之屈折也。心主之脉，出于中指之端，内屈，循中指内廉以上，留于掌中，伏行两骨之间，外屈，出两筋之间，骨肉之际，其气滑利，上二寸，外屈，出两筋之间，上至肘内廉，入于小筋之下，留两骨之会，上入于胸中，内络于心脉。

黄帝说：请您具体讲讲吧。岐伯说：手太阴肺经，出于大指指端，然后向内侧弯曲，沿大指内侧的赤白肉际到大指本节后的太渊穴，经气汇合于此并形成寸口脉，再屈折向外上行于本节下，向内屈行与各阴脉络合在鱼际部位。由于几条阴经都汇合于此，所以其脉气充盈滑利。手太阴肺经伏行于大指本节后的腕骨，再屈折向外，浮出于寸口部，循于臂曲侧外缘上行，到肘内侧而进入肘关节的大筋之下，又向内屈折上行，通过上臂臑部的内侧进入腋下，向内屈行进入肺中。这就是手太阴肺经由手至胸逆行屈折出入的顺序。手厥阴心包经，出于中指指尖，内屈沿中指内侧上行，流注于掌中的劳宫穴，然后伏行于尺骨和桡骨之间再向外屈折出行于两筋之间的骨肉交界处，它的脉气流动滑利，离开腕部上行二寸后，向外屈折出行于两筋之间，上至肘内侧，进入小筋之下，流注于尺骨和桡骨在肘关节的会合处，再沿臂上行入于胸中，内联于心脏。

黄帝曰：手少阴之脉，独无腧[7]，

黄帝问：为什么唯独手少阴心经没有输穴呢？岐

[1] 白肉际：四肢的掌侧为内、为阴，其色白，故称之为白肉际。

[2] 本节：手指、足趾与手掌、足掌关联的地方，即掌关节。

[3] 澹：水摇动的样子。

[4] 壅骨：手大指本节后突出的骨头，即大拇指的第三节指骨。

[5] 臑阴：从肩部至肘部的内侧称为臑阴。

[6] 顺行逆数：手太阴肺经之脉，从肺走手为顺行，从手走肺为逆行。

[7] 独无腧：十二经脉各有其五输穴，但在《本输》中唯独手少阴心经没有输穴，实际上其输穴与手厥阴心包经共有。

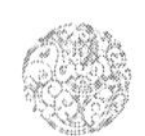

何也？岐伯曰：少阴，心脉也。心者，五脏六腑之大主也，精神之所舍也，其脏坚固，邪弗能容也。容之则心伤，心伤则神去，神去则死矣。故诸邪之在于心者，皆在于心之包络。包络者，心主之脉也，故独无腧焉。

伯说：手少阴心经是心所主的经脉，心是五脏六腑的主宰，是贮藏精气的内脏。心脏坚固则不会被邪气侵犯，若邪气侵入并损伤心脏，则会使神气耗散，人也就死亡了，一般各种邪气凡侵袭心脏的，都会侵犯心包络。心包络所主的经脉是手厥阴心包经，所以唯独手少阴心经没有输穴。

黄帝曰：少阴独无腧者，不病乎？岐伯曰：其外经病而脏不病，故独取其经于掌后锐骨之端。其余脉出入屈折，其行之徐疾，皆如手少阴心主之脉行也。故本腧者，皆因其气之虚实疾徐以取之，是谓因冲[1]而泻，因衰而补，如是者，邪气得去，真气坚固，是谓因天之序。

黄帝问：唯独手少阴心经没有输穴，难道它不感受病邪吗？岐伯说：脏腑各有经脉，脏居于内，经脉行于外，心脏坚固不能受邪，外行经脉则会感受邪气而发病。因此，在心经有病时，可以针刺本经在掌后锐骨之端的神门穴。其余经脉的出入屈折、运行的缓急，都与手太阴肺经和手厥阴心包经的循行情况相似，因而各经有病，都可以取本经的输穴。治疗时，要根据各经经气的虚实缓急分别调治。这种补虚泻实的方法可以祛邪外出，坚固真气，也符合自然规律。

黄帝曰：持针纵舍奈何？岐伯曰：必先明知十二经脉之本末[2]，皮肤之寒热，脉之盛衰滑涩。其脉滑而盛者，病日进；虚而细者，久以持；大以涩者，为痛痹。阴阳如一[3]者，病难治。其本末[4]尚热者，病尚在；其热以衰者，其病亦去矣。持其尺，察其肉之坚脆，大小滑涩，寒温燥湿。因视目之五色，以知五脏，而决死生。视其血脉，察其色，以知其寒

黄帝问：针刺治疗的具体方法是怎样的？岐伯说：首先应明确十二经脉的起止和皮肤的寒热，以及脉象的盛衰滑涩，然后决定是否运用针刺的方法。如脉滑而有力，是病势正在发展的征象。脉细无力，是久病气虚的表现。脉大而涩，是气血不通的痛痹。若表里俱伤，气血都已衰竭，寸口脉和人迎脉气势表现大体一致，比较难治，不宜针刺。凡是胸腹和四肢还在发热，说明病邪没有消退，不要停止治疗；若发热消退，说明邪气消除，病趋痊愈。同时，通过诊察尺肤肌肉的坚实与脆弱，皮肤的滑涩与寒温、燥湿等情况，以及观察两目的五色，可以分辨五脏的病变，判断疾病的预后。观察血络所呈现的不同色泽，便能推断是寒热、痛痹等证。

[1] 冲：这里指壮盛。

[2] 本末：这里指十二经脉的起止和循行部位。

[3] 阴阳如一：这里指表里俱伤，阴阳俱败。

[4] 本末：本指胸腹，末指四肢。

热痛痹。

黄帝曰：持针纵舍，余未得其意也。岐伯曰：持针之道，欲端以正，安以静。先知虚实而行疾徐。左手执骨，右手循之，无与肉果[1]。泻欲端以正，补必闭肤，辅针导气，邪得淫泆[2]，真气得居。

黄帝说：针刺治疗的操作方法和穴位的取舍，我还不能详细了解其内在的含义。岐伯说：持针的规律，首先要端正态度，心情安静，聚精会神，察明疾病的虚实，然后确定施行缓、急、补、泻的手法。用左手标示骨骼肌肉的位置，右手循穴进针，进针时不要用力过猛，防止针被肌肉裹住而发生弯针、滞针的不良后果。施行泻法时，必须针体垂直下针，施行补法，出针时必须用手按压针孔，以使其闭合，在针刺过程中还应采用提、插、捻、转等辅助行针的方法，以导引正气，消散邪气，真气自然就固守体内了。

黄帝曰：扦皮开腠理奈何？岐伯曰：因其分肉，左别其肤，微内而徐端之，适神不散，邪气得去。

黄帝问：舒展皮肤使腠理开泄的刺法如何操作呢？岐伯说：用手按在分肉间的穴位上，从穴位的皮肤上进针，轻微用力，慢慢垂直进针，这种刺皮而不伤肉的针法，恰好使神气不散乱而又能达到开泄腠理、排除病邪的效果。

黄帝问于岐伯曰：人有八虚[3]，各何以候？岐伯答曰：以候五脏。

黄帝问岐伯：人体的肘窝、腋窝、髋窝、腘窝这八个气血经常流注的地方称为“八虚”，由此能分别诊察什么疾病呢？岐伯说：能诊察五脏的病变。

黄帝曰：候之奈何？岐伯曰：肺心有邪，其气留于两肘；肝有邪，其气流于两腋；脾有邪，其气留于两髀[4]；肾有邪，其气留于两腘。凡此八虚者，皆机关之室[5]，真气之所过，血络之所游。邪气恶血，固不得住留，住留则伤筋络骨节，机关不得屈伸，故痀挛也。

黄帝问：如何诊察呢？岐伯说：肺与心感受病邪，能随经脉流注到两肘窝处。肝受邪，可以随经脉流注到两腋窝处。脾感病邪，可随经脉流注到髋窝处。肾感受邪气，可随经脉流注到两侧腘窝处。这八虚所在的部位都是四肢关节屈伸的枢纽，也是真气和血络通行、会合的重要处所，因此不能让邪气、恶血停滞在这些部位。若邪气恶血停留，便会损伤经络筋骨，导致肢体关节屈伸不利，从而发生拘挛的症状。

[1] 肉果：果，同“裹”，这里指肌肉包裹针具、发生滞针的现象。

[2] 淫泆：此为消散祛除之意。

[3] 八虚：杨上善：“八虚者，两肘、两腋、两髀、两腘，此之虚，故曰八虚。”

[4] 髀：指胯部。

[5] 机关之室：这里指关节枢纽的意思。

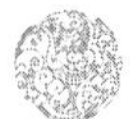

通天第七十二

黄帝问于少师曰：余尝闻人有阴阳，何谓阴人？何谓阳人？少师曰：天地之间，六合之内，不离于五，人亦应之，非徒一阴一阳而已也，而略言耳，口弗能遍明也。

黄帝问少师：我听说人有阴、阳的不同类型，什么样的人称为阴性人，什么样的人称为阳性人呢？少师说：自然界中，一切事物的归属都离不开五行，人也不例外。人不仅仅分为阴和阳两种类型，这只是概略地谈谈罢了，很难用简单的语言将其叙述清楚。

黄帝曰：愿略闻其意，有贤人圣人，心能备[1]而行之乎？少师曰：盖有太阴之人，少阴之人，太阳之人，少阳之人，阴阳和平之人。凡五人者，其态不同，其筋骨气血各不等。

黄帝说：希望您能把其中的大意简略地讲给我听听，比如才智超群的贤人和圣人，他们的禀赋是否阴阳均衡，行为也不偏不倚呢？少师说：人大致分为太阴、少阴、太阳、少阳、阴阳和平五种类型。这五种类型的人，形态不同，筋骨的强弱、气血的盛衰也各不相同。

黄帝曰：其不等者，可得闻乎？少师曰：太阴之人，贪而不仁，下齐湛（zhàn）湛[2]，好内而恶出，心和[3]而不发，不务于时，动而后之[4]，此太阴之人也。

黄帝问：关于五种类型的人的不同之处，能讲给我听听吗？少师说：太阴型人内心贪婪而不仁义，表面谦卑而内心险恶，好得而恶失，喜怒不形于色，不识时务，只知利己，行动上惯用后发制人的手段。这就是太阴型人的特征。

少阴之人，小贪而贼心，见人有亡[5]，常若有得，好伤好害，见人有荣，乃反愠（yùn）怒，心疾[6]而无恩，此少阴之人也。

少阴型人喜欢贪图小利，暗藏贼心而生性嫉妒，看到别人有损失，则像自己受益而幸灾乐祸，好伤害别人，看到别人有了荣誉自己就感到愤怒，心怀忌恨而从不感恩报德。这就是少阴型人的特征。

---

［1］备：此指兼备阴阳之意。

［2］下齐湛湛：这里指假装低声下气、道貌岸然的样子。下，谦卑；齐，完备；湛湛，深不可测，内心极具险恶。

［3］和：《甲乙经》作“抑”。

［4］不务于时，动而后之：即不识时务，只为利己，行动上惯以后发制人。

［5］亡：指损失、不幸。

［6］疾：通“嫉”，妒嫉。

太阳之人，居处于于[1]，好言大事，无能而虚说，志发于四野，举措不顾是非，为事如常自用[2]，事虽败而常无悔，此太阳之人也。

太阳型人平时处处好表现自己，洋洋自得，喜欢讲大话，却没有能力做，好高骛远，做事不顾后果，而自以为是，即使事情失败了也不后悔。这就是太阳型人的特征。

少阳之人，諟谛（shì dì）[3]好自责，有小小官，则高自宜[4]，好为外交，而不内附，此少阳之人也。

少阳型人做事精细审慎，自尊虚荣，有点小官职便沾沾自喜，好自我宣扬，善于对外交际，不愿默默无闻地埋头工作。这就是少阳型人的特征。

阴阳和平之人，居处安静，无为惧惧，无为欣欣，婉然从物[5]，或与不争，与时变化，尊则谦谦，谭而不治[6]，是谓至治。

阴阳和平型人心中坦荡而不患得患失，清心寡欲而不过分欣喜，顺从事物发展的规律，从不计较个人的得失，善于适应形势变化，地位虽高却很谦虚，常以理服人而不采用压制的手段整治别人，具有非常好的组织管理才能。这就是阴阳和平型人的特征。

古之善用针艾者，视人五态乃治之。盛者泻之，虚者补之。

古代善于应用针刺艾灸治病者，就是根据人的这五种类型特征分别施治的，即阴阳偏盛者用泻法，阴阳偏虚者用补法。

黄帝曰：治人之五态奈何？少师曰：太阴之人，多阴而无阳，其阴血浊，其卫气涩，阴阳不和，缓筋而厚皮，不之疾泻，不能移之。

黄帝问：对于五种不同类型的人应怎样治疗呢？少师说：太阴型人体质多阴而无阳，阴血浓浊，卫气滞涩，阴阳不调和，所以其筋缓而皮厚，治疗这种体质的人，若不迅速泻其阴分，则不能使病情好转。

少阴之人，多阴少阳，小胃而大肠[7]，六腑不调，其阳明脉小，而太阳脉大，必审而调之，其血易脱，其气易败也。

少阴型人体质为多阴少阳，胃小而肠大，六腑的功能不够协调。胃小，足阳明胃经的脉气就微小；肠大，手太阳小肠经的脉气就盛大。这种类型的人容易发生血液脱失和气衰败的病证，须详察阴阳盛衰的情况而进行调治。

---

[1] 于于：洋洋自得。

[2] 为事如常自用：指常常意气用事，刚愎自用。

[3] 諟谛：指遇事谨慎小心。

[4] 高自宜：宜，《甲乙经》作“宣”。高自宣，这里是指夸大官职而宣扬自己。

[5] 婉然从物：指顺从事物本身的发生、发展变化。婉然，表示和顺的样子。

[6] 谭而不治：表示以理服人，不仗势欺人。谭，同“谈”。

[7] 小胃而大肠：张景岳：“阳明为五脏六腑之海，小肠为传送之腑，胃小则贮藏少，而气必微；小肠大则传送速而气不畜，阳气既少，而又不畜，则多阴少阳矣。”

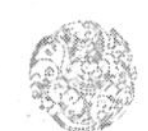

太阳之人，多阳而少阴，必谨调之，无脱其阴，而泻其阳。阳重脱者易狂[1]，阴阳皆脱者，暴死[2]不知人也。

太阳型人体质多阳少阴。对于这种类型的人，必须谨慎调治，不能泻其阴，以防止阴气虚脱，只能泻其阳，但要避免泻得太过，若阳气过度损伤，则容易导致阳气外脱，虚阳浮越于外，形成狂证。若阴阳俱脱，则会暴死或突然不省人事。

少阳之人，多阳而少阴，经小而络大[3]，血在中而气外，实阴而虚阳。独泻其络脉，则强气脱而疾，中气不足，病不起也。

少阳型人体质为多阳少阴。由于这种类型人的经脉小而络脉大，经脉深而属阴，络脉浅而属阳，所以治疗应补其阴经而泻其阳络，从而能恢复健康。但是，少阳型人以气为主，若单独泻其络脉太过，又会迫使阳气快速消耗而导致中气不足，病就难治了。

阴阳和平之人，其阴阳之气和，血脉调。谨诊其阴阳，视其邪正，安其容仪，审有余不足，盛则泻之，虚则补之，不盛不虚，以经取之，此所以调阴阳，别五态之人者也。

阴阳平和型人体质阴阳之气协调，血脉和顺。应谨慎观察其阴阳的盛衰、邪气和正气的虚实，并且要端详其面容和仪表，以推断脏腑、经脉、气血的有余或不足，然后进行调治，邪气盛者用泻法，正气虚者用补法，虚实不明显的病证则根据病邪所在的经脉取穴治疗。以上所讲的调治阴阳，须根据五种类型的人的特征分别施治。

黄帝曰：夫五态之人者，相与毋故，卒然新会，未知其行也，何以别之？少师答曰：众人之属，不如五态之人者，故五五二十五人，而五态之人不与焉。五态之人，尤不合于众者也。黄帝曰：别五态之人，奈何？少师曰：太阴之人，其状黮（dàn）黮然[4]黑色，念然下意[5]，临临然[6]长大，䐃然未偻（lóu）[7]，此太阴之

黄帝问：上述五种类型的人，若素不相识，初一见面，不了解他的行为，又凭什么进行辨别呢？少师回答说：一般人不具备这五种类型的特征，所以"阴阳二十五人"不包括这五种类型的人。因为五态之人是具有代表性的比较典型的五种类型，他们和一般人是不相同的。黄帝问：如何辨别五种类型的人呢？少师回答说：太阴型人，面色阴沉黑暗，假装谦虚，身体虽高大，却卑躬屈膝，点头哈腰，故作姿态。这是太阴之人的表现。

---

[1] 阳重脱者易狂：指虚阳浮越，易发狂躁，为阳气欲脱的先兆。

[2] 暴死：有二义，一指突然死亡；一指突然不省人事。

[3] 多阳而少阴，经小而络大：络脉在表属阳，经脉在里属阴。多阳，指络脉大；少阴，指经脉小。

[4] 黮黮然：面色晦暗阴沉。

[5] 念然下意：故作低声下气的姿态。

[6] 临临然：形容高大伟岸。

[7] 䐃然未偻：在别人面前卑躬屈膝，像佝偻病。

人也。

少阴之人，其状清然窃然[1]，固以阴贼，立而躁崄[2]，行而似伏，此少阴之人也。

少阴型人，外貌状似清高，但行动鬼祟，深藏害人之心，站立时躁动不安，走路时向前俯身，这是少阴之人的形态。

太阳之人，其状轩轩储储[3]，反身折腘，此太阳之人也。

太阳型人，昂首挺胸，挺膝腆腹，洋洋自得，显得高傲自负，枉自尊大。这是太阳之人的形态。

少阳之人，其状立则好仰，行则好摇，其两臂两肘，则常出于背，此少阳之人也。

少阳型人，站立时习惯把头高昂，行走时习惯摇摆身体，常双手反挽于背后。这是少阳之人的形态。

阴阳和平之人，其状委委然[4]，随随然[5]，颙（yóng）颙然[6]，愉愉然[7]，璇（xuán）璇然[8]，豆豆然[9]，众人皆曰君子，此阴阳和平之人也。

阴阳和平型人，外貌从容稳重，举止大方，性格温和，善于适应环境，态度严肃，品行端正，待人和蔼，目光慈祥，作风光明磊落，举止适度，处事有条理，大家称之为有德行的人。这是阴阳和平之人的形态。

---

[1] 清然窃然：清然，用语言表现清高；窃然，形容行动鬼鬼祟祟。
[2] 崄：同“险”。
[3] 轩轩储储：高傲自满的样子。
[4] 委委然：怡然自得的样子
[5] 随随然：随和的样子
[6] 颙颙然：态度庄严而又和蔼。
[7] 愉愉然：和颜悦色的样子。
[8] 璇璇然：亲善慈爱的样子。
[9] 豆豆然：行为举止有度。

卷之十一

官能第七十三

黄帝问于岐伯曰：余闻九针于夫子众多矣，不可胜数，余推而论之，以为一纪[1]。余司诵之，子听其理，非则语余，请其正道，令可久传后世无患，得其人乃传，非其人勿言。岐伯稽首再拜曰：请听圣王之道。

黄帝问岐伯：我已经听您讲解了许多有关九针方面的知识了，简直无法计算清楚了，我推究其中的道理，经过归纳整理，成为系统的理论。现在我试着讲述给您听，如果有不对的地方请告诉我，以便加以修正，从而使它长久地流传下去，让后世得以正确地理解，以避免受疾患的危害。当然这样高深的理论必须传授给合适的人，那些不适于学习继承的人，也就不能告诉他们。岐伯行礼再拜，恭敬地说：请让我聆听圣明君王所倡导的理论吧。

黄帝曰：用针之理，必知形气之所在，左右上下，阴阳表里，血气多少，行之逆顺，出入之合，谋伐[2]有过。知解结，知补虚泻实，上下气门[3]，明通于四海[4]。审其所在，寒热淋露[5]，以输异处，审于调

黄帝说：用针的关键，必须知道脏腑形气所在的上下左右的部位，阴阳表里的关系，十二经脉气血的多少、经气运行的逆顺情况，以及血气出入运行会合流注的腧穴等，才可结合各种情况作为处理疾病的依据。同时，要懂得如何解其结聚，并了解怎样运用补虚泻实的手法，分清各条经脉中精气上下交通的气穴，明确认识经脉与气海、血海、髓海、水谷之海连接的通路。观察疾病的所在，以及病发寒热、羸弱疲困等虚实症状，均须周密考虑，因病邪所侵袭的气血输注之处，其部位是各不相同的，所以治疗时要根据各经荥穴和输穴不同的部位以选取相应的穴位。并且

[1] 以为一纪：已经成为一套完整的系统。

[2] 谋伐：攻伐、讨伐之意。

[3] 气门：指腧穴。

[4] 四海：指髓海、血海、气海、水谷之海，即脑、冲脉、膻中、胃。

[5] 淋露：疲惫困乏，引申为正气虚乏。

气，明于经隧，左右肢络，尽知其会。寒与热争，能合而调之；虚与实邻，知决而通之；左右不调，把而行之。明于逆顺，乃知可治，阴阳不奇[1]，故知起时。审于本末，察其寒热，得邪所在，万刺不殆。知官九针，刺道毕矣。

要严谨地调理气机，明确经脉的分布运行和表里联系，详细掌握经络与左右支络相交合的地方。若有寒热交争等阴阳不和的现象，须能够参合具体症状进行调治。对于出现类似虚实证表现者，可以根据经脉的盛衰，采用疏通的疗法。如果外邪侵入大络，左侧邪气盛影响右边发病，右侧邪气盛影响左边发病，则必须把握病邪滞留的处所，采用右病刺左、左病刺右的缪刺法。明确了病情属顺、属逆的特征，也就能预知顺者可治、逆者不可治的区别了。如果脏腑经脉的阴阳没有偏差，因外界气候能影响内脏，所以由此可了解某些疾病的起因与时令有关。同时也需要推究疾病的标本，观察其寒热变化，懂得病邪侵入传变的规律及其盘踞的地方，可以说万刺万当而不会使疾病转趋危殆的。若能了解九针的不同功能并能灵活运用，就说明全面掌握了针刺治法。

明于五输，徐疾所在，屈伸出入，皆有条理。言阴与阳，合于五行，五脏六腑，亦有所藏，四时八风[2]，尽有阴阳。各得其位，合于明堂，各处色部，五脏六腑。察其所痛，左右上下，知其寒温，何经所在。审皮肤[3]之寒温滑涩，知其所苦。膈有上下，知其气[4]所在。先得其道，稀而疏之，稍深以留，故能徐入之。大热在上，推而下之；从下上者，引而去之；视前痛者，常[5]先取之。大寒在外，留而

明确手足十二经的井、荥、输、经、合五输穴的功能，就可以根据病情的虚实施以疾徐的针法，经气的往来运行、屈曲伸展、出表入里都有一定的规律。说到人体的阴阳两方面，也是与五行相合的。五脏六腑合于天地阴阳、五行相生，五脏贮藏精气，六腑传化水谷，四季八节之风，都有阴阳之分。人身的面部，也分属阴阳五行，与脏腑相合，并集中反映在称为明堂的鼻部，根据其在各部显现出的不同色泽，可作为测候五脏六腑内在变化的标志。如观察其疼痛的部位，结合在面部左右上下所显现的颜色，就可以知道疾病的属寒、属温，以及哪条经脉患病。审察皮肤的寒温、滑涩，就可以知道患者的痛苦所在，以及疾病的阴阳虚实。膈上为心、肺所居，膈下为肝、脾、肾所居，审察膈的上下，可以知病气所在的脏器。先明确经脉循行的规律，然后才能进针，依据病情正确选择穴位。若正气不足，用针宜少而进针要慢，进到一定深度，久留其针以待正气恢复。若在上部出现大热，当用推热下行的方法，使其下和于阴。若病邪是由下而上发展的，应把上逆的热邪导引驱除。疾病复杂者，治疗时要分先后，一般先病者应先治。剧烈寒邪在表者应留针以补阳，助阳以胜寒。如寒

[1] 阴阳不奇：指阴阳没有偏失。奇，偏重。

[2] 八风：东、南、西、北、东南、东北、西南、西北八个方位吹来的风。

[3] 皮肤：《太素》作“尺”。

[4] 气：指病邪。

[5] 常：这里是“当”之意。

 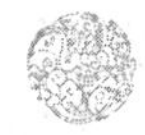

补之；入于中者，从合泻之。针所不为，灸之所宜。上气不足，推而扬之[1]；下气不足，积而从之[2]；阴阳皆虚，火[3]自当之。厥而寒甚，骨廉陷下，寒过于膝，下陵[4]三里。阴络所过，得之留止，寒入于中，推而行之；经陷下者，火则当之；结络坚紧，火所治之。不知所苦，两跷之下[5]，男阴女阳，良工所禁，针论毕矣。

邪入里者，宜取合穴使寒邪泻出。凡病有不宜应用针刺的，可用艾灸法。上部气不足者，可采用“推而扬之”的方法，使其气充盛；下部气不足者，可用“积而从之”的方法，留针随气以充实其下；阴阳两虚者，可用艾灸治疗。若因厥逆而寒象严重，过于膝部并且骨侧肌肉下陷者，可艾灸足三里穴。又如阴络所分布的部位，有寒邪侵袭而留滞在里，或寒邪由络脉深入内脏，当采用“推而行之”的方法祛寒散邪。如果寒邪凝结、经脉下陷者，当用艾灸治疗，以驱散寒邪；如果络脉因寒邪聚结而坚紧者，可同样采用艾灸治疗；如果疼痛不知确切部位，则应取阳跷脉所通过的申脉穴和阴跷脉所通过的照海穴。不过，男子以阳跷为经，女子以阴跷为经，倘若男子误用阴跷，女子误用阳跷，则作用适得其反，这是高明的针灸大夫所禁忌的。如果能熟练掌握和运用这些技术，用针的理法就完备了。

用针之服[6]，必有法则[7]，上视天光，下司八正[8]，以辟奇邪[9]，而观[10]百姓，审于虚实，无犯其邪。是得天之露[11]，遇岁之虚[12]，救而不胜，反受其殃。故曰：必知天忌，乃言针意。法于往古，验于来今，观于窈（yǎo）冥[13]，

运用针刺治疗疾病，必须有一定的章法原则，首先当了解自然界的各种现象，上须观察日月星辰的运行规律，下要结合四时节气的气候正常与否，以避免剧烈邪气的侵袭。更重要的是把这些预防疾病的常识告诉百姓们，让他们了解邪气对人体的影响，及时加以预防，以免受邪气侵袭而发病。假若受到与时令不符的风雨邪气的侵袭，或在气运不足的年份未加以防范，而医生又不了解这些自然变化，不能及时治疗，则患者会遭受祸殃。因此，必须懂得天时的顺逆宜忌，才可以谈针刺的重要意

---

[1] 推而扬之：用推法使气充盛。推，针刺法之一；扬，充盛。

[2] 积而从之：用留针补气的方法使气聚集。积，积聚之意；从，顺当。

[3] 火：指灸法。

[4] 陵：选取穴位之意。

[5] 两跷之下：指申脉穴、照海穴。

[6] 服：事。

[7] 法则：方法、准则。

[8] 八正：八个节之正气。

[9] 辟奇邪：祛除不一般的邪气。

[10] 观：昭示、显示。

[11] 得天之露：指自然界与季节不符的风雨灾害。

[12] 岁之虚：指岁气不及而导致的气候反常。

[13] 窈冥：细微玄妙的变化。

通于无穷。粗之所不见，良工之所贵。莫知其形，若神髣髴（fǎng fú）[1]。

义。要取古人的经验并验证于临床实践，还要吸取现实的治疗经验，只有细致入微地观察那些玄渺难见的形迹，才可以通达变化无穷的疾病。技术低劣的医生注意不到这些方面，而高明的医生却十分珍视它。如果不善于诊察这些微小的形迹变化，那么疾病就显得神秘莫测，难以把握了。

邪气之中人也，洒淅动形；正邪之中人也，微先见于色，不知于其身，若有若无，若亡若存，有形无形，莫知其情。是故上工之取气，乃救其萌芽；下工守其已成，因败其形。

虚邪伤害人体，会产生恶寒战栗的症状；正邪侵入人体，发病时面色有轻微的改变，身体没有明显的异常感觉，邪气似有似无，若亡若存，症状也不明显，一般不易察觉，因而不能知道确切的病情。技术高明的医生是根据脉气的微小变化，在疾病处于萌芽状态时就进行治疗。而技术低劣的医生没有掌握这种方法，拿到疾病形成之后才按常规治疗，这样无疑会使患者的形体受到严重损害。

是故工之用针也，知气之所在，而守其门户，明于调气，补泻所在，徐疾之意，所取之处。泻必用员[2]，切而转之，其气乃行，疾而徐出，邪气乃出，伸而迎之，遥[3]大其穴，气出乃疾。补必用方[4]，外引其皮，令当其门，左引其枢，右推其肤，微旋而徐推之，必端以正，安以静，坚心无解，欲微以留，气下而疾出之，推其皮，盖其外门，真气乃存。用针之要，无忘其神[5]。

因此，医生在运用针刺治疗疾病时，首先应该知道脉气运行的情况及邪气的所在，然后守候其出入的门户，审时度势，掌握调理气机的方法，宜补宜泻，进针快慢，以及选择应取的穴位等。如用泻法，手法必须灵活流利，邻近病所则捻转针，这样经气就会通畅，快速进针、缓慢出针，以引邪气外出，针尖的方向迎着经气的运行方向，出针时摇动针体使针孔扩大，以使邪气随针迅速外散。运用补法时，手法必须沉稳，精神端静从容而和缓，首先按抚皮肤，使肌肉放松舒缓，然后看准穴位，左手按摩腧穴周围以引动经气，右手推循皮肤，徐徐进针，轻轻捻转，必须使针身保持端正，同时术者要平心静气、安神定志，坚持不懈地以候气至，气至后稍微留针，待经气流通就马上出针，揉按皮肤，掩闭针孔，这样使真气留存于内而不外泄。用针的奥妙和关键在于调养神气，这一点千万不要忽略。

雷公问于黄帝曰：《针论》曰：得其人乃传，非其人勿言。

雷公问黄帝：《针论》上说针刺理论遇到合适的人才可传授，若遇到不适合的人则不能传授。那么怎样挑选可以

[1] 髣髴：同“仿佛”。

[2] 员：指圆活流利的针法。

[3] 遥：同“摇”。

[4] 方：方正、端静。

[5] 用针之要，无忘其神：指用针的主要目的在于调养神气，进而扶正祛邪。

 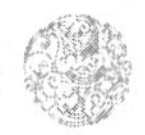

何以知其可传？黄帝曰：各得其人，任之其能，故能明其事。

传授的人呢？黄帝说：根据每个人的特点，让他承担一定的技术职能，在实际工作中观察他的技能，就能了解是否可以传授给他了。

雷公曰：愿闻官能[1]奈何？黄帝曰：明目者，可使视色；聪耳者，可使听音；捷疾辞语者，可使传论；语徐而安静，手巧而心审谛（dì）[2]者，可使行针艾，理血气而调诸逆顺，察阴阳而兼诸方。缓节柔筋而心和调者，可使导引行气；疾毒言语[3]轻人者，可使唾痈呪（zhòu）病[4]；爪苦手毒[5]，为事善伤者，可使按积抑痹。各得其能，方乃可行，其名乃彰。不得其人，其功不成，其师无名。故曰：得其人乃言，非其人勿传，此之谓也。手毒者，可使试按龟，置龟于器下而按其上，五十日而死矣，手甘[6]者，复生如故也。

雷公说：希望听听怎样才能量材取用？黄帝说：眼睛明亮视力好的人，可以让他辨别五色；听觉灵敏的人可以让他辨别声音；口齿伶俐、思维敏捷的人可以让他传讲理论；言语缓慢、行动安静沉稳而手巧心细的人，可以让他从事针灸治疗的实际操作，调理气血逆顺，观察阴阳盛衰，并可兼做处方配药的精细工作；肢节和缓、筋骨柔顺、心平气和的人，可以让他承担按摩导引工作，用运行气血的方法治病；生性嫉妒、言语刻薄而看不起人的人，可以让他“唾痈咒病”；手足生硬狠毒，做事经常损坏器物的人，可让他按摩积聚痼疾，治疗顽固的痹痛。按照每个人的才能，发挥他的特长，就能推行各种治疗方法。这样，他们工作才能做好，名声就会流传开来。如果用人不当，就不能成功，老师的技能不能发扬光大，名声也会埋没。因此，遇到合适的人才能传授给他，而遇到不是合适的人选不能轻易教给他，就是这个道理。至于是否手毒，可以用手按压乌龟做实验，把龟放在一种器皿下面，人的手按在器皿上，每天按一次，手毒的人按，五十天龟就死了；手不毒而柔顺的人，即使按五十天，龟还仍旧活着。

论疾诊尺第七十四

黄帝问岐伯曰：余欲无视色

黄帝问岐伯：我想不用通过望色、切脉的方法而单独

[1] 官能：依据每个人的特长而传授相适宜的医疗技能。

[2] 审谛：周到、仔细。谛，仔细。

[3] 疾毒言语：疾，同“嫉”；毒言语，言语刻薄。

[4] 唾痈呪病：呪，音义同咒，祝由、祷祝之法，即古代所用的精神疗法。

[5] 手毒：手狠。

[6] 手甘：手势和缓。甘，缓的意思。

持脉，独调其尺[1]，以言其病，从外知内，为之奈何？岐伯曰：审其尺之缓急、小大、滑涩，肉之坚脆，而病形定矣。

依靠诊察尺肤，来说明某些疾病的部位和性质，从外在的表现推测内在的变化，临床上应用哪些具体方法才能做出正确的诊断呢？岐伯说：详细审察尺肤的缓急、小大、滑涩，肌肉的坚实与脆弱，就可以确定属于哪一类的疾病了。

视人之目窠（kē）[2]上微痈[3]，如新卧起状，其颈脉动，时咳，按其手足上窅（yǎo）[4]而不起者，风水肤胀也。

如果人的眼胞微微浮肿，像刚刚睡醒起床的样子，颈部人迎脉搏动明显，并且时有咳嗽，用手指按压患者的手背和足背部，被按之处凹陷不起，若具备了这几个条件，就可以确诊为风水肤胀。

尺肤滑，其淖泽[5]者，风也。尺肉弱者，解㑊（yì）[6]安卧，脱肉者，寒热，不治。尺肤滑而泽脂者，风也。尺肤涩者，风痹也。尺肤粗如枯鱼之鳞者，水泆（yì）[7]饮也。尺肤热甚，脉盛躁者，病温也。其脉甚而滑者，病且出也。尺肤寒，其脉小者，泄少气。尺肤炬（jù）然[8]，先热后寒者，寒热也；尺肤先寒，久大[9]之而热者，亦寒热也。

尺部的皮肤表面滑润而光泽者，是风病。尺部肌肉瘦弱松软、身体倦怠、嗜睡、卧床不起、肌肉消瘦者，是寒热虚劳之病，不容易治愈。尺部肌肤滑润如膏脂者，是风病。尺部肌肤涩滞不润者，是风痹。尺部肌肤粗糙不润，像干枯的鱼鳞者，是脾土虚衰、水饮不化的溢饮病。尺部肌肤灼热，脉盛大而躁动者，是温病。如果脉虽盛大但不躁动而表现滑利者，是病邪将被驱除、正气渐复、病将痊愈的佳兆。尺部肌肤寒冷不温，脉细小无力者，是泄泻或气虚的病证。尺部肌肤高热灼手，先发热后发冷者，属于寒热往来一类的疾病；尺部肌肤先觉寒冷，但久按之后感觉发热者，也是寒热往来一类的疾病。

[1] 独调其尺：指不用望色、诊脉等方法，而通过单独诊察尺肤，来判断内在的疾病情况。调，此处指诊察；尺，指尺肤，即前臂自肘部至腕内侧的皮肤。

[2] 目窠：眼眶下的凹陷处。

[3] 微痈：指稍微有些肿。

[4] 窅：深邃的样子。这里指皮肤凹陷度大。

[5] 淖泽：润滑光泽。

[6] 解㑊：指身体困倦，四肢懈怠无力感。

[7] 泆：同“溢”。

[8] 炬然：热而又烫手之感。

[9] 久大：大，当作“持”，手按触尺肤时间长而感觉灼热。

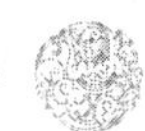

肘所独热者，腰以上热；手所独热者，腰以下热。肘前独热者，膺前热；肘后独热者，肩背热。臂中独热者，腰腹热；肘后粗[1]以下三四寸热者，肠中有虫。掌中热者，腹中热；掌中寒者，腹中寒。鱼上白肉有青血脉者，胃中有寒。

肘部皮肤单独发热者，意味着腰以上有热象；手部单独发热者，意味着腰以下有热象。（因为肘上应腰上，手部应腰下。）肘关节前面发热者，意味着胸膺部有热象；肘关节后面发热者，意味着肩背部有热象；手臂中部发热者，意味着腰腹部有热象；肘部后缘以下三四寸处发热者，意味着肠道中有寄生虫存在；掌心发热者，是腹中有热象的表现；掌心寒冷者，是腹中有寒象的表现。手鱼际白肉处显青紫脉络者，意味着胃中有寒邪。

尺炬然热，人迎大者，当夺血。尺坚大，脉[2]小甚，少气；悗有加，立死。

尺部肌肤高热炙手且颈部人迎脉盛大者，属于热盛伤阴、营血亏耗的失血证。尺部肌肤急紧、人迎脉细小者，则见于气虚元阳不足。如果加有烦闷现象，并且口趋严重者，则是阴阳俱绝的证候，短时间内就会死亡。

目赤色者病在心，白在肺，青在肝，黄在脾，黑在肾。黄色不可名者，病在胸中。

望诊眼睛发红者，说明病在心；见白色者，病在肺；见青色者，病在肝；见黄色者，病在脾；见黑色者，病在肾。见黄色而兼有其他颜色，并且难以名状形容者，说明病在胸中。

诊目痛，赤脉[3]从上下者，太阳病；从下上者，阳明病；从外走内者，少阳病。

诊察眼睛的疾病，如果有赤色的脉络从上向下发展者，属于足太阳经的病；从下向上发展者，属于足阳明经的病；从目外眦向内走行者，属于足少阳经的病。

诊寒热，赤脉上下至瞳子，见一脉，一岁死；见一脉半，一岁半死；见二脉，二岁死；见二脉半，二岁半死；见三脉，三岁死。

有寒热发作的瘰疬病时，如果目中有赤脉上下贯瞳子，见一条赤脉者，一年死；见一条半赤脉者，一年半死；见两条赤脉者，两年死；见两条半赤脉者，两年半死；见三条赤脉者，三年死。

诊龋齿痛，按其阳之来[4]，有过者独热，在左左热，在右右热，在上上热，在下下热。

诊察龋齿导致的疼痛，要按压通过两侧面颊而交叉环绕于口周的阳明脉，有经气太过的部位必然单独发热。病在左侧者左边阳明脉热，在右者右侧阳明脉热，在上者上部阳明脉热，在下者下部阳明脉热。

---

[1] 肘后粗：两肘关节后缘。

[2] 脉：指人迎脉。

[3] 赤脉：眼中出现的形如红线的血络。

[4] 阳之来：阳明之脉的循行之路。

诊血脉者，多赤多热，多青多痛，多黑为久痹，多赤、多黑、多青皆见者，寒热。

诊察皮肤上呈现的血脉，赤色愈多，热象愈重。青色愈多，疼痛愈重。黑色愈多，说明是经久不愈的痹证。如果青色、黑色、赤色多处夹杂相见的，为寒热相兼的病证。

身痛而色微黄，齿垢黄，爪甲上黄，黄疸也。安卧，小便黄赤，脉小而涩者，不嗜食。

身体困乏隐痛而肤色微黄，牙垢发黄，指甲也呈现黄色者，是黄疸病。如果神疲嗜睡，小便黄赤，脉小而又艰涩不滑利者，就会有不欲饮食的症状。

人病，其寸口之脉，与人迎之脉小大等，及其浮沉等者，病难已也。

人患病后，在手桡骨部位的寸口脉和颈部的人迎脉搏动力量大小相等，浮沉现象表现又相一致者，是难以治疗的病证。

女子手少阴脉[1]动者，妊子。

掌后小拇指尺侧腕横纹凹陷的部位为神门穴，是手少阴心经的动脉所在之处。这条动脉平时细小而隐潜，如果妇女的这条动脉搏动明显增强，则是怀孕的征象。

婴儿病，其头毛皆逆上者，必死。耳间青脉起者，掣痛。大便赤瓣飧泄，脉小者，手足寒，难已；飧泄，脉小，手足温，泄易也。

婴儿有病时，其头发如果蓬乱枯槁，并且向上竖立者，为不治之证。观察耳廓间细小脉络，如果出现脉色青黑紫暗，并且有隆起的现象，则说明有筋肉抽搐、腹痛的症状。若大便泄泻呈青绿色而有乳瓣者，是脾胃虚寒、完谷不化的飧泄病。再加之脉细小无力，手足冰冷，则是脾胃阳气欲竭，其病也难以治疗。假如脉细小，而手足是温暖的，这样的泄泻就容易治疗。

四时之变，寒暑之胜，重阴必阳，重阳必阴。故阴主寒，阳主热，故寒甚则热，热甚则寒。故曰：寒生热，热生寒，此阴阳之变也。

一年四季的气候变化，暑往寒来，更替变迁。其规律是阴盛至极则转变为阳，阳盛至极则转变为阴。阴主寒，阳主热，所以寒冷到一定程度就会变热，热到极点就会变冷。因此说寒极则生热，热极则生寒，这就是天地间阴阳相互消长转化的道理。

故曰：冬伤于寒，春生病瘅热；春伤于风，夏生后泄肠澼[2]，

所以说：冬天感受寒邪，不即刻发病，隐潜于人体内部形成伏邪，到春天就会形成温热病；春天伤于风邪，不

---

[1] 手少阴脉：历代注家意见不一。唐代王冰谓手少阴神门穴处的搏动；清代张志聪、高世栻认为是两手寸口脉的尺部；明代马莳认为是左手寸口的寸部；还有认为“手少阴”当作“足少阴”，如《新校正》云：“按全元起本作足少阴。”考《内经》，寸口脉尚无寸关尺之分，似应以唐代王冰注为当，但验之临床，一般又以寸口脉象滑利有力为妊娠脉候，而神门穴则用之较少，故这一问题还有待进一步研究。

[2] 肠澼：下痢脓血。

 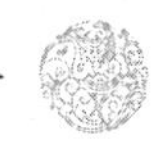

夏伤于暑，秋生痎疟（jiē nüè）[1]；秋伤于湿，冬生咳嗽。是谓四时之序也。

即刻发病，到夏天就会发生飧泄、痢疾类疾病；夏天感受暑邪，不即刻发病，到秋天就会发生疟疾；秋天感受湿邪而潜伏体内，到冬天就会发生咳嗽病。这是由于四季气候不同，依春、夏、秋、冬的时序特点而发生的各种疾病。

刺节真邪第七十五

黄帝问于岐伯曰：余闻刺有五节，奈何？岐伯曰：固有五节，一曰振埃[2]，二曰发蒙[3]，三曰去爪[4]，四曰彻衣[5]，五曰解惑[6]。

黄帝问岐伯：我听说刺法有五节之分，具体内容是怎样的？岐伯说：刺法理论中确有五节的说法，它实质上是指针刺的五种方法：第一种叫振埃，第二种叫发蒙，第三种叫去爪，第四种叫彻衣，第五种叫解惑。

黄帝曰：夫子言五节，余未知其意。岐伯曰：振埃者，刺外经[7]去阳病也；发蒙者，刺腑腧，去腑病也；去爪者，刺关节肢络也；彻衣者，尽刺诸阳之奇输[8]也；解惑者，尽知调阴阳，补泻有余不足，相倾移[9]也。

黄帝说：您所谈到的这五节的方法，我还不知道它的含义，请详尽地告诉我吧。岐伯说：针刺中振埃的方法，是指针刺浅表的经脉，用以治疗阳病。发蒙的方法，是指针刺六腑的腧穴，治疗腑病。去爪的方法，是指刺关节的支络。彻衣的方法，是指遍刺六腑之别络。解惑的方法，是指根据阴阳的变化机制，补不足、泻有余，使偏颇的阴阳归于平衡，从而达到治愈疾病的目的。

黄帝曰：刺节言振埃，夫子乃言刺外经，去阳病，余不知其

黄帝说：刺节中的振埃，您说是针刺浅表的经脉治疗阳病，我仍不明白其中的道理，愿详细地听一听。岐伯

[1] 痎疟：往来寒热之证。

[2] 振埃：古代一种针刺法，形容这种针法的疗效就像振落尘埃那样，所以以振埃命名。

[3] 发蒙：古代一种针刺法，形容这种针法的疗效就像开发蒙聩那样，所以以发蒙命名。

[4] 去爪：古代一种针刺法，形容这种针法的疗效就像去掉多余的爪甲那样，所以以去爪命名。

[5] 彻衣：古代一种针刺法，形容这种针法的疗效就像脱掉衣服那样迅速，所以以彻衣命名。

[6] 解惑：古代一种针刺法，形容这种针法的疗效就像很快解除困惑那样，所以以解惑命名。

[7] 外经：行于四肢及皮肤浅表的经脉。

[8] 奇输：六腑之别络。

[9] 相倾移：相互反复而变化。

所谓也。愿卒闻之。岐伯曰：振埃者，阳气大逆，上满于胸中，愤瞋肩息[1]，大气逆上，喘喝坐伏[2]，病恶埃烟，噎（yē）不得息[3]，请言振埃，尚疾于振埃。

说：振埃的方法，具体说是治疗阳气暴逆于上，充满胸中，胸部胀满，呼吸时张口抬肩，或胸中之气上逆，以致气喘喝喝有声，或坐或伏而难以仰卧，并且害怕埃尘和烟雾，一遇烟尘则病势加重，使喉咙噎塞而有窒息感。这种方法之所以称为振埃，是因为治疗这种病收效极快，立竿见影，甚至比振落尘埃还要迅速。

黄帝曰：善。取之何如？岐伯曰：取之天容[4]。

黄帝说：讲得好。那取什么穴位呢？岐伯说：取手太阳小肠经的天容穴。

黄帝曰：其咳上气，穷诎（qū）[5]胸痛者，取之奈何？岐伯曰：取之廉泉。

黄帝说：若有咳逆上气，屈曲蜷缩而胸部疼痛者，应取什么穴位呢？岐伯说：取任脉的廉泉穴。

黄帝曰：取之有数乎？岐伯曰：取天容者，无过一里[6]，取廉泉者，血变而止。帝曰：善哉。

黄帝说：取这两个穴位时针刺有规定吗？岐伯说：取天容穴时，针刺不要超过一寸；取廉泉穴时，看到患者面部血色改变时即当止针。黄帝说：讲得好。

黄帝曰：刺节言发蒙，余不得其意。夫发蒙者，耳无所闻，目无所见，夫子乃言刺腑腧，去腑病，何输使然，愿闻其故。岐伯曰：妙乎哉问也。此刺之大约，针之极也，神明之类也，口说书卷，犹不能及也，请言发蒙耳，尚疾于发蒙也。

黄帝说：刺节中所讲的发蒙的方法，我还是不明白其含义。本来发蒙的针法是治疗耳朵听不见、眼睛看不清的病变的。先生却说针刺六腑的腧穴治疗腑病，那到底哪个腧穴能治好这耳目病呢？我愿听您讲一讲其中的道理。岐伯说：您问得太好了。这是针刺中最绝妙的地方，它简直达到了登峰造极的地步，其中的奥妙必须心领神会，单凭平时口头说的和书本里记载的，还不能道出其出神入化的玄机。我所说的发蒙，其奏效之迅捷，要比启发蒙聩还快得多。

黄帝曰：善。愿卒闻之。岐伯

黄帝说：太好了。那您快把这方面的内容全部告诉

[1] 愤瞋肩息：呼吸时胸部胀满、张口抬肩的样子。

[2] 喘喝坐伏：气喘喝喝有声，端坐呼吸，不得平卧。

[3] 噎不得息：咽喉部堵塞，不能呼吸。

[4] 天容：应是天突穴。

[5] 穷诎：气机不畅、言语困难。

[6] 一里：这里指入针不得超过一寸。

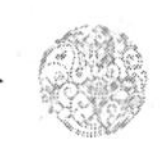

曰：刺此者，必于日中，刺其听宫，中其眸（móu）子[1]，声闻于耳，此其输也。

我。岐伯说：针刺这种病，必须在中午的时候，针刺手太阳小肠经的听宫穴，通过手法使针刺感应到瞳子，并使耳内能听到作响的声音。这就是治疗本病的主要腧穴。

黄帝曰：善。何谓声闻于耳？岐伯曰：刺邪以手坚按其两鼻窍而疾偃（yǎn）[2]，其声必应于针也。

黄帝说：好。怎样才能使耳内能听到声音呢？岐伯说：针刺听宫的同时用手紧捏住鼻孔，然后闭住口，怒腹鼓气，使气上走于耳目，这样耳内就会在针刺的同时相应地出现声响。

黄帝曰：善。此所谓弗见为之，而无目视，见而取之，神明相得者也。

黄帝说：太妙了。这真是在无形之中，使针刺感应加以传导，虽然眼睛没有看到，但效果明显出现，实在是得心应手、出神入化了。

黄帝曰：刺节言去爪，夫子乃言刺关节肢络，愿卒闻之。岐伯曰：腰脊者，身之大关节也；肢胫者，人之管以趋翔[3]也；茎垂者，身中之机，阴精之候，津液之道也。故饮食不节，喜怒不时，津液内溢，乃下留于睾，血道[4]不通，日大不休，俯仰不便，趋翔不能。此病荥然有水，不上不下[5]，铍（pī）[6]石所取，形不可匿，常不得蔽，故命曰去爪。帝曰：善。

黄帝说：刺节中所说的去爪的方法，您说是指刺关节支络，我愿意听您详尽地说明其中的道理。岐伯说：腰脊是身体内较大的关节；下肢是人体行走的枢要，也是站立时的支柱；阴茎有生育繁殖的功能，可用来交媾排精，也是津液输出的道路。如果饮食不知节制调配，喜怒不时过度刺激，影响津液的运行和代谢，导致津液内溢，停聚于阴囊，水道不通，阴囊口益胀大，就会使人体的俯仰、行动受限。这种病是由于水液蓄积在内，使上下水道不能通调所致。用铍针、砭石所治取的，就是这种因水肿而外形显著增大，衣裳也不能遮蔽的病证。因为其治疗目的在于消除积水，就像修剪多余的指甲一样，所以叫去爪。黄帝说：讲得很好。

黄帝曰：刺节言彻衣，夫子乃言尽刺诸阳之奇腧，未有常处也。

黄帝说：刺节中所说的彻衣的方法，您说是遍刺六腑之别络，没有固定的部位，请您详尽地讲给我听。

---

[1] 眸子：瞳仁。这里是说针感可传至瞳仁。

[2] 疾偃：迅速将腹部鼓起。

[3] 人之管以趋翔：肢胫是人奔跑行走的枢要。管，枢要。

[4] 血道：《甲乙经》《太素》均作“水道”。

[5] 荥然有水，不上不下：水液停留于内，上焦不通，下焦不泄。荥然，小水貌。

[6] 铍：铍针，针具的一种。

愿卒闻之。岐伯曰：是阳气有余，而阴气不足，阴气不足则内热，阳气有余则外热，内热相搏[1]，热于怀炭，外畏绵帛，衣不可近身，又不可近席。腠理闭塞，则汗不出，舌焦唇槁，腊干嗌（yì）燥[2]，饮食不让美恶。

岐伯说：这种方法适用于阳气有余而阴气不足的病。阴气不足会产生内热，阳气有余又会发生外热，内热、外热相互搏结，就会感到比怀抱炭火还要热。由于热势炽盛，所以只想袒露身体而不愿穿衣盖被，更不敢让人靠近身体，甚至因怕热而身体不欲沾席。由于腠理闭塞，不得汗出，热邪不能外散，以至于舌干咽燥、口唇干裂、肌肉枯槁，饮食好坏也不辨其味。

黄帝曰：善。取之奈何？岐伯曰：取之于其天府、大杼三痏（wěi）[3]，又刺中膂以去其热，补足手太阴以去其汗，热去汗稀，疾于彻衣。黄帝曰：善。

黄帝说：讲得好。那么应怎样治疗呢？岐伯说：首先针刺手太阴肺经的天府穴和足太阳膀胱经的大杼穴各三次，再刺膀胱经的中膂俞以泻热，然后补手太阴经和足太阴经，使患者出汗，待热退汗液减少时，病就痊愈了，其奏效之捷，撤掉衣服都快。黄帝说：讲得很好。

黄帝曰：刺节言解惑，夫子乃言尽知调阴阳，补泻有余不足，相倾移也，惑何以解之？岐伯曰：大风[4]在身，血脉偏虚，虚者不足，实者有余，轻重不得，倾侧宛伏[5]，不知东西，不知南北，乍上乍下，乍反乍覆，颠倒无常[6]，甚于迷惑。

黄帝说：刺节中所谓解惑的方法，您说要全部知道调和阴阳和运用补泻的道理，使人体内阴阳虚实相互变化移易，以达到平衡。那么在错综复杂的病情中怎样辨清阴阳虚实而解除迷惑呢？岐伯说：人得了中风类疾病，血气必有偏虚之处，虚者正气不足，实者邪气有余，这样身体就会感到肢体轻重不相称，身体倾斜反侧，仆伏欲倒，严重时可导致神志昏乱，意识模糊，不能辨别东西南北，症状的出现忽上忽下、反复多变、颠倒无常，因此它比单纯神志迷惑的病证还要严重。

黄帝曰：善。取之奈何？岐伯曰：泻其有余，补其不足，阴阳平复。用针若此，疾于解惑。黄

黄帝说：讲得好。那么应如何治疗呢？岐伯说：不管证候多么复杂，必须泻其有余的邪气，补其不足的正气，使之达到阴阳平衡。这样用针可治其根本，奏效迅速，比单纯解除神志迷惑更快捷。黄帝说：讲得好。我

---

[1] 内热相搏：内热和外热相互搏结。

[2] 腊干嗌燥：肌肉干瘦、咽喉燥痛。

[3] 痏：针刺的次数。

[4] 大风：中风偏瘫。

[5] 倾侧宛伏：指身体向左右前后侧身的情况。

[6] 颠倒无常：指发病起止不定。

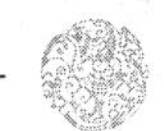

帝曰：善。请藏之灵兰之室，不敢妄出也。

一定把这些理论知识著于书册，秘藏在灵兰之室，很好地保存起来，决不敢轻易泄露出去。

黄帝曰：余闻刺有五邪，何谓五邪？岐伯曰：病有持痈者，有容大[1]者，有狭小[2]者，有热者，有寒者，是谓五邪。

黄帝说：我听说有刺五邪的方法，什么是五邪？岐伯说：病有痈肿的，有属实的，有属虚的，有属热的，有属寒的，这就叫作五邪。

黄帝曰：刺五邪奈何？岐伯曰：凡刺五邪之方，不过五章[3]，瘅热[4]消灭，肿聚散亡，寒痹益温，小者益阳，大者必去，请道其方。

黄帝说：五邪致病应怎样针刺治疗呢？岐伯说：一般针刺治疗五邪的方法，不过五条。对于瘅热的病证，应当消灭热邪；痈肿和积聚的病证，应当使其消散；寒痹在身，应助阳热以温血气；体虚邪微者，补益阳气而使其强壮；邪气盛大者，必须驱除邪气。下面请让我将具体的针刺方法告诉您。

凡刺痈邪，无迎陇[5]，易俗移性[6]。不得脓，脆[7]道更行，去其乡，不安处所乃散亡[8]，诸阴阳过痈者，取之其输泻之。

一般治疗痈邪，不可在初期病势隆盛的时候，迎其锐势而妄用铍针刺破排脓。应耐心加以调治，这样痈毒就会不化脓，此时应改换不同的方法进行针刺，使邪毒不在固定的部位留聚，这样病邪就会渐行消散。不论是阳经还是阴经，只要是经过痈肿所生的部位，就可以取本经的输穴来泻其毒邪。

凡刺大邪，日以小泄，夺其有余，乃益虚。剽[9]其通，针其邪，肌肉亲[10]视之，毋有反其真，刺诸阳分肉间。

一般刺治大邪（实邪），应用针刺迫使邪势减小，也就是泻其有余，从而使邪气日趋虚衰。在进行针刺治疗时，要急于疏通病邪，刺中病邪所在，肌肉自然就亲附致密，观察到邪气泄去，真气就相应恢复了功能。因实邪多在三阳，故宜针刺诸阳经分肉间的穴位。

凡刺小邪，日以大，补其不足，

一般针刺治疗小邪（虚邪），必须日益壮大其真

[1] 容大：邪气盛大的状态。

[2] 狭小：邪气轻微的状态。

[3] 章：种类

[4] 瘅热：邪热炽盛。

[5] 无迎陇：指不要在痈邪旺盛时针刺。陇，同“隆”，旺盛之意。

[6] 易俗移性：改变常规，用其他方法治疗。

[7] 脆：《太素》作“诡”。

[8] 散亡：消散。

[9] 剽：砭石刺法。

[10] 肌肉亲：指邪气被祛除，肌肉之间便无邪气阻滞，肌肉相附。

乃无害。视其所在迎之界，远近尽至其不得外，侵而行之乃自费，刺分肉间。

气，补其正气的不足，邪气就不致为害了。同时审查邪气的所在，当其尚未深入的时候，迎而夺之。这样远近的真气尽至，正气充足，外邪则难以内陷。治疗时不要针刺太过，因为这样往往会损伤正气。因此，刺小邪之法，取在分肉间的穴位便可以了。

凡刺热邪，越而苍[1]，出游不归[2]，乃无病。为开通，辟门户，使邪得出，病乃已。

凡针刺热邪，应当把邪气发越于外，使之由热转凉，邪被排出后，不再发热，便属无病了。针刺时要用疏泄的手法，为邪气疏通道路，开辟门户，使腠理开泄，邪有出路，病就可以痊愈。

凡刺寒邪，日以温，徐往徐来，致其神[3]。门户已闭，气不分，虚实得调，其气存也。

凡刺寒邪，应当用温法，以保养正气。针刺时缓慢进针，待其得气则疾速出针。出针后，针孔已闭合，正气才不会外散。这样可使神气恢复正常，精气渐渐旺盛，从而达到补气行血散寒的目的，虚实得以调和，则真气也就固密内存了。

黄帝曰：官针奈何？岐伯曰：刺痈者，用铍针；刺大者，用锋针；刺小者，用员利针；刺热者，用镵针；刺寒者，用毫针也。

黄帝说：刺五邪，应各选用什么针具比较合适呢？岐伯说：刺痈邪，当用有刃而锋利的铍针；刺实邪，当用锋针；刺虚邪，当用员利针；刺热邪，当用镵针；刺寒邪，当用毫针。

请言解论，与天地相应，与四时相副，人参天地，故可为解。下有渐洳（rù）[4]，上生苇蒲，此所以知形气之多少也。阴阳者，寒暑也，热则滋雨而在上，根荄（gāi）[5]少汁，人气在外，皮肤缓，腠理开，血气减，汗大泄，肉淖泽。寒则地冻水冰，人气在中，皮肤致，腠理闭，汗不出，

我再谈谈所谓解结的理论。人与天地自然是相适应的，与四时季节有着密切的联系。只有依据人与天地相参的道理，才可以谈论解结。如下面有水湿的沼泽地，上面才能生长出蒲草和芦苇，从它们是否茂盛，可想到水泽面积的多少。根据这个道理，从人体外形的强弱，就可以测知气血的多少了。阴阳的变化，可以用寒暑的变化来说明。在天气炎热时，阳气发越于上，地面的水分被蒸腾而形成云雨，这时草木根茎的水分就减少了。人体受热气的熏蒸，阳气浮越于外，故皮肤弛缓，腠理开泄，血气衰减而津液外溢，肌肉滑利润泽。在天气寒冷时，土地封冻，水寒结冰，人的阳气收藏在内，故皮肤致密，腠理闭合，汗不出，血气强，肌肉坚紧

[1] 越而苍：指身体由热转凉。

[2] 出游不归：热邪被排出，不再出现发热。

[3] 徐往徐来，致其神：应为徐进疾出，使神气恢复正常。

[4] 洳：地势低洼处。

[5] 荄：草根。

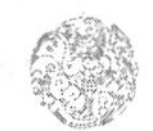

血气强，肉坚涩。当是之时，善行水者，不能往冰；善穿地者，不能凿冻；善用针者，亦不能取四厥。血脉凝结，坚搏不往来者，亦未可即柔。故行水者，必待天温，冰释冻解，而水可行、地可穿也。人脉犹是也。治厥者，必先熨调和其经，掌与腋、肘与脚、项与脊以调之，火气已通，血脉乃行，然后视其病，脉淖泽者，刺而平之；坚紧者，破而散之，气下乃止，此所谓以解结者也。

而滞涩。严寒之下，善于游水行舟的人，不能在冰中往来；善于掘地的人，也不易凿开冻土。善于用针的人，同样也不能治疗阴寒至盛引起的四肢厥逆证。如果血脉因寒而凝聚，坚结如冰冻，往来不流畅，则不可能使它立即柔软起来。所以行水的人必须等到天气转暖、冰冻融化后，才能在水上运行，大地也必须在解冻后才能掘凿。人体的血脉也是这样的，要待阳气运行、血脉疏通才可以用针。因此，治疗厥逆病，必须先用温熨的方法，使经脉调和，在两掌、两腋、两肘、两脚以及项、脊等关节交会处施以熨灸，待温热之气通达各处，血脉也就恢复正常的运行，然后观察病情，血脉滑润流畅者，是卫气浮于体表，可采用针刺的方法使其平复；血脉坚紧者，是寒邪盛实之象，可用破坚散结的针法，待厥逆之气衰落，阳气恢复就止针。像这样，根据邪气聚结的情况先疏通再治疗的方法，就是所谓的解结。

用针之类，在于调气，气积于胃，以通营卫，各行其道。宗气留于海，其下者，注于气街，其上者，走于息道。故厥在于足，宗气不下，脉中之血，凝而留止，弗之火调，弗能取之。用针者，必先察其经络之实虚，切而循之，按而弹之，视其应动者，乃后取之而下之。六经调者，谓之不病，虽病，谓之自已也。一经上实下虚而不通者，此必有横络盛加于大经，令之不通，视而泻之，此所谓解结也。

采用针刺治病，主要在于调节气机，人气来源于水谷，水谷之气首先积蓄于胃中，化生的营气和卫气各自在一定的道路运行，宗气留积于胸中而为气之海，其下行灌注于气街穴处，其上行走向呼吸之道。因此，当足部发生厥逆时，宗气不能自上而下行，脉中之血也随之凝滞而运行不畅，如果不先用火灸温熨的方法通调气血，针刺治疗就不可能达到预期的效果。用针治病必须首先诊察经络的虚实，用手循行切按，弹动经脉，感觉到应指而动的部位，然后再针刺入穴内。若手足六经经脉调和者，是无病的征象，即使有些轻微的小病，也可以不经治疗而自行痊愈。如果任何一条经脉出现上实下虚而不通者，必定是横行的支络有邪气壅盛，并且干扰了正经气血而形成壅滞不通，治疗时应找出疾病的所在，施行泻法。这也是所说的解结的方法。

上寒下热，先刺其项太阳[1]，久留之，已刺则熨项与肩胛，令热

人体上部有寒象而下部发热者，应先取足太阳膀胱经在项部周围的穴位，并较长时间留针。针刺后还

[1] 项太阳：指足太阳膀胱经。

下合乃止，此所谓推而上之者也。

要温熨项部及肩胛部，这样可以驱逐上部的寒邪，使热气上下融合，方可止针。这就是所谓“推而上之”的方法。

上热下寒，视其虚脉而陷之于经络者取之，气下乃止，此所谓引而下之者也。

如人体上部发热，下部发冷，并发现下部经络上有陷下不充的虚脉，当用针刺，施以补法，使其阳气下行后止针。这就是所谓“引而下之”的方法。

大热遍身，狂而妄见、妄闻、妄言，视足阳明及大络取之，虚者补之，血而实者泻之。因其偃（yǎn）卧[1]，居其头前，以两手四指挟按颈动脉，久持之，卷而切，推下至缺盆中，而复止如前，热去乃止，此所谓推而散之者也。

遍身高热，神情狂躁不安，并有幻视、幻听、胡言乱语表现者，要察看足阳明经的正经、络脉的虚实情况，而后取穴针刺。虚者用补法，有血郁而属实者用泻法，同时在患者仰卧时，医者在患者头前，用两手的拇指和食指挟持按揉患者两侧颈动脉部，挟持时间要长一些，并捏起肌肤，由上向下揉卷切按，一直到两锁骨上窝缺盆处，然后重复上述动作，连续进行，等待身热退去方可停止。这就是所谓“推而散之”的方法。

黄帝曰：有一脉生数十病者，或痛，或痈，或热，或寒，或痒，或痹，或不仁，变化无穷，其故何也？岐伯曰：此皆邪气之所生也。

黄帝说：有一条经脉受邪而发生几十种病证的，有的表现为疼痛，或形成痈肿，有的发热，有的恶寒，有的痒，有的形成痹证，有的表现为麻木不仁，证候表现千变万化，这是什么原因呢？岐伯说：这都是由各种不同的邪气伤害而发生的。

黄帝曰：余闻气者，有真气[2]，有正气，有邪气。何谓真气？岐伯曰：真气者，所受于天，与谷气并而充身也。正气[3]者，正风[4]也，从一方来[5]，非实风，

黄帝说：我听说有真气、正气、邪气等不同的名称。那么什么是真气？岐伯说：所谓真气，就是禀受了先天的精气，和后天的谷食之气结合，充养全身。它是人体生命活动的动力，并能抵御外邪。所说的正气，又称正风，是指与季节相协调的正常气候。它是在不同季节中，从各个季节所主的方向而来的风。如春季从东方来的风，夏季从南方来的风，秋季从西方来的风，冬季从

[1] 偃卧：仰卧、睡卧。

[2] 真气：指由先天的元气与后天的谷气结合而成，能充养全身。

[3] 正气：四时正常的气候。

[4] 正风：符合季节的风。

[5] 从一方来：从与季节相符的方位来。

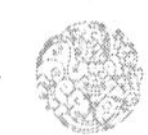

又[1]非虚风[2]也。邪气[3]者，虚风之贼伤人也，其中人也深，不能自去。正风者，其中人也浅，合而自去，其气来柔弱，不能胜真气，故自去。

北方来的风。这些适时而至的风，一般不会致病。所谓邪气，又称为虚风。它是不知不觉伤害人体的贼风，一旦中伤人体，容易深陷而不能自行消散。而正风即使伤及人体，部位也比较表浅，发病也较轻微，能自行恢复，这是因为正风来势柔弱，不能战胜体内的真气，所以不用治疗就自行消散了。

虚邪之中人也，洒晰动形，起毫毛而发腠理。其入深，内搏于骨，则为骨痹；搏于筋，则为筋挛；搏于脉中，则为血闭不通，则为痈。搏于肉，与卫气相搏，阳胜者，则为热，阴胜者，则为寒。寒则真气去，去则虚，虚则寒。搏于皮肤之间，其气外发，腠理开，毫毛摇，气往来行，则为痒。留而不去，则痹。卫气不行，则为不仁。

虚邪贼风中伤人体，使人萧索寒栗，毫毛竖起，肌腠疏缓开泄，易于深陷。如果邪气侵害骨骼，就会形成骨痹；侵害在筋，就会导致筋脉拘挛；侵害在脉中，就会导致血脉闭塞不通，血气郁而化热则会形成痈肿；如果侵害在肉腠，与卫气搏结交争，阳气偏盛就会出现热象，阴气偏盛就会出现寒象，寒邪偏盛就会使真气衰微消散，真气衰微就会呈现一派虚象，人体正气虚衰，阳气不足，就会表现为形寒肢冷；如果侵害于皮肤之间，与卫气搏结而发越于外，使腠理开泄，毫毛动摇，若邪气在皮腠之间往来为患，皮肤则会瘙痒；如果邪气羁留不去，营卫不调，就会形成痹证；若单纯导致卫气涩滞而不畅行，就会形成麻木不仁的证候。

虚邪偏容于身半，其入深，内居荣卫，荣卫稍衰，则真气去，邪气独留，发为偏枯。其邪气浅者，脉偏痛。

虚邪贼风侵害半侧身体，入里深犯，稽留于营卫之中，使营卫功能衰竭，导致真气消散，而邪气单独存留于内，就会形成半身不遂的偏瘫证。假使邪气侵害的部位较浅，也会导致半身血脉不和而发生半身偏痛。

虚邪之入于身也深，寒与热相搏，久留而内着，寒胜其热，则骨疼肉枯；热胜其寒，则烂肉腐肌为脓，内伤骨，内伤骨为骨蚀[4]。有所疾[5]

虚邪贼风侵害人体深部组织，寒热聚结，久留不去而附着于内，如果阴寒至盛，阳热不举，营卫寒凝涩滞，就会引起骨节疼痛，肌肉枯萎；如果热邪亢盛，阴不胜阳，就会发生肌肉腐烂而化为脓。如果虚邪进一步内陷而伤及骨骼，就会形成骨骼坏死的骨蚀。如

[1] 非实风，又：当删。

[2] 虚风：与季节不相符合的风。

[3] 邪气：四时不正之气。

[4] 骨蚀：指邪气侵蚀到骨。

[5] 疾：《甲乙经》无此字。

前筋，筋屈不得伸，邪气居其间而不反，发为筋溜。有所结，气归之，卫气留之，不得反，津液久留，合而为肠溜[1]。久者，数岁乃成，以手按之柔，已有所结，气归之，津液留之，邪气中之，凝结日以易甚，连以聚居，为昔瘤[2]。以手按之坚，有所结，深中骨，气因于骨，骨与气并，日以益大，则为骨疽。有所结，中于肉，宗气归之，邪留而不去，有热则化而为脓，无热则为肉疽。凡此数气者，其发无常处，而有常名也。

果邪气聚于筋，使筋脉挛缩而不得伸展，邪气久留其间不能消退，就会形成筋瘤；邪气结聚归于内，卫气积留而不能复出，以致阳不化水，津液不能输布，留于肠胃与邪气相搏结，就会成为肠瘤，但发展较缓慢，迁延数年，用手触按质地柔软；如果邪气结聚而气归于内，津液停留不行，又连中邪气而凝结不散，日益加重并且发展迅速，邪气接连积聚，就会形成昔瘤，用手按摸质地坚硬；若邪气结聚停留在深层的骨部，邪气在骨部为患，逐渐扩大，则会形成骨瘤；若邪气结聚在肌肉，宗气内走于此，随邪气留结，着而不去，则如有内热可化而为脓，如无热可形成肉瘤。上述这几种邪气致病变化无穷，其发作也无一定部位，但是根据证候表现，都有一定的名称。

卫气行第七十六

黄帝问于岐伯曰：愿闻卫气之行，出入之合，何如？岐伯曰：岁有十二月，日有十二辰，子午为经，卯酉为纬。天周二十八宿，而一面七星，四七二十八星。房昴（mǎo）为纬[3]，虚张为经[4]。

黄帝问岐伯：我想听您谈一谈卫气在人体是如何运行的，什么时候出于体表，什么时候进入体内，又是在什么地方会合的？岐伯说：一年有十二个月，一天有十二个时辰，子位居正北方，午位居正南方，连接南北的竖线为经，卯位居正东方，酉位居正西方，连接东西的横线为纬。天体的运行环周于星宿，分布在东、西、南、北四方，每一方各有七个星宿，四方共计二十八星宿。东方的房宿与西方的昴宿为纬，北方的虚宿与南方

[1] 肠溜：《甲乙经》作“肠疽”。

[2] 昔瘤：肌肉干瘦，触之较硬。昔，同“腊”，肉干而坚之意。

[3] 房昴为纬：房、昴皆是二十八星宿之一，房为东方七宿之一，昴为西方七宿之一，以二十八星宿论，房昴为黄纬之道。

[4] 虚张为经：虚、张皆是二十八星宿之一，为属南北，故为黄道之经。

 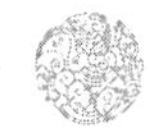

是故房至毕为阳，昴至心为阴。阳主昼，阴主夜。故卫气之行，一日一夜五十周于身，昼日行于阳二十五周，夜行于阴二十五周，周于五脏[1]。

的张宿为经。太阳从东方的房宿沿黄道经过南方到达西方的毕宿，时间是卯、辰、巳、午、未、申六个时辰，这六个时辰是白天，属阳；太阳从西方的昴宿沿黄道经过北方到达东方的心宿，时间是酉、戌、亥、子、丑、寅六个时辰，这六个时辰是夜晚，属阴。一昼夜中，卫气在体内运行五十周次，白天行于阳分二十五周次，夜间行于阴分二十五周次，并周行于五脏之中。

是故平旦阴尽，阳气出于目，目张则气上行于头，循项下足太阳，循背下至小指[2]之端。其散者，别于目锐眦，下手太阳，下至手小指之间外侧。其散者，别于目锐眦，下足少阳，注小指次指之间。以上循手少阳之分，下至小指之间。别者以上至耳前，合于颔脉，注足阳明以下行，至跗上，入五指之间。其散者，从耳下下手阳明，入大指之间，入掌中。其至于足也，入足心，出内踝，行阴分，复合于目，故为一周。

早晨卫气在阴分的循行过程结束，从目进入阳分，眼睛也就睁开了，然后卫气从目内眦上行头部，沿项后足太阳膀胱经的通路下行，再沿背部向下行，到足小趾外侧端（至阴穴）。其中散行的部分，从目外眦分出来，沿手太阳小肠经下行，至手小指外侧端（少泽穴）；另一条散行的部分，也从目外眦分出，沿足少阳胆经下行注入足小趾与第四趾之间（窍阴穴）。卫气又从上部循手少阳三焦经所过的部位向下行，到手小指与无名指之间（关冲穴）。从手少阳别行的部分，行至耳前方，会合于颔部的经脉，注入足阳明胃经，向下行至足背，散入足五趾之间（厉兑穴）。还有另一条散行的分支，从耳部下方沿手阳明大肠经下行，入于手大指和食指之间（商阳穴），再进入手掌中间。其中运行到足部的卫气，进入足心，出于内踝，再入足少阴肾经，由足少阴经行于阴分，沿从足少阴经分出的阴脉向上行，又会合到目，交会于足太阳经的睛明穴。这就是卫气运行一周的顺序。因此，卫气依照天体昼夜间的运动时间而同步运行。

是故日行一舍[3]，人气行一周与十分身之八[4]；日行二舍，人气行三周于身与十分身之六；日行三舍，人气行于身五周与十分身之四；日行四舍，人气行于身七周与

太阳运行一星宿的时间称为一舍，卫气在人体循行一周又十分之八。日行二舍，卫气循行三周又十分之六。日行三舍，卫气循行五周又十分之四。日行四舍，气循行七周又十分之二。日行五舍，卫气循行九周。日行六舍，卫气循行十周又十分之八。日行七舍，卫气循行十二周又十分之六。日行十四舍，卫气循行

[1] 周于五脏：卫气运行于五脏之间。

[2] 小指：足小趾。后文的五指，亦指足五趾。

[3] 舍：指星宿。

[4] 人气行一周与十分身之八：卫气在人体内运行一又十分之八周。下文理同。人气，即卫气。

十分身之二；日行五舍，人气行于身九周；日行六舍，人气行于身十周与十分身之八；日行七舍，人气行于身十二周在身与十分身之六；日行十四舍，人气二十五周于身有奇（qí）分[1]与十分身之二，阳尽于阴，阴受气矣。其始入于阴，常从足少阴注于肾，肾注于心，心注于肺，肺注于肝，肝注于脾，脾复注于肾，为一周。是故夜行一舍，人气行于阴脏一周与十分脏之八，亦如阳行之二十五周，而复合于目。阴阳一日一夜，合有奇分十分身之四，与十分脏之二，是故人之所以卧起之时，有早晏（yàn）[2]者，奇分不尽故也。

二十五周及余数的十分之二。这样太阳运行周天的二分之一，由白天进入夜间，卫气也由阳气进入阴分。刚刚进入阴分时，由足少阴肾经传注于肾脏，由肾脏注入心脏，由心脏注入肺脏，由肺脏注入肝脏，由肝脏注入脾脏，由脾脏再传注到肾脏而成为一周，和白天卫气行于阳分二十五周一样，夜间行于阴分也是二十五周。所以，夜间太阳运行一舍的时间，卫气在阴分也运行一周又十分之八，卫气在阴分循行二十五周后，出于目内眦而进入阳分。一昼夜卫气在人体运行五十周次，但若按照上述每舍卫气运行一周又十分之八计算，太阳运行二十八舍，卫气循行共计为五十周又十分之四，则有一个十分之四周的余数，包括阳分的十分之二周和阴分的十分一周。因此，平时人们早上入睡和清晨起床有早晚的差别，就是因为这十分之四的余数造成的。

黄帝曰：卫气之在于身也，上下往来不以期，候气而刺之，奈何？伯高曰：分有多少[3]，日有长短，春秋冬夏，各有分理[4]，然后常以平旦为纪，以夜尽为始。是故一日一夜，水下百刻，二十五刻者，半日之度也，常如是毋已，日入而止，随日之长短，各以为纪而刺之。

黄帝说：卫气在人体运行时，上下循行往返的时间不固定，应如何选择时机进行针刺呢？伯高说：根据太阳运行的位置不同，昼夜也有长短的差异，春、夏、秋、冬各个不同的节气，昼夜长短都有一定的规律。对此可以根据日出时间为基准，此时标志着夜尽昼始，为卫气行于阳分的开端。以铜壶滴漏计时，一昼夜水下一百刻，所以二十五刻正好是半个白天的度数；卫气就是随着时间的推移而环周不止的。到了日落时，标志着白天结束。这样可以根据日出、日落确定昼与夜，再根据昼夜长短判断卫气的运行出入情况，来作为针刺候气的标准。针刺时，要等到气至时再下

[1] 奇分：指余数。

[2] 晏：晚。

[3] 分有多少：分指昼夜之分，即昼夜时间长短不一。

[4] 各有分理：各有不同，即随着四季节气变化，昼夜长短各有不同。

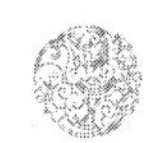

谨候其时，病可与期；失时反候者，百病不治。故曰：刺实者，刺其来也；刺虚者，刺其去也。此言气存亡之时[1]，以候虚实而刺之，是故谨候气之所在而刺之，是谓逢时。病在于三阳，必候其气在于阳而刺之；病在于三阴，必候其气在阴分而刺之。

针，才能得到预期的效果。如果失去时机，违反了候气的原则而胡乱用针，则任何疾病也不能治愈。因此，候气而刺的方法，对于实证，应当在气到来的时候针刺，属于泻法；对于虚证，应当在气运行过去之后针刺，属于补法。这就是说要在气行盛衰之时诊察虚实而进行针刺。故细心谨慎审察气的运行部位而进行针刺，就叫作把握住了时机。病在三阳经，必候气在阳分时进行针刺；若病在三阴经，必候气在阴分时进行针刺。

水下一刻，人气在太阳；水下二刻，人气在少阳；水下三刻，人气在阳明；水下四刻，人气在阴分。水下五刻，人气在太阳；水下六刻，人气在少阳；水下七刻，人气在阳明；水下八刻，人气在阴分。水下九刻，人气在太阳；水下十刻，人气在少阳；水下十一刻，人气在阳明；水下十二刻，人气在阴分。水下十三刻，人气在太阳；水下十四刻，人气在少阳；水下十五刻，人气在阳明；水下十六刻，人气在阴分。水下十七刻，人气在太阳；水下十八刻，人气在少阳；水下十九刻，人气在阳明；水下二十刻，人气在阴分。水下二十一刻，人气在太阳；水下二十二刻，人气在少阳；水下二十三刻，人气在阳明；水下二十四刻，人气在阴分。水下二十五刻，人气在太阳，此半日之度

从平旦开始，水下一刻，卫气行于手足太阳经；水下二刻，卫气行于手足少阳经；水下三刻，卫气行于手足阳明经；水下四刻，卫气行于足少阴肾经；水下五刻，卫气又出阳分行于手足太阳经；水下六刻，卫气行于手足少阳经；水下七刻，卫气行于手足阳明经；水下八刻，卫气行于足少阴肾经；水下九刻，卫气行于手足太阳经；水下十刻，卫气行于手足少阳经；水下十一刻，卫气行于手足阳明经；水下十二刻，卫气行于足少阳肾经；水下十三刻，卫气行于手足太阳经；水下十四刻，卫气行于手足少阳经；水下十五刻，卫气行于手足阳明经；水下十六刻，卫气行于足少阴肾经；水下十七刻，卫气行于手足太阳经；水下十八刻，卫气行于手足少阳经；水下十九刻，卫气行于手足阳明经；水下二十刻，卫气行于足少阴肾经；水下二十一刻，卫气行于手足太阳经；水下二十二刻，卫气行于手足少阳经；水下二十三刻，卫气行于手足阳明经；水下二十四刻，卫气行于足少阴肾经；水下二十五刻，卫气行于手足太阳经。这是半个白日中卫气运行的度数。从房宿到毕宿运转十四舍，经过整个白天，水下五十刻，太阳运行半个周天；从昴宿到心宿，也是运转十四舍，经过整个黑夜，水下五十刻，又运转半个周天。一昼夜合计水下一百刻，太阳运转二十八舍为一个周天。太阳每运行一星宿，水下三又七分之四刻。大致而言，通常是太阳每运行到上一星宿刚过、下一宿开始的时候，卫气正好运行在

[1] 气存亡之时：气在此指邪气，即邪气的存在与消亡的情况。

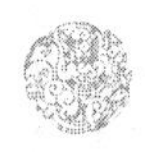

也。从房至毕一十四舍，水下五十刻，半日之度也。从昂至心，亦十四舍，水下五十刻，终日之度也。日行一舍，水下三刻与七分刻之四[1]。大要曰：常以日之加于宿上也，人气在太阳。是故日行一舍，人气行三阳行与阴分，常如是无已，天与地同纪，纷纷昐（pā）纷[2]，终而复始，一日一夜，水下百刻而尽矣。

手足太阳经，而每当转完一星宿的时间，卫气也循行完了三阳与阴分，再值太阳运行到下一星宿之上时，卫气又正好行于手足太阳经，这样周行不已，随自然天体的运行节律而同步运动。卫气在人体内的运行虽然纷繁，但有条不紊，一周接着一周，终而复始。一昼夜水下一百刻的时间，卫气正好在体内运行完五十周次。

九宫八风第七十七

合八风虚实邪正

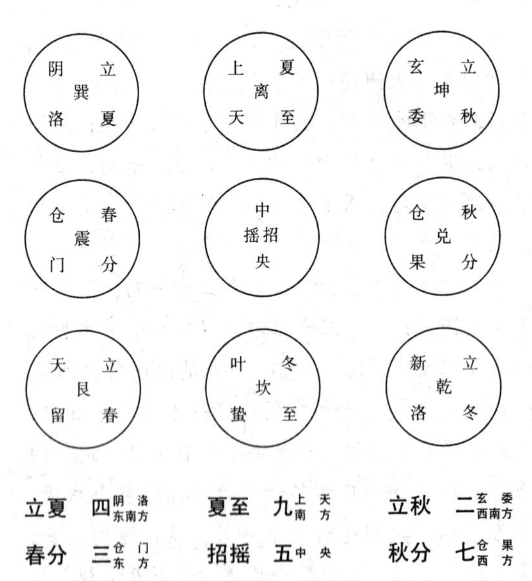

北极星位于天极正中，成为测定方位的中心坐标，北斗星围绕其旋转，是标定方向位置的指针，一年之内由东向西依次移行。在冬至这一天，斗柄指向正北方的叶蛰宫，并在这个区域运行四十六天，历经冬至、小寒、大寒三个节气；期满后的下一天，时交立春节，就开始移居东北方的天留宫，在这区间运行四十六天，历经立春、雨水、惊蛰三个节气；期满后的下一天，时交春分节，开始移居正东方的仓门宫，在这个区间运行四十六天，历经春分、清明、谷雨三个节气；期满后的下一天，时交立夏，移居东南方的阴洛宫，在这个区间运行四十五天，历经立夏、小满、芒种三个节气；期满后的下一天，时交夏至节，开始移居正南方的上天宫，在此区间运行四十六天，历经夏至、小暑、大暑三个节气；期满后的下一天，时交立秋节，开始移居西南方的玄委宫，在此区间运行四十六天，历经立秋、处

[1] 日行一舍，水下三刻与七分刻之四：从星宿角度上说，一天等于二十八舍。而从刻度上说，一天等于一百刻。若将星宿所表现的时刻与刻度所表现的时刻互相换算则得出此数值。

[2] 纷纷昐纷：虽然纷乱，但有一定的内在规律，乱而有序。

 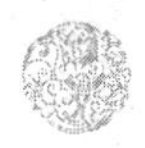

太一[1]常以冬至之日，居叶蛰（zhé）[2]之宫四十六日，明日居天留[3]四十六日，明日居仓门[4]四十六日，明日居阴洛[5]四十五日，明日居天宫[6]四十六日，明日居玄委[7]四十六日，明日居仓果[8]四十六日，明日居新洛[9]四十五日，明日复居叶蛰之宫，曰冬至矣。

暑、白露三个节气；期满后的下一天，时交秋分节，开始移居正西方的仓果宫，在此区间运行四十六天，历经秋分、寒露、霜降三个节气；期满后的下一天，时交立冬节，开始移居西北方的新洛宫，在此区间运行四十五天，历经立冬、小雪、大雪三个节气。期满后的下一天，北斗重新游回叶蛰宫，就又到了冬至日，历经三百六十六日（闰）回归年周期，这就是所谓的“太一游宫”。

太一日游，以冬至之日，居叶蛰之宫，数所在日，从一处至九日，复返于一。常如是无已，终而复始。

太一日复一日地游历九宫的规律，是以冬至这一天，斗纲十一月建子，临于正北方的叶蛰宫，在八卦中属于一数的坎位，这时阴气已极，天阳萌生，以此作为起点，推算其逐日所在之处，其规律是从开始必属于一数的坎位出发，在各个方位依次游行了九天，最后仍回复到属于一数的坎位，常常像这样循环不休，终而复始地轮转着。

太一移日[10]，天必应之以风雨，以其日风雨则吉，岁美民安少病矣。先之则多雨，后之则多汗[11]。

太一从一宫转向下一宫的第一天，也就是每逢交节的日子，必有风雨出现，如果当天和风细雨，是吉祥的象征。因为这样风调雨顺的年景，必然谷物丰收、禽畜兴旺，人民安居乐业，很少有疾病的发生。如果风雨出现在交节之前，就预示着这一年多风多雨，发生洪涝灾害。反之，如果风雨出现在交节之后，就预示着少雨而干旱。

---

[1] 太一：北极星的古称。

[2] 叶蛰：北方坎宫，主冬至、小寒、大寒三个节气。

[3] 天留：东北方艮宫，主立春、雨水、惊蛰三个节气。

[4] 仓门：东方震宫，主春分、清明、谷雨三个节气。

[5] 阴洛：东南方巽宫，主立夏、小满、芒种三个节气。

[6] 天宫：南方离宫，主夏至、小暑、大暑三个节气。

[7] 玄委：西南坤宫，主立秋、处暑、白露三个节气。

[8] 仓果：西方兑宫，主秋分、寒露、霜降三个节气。

[9] 新洛：西北方乾宫，主立冬、小雪、大雪三个节气。

[10] 太一移日：指北极星从一宫转向下一宫的第一天，即交换节气的日子。

[11] 汗：应作“旱”为是。

太一在冬至之日有变[1]，占[2]在君；太一在春分之日有变，占在相；太一在中宫之日[3]有变，占在吏；太一在秋分之日有变，占在将；太一在夏至之日有变，占在百姓。

太一临叶蛰宫，时交冬至节的这一天，如果气候有突然变化，就预示着国君的不测。因为太一是天元之主宰，居于宸极，南面而治，冬至这一天又是一岁之首，位在正北，所以与君主相应。在交春分节的这一天，若气候有暴变，就预示着国相有灾患。因为相位在左，职司教化布政，而春分东临卯正，春气阳和，所以与国相相应。太一在中宫土旺主令的时间，也就是寄居于四隅立春、立夏、立秋、立冬各自交节的那些天，气候发生突变，就预示着国中大小官吏有灾变。因为他们分治国中，各司其守，立春、立夏、立秋、立冬分治四隅与普通官吏相应。在交秋分节的这一天，若气候有骤然变化，则预示着将军的灾患。因为将位在右，职司杀伐，而秋分西临酉正，秋气肃杀，所以与将军相应。在交夏至节的这一天，若气候有剧烈变化，则预示着百姓们有祸患。因为夏至南临午正，阳气升发，庶物蕃盛，与从事百业而生的百姓相应。

所谓有变者，太一居五宫之日[4]，病风[5]折树木，扬沙石。各以其所主，占贵贱。因视风所从来而占之。风从其所居之乡[6]来为实风[7]，主生，长养万物；从其冲后来[8]为虚风[9]，伤人者也，主杀，主害者。谨候虚风而避之，故圣人日避虚邪之道，如避矢石然，邪弗

所谓气候有突然变化，是指太一临上述五宫的日子，出现折断树木、飞沙走石的狂风。这种气候，根据出现在不同的节气，其伤害性会反映在不同的阶层。因此，也是预测不同身份的人受病的依据。同时还应察看风向的来路，作为预测气候正常与否的依据。凡是风来自当令的方位，如时值冬至，位临子方，气候以阴寒为特点，应当以北风凛冽为顺；时交春分，位临卯方，天气温和，应当以东风拂煦为顺；时交夏至，位临午方，天气炎热，应当以南风烘熔为顺；时交秋分，位临酉方，天气清凉，应当以西风萧肃为顺。这样的正位之风，又叫作实风，主生长，养育万物。反之，如果风

[1] 有变：指气候发生突变。

[2] 占：预测、占卜。

[3] 中宫之日：四隅当令之时，即土旺主令之日。

[4] 五宫之日：指春分、秋分、夏至、冬至及土旺主令的交节之日。

[5] 病风：不正常的风，这里指狂暴之风。

[6] 所居之乡：这里指太一所居之所，在每一季节所出现当令的风雨为实风，如春生东风，夏为南风，主生主长。

[7] 实风：对自然界的万物生长及人体有益的风。

[8] 从其冲后来：与时令之风相反的方向来。

[9] 虚风：凡是从节气所居方位的对立方向刮来的风称为虚风，如冬至刮南风，夏至刮北风，主杀。

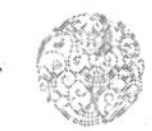

能害，此之谓也。

从当令相对的方位而来，出现与季节相抵触的气候，则叫虚风。它能伤人致病，主摧残，危害万物。平时应密切注视这种异常气候，谨慎加以预防。因此，那些对养生之道素有高度修养的人，时刻防避四时不正之气，免受它的危害，就像躲避箭矢礌石一样，使外邪不能入侵，保证机体健康，就是这个道理。

是故太一入徙立于中宫，乃朝八风，以占吉凶也。

太一位居于天极中央，成为定向的中心坐标，根据斗星旋转的指向，以中宫巡临八宫，从而定八风的方位，可推测气候的正常与异常。

风从南方来，名曰大弱风[1]，其伤人也，内舍于心，外在于脉，气主热。

从南方来的风，名叫大弱风。它伤害人体，内可侵入于心，外则在于血脉，因属于南方火热之邪，所以其气主热证。

风从西南方来，名曰谋风[2]，其伤人也，内舍于脾，外在于肌，其气主为弱。

从西南方来的风，名叫谋风。它伤害人体，内可侵入于脾，外则在于肌肉，因为脾为后天之本，所以其气主虚性病证。

风从西方来，名曰刚风[3]，其伤人也，内舍于肺，外在于皮肤，其气主为燥。

从西方来的风，名叫刚风。它伤害人体，内可侵入于肺，外则留于皮肤之间，由于西方属金，风性刚烈，所以其气主燥性病证。

风从西北方来，名曰折风[4]，其伤人也，内舍于小肠，外在于手太阳脉，脉绝则溢，脉闭则结不通，善暴死。

从西北方来的风，名叫折风。它伤害人体，内可侵入小肠，外则在于手太阳经脉。如果其脉气竭绝，说明疾病恶化而深陷扩散；如果其脉气闭塞，气机聚结不通，往往会形成猝然死亡。

风从北方来，名曰大刚风[5]，其伤人也，内舍于肾，外在于骨与肩背之膂筋，其气主为寒也。

从北方来的风，名叫大刚风。它伤害人体，内可侵入于肾，外则在于骨骼和肩背的膂筋部，因为北风阴寒至盛，遏伤肾阳，所以其气主寒性病证。

---

[1] 大弱风：南风离火宫，热盛则风至必微，故称大弱风。其在人以火脏应之，内应心，外在脉。

[2] 谋风：西南方坤土宫之风，阴气方生，阳气尤盛，阴阳去就，若有所议，故称谋风，其在人的土脏应之。

[3] 刚风：西方兑金宫之风，金气刚劲故称刚风，其在人以金脏应之。

[4] 折风：西北方乾金宫之风，金主折伤，故称折风。

[5] 大刚风：北方坎水宫之风，气寒则风烈，故称大刚风，其在人以水脏应之。

风从东北方来，名曰凶风[1]，其伤人也，内舍于大肠，外在于两胁腋骨下及肢节。

从东北方来的风，名叫凶风。它伤害人体，内可侵入大肠，外则在于两胁腋骨下及肢体关节。

风从东方来，名曰婴儿风[2]，其伤人也，内舍于肝，外在于筋纽[3]，其气主为身湿。

从东方来的风，名叫婴儿风。它伤害人体，内可侵入于肝，外则在于筋的连结之处，因为东方为水乡湿地，东风多雨，所以其气主湿性病证。

风从东南方来，名曰弱风[4]，其伤人也，内舍于胃，外在肌肉，其气主体重。

从东南方来的风，名叫弱风。它伤害人体，内可侵入于胃，外则在于肌肉，因为东南湿盛，其气重浊，所以其气主身体困重不扬之病证。

此八风皆从其虚之乡来，乃能病人。三虚[5]相搏，则为暴病卒死。两实一虚，病则为淋露寒热。犯其两湿之地，则为痿。故圣人避风，如避矢石焉。其有三虚而偏中于邪风，则为击仆偏枯矣。

上面所说的八种风，凡是从当令节气相对的方向而来的，都属于虚风贼邪，因为是违背时令的不正之气，所以它能使人发生疾病。人与自然息息相通，如果人体虚弱，时值这一年的气运衰微，恰逢月廓亏空，又失却时宜之和，这样三虚相结合，内外相因，正不胜邪，就会得暴病，猝然死亡。如果三虚之中只犯一虚，也能发生疲劳困倦、寒热相兼的病证。如果冒雨或涉水，或久居潮湿之地，感受湿邪，伤于肌肉，便会发生痿病。因此，深知养生之道的人，预防贼风邪气，如同躲避弓箭射击一样。否则，如果恰逢三虚相遇，就有可能偏中邪风而导致突然昏厥仆倒，或引起半身不遂一类的病证。

[1] 凶风：东北方艮土宫之风，阴气未退，阳气未盛，故称凶风。

[2] 婴儿风：东方震木宫之风，东应春，万物始生，故称婴儿风，其在人以木脏应之。

[3] 筋纽：筋的汇聚之处。

[4] 弱风：东南巽木宫之风，气暖而风柔，故称弱风，东南湿盛，湿气侮土，故其在人内伤于胃腑，外主肌肉身重。

[5] 三虚：年虚，乘年之衰；月虚，逢月之空；时虚，失时之和。可参见《灵枢·岁露论》所述。

卷之十二

九针论第七十八

黄帝曰：余闻九针于夫子，众多博大矣，余犹不能寤（wù）[1]。敢问九针焉生，何因而有名？岐伯曰：九针者，天地之大数也，始于一而终于九[2]。故曰：一以法天，二以法地，三以法人，四以法时，五以法音，六以法律[3]，七以法星[4]，八以法风，九以法野[5]。

黄帝说：我听您讲述的九针理论真是博大精深、丰富多彩！但是我还有些问题不能领悟。请问九针是怎样产生的？又是根据什么命名的呢？岐伯说：九针的产生，取法于天地间普遍的数理关系。天地的数理，从一起始，到九而终止。与这种自然数理相对应，第一种针取法于天，第二种针取法于地，第三种针取法于人，第四种针取法于四时，第五种针取法于五音，第六种针取法于六律，第七种针取法于七星，第八种针取法于八风，第九种针取法于九野。

黄帝曰：以针应九之数，奈何？岐伯曰：夫圣人之起天地之数也，一而九之，故以立九野。九而九之，九九八十一，以起黄钟数[6]焉，以针应数也。

黄帝说：九针是如何与自然数理相应的呢？岐伯说：古代的圣人们，创立了自然数理是从一到九的理论，因此把大地定为九个分野。若九与九相乘，从而产生了黄钟数，九针之数就是与此相对应的。

---

[1] 寤：同“悟”，弄明白。

[2] 始于一而终于九：“一”为数之始，“九”为数之终。古人在算式中认为，只有从一数至九数，为最基本之数字，因此说“始于一而终于九”。

[3] 律：指六律，即黄钟、大蔟、姑洗、蕤宾、夷则、无射。

[4] 星：指北斗七星，即天枢、天璇、天玑、天权、玉衡、开阳、摇光。

[5] 野：指九州（冀、兖、青、徐、荆、扬、豫、梁、雍）之分野。

[6] 黄钟数：黄钟为十二律之一，在宫、商、角、徵、羽五音之中，宫属于中央黄钟，五音十二律由此而分。黄钟数，我国古代作计量用，最早以长的辰度来计算。《淮南子》将黍之纵长度来作分，九分为一寸，九寸（八十一个黍）为黄钟数。

一者，天也。天者，阳也。五脏之应天者肺，肺者，五脏六腑之盖也，皮者，肺之合也，人之阳也。故为之治针，必以大其头而锐其末，令无得深入而阳气出。

第一种针，比象于天，天属阳。在人体五脏中，肺主呼吸，外与天气相应；肺的位置最高，称为五脏六腑的华盖，犹如天空覆盖万物一样。肺外合于皮毛，皮毛位于体表，属阳分。根据这种情况制成镵针，其必须针头大，针尖锐利，从而便于浅刺而容易控制针刺深度。这种针用于治疗邪在皮肤的病证，可开泄阳气，解表退热。

二者，地也。地者，土也。人之所以应土者，肉也。故为之治针，必筩[1]其身而员其末，令无得伤肉分，伤则气得竭。

第二种针，比象于地，地属土。人体与土相应的是肌肉，因此制成圆针，其针身又圆又直，针尖呈卵圆形，适用于治疗邪气在肌肉的病证，针刺时不能损伤分肉，如果损伤了分肉就会使脾气衰竭。

三者，人也。人之所以成生者，血脉也。故为之治针，必大其身而员其末，令可以按脉勿陷，以致其气，令邪气独出。

第三种针，比象于人。人之所以能够成长和维持生命活动，有赖于血脉的输给和营养，所以为了适应治疗血脉的病证，制成鍉针，其针身大，针尖圆而钝，可以按压穴位，疏通血脉，引导正气得以充实，使邪气自然外出，以防因刺入过深而引邪内陷。

四者，时也。时者，四时八风之客于经络之中，为瘤[2]病者也。故为之治针，必筩其身而锋其末，令可以泻热出血，而痼病竭。

第四种针，比象于四时。四时是指如果四时八风的贼风邪气侵入人体的经络中，能使血脉留滞瘀结，而形成经久不愈的顽固性疾病。为了治疗这种疾病，所以制成锋针，其针身圆直、针尖锋利，用于刺络放血，开瘀泄热，使顽固性疾病得以根除。

五者，音也。音者，冬夏之分，分于子午，阴与阳别，寒与热争，两气相搏，合为痈脓者也。故为之治针，必令其末如剑锋，可以取大脓。

第五种针，比象于五音，音为五数，位于一、九两数中间。一数，代表冬至一阳初生之时，月建在子；九数，代表夏至阳气极盛之时，月建在午。而五数正当一到九数的中央，暑往寒来，阴阳消长的变迁，由此可分。这比喻人体阴阳也是处于两端，相互别离，若寒热不调而相互搏结，使肉腐化脓，则形成痈肿。这种病适用铍针治疗，其针的末端如同剑刃一样锋利，用以刺破痈肿、排出脓血。

六者，律也。律者，调阴阳四时而合十二经脉，虚邪客于经络而

第六种针，比象于六律，因六律六吕，高低有节，协调阴阳四时，可以与四季中的十二月相应，与人体的十二经脉相合。如果贼风邪气侵入人的经络，使阴

[1] 筩：竹管。这里指让针身圆直，像竹管一样。

[2] 瘤：《甲乙经》作“痼”。

为暴痹者也。故为之治针，必令尖如牦（máo）[1]，且员其锐，中身微大，以取暴气。

阳失调、气血壅闭、营卫不行，就会发生急性发作的痹证。因此制成员利针，其针状如长毛，圆而锐利，针身中段略粗大，适用于刺治急性病。

七者，星也。星者，人之七窍，邪之所客于经，舍于络，而为痛痹者也。故为之治针，令尖如蚊虻（méng）喙，静以徐往，微以久留，正气因之，真邪俱往，出针而养者也。

第七种针，比象于北斗七星，在人体应于七窍。人的全身分布着许多孔窍，类如天空星辰密布，如果外邪从孔窍侵入经络之间而久留不去，使气血凝滞，就会发生痛痹。为了治疗此类疾病，所以制成毫针，其针尖微细稍长，像蚊虻的嘴一样。刺治时，手法要轻，慢慢进针、轻微提插。有了针感以后，要长时间留针，从而使正气得到充实，邪气一经消散，真气随即恢复。在出针后，正气就可得到抚养。

八者，风也。风者，人之股肱八节也。八正之虚风，八风伤人，内舍于骨解腰脊节腠理之间，为深痹也。故为之治针，必长其身，锋其末，可以取深邪远痹。

第八种针，比象于八方之风，在人应于肱部和股部的肩、肘、髋、膝八处大关节。如果来自八方的贼风邪气侵袭人体，就会深入而留止在骨缝、腰背、关节及腠理之间，而形成邪深在里的痹证。故制成长针，其针身长而针尖锋利，可以刺治邪深病久的痹证。

九者，野也。野者，人之节解皮肤之间也。淫邪[2]流溢于身，如风水之状，而溜不能过于机关大节者也[3]。故为之治针，令尖如挺[4]，其锋微员，以取大气之不能过于关节者也。

第九种针，比象于九野，应于人的周身关节、骨缝和皮肤之间。如果邪气过盛，在体内逐渐蔓延，则会出现浮肿而状似风水病。这是由于水气流注不能通过关节，以致肌肤积水而出现水肿。为治疗这种疾病，故制成大针，其针尖如杖而粗大，针锋微圆，可通利关节，通达气机，以消除积水。

黄帝曰：针之长短有数乎？岐伯曰：一曰镵（chán）针[5]者，取法于布针，去末寸半，卒锐之[6]，长一

黄帝问：针的长短有一定的度数吗？岐伯说：第一种是镵针，是模仿衣服针的形状制成的。其针头较大，在距离针的末端约半寸许处，针尖部突出，呈箭头状，针的长度为一寸六分。适用于浅刺，以

---

[1] 牦：长毛，指针尖部细而长。

[2] 淫邪：指邪气过盛。

[3] 溜不能过于机关大节者也：水气流注不能通过大的关节，而形成了水肿。

[4] 挺：指针形粗壮。

[5] 镵针：古代针具的一种。

[6] 卒锐之：指针在相距末端约半寸许，尖锐突出，似箭头。

寸六分，主热在头身也。二曰员针，取法于絮（xù）针[1]，筒其身而卵其锋，长一寸六分，主治分间气[2]。三曰鍉（chí）针[3]，取法于黍粟之锐，长三寸半，主按脉取气，令邪出。四曰锋针，取法于絮针，筒其身，锋其末，长一寸六分，主痈热出血。五曰铍（pī）针[4]，取法于剑锋，广二分半，长四寸，主大痈脓，两热争者也。六曰员利针，取法于牦针，微大其末，反小其身，令可深内也，长一寸六分，主取痈痹者也。七曰毫针，取注于毫毛，长一寸六分，主寒热痛痹在络者也。八曰长针，取法于綦（qí）针[5]，长七寸，主取深邪远痹者也。九曰大针，取法于锋针，其锋微员，长四寸，主取大气不出关节者也。针形毕矣，此九针大小长短法也。

通利疏泄在体表的阳气，主治热在头身的病证。第二种是圆针，是模仿絮针的样式制成的。其针身圆直如竹管状，针尖呈卵圆形，长一寸六分。主治邪气在分肉间的疾病。第三种是鍉针，是模仿黍米的形状制成的。其针身圆而微尖，长三寸半。可用于按摩经脉，行气活血，以驱邪气外出。第四种是锋针，也是模仿絮针的样式制成的。其针身圆直，针尖锋利，长一寸六分。可用于泄热、刺络放血。第五种是铍针，是模仿剑锋制成的，宽二分半，长四寸。主治寒热搏结而形成痈肿化脓的病证，可用于切刺排脓，清除热毒。第六种是员利针，模仿长毛的形状制成的。此种针型针尖长而针身短，可以深刺一寸六分，可治痈肿、痹证。第七种是毫针，是模仿毫毛的形状制成的，长一寸六分。主治寒热痛痹在络脉的病证。第八种是长针，是模仿锋针的形状制成的。但其针锋略圆，长四寸。主治阳气不能通过关节而积水成肿的病证。以上所述，就是九针的形状及其大小长短的情况。

黄帝曰：愿闻身形，应九野[6]，奈何？岐伯曰：请言身形之应九野也，左足应立春，其日戊寅己丑。左胁应春分，其日乙卯。左手应立

黄帝说：我想了解一下人体各部与九野是怎样相应的。岐伯说：请让我谈谈身形应九野的情况吧。春夏属阳，气从左而升，所以人的左足应于东北方的艮宫，在节气应于立春，其所值的是戊寅日、己丑日；左胁应于正东方的震宫，节气应于春分，其所值的是

[1] 絮针：孙鼎宜："絮针，古者缝絮之针也。"

[2] 分间气：分肉之间的病气。

[3] 鍉针：古代针具的一种。

[4] 铍针：古代针具的一种。

[5] 綦针：缝纫时用的长针。

[6] 九野：指九宫的位置。

 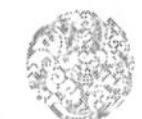

夏，其日戊辰己巳。膺喉首头应夏至，其日丙午。右手应立秋，其中戊申己未。右胁应秋分，其日辛酉。右足应立冬，其日戊戌己亥。腰尻下窍应冬至，其日壬子。六腑、膈下三脏[1]应中州[2]，其大禁[3]，大禁太一所在之日[4]，及诸戊己。凡此九者，善候八正所在之处。所主左右上下身体有痈肿者，欲治之，无以其所直之日溃治之，是谓天忌日[5]也。

乙卯日；左手应于东南方的巽宫，在节气应于立夏，其所值的是戊辰日、己巳日；前胸、咽喉、头面应于南方的离宫，在节气应于夏至，正是阳气极盛的时候，其所值的是丙午日；秋冬属阴，阴气从右而降，自上而下，所以右手应于西南方的坤宫，在节气应于立秋，其所值的是戊申日、己未日；右胁应于正西方的兑宫，在节气应于秋分，其所值的是辛酉日；右足应于西北方的乾宫，在节气应于立冬，其所值的是戊戌日、己亥日；腰、尻、下窍应于正北方的坎宫，在节气应于冬至，这是阴气极盛，其所值的是壬子六腑和胸膈以下的肝、脾、肾三脏，应于中宫，它的大禁日期是太一移居各宫所在之日以及各戊己日。上述九者，可以测候八正所在之处。按照九宫所主左右上下的方位，凡身体各部患有痈肿者，如果要进行治疗，切不可在它相应的时日里刺破排脓，这就是所谓的天忌日。

形乐志苦，病生于脉，治之于灸刺。形苦志乐，病生于筋，治之以熨引[6]。形乐志乐，病生于肉，治之以针石[7]。形苦志苦，病生于咽喝（yè）[8]，治之以甘药。形数惊恐，筋脉不通，病生于不仁，治之以按摩醪（láo）药[9]。是谓五形志也。

形体安逸而精神苦闷的人，疾病多发生在经脉，治疗宜用针法和灸法；形体过于劳苦，但精神愉快的人，疾病多发生于筋，治疗适宜用温熨导引的方法；形体和精神都很舒适而好逸恶劳的人，疾病多发生在肌肉，治疗宜用针和砭石刺治；形体劳苦、精神也苦闷的人，多发生声音嘶哑、咽塞或呼吸不利，治疗宜用各种味甘的药物调治；屡受惊恐而形神不安的人，筋脉气血不通，多发生肢体麻木不仁，治疗宜用药酒和按摩。以上是五种形志生病各自的特点和治法。

五脏气，心主噫（yī）[10]，肺主咳，肝主语，脾主吞，肾主欠。

五脏之气失调，各有所主的病证：心气不舒，则发生嗳气；肺气不利，则发生咳嗽；肝气郁结，则

[1] 膈下三脏：指肝、脾、肾三脏。

[2] 中州：指九宫中的中宫。

[3] 大禁：重要的针刺禁忌之日。

[4] 太一所在之日：指立春、春分、立夏、夏至、立秋、秋分、立冬、冬至这八个节气。

[5] 天忌日：根据季节时令，凡禁用针灸的日子皆谓之天忌日。

[6] 熨引：指温熨导引的疗法。

[7] 针石：即砭石，是古代用于切刺皮肤、排脓放血的手术工具。

[8] 咽喝：声音嘶哑，喉部堵闷不适。

[9] 醪药：指浊酒，醪药就是指药酒。

[10] 心主噫：由于胃之大络上属于心，故心气不舒也会使胃气郁阻，上逆为噫。

表现多语；脾气不和，则发生吞酸；肾气衰惫，则出现呵欠频作。

六腑气，胆为怒，胃为气逆为哕，大肠小肠为泄，膀胱不约为遗溺，下焦溢为水。

六腑之气失调，各有所主的病证：胆气郁而不舒，则易发怒；胃气上逆，则出现呕吐呃逆；小肠不能泌别清浊，大肠传导失常，则形成泄泻；膀胱气虚而不能约束，则出现遗尿；下焦不通，水液泛溢，则积水为肿。

五味：酸入肝，辛入肺，苦入心，甘入脾，咸入肾，淡入胃[1]，是谓五味。

饮食五味入胃后，按其属性各归所合的脏腑：酸味属木入于肝，辛味属金入于肺，苦味属火入于心，甘味属土入于脾，咸味属水入于肾。这就是五味各自所入的脏腑。

五并[2]：精气并肝则忧，并心则喜，并肺则悲，并肾则恐，并脾则畏，是谓五精之气并于脏也。

五脏精气并入一脏的病证：精气并入于肝，则肝气抑郁而生忧虑；并入于心，则心气有余而出现喜笑不休；并入于肺，则肺气郁结而出现悲哀不止；并入于肾，则水盛火衰而出现心悸善恐；并入于脾，则脾盛胆虚而出现胆怯畏惧。这就是五脏精气并于一脏所发生的各种病证。

五恶：肝恶风，心恶热，肺恶寒，肾恶燥，脾恶湿，此五脏气所恶也。

五脏按其不同的功能各有所厌恶：肝主筋，风能引起筋的拘急，故厌恶风；心主血脉，高热能伤血脉，故厌恶热；肺主气，寒则气滞不宣，故厌恶寒；肾属水，其性喜润，故厌恶燥；脾属土，其性喜燥，故厌恶湿。这就是五脏有所厌恶的具体表现。

五液：心主汗，肝主泣，肺主涕，肾主唾，脾主涎，此五液所出也。

五脏各有所化生的水液：心主化生汗液，肝主化生泪液，肺主化生涕液，肾主化生唾液，脾主化生涎液。这就是五液的出处。

五劳：久视伤血，久卧伤气，久坐伤肉，久立伤骨，久行伤筋，此五久劳所病也。

五种疲劳过度所致的损伤：久视则伤血，久卧则伤气，久坐则伤肌肉，久立则伤骨。久行则伤筋。这就是五种长期疲劳对人体损伤的具体情况。

五走：酸走筋，辛走气，苦走血，咸走骨，甘走肉，是谓五走也。

五味归于五脏，按其属性各有一定的走向：酸味入肝，肝主筋，故酸走筋；辛味入肺，肺主气，故辛走气；苦味入心，心主血，故苦走血；咸味入肾，肾主骨，故咸走骨；甘味入脾，脾主肌肉，故甘走肉。这就是五味走向各部的具体情况。

---

[1] 淡入胃：此三字宜删去。

[2] 五并：指五脏精气乘虚并于一脏，从而导致该脏气实为疾患。

 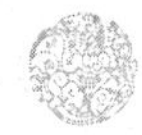

五裁[1]：病在筋，无食酸；病在气，无食辛；病在骨，无食咸；病在血，无食苦；病在肉，无食甘。口嗜而欲食之，不可多也，必自裁也，命曰五裁。

节制饮食的五种情况：酸性收敛，筋喜柔而不喜收敛，故筋病不宜多食酸味；辛味发散，气宜聚敛不喜发散，故气病不宜多食辛味；咸能软坚，骨宜坚不喜软，故骨病不宜多食咸味；苦味主燥，血不喜燥，故血病不宜多食苦味；甘味壅滞，肌肉不喜壅滞，故肌肉病变不宜多食甘味。即使是自己最爱吃的东西，也不要吃得过多，必须加以节制、适可而止，这就是节制饮食五味的具体情况。

五发：阴病发于骨，阳病发于血，以味发于气[2]，阳病发于冬，阴病发于夏。

五脏之病的发生各有其部位与不同的季节：肾为阴脏而主骨，则肾阴的病多发生在骨；心为阳脏而主血，则心阳的病多发生在血；脾为阴脏而主肌肉，则脾阴的病多发生在肌肉；肝为阳脏而主春，则肝阳的病发源于冬季；肺为阴脏而主秋，则肺阴的病发源于夏季。

五邪：邪入于阳，则为狂；邪入于阴，则为血痹；邪入于阳，转[3]则为癫疾[4]；邪入于阴，转则为喑；阳入于阴，病静；阴出之于阳，病喜怒。

邪气侵扰的五种病变：邪气入于阳分而阳盛热极，能使神志受扰而发生狂证；邪气入于阴分而阴寒至极，能使营血凝滞而发生血痹证；邪气入于阳分，阳与邪相搏，则发生头部颠顶的疾患；邪气入于阴分，阴与邪相搏，则导致喑哑；阳分的邪气入于阴分则安静沉默；阴分的邪气出于阳分则躁动易怒。

五藏：心藏神，肺藏魄，肝藏魂，脾藏意，肾藏精志也。

五脏各有所藏的精神意识活动：心藏神，肺藏魄，肝藏魂，脾藏意，肾藏精和志。

五主：心主脉，肺主皮，肝主筋，脾主肌，肾主骨。

五脏对躯体各部分有其所主：心主脉，肺主皮毛，肝主筋，脾主肌肉，肾主骨。

阳明多血多气[5]，太阳多血少气，少阳多气少血，太阴多血少气，厥阴多血少气，少阴多气少血。故

六经中有气血多少的不同，因此在针刺治疗疾病时，应根据气血的多少制定治疗法则。多气多血者，可以用泻法；少气少血者，不能用泻法。阳明经中多血多气，针刺时既可以泻其气，又可以泻其血；

---

[1] 裁：节的意思，可作节制、裁减解释。

[2] 以味发于气：据《素问·宣明五气篇》宜改为“阴病发于肉”。

[3] 转：作“抟”为是。

[4] 癫疾：癫，通“颠”，指颠顶，头顶部。癫疾，指头部疾患，头痛、眩晕，甚至昏仆等证。

[5] 多血多气：关于六经气血多少的内容，还见于《素问·血气形志篇》《灵枢·五音五味》，有所差异，可参考。

曰：刺阳明出血气，刺太阳出血恶气，刺少阳出气恶血，刺太阴出血恶气，刺厥阴出血恶气，刺少阴出气恶血也。

太阳经中多血少气，针刺时只宜泻其血，不宜泻其气；少阳经中多气少血，针刺时只宜泻其气，不宜泻其血；太阴经中多血少气，针刺时只宜泻其血，不宜泻其气；厥阴经中多血少气，针刺时只宜泻其血，不宜泻其气；少阴经中多气少血，针刺时只宜泻气，不宜泻血。

足阳明太阴为表里[1]，少阳厥阴为表里，太阳少阴为表里，是谓足之阴阳也。手阳明太阴为表里，少阳心主为表里，太阳少阴为表里，是谓手之阴阳也。

足阳明胃经与足太阴脾经互为表里，足少阳胆经与足厥阴肝经互为表里，足太阳膀胱经与足少阴肾经互为表里，这是足三阴经与足三阳经的表里配合关系。手阳明大肠经与手太阴肺经互为表里，手少阳三焦经与手厥阴心包经互为表里，手太阳小肠经与于手阴心经互为表里，这是手三阴经与手三阳经的表里配合关系。

岁露论第七十九

黄帝问于岐伯曰：经言夏日伤暑，秋病疟，疟之发以时，其故何也？岐伯对曰：邪客于风府，病循膂（lǚ）[2]而下，卫气一日一夜，常大会于风府，其明日日下一节[3]，故其日作晏（yàn）[4]，此其先客于脊背也。故每至于风府则腠理开，腠理开则邪气入，邪气入则病作，此所以日作尚晏也。卫气之行风府，日下一节，二十一日下至尾底[5]，二十二日入脊内，注于伏冲之脉[6]，

黄帝问岐伯：医经中曾说，夏天伤于暑邪，到了秋天就会发生疟疾，然而疟疾的发作有一定的时间性，这是什么原因呢？岐伯回答说：暑虐之邪是从督脉的风府穴侵入人体，然后从颈项沿脊柱下行，而人体的卫气，一日一夜之间行于人体五十周次，月初时按常规首先会合于风府穴，与稽留于风府穴的邪气相遇，疾病就会发作，随着时间的推移，卫气的会合循着脊柱逐日下行一节，这样卫气与邪气相遇，就会一天晚于一天。疟疾的发作时间也就一天一天地向后推迟，因为邪气已先稽留于人体的脊背。每当卫气运行到风府时，腠理开泄，邪气便趁虚深入，则疾病发作。邪气日益深陷，卫气逐日下移，所以疟疾发作常常是一天晚于一天。卫气的运行，月初首先出入会合于风府，然后每天沿脊柱下行一节，到第二十一日，下行到尾骶骨。第二十二日，入于脊内，流注于伏冲脉，由此

[1] 表里：阳经循行于身外侧，主表；阴经循行于身内侧，主里。

[2] 膂：脊柱。

[3] 节：脊椎。

[4] 晏：迟、晚。

[5] 尾底：即尾骶骨，脊骨的最末一节。

[6] 伏冲之脉：冲脉伏行于脊背的部分。

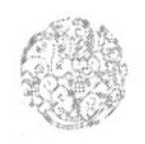

其行九日，出于缺盆之中[1]，其气上行，故其病稍益至[2]。其内搏于五脏，横连募（mù）原[3]，其道远，其气深，其行迟，不能日作，故次日乃稸（xù）[4]积而作焉。

转为上行，这样到月底移行九天，上出于左右两缺盆的中间。由于这段时间卫气上行逐日升高，所以发病的时间就一天早于一天。至于邪气深陷内迫于五脏，并累及募原者，是邪气已入里，由于距离体表较远，不能及时与外出的卫气相搏，疾病不能每日发作，所以发病迟缓，以至于到第二天才会聚集发作一次，而形成间日疟。

黄帝曰：卫气每至于风府，腠理乃发，发则邪入焉。其卫气日下一节，则不当风府，奈何？岐伯曰：风府无常[5]，卫气之所应，必开其腠理，气之所舍节[6]，则其府也。

黄帝说：卫气每当运行到风府时，就会使腠理开发，邪气便趁虚侵入而发病。但卫气逐日下移一节，这样就不是每天在风府处，为什么疟疾还会发作呢？岐伯说：邪气侵入人体并没有固定的部位，也就是说，不是一成不变地固定在风府穴。卫气每日下行一节，其相应的部位，腠理必定开放，只要邪气留止在这个地方，必然引起邪正交争的反应。因此凡是卫气运行出入而邪气羁留的地方，就是发病的所在。

黄帝曰：善。夫风之与疟也，相与同类，而风常在，而疟特[7]以时休，何也？岐伯曰：风气留其处，疟气随经络，沉以内搏[8]，故卫气应，乃作也。帝曰：善。

黄帝说：讲得好。风邪所引起的疾病和疟疾相似而同属一类，但外感风邪的病证，常常持续存在，而疟疾发病却有间歇地定时发作，这是为什么呢？岐伯说：因为风邪常停留在肌表组织之间，卫阳之气不时地与之交争相搏，所以证候表现呈持续性，而疟疾病邪能随经络深入，搏结于内。因此，只有卫气行至疟邪所在之处，引起抗御病邪的反应时，疾病才会发作。黄帝说：讲得很好。

黄帝问于少师曰：余闻四时八风之中人也，故有寒暑，寒则皮肤急而腠理闭；暑则皮肤缓而腠理开。贼风邪气，因得以入乎？将必须八正[9]

黄帝问少师：我听说四时八风伤害人体本来有寒暑气候的不同。寒冷时，人的皮肤紧束，腠理闭合；暑热时，人的皮肤弛缓，腠理开泄。在这种情况下，贼风邪气是趁人体皮腠开泄而侵入的，还是必须遇到四时八风反常的气候才会伤人呢？少师回答说：

[1] 缺盆之中：指左右两缺盆穴的中央，天突穴的所在。

[2] 益至：指发病的时间逐渐提前，一天比一天早。

[3] 募原：同“膜原”，指胸腹部脏腑间的系膜。

[4] 稸：通“蓄”，积聚、蓄积的意思。

[5] 风府无常：风邪侵犯人体，善行而数变，没有固定的处所。

[6] 气之所舍节：卫气与邪气相结合的地方。

[7] 特：可为“却”之意。

[8] 沉以内搏：形容疟邪随经络而深入，在体内迫于五脏。

[9] 八正：八个方位。

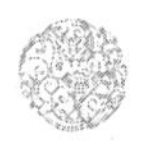

虚邪，乃能伤人乎？少师答曰：不然。贼风邪气之中人也，不得以时，然必因其开也，其入深，其内极病，其病人也，卒暴。因其闭也，其入浅以留，其病也，徐以迟。

不都是这样。贼风邪气侵害人体并不按固定的时间，若依据四时八风的规律，则必须是人体皮腠开泄时，才会趁虚而入，这时人体内部往往精亏气虚，卫表不固，邪气容易深陷。在这种情况下，病情较严重，发病也较急促。如果在皮腠闭合时，即使邪气侵入，因人体正气不亏，也只能停留在表浅部位，所以病势较轻，发病也较迟缓。

黄帝曰：有寒温和适，腠理不开，然有卒病者，其故何也？少师答曰：帝弗知邪入乎？虽平居其腠理开闭缓急，其故常有时也。

黄帝说：有时气候寒温适度，人本身也能恰当地调节衣着，人体腠理并没有开泄，然而也有突然发病的，其原因是什么呢？少师回答说：您不知道邪气侵入的原因吗？人们虽然处在正常生活中，但腠理的开闭缓急是有内在的原因和一定的时间的。

黄帝曰：可得闻乎？少师曰：人与天地相参也，与日月相应也。故月满则海水西盛，人血气积，肌肉充，皮肤致，毛发坚，腠理郄[1]，烟垢（gòu）著[2]，当是之时，虽遇贼风，其入浅不深。至其月郭空[3]，则海水东盛，人气血虚，其卫气去，形独居，肌肉减，皮肤纵，腠理开，毛发残，膲（jiāo）理[4]薄，烟垢落，当是之时，遇贼风则其入深，其病人也，卒暴。

黄帝说：可以听您谈谈吗？少师说：人与天地自然变化密切相关，日月运行亏满也会对人体产生影响。因此，当月亮满圆时，海水向西涌盛形成大潮，人体气血相应充盛，肌肉坚实，皮肤致密，毛发坚韧，腠理闭合，皮肤润泽固密，此时即使遇到贼风邪气的侵入，也较表浅，不会深陷。如果到了月亮亏缺时，海水向东涌盛形成大潮，人体气血相应虚弱，体表卫气衰退，外形虽然如常，但肌肉消减，皮肤弛缓，腠理开泄，毛发残脆，肉理疏薄，皮肤纹理粗疏而表虚不固，此时若遇到贼风邪气的侵袭，则容易深陷入里，发病也急暴。

黄帝曰：其有卒然暴死暴病者，何也？少师答曰：三虚[5]者，其死暴疾[6]也；得三实者，邪不能伤

黄帝说：有人得病呈暴发性，或突然死亡，这是什么原因？少师回答说：如果人体素质本来虚弱，又遇到三虚的情况，则内外相因而出现暴病暴死。如果处于三实的环境，就不会为邪气所侵害了。

[1] 郄：同“却”，关闭。

[2] 烟垢著：这里指皮肤污垢较厚。著，留滞。

[3] 月郭空：月亮的轮廓缺损。

[4] 膲理：膲，同“焦”。指肌肤的纹理。

[5] 三虚：《甲乙经》《太素》在此二字前有“得”字，可从。得三虚，逢三虚之时。

[6] 其死暴疾：指患者死亡突然。

人也。

黄帝曰：愿闻三虚。少师曰：乘年之衰，逢月之空，失时之和，因为贼风所伤，是谓三虚。故论不知三虚，工反为粗[1]。

黄帝说：我想听一听什么是三虚？少师说：时逢岁气不及的虚年，又时值月晦无光，以四时气候失和，在这种条件下最容易感受贼风邪气的侵袭，这种情况称为三虚。因此，如果不了解三虚理论，即使医生的知识达到相当的高度，但往往因这一点也像粗率庸俗的医生一样了。

帝曰：愿闻三实。少师曰：逢年之盛，遇月之满，得时之和，虽有贼风邪气，不能危之也，命曰三实。黄帝曰：善乎哉论！明乎哉道！请藏之金匮。然此一夫之论[2]也。

黄帝说：那什么是三实呢？少师说：时逢岁气有余的盛年，又逢月望满圆，再遇到四时调和的气候，虽有贼风邪气也不能危害人体，这就叫作三实。黄帝说：这是多么深刻的道理啊！您讲得很透彻。请把它珍藏在金匮之中，命名为三实。不过，这只是一家宝贵的言论。

黄帝曰：愿闻岁之所以皆同病者，何因而然？少师曰：此八正之候也。

黄帝说：我还想听一听在一年之中，有许多人得相同的病，呈流行性，这是什么原因造成的呢？少师说：这主要靠观察交立八节时，四正、四隅气候的正常与异常对人体的影响。

黄帝曰：候之奈何？少师曰：候此者，常以冬至之日，太一立于叶蛰之宫，其至也，天必应之以风雨者矣。风雨从南方来者，为虚风，贼伤人者也。其以夜半至也，万民皆卧而弗犯也，故其岁民少病。其以昼至者，万民懈惰而皆中于虚风，故万民多病。虚邪入客于骨而不发于外，至其立春，阳气大发，腠理开，因立春之日，风从西方来，万民又皆中于虚风，此两邪相搏[3]，经气结

黄帝说：根据什么观察呢？少师说：这种观察气象的方法，通常是在北斗星指向正北方的子正之位，太阳运行黄道北极，时间交至冬至，到了这一天，如果出现风雨天气，并且风雨从南方来者，叫作虚风。这是能够伤害人体的贼风邪气。如果风雨来时正在半夜，人们都居于室内安睡，邪气无从冒犯，这就预示着当年很少有人生病。如果风雨出现在白天，人们多在室外活动而防范松懈，就容易被虚风邪气中伤，故生病的人较多。假如在冬季感受了虚邪，由肾深潜入骨而不及时发病，就会形成伏邪。到了立春，阳气逐渐旺盛，腠理开泄，则伏邪就会待机发动，倘若再遇到立春这一天刮来西风，人们又会被这种反常的气候再度中伤。因此，伏邪合并新邪，留结在经脉之中，两种邪气交结，就会发病。诸如此类，凡是正交八节之时迎面而来的不正之气，

[1] 故论不知三虚，工反为粗：谓若不知三虚之理，即使高明的医生也会失误。工，医术高超的医生；粗，与“工”相对，即医术差的医生。

[2] 一夫之论：张景岳：“一夫之论，以一人之病为言也。”

[3] 两邪相搏：指新、旧两邪相合，结合为病。

代[1]者矣。故诸逢其风而遇其雨者，命曰遇岁露[2]焉，因岁之和，而少贼风者，民少病而少死。岁多贼风邪气，寒温不和，则民多病而死矣。

都会给人们带来普遍的危害。一年之内出现这种异常的风雨，称为岁露。总之，一年之中气候调和，或很少出现异常气候，人们患病的就少，死亡的也少。反之，一年之中寒温不时，风雨不调，人们患病的就多，死亡的也多。

黄帝曰：虚邪之风，其所伤贵贱[3]何如，候之奈何？少师答曰：正月朔日[4]，太一居天留之宫，其日西北风，不雨，人多死矣。正月朔日，平旦北风，春，民多死。正月朔日，平旦北风行，民病多者，十有三也。正月朔日，日中北风，夏，民多死。正月朔日，夕时北风，秋，民多死。终日北风，大病死者十有六。正月朔日，风从南方来，命曰旱乡[5]；从西方来，命曰白骨[6]，将国有殃，人多死亡。正月朔日，风从东方来，发屋，扬沙石，国有大灾也。正月朔日，风从东南方行，春有死亡。正月朔日，天利温不风，籴（dí）贱[7]，民不病；天寒而风，籴贱，民多病。此所谓候岁之

黄帝说：虚风邪气给人们造成危害的轻重，根据什么判断呢？少师回答说：在正月初一，月建在寅，太一在东北方的天留宫，这一天如果刮西北风，而且没有雨，人们多有生病而死亡的。若正月初一早晨刮起北风，则到了春天人们多因病致死。若正月初一早晨有北风刮起，则患病的人数多达十分之三。若正月初一中午刮北风，到了夏天就会造成疾病流行，而且多有死亡。若正月初一的傍晚刮北风，到了秋天就会有很多人病死。如果这一天整天刮北风，就会大病流行，死亡人数约占十分之六。正月初一，如果风从南方刮来，这叫作旱乡，从西方刮来，称为白骨，大病流行于全国，人们常有死亡。若这一天风从东方刮来，就会掀翻房屋，飞沙走石，摧折树木，给人们造成严重的灾害。如果这一天风从东南方刮来，到了春天，就会有很多人病死。如果正月初一的天气晴好，气候暖和，而无风无雨，便预示这一年风调雨顺、五谷丰收、粮价低廉、人民康泰。如果这一天的天气寒冷而有风，这是歉收年景的先兆，将会灾荒四起，粮价昂贵，人们也会多灾多病。也就是说，可以在正月初一的时候，观察天气与风向，以预测当年虚邪贼风伤人的情况。如果到了二月丑日，时近春分多风之际，春风仍不吹拂，则人们多患心腹之病。到了三月戌日，春将尽夏将来时，而气候仍不温暖，则人们多患寒热

[1] 经气结代：指留滞在经脉中的伏邪，并非当时当令致病。结，邪气留滞；代，代替。

[2] 岁露：指一岁当中能摧残万物、侵害人体的非时之风雨。

[3] 所伤贵贱：指外邪危害的程度，所患疾病的人数。

[4] 朔日：阴历每月的初一。

[5] 旱乡：因南方干旱少雨，故代指南方。

[6] 白骨：说明这种气象会导致很多人死亡，而白骨遍地。

[7] 籴贱：籴，即入米，买米的意思。籴贵、籴贱是指买米的价格高与低。这里代指粮食的丰收与否。

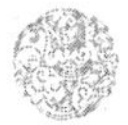

风，残伤人者也。二月丑不风，民多心腹病；三月戌不温，民多寒热；四月巳不暑，民多瘅病；十月申不寒，民多暴死。诸所谓风者，皆发屋，折树木，扬沙石起毫毛，发腠理者也。

之病。到了四月巳日，天阳始盛，夏天到来，如果气候仍然不热，则人们易患黄疸病。到了十月申日，冬天已到，阴气始盛，但气候仍然不冷，则人们往往会突然发病或猝然死亡。以上所说的风，都是指那些能损坏房屋、折断树木、飞沙走石的大风，其能使毛骨悚然、腠理开泄，从而伤人致病。

大惑论第八十

黄帝问于岐伯曰：余尝上于清冷之台[1]，中阶而顾，匍匐而前，则惑。余私异之，窃内怪之，独瞑独视[2]，安心定气，久而不解。独博独眩[3]，披发长跪，俯而视之，后久之不已也。卒然自上，何气使然？岐伯对曰：五脏六腑之精气，皆上注于目而为之精[4]。精之窠[5]为眼，骨之精[6]为瞳子，筋之精[7]为黑眼，血之精[8]为络，其窠气之精[9]为白眼，肌肉之精[10]为约束，裹撷（xié）[11]筋骨血气之精，而与脉

黄帝说：我曾经攀登那高高的清冷之台，上到台阶中层时，向四处观望，然后伏身前行，就会感到头晕眼花，精神迷乱。我暗自觉得奇怪，尽管自己闭目宁神或睁眼再看，平心静气，力图使精神镇定下来，但是这种感觉长久不能消除，仍然感到头晕目眩。即使是披散开头发，赤脚跪在台阶上，力求形体舒缓，使精神轻松，但当向下俯视时，眩晕仍长久不止，有时这种症状在突然之间却又能自行消失，这是什么原因造成的呢？岐伯回答说：五脏六腑的精气，都向上输注于人的眼部，从而产生精明视物的作用。脏腑精气汇聚于眼窝，便形成眼睛。其中肾的精气充养瞳子，肝的精气充养黑睛，心的精气充养内、外眦的血络，肺的精气充养白睛，脾的精气充养眼胞。脾的精气包裹着肝、肾、心、肺的精气，与脉络合并，形成目系，向上连属于脑部，向后与项部中间相联系。如果邪气侵入项部，趁人

---

[1] 清冷之台：极其高耸的台子。

[2] 独瞑独视：独瞑，自行闭目养神；独视，自行睁开眼睛看。

[3] 独博独眩：博，《太素》作“转”。此句意为自觉眩晕。

[4] 精：指眼睛视、看的功能。

[5] 精之窠：指精气聚集的地方。

[6] 骨之精：指肾之精气。

[7] 筋之精：指肝之精气。

[8] 血之精：指心之精气。

[9] 气之精：指肺之精气。

[10] 肌肉之精：指脾之精气。

[11] 裹撷：这里比喻眼睑包裹整个眼睛的作用。撷，用衣襟包裹东西。

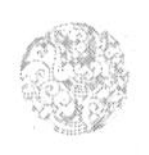

并为系。上属于脑，后出于项中。故邪中于项，因逢其身之虚，其入深，则随眼系以入于脑。入于脑则脑转，脑转则引目系急。目系急则目眩以转矣。邪其精[1]，其精所中不相比也，则精散。精散则视歧，视歧见两物。目者，五脏六腑之精也，营卫魂魄之所常营也，神气之所生也。故神劳则魂魄散，志意乱。是故瞳子黑眼法于阴，白眼、赤脉法于阳也。故阴阳合传而精明也。目者，心使也，心者，神之舍也，故神分精乱而不转[2]。卒然见非常处精神魂魄，散不相得，故曰惑也。

体虚弱会向深部发展，则会沿目系侵入脑部。邪入于脑，便会发生头晕脑转，从而引起目系拘急而出现两目眩晕的症状。如果邪气损伤眼部的精气，使精气离散，就会出现视歧的现象，即看一件东西像有两件一样。人的眼睛，既是由脏腑的精气形成的，也是营、卫、气、血、精、神、魂、魄通行和寓藏的所在。其精明视物的功能，是以神气为基础的。因此，人在精神过度疲劳的时候，就会出现魂魄失守，意志散乱，眼睛迷离而无神气。眼的瞳子部分属于肾，黑睛属于肝，二者为阴脏的精气所滋养；白睛属肺，眼球的赤脉属于心，二者依赖阳脏的精气所滋养。因此，阴脏的精气和阳脏的精气相互结合而协调，才能使眼睛具有视物清晰的功能。眼睛的视觉功能，主要受心支配，这是因为心主藏神的缘故。如果精神散乱，阴脏的精气和阳脏的精气不能相互协调，突然看到异常的景物，就会引起心神不安，精失神迷，魂飘魄散，从而发生迷惑眩晕。

黄帝曰：余疑其然。余每之东苑（yuàn）[3]，未曾不惑，去之则复，余惟独为东苑劳神乎？何其异也？岐伯曰：不然也。心有所喜，神有所恶，卒然相感，则精气乱，视误故惑，神移乃复。是故间者为迷，甚者为惑。

黄帝说：我有些怀疑您所说的道理。我每次去东苑登高游览，没有一次不发生眩晕迷惑的，离开那里就恢复正常，难道说我惟独在东苑那个地方才会劳神吗？为什么会出现这种异常的情况？岐伯说：不是这样的。就人的心情而言，每个人都有自己喜好的东西和厌恶的东西，爱憎两种情绪突然相感，会使精神出现一时的散乱，导致视觉不正常而发生眩晕迷惑。等到离开了当时的环境，精神也就转移，就会恢复正常状态。总之，出现这种症状，轻者仅是精神一时迷糊，好像不能辨别方向似的，重者就会出现精神迷乱而头目眩晕。

黄帝曰：人之善忘者，何气使然？岐伯曰：上气不足，下气有余，肠胃实而心肺虚。虚则营卫留于下，

黄帝说：人出现健忘是什么原因引起的呢？岐伯说：这是由于心肺两脏不足，使人体上部气虚，肠胃充实而使人体下部气盛。心肺气虚则营卫之气不能及时向上宣达敷布，长时间滞留于肠胃之间，导致神气

[1] 邪其精：邪，同“斜”。即眼斜视不正。

[2] 不转：指阴阳诸脏的精气不能聚合。

[3] 东苑：指皇家花园。苑，养禽兽、种植树木的地方。

 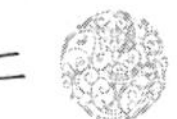

久之不以时上，故善忘也。

失养，所以发生健忘。

黄帝曰：人之善饥而不嗜食者，何气使然？岐伯曰：精气并于脾，热气留于胃，胃热则消谷，谷消故善饥。胃气逆上，则胃脘寒[1]，故不嗜食也。

黄帝说：人如果容易饥饿，但没有食欲，是什么原因引起的呢？岐伯说：饮食入胃后化生的精气，输送于脾，如果邪热之气停留于胃，就会使胃热而消化力增强，故容易饥饿。热邪使胃气上逆，导致胃脘滞塞，难以受纳，故出现不欲饮食的症状。

黄帝曰：病而不得卧者，何气使然？岐伯曰：卫气不得入于阴，常留于阳。留于阳则阳气满，阳气满则阳跷盛，不得入于阴则阴气虚，故目不瞑矣。

黄帝说：因病而不能入睡，是什么原因导致的呢？岐伯说：卫气在白天行于阳分，人处于清醒状态，夜间卫气入于阴分，人就能入睡。如果卫气不能入于阴分，经常停留在阳分，就会使卫气在人体的阳分处于盛满状态，相应的阳跷脉就会偏盛，卫气不能入于阴分，形成阴气虚，阴虚不能敛阳，故不能安睡。

黄帝曰：病目而不得视者，何气使然？岐伯曰：卫气留于阴，不得行于阳，留于阴则阴气盛，阴气盛则阴跷满，不得入于阳则阳气虚，故目闭也。

黄帝说：因病而两目闭合不能视物，是什么原因导致的呢？岐伯说：这是因为卫气滞留于阴分，不能外行于阳分。留滞在阴分使阴气偏盛，阴跷脉随之而盛满，卫气既然不得行于阳分，便形成阳虚，故愿意闭目而不欲视物。

黄帝曰：人之多卧者，何气使然？岐伯曰：此人肠胃大而皮肤湿[2]，而分肉不解焉。肠胃大则卫气留久；皮肤湿则分肉不解，其行迟。夫卫气者，昼日常行于阳，夜行于阴，故阳气尽则卧，阴气尽则寤。故肠胃大，则卫气行留久；皮肤湿，分肉[3]不解，则行迟。留于阴也久，其气不

黄帝说：有的人发生嗜睡，是什么原因造成的呢？岐伯说：这类人的特点是肠胃较大而皮肤滞涩，肌肉之间不滑利。由于肠胃较大，卫气在人体内部滞留的时间较长；皮肤滞涩，分肉之间不滑利，卫气在体表的运行因受到阻止而迟缓。卫气在人体循行的常规是白天行在阳分，夜间行于阴分。当卫气随昼夜交替在人体阳分运行已尽，由阳入阴时，人便入睡；卫气在人体阴分运行已尽，由阴出阳，人便觉醒。既然这类人的肠胃较大，卫气在内滞留的时间较长，再加上皮肤滞涩，分肉组织不滑利，因此卫气运行于体表就会较迟缓，使精神不能振作，

[1] 寒：当作“塞”，意较不通畅。

[2] 湿：当作“涩”，意较不通畅。

[3] 分肉：即肌肉，古人认为肌肉有赤、白之分，故名分肉。

清，则欲瞑，故多卧矣。其肠胃小，皮肤滑以缓，分肉解利，卫气之留于阳也久，故少瞑焉。

故困倦而嗜睡。那些肠胃较小、皮肤滑润弛缓、分肉组织之间通畅滑利的人，卫气行于阳分的时间较长，睡眠较少。

黄帝曰：其非常经[1]也，卒然多卧者，何气使然？岐伯曰：邪气留于上焦，上焦闭而不通，已食若饮汤，卫气留久于阴而不行，故卒然多卧焉。

黄帝说：有的人不是经常嗜睡，而是突然出现多卧嗜睡现象，这是什么原因呢？岐伯说：这是因为邪气滞留于上焦，使上焦气机闭阻不通，又因饱食之后暴饮热汤，卫气滞留在胃肠中，致使卫气久留于阴分，不能外行于阳分，所以出现突然多卧嗜睡的症状。

黄帝曰：善。治此诸邪，奈何？岐伯曰：先其脏腑，诛其小过[2]，后调其气，盛者泻之，虚者补之，必先明知其形志之苦乐[3]，定乃取之。

黄帝说：讲得好。对于上述疾病该如何治疗呢？岐伯说：首先要观察脏腑的虚实，辨明病变的部位，即使是轻微邪气，也必须先予以消除，然后再调理营卫之气，邪气盛者用泻法，正气虚者用补法。还要审察患者形体的劳逸、情志的苦乐，做出正确诊断，然后才能进行治疗。

痈疽第八十一

黄帝曰：余闻肠胃受谷，上焦出气[4]，以温分肉，而养骨节，通腠理。中焦出气如露[5]，上注溪谷[6]，而渗孙脉，津液和调，变化而赤为血。血和则孙脉先满溢，乃注于络脉，皆盈，乃注于经脉，阴

黄帝说：我听说肠胃受纳饮食物后，所化生的精气沿不同的通道运行于全身。其中出于上焦的卫气，能温煦全身的肌肉、皮肤，濡养筋骨、关节，通达于腠理。出于中焦的营气，像自然界雨露布洒大地一样，流注于人体肌肉的大小空隙之间，同时还渗入孙脉，再加上津液和调，通过心肺的气化作用，化成红色的血液而运行于人体的脉道之中。血液运行和顺而有条不紊，首先充满孙络，再注入络脉，络脉充满了便注

[1] 常经：经常。

[2] 诛其小过：祛除轻微的邪气。

[3] 形志之苦乐：生活劳逸与否及精神状态的好坏。

[4] 上焦出气：指卫气由上焦布散至体表。

[5] 中焦出气如露：中焦如雾露弥漫，将营气、津液布散至全身。

[6] 溪谷：指人体大小肌肉群落的汇合之处，是营卫、气血、津液的运行通道。肌肉之间小的汇合处叫溪，大的汇合处叫谷。

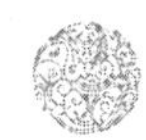

阳已张[1]，因息[2]乃行。行有经纪，周有道理[3]，与天合同，不得休止。切[4]而调之，从虚去实，泻则不足[5]，疾则气减[6]，留则先后。从实[7]去虚，补则有余，血气已调，形气乃持[8]。余已知血气之平与不平，未知痈疽之所从生，成败之时，死生之期有远近，何以度之，可得闻乎？

入经脉，这样阴经、阳经的血气充盛，便随呼吸而运行于全身。营卫的运行有一定的规律和循环道路，与天体的运行一样，周而复始，无休无止。如果发生病变，要细心地诊察虚实，然后进行调治。用泻法治疗实证，能使邪气衰减，但若泻得太过，反会损伤正气。泻法宜急速出针，可迫使邪气衰减，若仅用留针法，不能及时泻邪，则病情先后如一，仍不见好转。相反，用扶正的方法可以消除虚弱的现象，但若补得太过，也会助长邪气之势。经过调治，气血就会协调，形体和神气也就可以保持正常的生理活动了。关于血气是否平衡的道理，我已经知道了。但还不了解痈疽发生的原因和机制，又怎样把握其形成与恶化的时间及判断死生日期的远近呢？您可以讲给我听一听吗？

岐伯曰：经脉流行不止，与天同度，与地合纪。故天宿失度，日月薄蚀[9]；地经失纪[10]，水道流溢，草萓（yí）[11]不成，五谷不殖；径路不通，民不往来，巷聚邑居，则别离异处。血气犹然，请言其故。夫血脉营卫，周流不休，上应星宿，下应经数。寒邪客于经络之中则血泣，血泣则不通，不通则卫气归[12]之，不得

岐伯说：气血运行于经脉，循环不止，与天地的运动规律相一致。如果天体运转失其常度，就会出现日蚀月蚀；大地上江河淤塞或决溃，就会泛滥四溢，水涝成灾，以致草木不长，五谷不生，道路不通而民众不能往来，使长年居住在城里或乡间的百姓们流离失所。人体的气血也是这样的，请让我谈谈其中的道理。人体的血脉营卫周流不息，与天上星宿的运转、地面河水的流行相应。如果寒邪侵入经脉血络之中，就会使血行滞涩，血行滞涩不通，卫气也就壅积不散，气血不能往复周流而聚结在某一局部，便形成痈肿。寒气郁久化热，热毒盛积熏蒸，使肌肉腐烂，化成脓液，脓液不得排出又会使

[1] 阴阳已张：这里指阴阳充盛。张，充盛。

[2] 因息：随呼吸。

[3] 周有道理：指营卫的运行环周不停止，有一定的循行规律。

[4] 切：专心致志的状态。

[5] 从虚去实，泻则不足：实邪可通过使用泻法除去，若攻泄太过，会导致正气受损而不足。

[6] 疾则气减：为达到邪气衰减的目的，泻法应快速出针。

[7] 实：用补法。

[8] 持：定。

[9] 日月薄蚀：指日蚀和月蚀。

[10] 地经失纪：江河泛滥，违背正常的流行水逆。

[11] 萓：这里指草木。

[12] 归：汇聚。

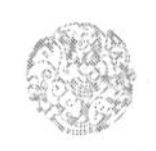

复反，故痈肿。寒气化为热，热胜则腐肉，肉腐则为脓。脓不泻则烂筋，筋烂则伤骨，骨伤则髓消，不当骨空[1]，不得泄泻[2]，血枯空虚，则筋骨肌肉不相荣，经脉败漏，熏于五脏，脏伤故死矣。

筋膜腐烂，进而伤及骨骼，骨髓也就随之消损了。如果痈肿不在骨节空隙之处，热毒就不能向外排泄，煎熬血液而令其枯竭，使筋骨肌肉都得不到营养，经脉破溃败腐，进而热毒深入灼伤五脏。由于五脏损伤，人就会死亡。

黄帝曰：愿尽闻痈疽之形[3]，与忌曰名[4]。岐伯曰：痈发于嗌中[5]，名曰猛疽[6]。猛疽不治，化为脓，脓不泻，塞咽，半日死。其化为脓者，泻则合豕（shǐ）膏[7]，冷食，三日而已。

黄帝说：我想详尽地了解痈疽的形状、死生的期限和名称。岐伯说：痈疽发生在喉结者叫作猛疽。这种病如不及时治疗就会化脓，若不将脓液排出就会使咽喉堵塞，半日就会死亡。已经化脓者，要先刺破排脓，再口含凉的猪油，三天即可痊愈。

发于颈，名曰夭疽[8]。其痈大以赤黑，不急治，则热气下入渊腋，前伤任脉，内熏肝肺。熏肝肺，十余日而死矣。

发生在颈部的痈肿，叫作夭疽。这种疽部位较大，颜色呈赤黑色，如果不迅速治疗，热毒就会向下蔓延，侵入腋下的渊腋穴，向前面可伤及任脉，向内可熏灼肝肺，使肝肺损伤，十几天就会死亡。

阳气大发[9]，消脑留项，名曰脑烁（shuò）[10]。其色不乐[11]，项痛而如刺以针。烦心者，死不可治。

邪热亢盛，滞留于项部，上侵而消烁脑髓的痈肿，叫作脑烁。其表现为神色抑郁不欢，颈部剧痛如针刺，如热毒内攻而出现心中烦躁，则为不治的死证。

---

[1] 骨空：骨节相互连接的缝隙。

[2] 泄泻：这里指热毒不能向外排泄。

[3] 形：指证候。

[4] 忌曰名：忌，禁忌；曰，症愈期或死期；名，指病名。

[5] 嗌中：喉结处。

[6] 猛疽：生于咽喉的疽病，因其势甚猛，故名猛疽。

[7] 泻则合豕膏：刺破后口含猪油。

[8] 夭疽：寿命短折曰夭，喻本症极为险恶，所以名夭疽。

[9] 阳气大发：热毒炽盛的状态。

[10] 脑烁：热毒炽盛从而消烁脑髓。

[11] 其色不乐：面部痛苦的表情。

 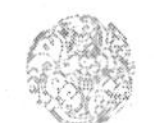

发于肩及臑，名曰疵（cī）痈[1]。其状赤黑，急治之，此令人汗出至足，不害五脏。痈发四五日，逞爇之[2]。

发生在肩臂部的痈肿，叫作疵痈。其局部呈赤黑色，应迅速治疗，此证使人遍身汗出，直到足部，由于引起此痈的毒气浮浅而不深陷，不会伤及五脏，所以即使在发病四五天的时候速用艾灸治疗，也会很快痊愈。

发于腋下赤坚者，名曰米疽[3]。治之以砭石，欲细而长，踈（shū）砭之[4]，涂以豕膏，六日已，勿裹之[5]。其痈坚而不溃者，为马刀挟瘿[6]，急治之。

痈肿发生在腋下，局部坚硬而呈深红色的痈肿，叫作米疽。应当用细而长的石针稀疏地砭刺患处，然后涂上猪油膏，不必包扎，大约六天就能痊愈。如果痈肿坚硬而没有破溃的，称为马刀挟瘿之类的病变，应当急速采取相应措施进行治疗。

发于胸，名曰井疽[7]。其状如大豆，三四日起，不早治，下入腹，不治，七日死矣。

生在胸部的痈肿，叫作井疽。其形状像大豆一样，在初起的三四天内如果不及早治疗，毒邪就会下陷而深入腹部，成为不治之证，七天就会死亡。

发于膺，名曰甘疽[8]。色青，其状如谷实[9]瓜蒌，常苦寒热，急治之，去其寒热，十岁死，死后出脓。

生在胸部两侧的痈肿，叫作甘疽。其局部呈青色，形状像楮实和瓜蒌的样子，时常发冷发热，应急速治疗以解除寒热。如果不及时治疗，可迁延十年之久而死亡，死后溃破出脓。

发于胁，名曰败疵[10]。败疵者，女子之病也，灸之，其病大痈脓，治之，其中乃有生肉，大如赤小豆，剉（cuò）菱翘草根[11]各一升，以水

胁肋部生痈，名叫败疵。败疵主要发生于女性。如果迁延日久，就会发展为大的脓肿，其中还生有赤小豆大小的肉芽。治疗时，可用切割的连翘草根各一升，加水一斗六升，煎取三升，趁热强饮，并多穿衣服，坐在盛有热汤的铁锅上熏蒸，使患者汗

---

[1] 疵痈：痈生浮浅部位，如疵之在皮毛而不伤害五脏。

[2] 逞爇之：快速用灸法治疗。

[3] 米疽：因其初起时候形小如核，故名。

[4] 踈砭之：踈同“疏”，用砭石稀疏而刺。

[5] 勿裹之：指用砭石刺后不要包裹，使其脓液排除。

[6] 马刀挟瘿：病名，属瘰疬之类，常成串而出，质坚硬，其形长者称为马刀，或生于耳下、颈项，至缺盆沿至腋下，或生肩上而下沿。其生于颈部者称为挟瘿。

[7] 井疽：井者喻其深而恶，指心窝生疽。

[8] 甘疽：两乳附近所生之疽，属足阳明胃经。土味甘，故曰甘疽。

[9] 谷实：桑科植物构树的果实，大如弹丸，颜色青绿，至六七月，则呈红色。

[10] 败疵：胁痈。

[11] 剉菱翘草根：即用菱角根与连翘根共奏发汗清热、凉血解毒之效。剉，切铡。

一斗六升煮之，竭为取三升，则强饮[1]厚衣，坐于釜（fǔ）[2]上，令汗出至足已。

出至足部，即可痊愈。

发于股胫，名曰股胫疽。其状不甚变，而痈脓搏骨，不急治，三十日死矣。

发生在大腿和足胫部的痈肿，名叫股胫疽。这种病的外部没有明显的变化，然而痈肿所化的脓紧贴骨上，如果不迅速治疗，约三十日即可死亡。

发于尻，名曰锐疽[3]。其状赤坚大，急治之，不治，三十日死矣。

发生在尾骶骨部的痈肿，名叫锐疽。其形状红大而坚硬，应当迅速治疗，否则约三十天就会死亡。

发于股阴，名曰赤施。不急治，六十日死。在两股之内，不治，十日而当死。

发生在大腿内侧的痈肿，名叫赤施。如不迅速治疗，六十天就会死亡。如果两腿内侧同时发病，则是毒邪伤阴已极，多属不治之证，十天就会死亡。

发于膝，名曰疵痈。其状大，痈色不变，寒热，如坚石，勿石[4]，石之者死，须其柔，乃石之者生。

发生在膝部的痈肿，名叫疵疽。其症状是外形肿大，皮肤颜色没有变化，伴有发冷发热，患处坚硬，这是尚未成脓的表现，切不可用砭石刺破，如果误用砭石刺破排脓，则会导致死亡。须待患处柔软成脓，再用砭石刺破，以排脓泻毒，疾病就会痊愈。

诸痈疽之发于节而相应者，不可治也。发于阳者，百日死；发于阴者，三十日死。

发生在关节的各种痈疽，并且出现内外、上下、左右对称发病者，都不易救治。痈疽生于阳经所在部位者，约一百天死；生于阴经所在部位者，约三十天死。

发于胫，名曰兔啮（niè），其状赤至骨，急治之，不治害人也。

发生于足胫部的痈肿，名叫兔啮疽。其外形红肿，毒邪能够深入至骨，应当迅速治疗，如不急治就会危害生命。

发于内踝，名曰走缓。其状痈也，色不变，数石其输[5]，而止其寒热，不死。

发于内踝的痈肿，名叫走缓。其外形如痈，但皮肤颜色没有变化。治疗时应用石针屡屡砭刺痈肿所在之处，使寒热的症状消退，就不会死亡。

---

[1] 强饮：趁热服下药物。

[2] 釜：热气熏蒸的大锅。

[3] 锐疽：因病变部位在尾骨的尖端而得名。

[4] 勿石：不要采取针刺的方法。

[5] 数石其输：频频用石针刺其痈肿的部位。

 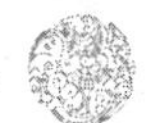

发于足上下，名曰四淫。其状大痈，急治之，百日死。

发生于足心、足背的痈肿，名叫四淫。其形状像大痈一样，如不迅速治疗，约一百天就会死亡。

发于足傍，名曰厉痈。其状不大，初如小指[1]，发，急治之，去其黑者；不消辄益，不治，百日死。

生在足四傍的痈肿，名叫厉痈。其外形不大，如果从足小趾开始发病，并呈黑色，应迅速治疗以消除黑色；如果黑色不消退，却逐渐加重，就不能治愈了，约一百天就会死亡。

发于足指，名脱痈。其状赤黑，死不治；不赤黑，不死。不衰，急斩之[2]，不则死矣。

发生在足趾的痈肿，名叫脱疽。其症状如果出现赤黑色，则毒气极重，多属不治的死证；如不呈现赤黑色，则毒气较轻，尚能救治。如经过治疗而病势仍不减轻，则应迅速截除其足趾，否则毒气内攻深陷于脏腑，必然导致死亡。

黄帝曰：夫子言痈疽，何以别之？岐伯曰：营卫稽留于经脉之中，则血泣而不行，不行则卫气从之而不通，壅遏而不得行，故热。大热不止，热胜，则肉腐，肉腐则为脓。然不能陷，骨髓不为燋（jiāo）枯，五脏不为伤，故命曰痈。

黄帝说：您所谈的痈疽应如何鉴别呢？岐伯说：如果营气滞留在经脉中，则血液凝聚而不能畅行，使卫气受到影响而阻滞不通，从而壅积于内而化生毒热。如毒热发展不止，便使肌肉腐烂化脓。但是这种毒热仅仅浮浅在体表，不能深陷到骨髓，故骨髓不会被灼伤而焦枯，五脏也不会受其伤害，这种疾病就称为痈。

黄帝曰：何谓疽？岐伯曰：热气淳（chún）盛，下陷肌肤，筋髓枯，内连五脏，血气竭，当其痈下，筋骨良肉皆无余，故命曰疽。疽者，上之皮夭以坚[3]，上如牛领[4]之皮。痈者，其皮上薄以泽。此其候也。

黄帝说：什么是疽呢？岐伯说：如果热毒亢盛，深陷于肌肤内部，使筋膜溃烂、骨髓焦枯，同时还影响五脏，使血气枯竭，因其发病部位比痈的发病部位深，使筋骨肌肉等都溃烂无遗，故称之为疽。疽的特征是皮色晦暗而坚硬，如同牛颈部的皮一样。痈的特征是皮薄而光亮。这些就是痈和疽的区别。

[1] 初如小指：最初从足小趾处生长。

[2] 急斩之：迅速将病患足趾切除。

[3] 皮夭以坚：皮肤枯夭，而且坚硬。

[4] 领：颈部。